全国高等医药院校医学检验技术专业第五轮规划教材

临床输血学检验

第 5 版

（供医学检验技术专业用）

U0265115

主　　编　李忠俊　孙晓春
副主编　王　琳　彭永正　张　伶　张晨光　阮　杰
编　　者　（以姓氏笔画为序）
　　　　　王　琳（华中科技大学同济医学院）
　　　　　王立新（四川大学华西临床医学院）
　　　　　王海燕（青岛大学附属医院）
　　　　　阮　杰（广东医科大学）
　　　　　孙晓春（江苏大学医学院）
　　　　　孙晓烨（南通大学公共卫生学院）
　　　　　李立宏（河北北方学院）
　　　　　李忠俊（陆军军医大学）
　　　　　杨乾坤（郑州大学第一临床医学院）
　　　　　何成涛（南京红十字血液中心）
　　　　　张　伶（重庆医科大学）
　　　　　张　婷（浙江中医药大学）
　　　　　张　磊（吉林医药学院）
　　　　　张海方（苏州大学苏州医学院）
　　　　　张晨光（新乡医学院）
　　　　　张晴雯（上海健康医学院）
　　　　　陈　立（陆军军医大学）
　　　　　钟慧斌（广州血液中心）
　　　　　禹　莉（蚌埠医科大学）
　　　　　祝丽丽（贵州医科大学）
　　　　　黄美容（遵义医科大学）
　　　　　曹　岩（大连大学新华临床学院）
　　　　　彭永正（南方医科大学）
编写秘书　张瀚允（陆军军医大学）

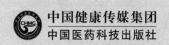

中国健康传媒集团
中国医药科技出版社

内 容 提 要

本教材是"全国高等医药院校医学检验技术专业第五轮规划教材"之一。全书共 21 章,主要介绍了红细胞血型系统、白细胞抗原系统、血小板血型系统、红细胞血型检测技术、人类白细胞血型检验技术、血小板血型检测技术、实验室管理、胎儿和新生儿溶血病、自身免疫性溶血性贫血、血液成分的临床应用、特殊输血、自体输血、治疗性单采与细胞治疗、输血反应与输血传播疾病、临床输血管理、无偿献血和血液采集、血液成分的制备和储存、白细胞去除技术、血液辐照技术、病原体灭活技术和血液制剂的质量控制等相关内容。具有重点突出、概念明确、简明实用等特点。本教材为书网融合教材,即纸质教材有机融合电子教材、教学配套资源(PPT、微课、视频、图片等)、题库系统、数字化教学服务(在线教学、在线作业、在线考试)。

本教材供全国高等医药院校医学检验技术专业及相关专业本科、专科和成人教育(专升本)各层次学生用作教材,也可作为临床检验人员日常工作、继续教育和职称考试的参考书。

图书在版编目(CIP)数据

临床输血学检验 / 李忠俊,孙晓春主编. -- 5 版.

北京:中国医药科技出版社,2024.12. -- (全国高等医药院校医学检验技术专业第五轮规划教材). -- ISBN 978-7-5214-4840-5

Ⅰ. R446.11

中国国家版本馆 CIP 数据核字第 20241GE214 号

美术编辑　陈君杞
版式设计　友全图文

出版　**中国健康传媒集团** | 中国医药科技出版社
地址　北京市海淀区文慧园北路甲 22 号
邮编　100082
电话　发行:010 - 62227427　邮购:010 - 62236938
网址　www.cmstp.com
规格　889mm×1194mm $\frac{1}{16}$
印张　20 $\frac{1}{4}$
字数　581 千字
初版　2004 年 9 月第 1 版
版次　2025 年 1 月第 5 版
印次　2025 年 1 月第 1 次印刷
印刷　天津市银博印刷集团有限公司
经销　全国各地新华书店
书号　ISBN 978 - 7 - 5214 - 4840 - 5
定价　75.00 元

获取新书信息、投稿、为图书纠错,请扫码联系我们。

出版说明

全国高等医药院校医学检验技术专业本科规划教材自2004年出版至今已有20多年的历史。国内众多知名的有丰富临床和教学经验、有高度责任感和敬业精神的专家、学者参与了本套教材的创建和历轮教材的修订工作，使教材不断丰富、完善与创新，形成了课程门类齐全、学科系统优化、内容衔接合理、结构体系科学的格局。因课程引领性强、教学适用性好、应用范围广泛、读者认可度高，本套教材深受各高校师生、同行及业界专家的高度好评。

为深入贯彻落实党的二十大精神和全国教育大会精神，中国医药科技出版社通过走访院校，在对前几轮教材特别是第四轮教材进行广泛调研和充分论证基础上，组织全国20多所高等医药院校及部分医疗单位领导和专家成立了全国高等医药院校医学检验技术专业第五轮规划教材编审委员会，共同规划，正式启动了第五轮教材修订。

第五轮教材共18个品种，主要供全国高等医药院校医学检验技术专业用。本轮规划教材具有以下特点。

1.立德树人，融入课程思政　深度挖掘提炼医学检验技术专业知识体系中所蕴含的思想价值和精神内涵，把立德树人贯穿、落实到教材建设全过程的各方面、各环节。

2.适应发展，培养应用人才　教材内容构建以医疗卫生事业需求为导向，以岗位胜任力为核心，注重吸收行业发展的新知识、新技术、新方法，以培养基础医学、临床医学、医学检验交叉融合的高素质、强能力、精专业、重实践的应用型医学检验人才。

3.遵循规律，坚持"三基""五性"　进一步优化、精炼和充实教材内容，坚持"三基""五性"，教材内容成熟、术语规范、文字精炼、逻辑清晰、图文并茂、易教易学、适用性强，可满足多数院校的教学需要。

4.创新模式，便于学生学习　在不影响教材主体内容的基础上设置"学习目标""知识拓展""重点小结""思考题"模块，培养学生理论联系实践的实际操作能力、创新思维能力和综合分析能力，同时增强教材的可读性及学生学习的主动性，提升学习效率。

5.丰富资源，优化增值服务　建设与教材配套的中国医药科技出版社在线学习平台"医药大学堂"教学资源（数字教材、教学课件、图片、微课/视频及练习题等），邀请多家医学检验相关机构丰富优化教学视频，使教学资源更加多样化、立体化，满足信息化教学需求，丰富学生学习体验。

本轮教材的修订工作得到了全国高等医药院校、部分医院科研机构以及部分医药企业的领导、专家与教师们的积极参与和支持，谨此表示衷心的感谢！希望本教材对创新型、应用型、技能型医学人才培养和教育教学改革产生积极的推动作用。同时，精品教材的建设工作漫长而艰巨，希望广大读者在使用过程中，及时提出宝贵意见，以便不断修订完善。

中国医药科技出版社

2025年1月

全国高等医药院校医学检验技术专业第五轮规划教材

◆ 编审委员会 ◆

数字化教材编委会

前言 PREFACE

　　输血医学是医学领域中由多个学科交叉发展起来的一门临床学科，是将供者血液输注给患者以救治为根本目的，包含基础研究、研发、临床应用，从而保证临床输血安全、及时、有效的科学。近年来随着免疫学、分子生物学、遗传学、病毒学、生物学等学科的发展，输血医学有了突飞猛进的发展和重大突破。目前输血医学在我国成为临床医学下的一门二级学科，其未来发展获得了新的历史机遇。

　　为了更好地促进我国输血医学教育事业的发展，培养高层次输血专业人才，自2004年起中国医药科技出版社先后四次组织全国知名专家、学者开展《临床输血学检验》教材的编写和修订工作。本教材受到了全国广大医学检验专业师生的好评与青睐，在全国各大高等医药院校检验系中广泛应用。此次再版，体现了近年来输血医学的相关进展，并对部分内容作了适当调整和深化，包括输血医学的新进展、血液制品采集与制备、实验室管理、单采与细胞治疗等，既体现了"三基"（基础理论、基本知识、基本技能）、"五性"（思想性、科学性、先进性、启发性、适用性）、"三特定"（特定对象、特定要求、特定限制），又突出了"更新、更深、更精"的实用精神，并侧重于培养学生的创新思维和临床实践能力。

　　本教材以培养实用型人才为目标，结构严谨、层次分明、重点突出、概念准确、简明实用。不仅可用作高等医药院校医学检验专业的本科教材，也可作为临床医学专业的教学参考书，还可作为输血科以及全国各级血站工作人员的专业指导用书。

　　本教材内容详实，从血型系统的基础知识、血型血清学技术、血液成分的制备与保存、临床输血管理与质量控制、实验室管理、治疗性输血技术与细胞治疗等方面均进行了详细阐述，基础理论、实验方法和临床应用三者紧密结合。每章开头列出学习目标，每章末附有小结，以培养学生的思维能力和自学能力。尤其值得强调的是，本教材的编写过程中制作了大量数字资源，包括视频、微课、习题等。这些数字资源将为提升学生的专业素养和培养学生的实践能力提供极大的帮助。

　　由于编写时间短促，加之编者水平所限，书中难免存在不足和疏漏之处，敬请读者和专家批评指正。

编　者

2024 年 10 月

CONTENTS **目录**

绪　论

📝 **学习目标**

通过本章学习，掌握输血医学的概念、主要领域及发展趋势；熟悉输血医学国内外发展史上的主要事件；了解临床输血学检验的学习方法。

广义上讲，输血医学是由多学科交叉发展起来的一门新兴学科。它是围绕将献血者血液输给患者进行救治这一中心，进行研究、开发、应用，从而保证临床输血安全性和有效性的科学，涉及生物学、临床医学、基础医学、材料学和管理学等多门一级学科内容。狭义上讲，输血医学（transfusion medicine）是临床医学下的一门新兴的二级学科，其主要涉及血液和输血相关的基础理论、血液免疫机制与临床治疗、技术应用与扩展、献血服务与血液质量、成分输血与血液制品应用、经血液传播疾病的预防与治疗、信息化管理等内容。输血医学与生物学、基础医学和临床医学等一级学科下的多门二级学科存在交叉、渗透和融合，如免疫学、血液学、生理学、病理学、病毒学、分子生物学、遗传学、细胞生物学、生物医学工程学、低温生物物理学等。近年来随着以上这些二级学科的发展，输血医学也有了突飞猛进的发展和重要的突破，这也显著提升了输血医学在临床医学中的学科地位。"临床输血学检验"是医学检验技术专业学生的一门重要专业课程，其主要涵盖血液免疫学、血型检测技术、血液及血液成分的制备和保存、临床输血、输血不良反应与输血传播疾病、临床输血实验室质量控制以及采供血管理等内容。

一、输血医学发展史

（一）国外输血发展史

1. 十七世纪的输血

（1）血液循环的发现　1616 年英国医生 Harvey 应用动物实验阐明了血液在体内的循环方向。1628 年他发表论文阐述了著名的血液循环理论，描述"心脏像一个泵，其收缩产生了脉搏，将血液挤压到动脉，血液再顺着血管流回心脏。血液由此在体内完成了一次循环"。血液循环系统的发现开启了人们对输血的关注与思考，也为经静脉注入液体和药物的可能性提供了理论依据。

（2）动物血输给人　1666 年牛津大学科学家 Richard Lower 成功地进行了首例动物间输血试验，他将一条濒临死亡的狗的静脉与另一条健康狗的动脉连接起来，实验狗输血后被救活了。1667 年法国科学家 Jean Denis 将绵羊血输入到一名 15 岁男孩的静脉，获得意外成功，输血后未见明显的不良反应。此后 Jean Denis 又为 9 名精神病患者进行类似的异种血输血治疗，然而在为一名 34 岁的精神病男性患者二次输血后发生了典型的溶血性输血反应，直接导致该患者死亡。这一事故使英法两国决定禁止输血治疗，使得欧洲的输血研究因此停滞了 150 余年。

2. 十九世纪的输血　1818 年英国产科医生 James Blundell 首次进行了人与人输血的尝试。受血者为一名癌症患者，输血后患者病情暂时得到明显改善，但仍在 2 天后死于癌症。此后 Blundell 为产后大出血的 10 例产妇进行了输血并挽救了其中的 4 例，这再一次激起了医学界对输血的兴趣，但由于未能解决血型、抗凝及输血装置的改进等一系列问题，十九世纪末的输血发展仍然受到了一定限制。现在 Blundell 被公认为开创了直接输血法，是世界上第一个实施人 - 人输血的先驱者。

3. 二十世纪的输血

（1）血型的发现　1900 年奥地利维也纳科学家 Karl Landsteiner 发现一些人的血清能凝集其他人的

红细胞，确认了红细胞有 A、B、C（之后更名为 O）和 AB 四种不同的血型，这是输血发展史上里程碑式的贡献。继发现 ABO 血型系统后，研究者们又陆续发现了一系列红细胞其他血型系统，包括 P（现称为 P1PK）、MNS 系统等，其中最重要的是 1939 年发现的 Rh 血型系统。

（2）交叉配血试验的建立　1907 年 Ludvig Hektoen 建立了交叉配血试验，进行相容性血液输注，解决了溶血反应的问题。1945 年 Coombs 发明了抗球蛋白试验。

（3）抗凝剂保养剂的应用　在抗凝剂应用之前，输血必须在血液采集后立即进行。Alexis Carrel 建立了直接输血，即从动脉到静脉的快速输血，避免了血液凝固。1916 年 Belgium 和 Argentina 报告了枸橼酸钠的抗凝作用，采用柠檬酸盐的葡萄糖溶液使血液在采集后可以保存几天；此后 Richard Lewinsohn 确定了枸橼酸钠起抗凝作用的适当浓度、建立了间接输血法，即将血液采集到含柠檬酸盐的瓶中再输注给患者，同时他还证明了加抗凝剂的血液进行冰冻储存的可行性，这一进展使得建立血库保存血液备用成为可能。1943 年第二次世界大战时，Loutit 和 Mollison 研制了 ACD 保存液，可使血液在血库保存 3 周。1950 年 Audrey Smith 应用甘油作为冰冻红细胞的低温保护剂。1979 年发明 CPDA－1 保存液使血液可以在体外保存 35 天。1983 年发明 MAP 保存液使血液保存期进一步延长，达 42 天。1985 年 Rock 等研制了一种无血浆介质，发现它维持血小板保存能力与血浆相似。1987 年 Holme 等发现血小板在含柠檬酸盐、碳酸氢盐和葡萄糖的无蛋白生理盐溶液构成的血小板添加液中可保存 7 天。

（4）输血器材的应用　在最初的输血操作中，采血、输血一直应用带橡胶塞的玻璃瓶，这些输血器材不仅使用不方便，还可引起热源反应，影响输血疗效。1952 年 Walter 和 Murphy 发明了采血袋，即用聚乙烯树脂制备密闭输血器材，在实际应用中证实这种塑料输血器材具有许多优点，包括容易适应不同的需求，离心后可在密闭条件下分出不同血液成分等，因此塑料器材很快取代玻璃瓶。

（5）血库的建立　1921 年英国伦敦建立了世界上第一家献血服务站，1932 年前苏联列宁格勒医院建立了世界上最早的血库机构，1937 年美国芝加哥 Cook County 医院建立了美国首家医院血库，Bernard Fantus 医生首创了"blood bank（血库）"这一术语。

（6）成分输血的发展　第二次世界大战对血液制品的需求推动了血液制品分离技术的研制和开发。1940 年 Edwin Cohn 开发、应用低温乙醇法分离血浆蛋白制品，推动了血液制品产业高速发展。白蛋白、免疫球蛋白和凝血因子制品的生产和应用使血液成分疗法达到了新的高度。1941 年美国费城外科医生 Isodor Ravdin 应用白蛋白治疗珍珠港事件中的休克患者；1951 年 Edwin Cohn 及其同事发明了第一台血细胞分离机；1953 年低温离心机的出现更是加快了血液成分治疗的进程；1959 年英国医生 Gibson 首先发明成分输血疗法；1964 年 Judith Pool 分离了冷沉淀（cryoprecipitate），用于治疗血友病患者。

成分输血开始应用于临床始于 20 世纪 60 年代末，到 20 世纪 70 年代国外成分输血代替全血输注取得了飞跃性进展，当时在发达国家成分血的比例已达到 60%~70%。随着人们对成分输血的不断认识，到 20 世纪 80 年代末发达国家成分输血比例均在 95% 以上，基本上不输全血，大力提倡成分输血，既提高了输血疗效又降低了输血风险，亦可有效节约血液资源。现在成分输血在输血中所占比例的高低已是衡量一个国家、一个地区、一所医院医疗技术水平高低的重要标志之一。

（7）输血不良反应的认识　随着临床输血实践的增多，人们发现在输血治疗过程中常常发生一些输血不良反应甚至死亡事件。随着一系列与输血相关学科的深入发展，为安全输血提供了理论和实践基础。首先是细胞生物学、免疫血液学和病毒学等学科的深入研究阐明了输血不良反应的发生机制，从而为预防和治疗提供了依据，其次检验医学的快速发展为筛选健康的献血者提供了保障，共同把现代输血引向更加安全的轨道；各种血液代用品和生长因子的出现使输血难以根除的免疫问题和输血传播疾病的困扰得以缓解。从 20 世纪 50 年代起，现代输血医学作为医学科学中一个新的分支学科已经形成，并不断发展。

4. 国外输血发展史上的重要事件 见表绪-1。

表绪-1 输血医学发展史上的重要事件

时间	主要事件
1666 年	Richard Lower 完成了首例动物间输血试验
1667 年	Jean Denis 成功地将动物血输入人体内
1818 年	James Blundell 首次进行了人与人之间的输血
1900 年	Karl Landsteiner 发现了 ABO 血型系统
1915 年	Richard Lewinsohn 发现 0.2% 枸橼酸钠可以作为抗凝剂
1921 年	Percy Oliver 在英国伦敦建立了世界上第一家献血服务站
1932 年	前苏联列宁格勒医院建立了世界上最早的血库机构
1939 年	Landsteiner 和 Wiener 发现了人类 RhD 抗原
1943 年	Loutit 和 Mollison 研制了 ACD（枸橼酸 - 枸橼酸钠 - 葡萄糖）配方
1945 年	Coombs 建立了抗球蛋白试验方法
1951 年	Edwin Cohn 和他的同事们发明了第一台血细胞分离机
1964 年	Judith Pool 发现了冷沉淀，用于血友病治疗
1966 年	Cyril Clarke 报道了 Rh 免疫球蛋白预防 Rh 新生儿溶血病

（二）国内输血发展史

我国古代就有"滴血验亲"、饮血祛病等方法的相关记载，传统中医也有"放血疗法"，即用针刺破特定的经络穴位进行放血，从而对患者进行治疗。在现代定义的临床输血方面，1921 年起，北京协和医院开展临床直接输血。1944 年在昆明建立了我国第一个血库生产冻干血浆。1947 年在南京原中央医院建立了真正意义上的血库，并向临床提供血液。

国内输血方面发生的主要事件见表绪-2。

表绪-2 国内输血医学发展的主要事件

时间	主要事件
1918 年	刘瑞恒等首先报告了中国人的血型
1921 年	北京协和医院国内首先开展了临床输血
1947 年	南京原中央医院建立血库，并为临床提供血液
1948 年	易见龙和周衍椒报告了中国人 Rh 血型的检测结果
1953 年	新中国第一所大型血库在沈阳建立，定名为军委后勤卫生部沈阳中心血库
1957 年	天津成立了军事医学科学院输血及血液学研究所（血研所）
1958 年	卫生部在天津市召开了全国输血工作现场会议，到会代表共 96 人，此会议推动我国一些大中型城市相继建立血站
1963 年	《天津医药杂志》出版发行的《输血及血液学附刊》成为我国第一份输血杂志
1978 年	国务院发文在全国实行公民义务献血制度
1988 年	中国输血协会成立、《中国输血杂志》创刊
1997 年	国家首次颁布《中国输血技术操作规程（血站部分）》
1998 年	国家正式实施《中华人民共和国献血法》
2000 年	国家正式颁布《临床输血技术规范》
2012 年	国家正式颁布《血站技术操作规程》、《医疗机构临床用血管理办法》
2016 年	国家标准化管理委员会批准"临床医学（320）"下设"输血医学（32032）"二级学科

二、输血医学的主要领域及发展趋势

2016 年国家标准化管理委员会颁布的《学科分类与代码》（GB/T 13745—2009）正式将输血医学列为临床医学一级学科下的二级学科。输血医学又下设基础输血学、献血服务学、输血技术学、临床输血学、输血管理学和输血医学其他学科等 6 个三级学科。这一变化标志着输血医学的发展进入了新的阶段，为其医、教、研的全方位推动提供了法律和学科上的认可。输血治疗的目标是安全、有效，其根本目的是救治患者。随着输血医学基础研究的不断深入与扩展以及临床输血实践的积累，临床对输血指征的掌握越来越严格，超适应证输血将大大减少。随着时代变迁与科学技术的发展，输血医学所涉及的领域也在逐步拓宽。

1. 免疫血液学（immunohematology）　随着临床输血的发展而不断发展，是现代输血医学的重要领域之一。血型是免疫血液学中不可缺少的重要组成部分。广义的血型是指血液中各成分以抗原为表现形式、由基因所决定的遗传性状，包括红细胞血型、白细胞血型、血小板血型和血清型等。狭义的血型一般是指红细胞血型。截止 2024 年 10 月已发现并确认 47 个红细胞血型系统，随着进一步深入研究，可能会发现并确认更多新的血型系统。免疫血液学的理论和技术被广泛应用于移植医学、输血医学及法医学等领域。

2. 无偿献血　输血是一柄双刃剑，在拯救生命的同时也可能带来诸多不良后果。输血传播性感染引起了全世界对输血安全的极大关注，因此全球发起了从"源头"上解决血液安全问题的呼吁，即提倡将无偿献血作为临床用血的来源。无偿献血者不受利益驱使，其血液安全性高于有偿献血者 5 ~ 10 倍。重复献血者的血液则更为安全，所谓重复献血者或称低危献血者是指至少献过三次血并保持每年献血一次的人。目前许多发达国家已实现全面的无偿献血体制。1998 年 10 月 1 日，我国实施《中华人民共和国献血法》（以下简称《献血法》），确立了国家实行无偿献血制度，标志着我国无偿献血工作进入法制化管理轨道。《献血法》颁布实施后，我国在无偿献血和血液管理工作取得了一定成绩，特别是在采供血服务体系建设以及血液质量和安全管理方面成效显著。在我国，今后要进一步解决的献血工作重点在于如何组建和扩大无偿献血者的骨干队伍，特别是提高重复献血者的比例等。

3. 安全输血　输血安全是目前输血事业面临的最重大挑战。医学科学发展到今天，无菌技术已经广泛应用于输血医学，从血液采集到血液成分分离制备，均使用一次性无菌血液采集袋和分离袋；目前广泛应用的全自动血液成分分离机采集的成分血浓度高、纯度高，并能较好地防止细菌污染等；医学检测技术的不断发展，使病原体检测水平明显提高，世界各国普遍采用免疫学方法检测血液中各种病原体的抗原或抗体，使输血传播性感染的危险性大大降低。随着对输血传播病原体的认识日益深化，经输血传播性感染的严重性引起了全社会的广泛关注，开展核酸扩增技术直接检测血液中病原体核酸，可大大缩短窗口期，降低输血传播性感染的风险。除输血传播性感染的风险以外，非感染性输血不良反应也是影响临床输血安全与疗效的重要因素之一。一方面加强对血液制品质量和临床输血的全过程监控，另一方面规范进行输血前相容性试验，加强对受血者同种抗体的定期监测，也是保证临床输血安全必不可少的措施。

目前，除进行常规的血型鉴定、交叉配血和病原体相差检测之外，很多国家在不断研发和应用各种新技术如病原体灭活、白细胞过滤、血液辐照等，以期进一步提高输血的安全性。

4. 输血新技术　随着输血医学的进一步发展，分子生物学技术已广泛应用于输血医学的研究和实践中，如 HLA 分型、红细胞血型基因分型、血小板血型基因分型和病毒核酸检测等。血液检测已实现批量化、自动化、标准化，提高了检测质量、降低了检测成本；新的输血器材如白细胞过滤器、辐照仪、血液单采机、自体血回输机等的应用，既提高了输血疗效、节约了血液资源，又保障了临床输血安全；基因重组细胞因子制品、凝血因子浓缩制剂、造血干细胞移植、细胞治疗等新一代血液成分制品的研究和应用，使输血有了更广阔的发展空间。输血医学已由最初的简单配血、发血逐步发展为集红细胞交叉配型、白细胞交叉配型、血小板基因分型、治疗性血液成分去除术和细胞治疗等为一体的综合性学科。

5. 临床输血规范化、信息化管理　近年来，国际输血安全工作重点已经由血站向医院转移。据统计，输注 1U 血液感染 HCV 或 HIV 的危险性约为 $1/10^6$，而错误输血的危险性为 $1/10^4 \sim 1/10^3$，因医院临床输血管理和技术业务水平产生的输血反应和致死率危险性远远超过输血传播疾病。因此，解决临床输血安全性问题的主要措施就是要加强临床输血规范化管理。

随着《献血法》《临床输血技术规范》和《医疗机构临床用血管理办法》等法律法规的正式颁布实施，对医疗机构输血科的建设和规范化管理做出了相应要求，使得临床输血工作有法可依、有章可循。各级医疗机构正在不断加强输血科的建设和管理，规范执业行为，推广科学合理用血，杜绝血液的浪费和滥用；建立全面的输血质量管理体系并持续改进，加强对医院临床输血全过程的质量控制，全面保障临床输血的质量和安全，最大程度地降低输血风险。

由于输血信息量大，资料记录要求准确、完整、全程可溯源等特点，因此必须通过计算机化管理以提高管理质量和效率。当前各种按照医院临床输血工作流程设计和开发的输血信息管理系统，使得医院临床输血管理系统化、可溯源、全过程监控，整体提高了临床输血安全性。

6. 循证输血医学　循证医学（evidence – based medicine，EBM）是一种利用现有的最佳的科学证据指导临床医学实践的方法，有学者将其定义为"慎重、准确和明智地应用当前所能获得的最佳研究证据，同时结合临床医生个人专业技能，考虑患者的价值和愿望，将三者完美结合，制定出治疗方案"。将循证医学的基本方法运用在临床输血工作中即为循证输血医学（evidence – based transfusion medicine，EBTM），对保障输血安全、无偿献血者招募、血液采集制备检测和临床输血治疗等都有着极其重要的影响。

将循证医学引入临床输血实践后，能够应用最科学有效、有医学文献支持的方法对患者进行个体化输血治疗，也能应用通俗易懂的方式确保医护人员、患者和决策者能够获得最佳信息。在临床输血实践中，应该遵循科学的证据，决定最佳的血液制品、最佳的治疗剂量和时间、最好的治疗效果等。

7. 患者血液管理　近年来全球范围内人口老龄化和血液资源供不应求的现状推动了输血医学理念的重大转变，即 20 世纪的经典输血医学以血液成分为中心的成分输血转变为 21 世纪循证医学指导输血，强调以患者为中心的患者血液管理（patient blood management，PBM）。PBM 是以循证医学为依据，以患者为中心，采用多学科的技术和方法，纠正贫血、优化凝血功能，应用围手术期血液保护技术，科学合理输血，以达到减少或避免输异体血、改善患者预后、获得最佳病情转归的目的。

8. 血液预警系统（heamovigilance system）　最初由法国于 20 世纪 90 年代在欧洲建立，是一套对整个输血过程（从血液及其成分的捐献到受血者输血全过程）进行监控的系统，用于收集和评估输入不安全血液制剂所产生的意外不良事件信息，预防其再次发生。血液预警系统主要由血液质量确认体系、不良反应的监控以及应用流行病学和实验室资料进行评估等要素组成，基本作用是从数据分析中发现问题，从而为修改血液质量控制程序获得证据，提高输血安全性。保密与非惩罚性原则是血液预警得以顺利推行的重要前提，是国际上血液预警系统的实践经验。血液预警的最终目标是献血者和受血者的安全。目前世界上大多数国家都已经应用血液预警系统以监控献血和输血中的不良反应和不良事件。

9. **细胞治疗** 是一种利用特定技术获取具有特定功能的细胞或者去除某些病理性的细胞，应用于患者的治疗，达到去除病因，增加其免疫、杀灭病原微生物和肿瘤组织、促进组织器官再生进而恢复机体功能的治疗方法。细胞治疗大约可分为两大类，即输入性细胞治疗和移除性细胞治疗。输入性细胞治疗包括外源性细胞输入和自体细胞经体外处理后再加输，其典型治疗方法有免疫细胞治疗和干细胞治疗等。其中免疫细胞治疗是一种新兴的治疗方法，是从患者体内采集免疫细胞，运用生物技术和生物制剂进行体外培养、扩增，再回输至患者体内从而达到治疗目的。它包括调节性 T 细胞、细胞毒性 T 细胞、树突状细胞、细胞因子诱导的杀伤细胞、自然杀伤细胞等治疗。其作用机制可能是通过杀灭血液及组织中的病原体、癌细胞以及突变的细胞，从而激活和增强机体的免疫功能等。干细胞治疗是应用人类自体、同种异体的干细胞，经体外操作后回输或植入人体的治疗方法。干细胞不但具有高度自我更新的能力，产生与亲代完全相同的子代细胞，以保持干细胞数量的恒定；而且还具有高度分化的能力，通过不对称分裂产生分化的子代细胞，最终形成功能特异的细胞类型，在组织修复和新陈代谢中起重要作用。自 20 世纪 90 年代以来，干细胞研究成为生命科学的一个主攻热点，几乎涉及所有生命科学领域。移除性细胞治疗就是将病理性的血细胞成分去除以达到治疗疾病的目的，如红细胞去除术、血小板去除术和粒细胞去除术等。

治疗性单采术是一种从患者血液中清除血浆或者血细胞的治疗方法。因此，该治疗方法与细胞治疗在治疗靶标上存在着一定的交叉。治疗性单采术实际上还包含了多种不同的血液净化技术，如治疗性血浆交换、免疫吸附、双重滤过血浆置换、体外光分离置换疗法、脂蛋白单采术等。最新一版的治疗性单采术的临床应用指南详细介绍了属于治疗性单采术的 13 种血液净化技术和相对应适用疾病类型的推荐治疗方案，包括红细胞去除术、红细胞置换术、白细胞去除术、血小板去除术等。

三、临床输血学检验的学习方法

临床输血学检验是医学检验专业的专业课程之一，是一门理论和实践性较强的医学应用学科。为学好临床输血学检验这门课程，建议如下。

1. **明确学习目的** 目前对临床输血工作者的要求已不仅仅停留在能够准确配血发血，同时还要能够正确地指导临床输血。学习临床输血学检验的目的，既要掌握现代输血的基本理论知识及其相关检测技术，又要能够熟练运用输血治疗的新技术，防治输血不良反应及输血传播疾病。

2. **重视基础理论的学习和基本技能的掌握** 基础理论是指导临床输血的科学依据，没有基础理论的指导，输血不仅无效，反而可能出错。如：对心功能不全的贫血患者进行输血治疗时，应充分考虑到输血增加循环负荷与不输血或少输血可影响心肌供氧、加重心功能不全之间的矛盾。因此只有全面掌握了临床基础理论知识，才能更好地指导临床输血工作。

基本技能是指临床输血学检验中必须掌握的一些基本操作方法。如冷沉淀的保存温度为 $-18℃$ 以下，使用前在 $37℃$ 水浴中融化，不断轻轻摇动血袋，直到完全融化为止。融化后要在 4 小时内输注。如果冷沉淀的融化不按规范程序操作，而是在室温下自然融化，就会有大量纤维蛋白析出。融化后的冷沉淀不尽快输用，不稳定的凝血因子将会丧失活性。这些操作看起来似乎微不足道，但如果不规范操作，就会影响疗效，浪费宝贵的血液资源。只有掌握了这些基本知识与技能，才能保证临床输血疗效。

3. **理论与实践相结合** 学习临床输血学检验，必须认真学习书本上的理论知识，亲自动手参加实验，做到将理论与实践相结合，将感性知识与理性知识紧密结合，只有如此才能不断地提高动手能力，毕业后方能很快胜任输血科、各级血站的临床与科研工作。

输血医学是一门年轻的学科，通过一百多年来人类不断地摸索总结，输血医学已经取得了令人瞩目的飞跃发展。安全有效的输血已成为全社会和各级卫生行政部门关注的焦点，这既是我国输血事业面临的挑战，同时也是重大发展机遇。随着输血事业已纳入正规化与法制化的轨道，我们深信，我国的输血事业与国际接轨已指日可待！

（李忠俊　孙晓春）

第一章　红细胞血型系统

✏ **学习目标**

1. 通过本章学习，掌握血型、血型系统、红细胞抗原、抗体的基本概念，特别是 ABO 血型系统的抗原、抗体及其临床意义；熟悉 Rh 血型系统、MNS 血型系统常见抗原、抗体及其意义；了解其他血型系统的名称、常见抗原。

2. 具有从医学专业网站及文献获取最新血型抗原、血型系统、疑难样本检测方法等资讯的能力。

3. 树立终身学习的理念，培养遇到疑难问题勤思考、不断探索的精神。

血型（blood group）是血液各种成分的抗原的遗传性状，是血液的主要特征之一，广义的血型包括红细胞血型、白细胞血型、血小板血型、血清型以及红细胞酶型等。本章主要探讨红细胞血型，即红细胞上的抗原结构，在临床输血、器官移植中具有重要意义。

第一节　概　述

PPT

1900 年奥地利维也纳大学的 Karl Landsteiner 发现了人类第一个血型系统——ABO 血型系统，自此开创了免疫血液学（immunohematology）的研究工作。之后陆续发现了 MNS 及 P（现称为 P1PK）血型系统（1927 年）以及 Rh 血型系统（1940 年）。1945 年，Coombs 等将抗球蛋白试验（antiglobulin test, AGT）引入到血清学检测中，该方法能够检测在盐水介质中只使红细胞致敏而不能凝集红细胞的抗体，从而发现了更多新的血型抗原，也使血型研究和应用不断深入发展。

一、红细胞血型抗原 🔵 微课/视频 1

血型抗原是红细胞上的化学构型，能够刺激机体免疫系统产生血型抗体，并能与之在体内外发生特异性结合。

（一）红细胞血型抗原的生化结构

按照生化性质，人红细胞抗原决定簇可分为糖分子和多肽两类。决定簇为糖类的抗原如 ABO、Lewis、H、P、I 等系统抗原，其基因并不直接编码抗原，而是编码糖基转移酶，由该酶将糖分子转移到蛋白或脂质上从而产生抗原特异性。此类抗原不仅存在于红细胞表面，还存在于大部分上皮细胞、初级感觉神经元以及各种体液及分泌液中，因此也称为组织血型抗原。组织血型抗原可作为细胞分化成熟的标志。决定簇为多肽的抗原如 Rh、Kidd、Kell 等，由基因直接控制抗原的形成。此类抗原化学组成为糖蛋白、脂蛋白等蛋白质，只分布于红细胞膜或其他血细胞膜上。大多数血型抗原属于多肽类抗原。

携带血型抗原的蛋白分别以单跨膜、多跨膜或连接于糖基磷脂酰肌醇（glycophosphati－dylinositol, GPI）方式嵌入红细胞膜。不同血型抗原的分子量、红细胞上的位点数相差很大。

（二）血型抗原的免疫原性

抗原能诱导机体产生体液免疫或细胞免疫应答的性能称为免疫原性。不同血型抗原的免疫原性强弱不同。免疫原性强的红细胞抗原，容易刺激缺乏该抗原的个体产生相应抗体。如 RhD 阴性患者，输注一次 RhD 阳性的血液后，产生抗－D 的百分比为 50%~80%，即 D 抗原的免疫原性为 0.5~0.8。血型抗原的不同免疫原性在输血中具有重要意义，献血者红细胞必须常规检测 A、B、D 抗原，而其他抗原因其免疫原性较弱，不需要常规检测。

（三）血型抗原的剂量效应及位置效应

每个个体具有来自父母的一对同源染色体，当同源染色体上同一位点的两个等位基因相同时，个体为纯合子，如果两个基因不同，该个体则为杂合子。编码血型抗原的基因为纯合子，该个体红细胞上所携带的相应抗原量一般比杂合子多，如基因型为 e/e 者红细胞上 e 抗原数量是基因型为 E/e 者的 2倍。反应较弱的抗体可能只与纯合子红细胞发生反应或与纯合子红细胞反应较强。这种基于等位基因纯合子或杂合子的可观察到的反应强度差异称为剂量效应（dosage effect）。具有剂量效应的血型系统包括 Rh（D 抗原除外）、Kidd、Duffy、MNS、Lutheran 系统。剂量效应往往出现于共显性基因表达情况，但在 ABO 血型系统中，AA 和 AO 基因型之间、BB 和 BO 基因型之间，抗原数量无明显差异，反映不出剂量效应。

位置效应指由于基因在染色体上位置的改变而产生相应表型变化的现象。其中，顺式效应指发生在同一染色体的基因之间的，如 DcE 基因复合物产生的 E 抗原量比 cE 基因复合物产生的 E 抗原少，系受同一染色体上 D 基因的影响。反式效应发生在同源染色体上的基因之间，如基因型为 DCe/ce 和 Ce/Dce 时，虽然两者表型相同（CcDee），但后者产生的 D 抗原较前者弱，是由于一条染色体的 C 基因对另一条染色体上 D 基因表达的影响。

（四）红细胞血型抗原的生物功能

红细胞血型抗原具有多种功能，如：膜转运蛋白（Diego、Kidd）、受体及黏附分子（Duffy、Lutheran）、补体调节糖蛋白（Cromer、Knops）、酶（Yt、Kell、Dombrock）、红细胞结构成分（Diego、Gerbich）或细胞膜上糖链成分（MNS）。

红细胞表面携带血型抗原的糖蛋白、糖脂常被病原微生物作为进入细胞的受体，如 Duffy 抗原是间日疟原虫受体。如果突变使得病原菌不易进入细胞，这种突变就具有选择优势。如非洲黑人中普遍存在 Fy（a-b-）表型，这种红细胞缺乏 Duffy 抗原及糖蛋白，可免受疟原虫感染。

（五）红细胞血型抗原基因

血型系统的抗原由一个基因或多个紧密连锁的基因编码。绝大多数血型基因位于常染色体上，等位基因表达一般为共显性，如具有 K 及 k 基因者红细胞表达 K 及 k 抗原。有些基因产物结构复杂，具有一种以上抗原，如血型糖蛋白 B 携带 S 或 s 抗原、N 及 U 抗原。沉默基因或无效基因非常少，不产生抗原。当一对染色体携带相同的沉默基因，则血型表现为缺失型。

血型多态性的产生，大多是由一个或多个错义突变所致，单个核苷酸碱基改变导致所编码的氨基酸改变并产生抗原多态性。其他原因还包括单个核苷酸缺失、整个基因缺失或插入、基因重组等。

（六）红细胞血型抗原的命名

血型抗原最早被发现时，命名没有统一规定。最初抗原数量少，可用单个字母来表示，如 ABO 血型抗原。之后有些血型系统是以发现第一例抗体的患者的姓氏命名的，如 Lewis、Duffy、Kidd 等，其抗原采用前两位字母加上标的方式，其中 a 表示对偶抗原中的第一个，b 表示另一个对偶抗原，如 Le^a、Le^b、Fy^a、Fy^b、Jk^a、Jk^b 等抗原，Fy 是为避免和 D 抗原混淆而采用了 Duffy 先生姓氏的后两个字母，而 Jk 是为避免与 K、D 混淆而采用患者姓名的缩写。另外还有些命名是为了纪念某些血型专家，如 LW 抗原是为纪念 Landsteiner 和 Wiener。

1961 年 Allen 及 Rosenfield 采用了一套数字化符号命名方法并将其应用于 Kell 血型系统。按照抗原发现的顺序给每一个抗原分配一个数字，如 K 变为 K1，k 变为 K2 等；将同样方法应用于 Rh 系统，D 变为 Rh1，C 变为 Rh2，E 变为 Rh3 等。在描述表型时，未表达的抗原在其数字前加 "-"号，如表型 DCce 表示为 Rh：1，2，-3，4，5。这种命名方法未包含基因信息，而且在实际应用中也显得较为笨拙。

1980 年国际输血协会（International Society of Blood Transfusion，ISBT）成立了红细胞表面抗原命名工作组（后改名为血型命名委员会），确定了一套既容易识读也便于计算机识别的血型命名系统，包括全数字命名和字母/数字命名法。如 Kell 系统可表示为 006 或 KEL，该系统的 K 抗原可表示为 006001 或 KEL1。表型用系统符号、冒号、存在和不存在的抗原（不存在的抗原前加负号）表示，如 K-k+Kp（a-b+）的 ISBT 数字表型为 KEL：-1，2，-3，4。基因表达用斜体，采用系统代码、星号、等位基因所编码的抗原的数字代码表示，如 *K*、*k*、*Kp^a*、*Kp^b* 基因的数字表示法分别为 *KEL* * 1、*KEL* * 2、*KEL* * 3、*KEL* * 4。表 1-1 为传统命名方法与数字命名法对照。

表 1-1　传统命名法与数字命名法的比较

	原来名称	数字名称
抗原	K, k, Kp^a, Kp^b	KEL1, KEL2, KEL3, KEL4
	Co^a, Co^b	CO1, CO2
表型	K-k+Kp（a-b+）	KEL：-1, 2, -3, 4
	Jk（a-b+）	JK：-1, 2
基因	*K, k, Kp^a, Kp^b*	*KEL* * 1, *KEL* * 2, *KEL* * 3, *KEL* * 4
	Fy^a, Fy^b	*FY* * 1, *FY* * 2
基因型/单倍型	*kKp^b/kKp^b*	*KEL* * 2, 4/2, 4
	MS/Ms	*MNS* * 1, 3/1, 4

（七）红细胞血型抗原分类

根据红细胞血型抗原的生化特性、血清学、遗传特性等，红细胞抗原被归类为系统、集合、高频抗原系列、低频抗原系列。到 2024 年 10 月为止，被 ISBT 认定的红细胞抗原共 393 个，其中 366 个抗原被归类于 47 个血型系统，9 个抗原归类于 3 个血型集合，2 个抗原归类于高频抗原系列，16 个抗原归低频抗原系列。随着新抗原的发现及对已经存在的抗原的进一步认识，血型抗原的数量、分类都可能发生变化。

1. 血型系统（blood group system）　由单个基因座或多个紧密连锁的基因座上的等位基因所编码或决定的一组抗原，归属于同一血型系统。血型系统基因是独立遗传的。

表 1-2 列出了目前已检出的红细胞血型系统及其抗原数、基因。

表 1-2　血型系统及其抗原数、基因

编码	名称	符号	抗原数	基因	染色体
001	ABO	ABO	4	*ABO*	9q34.2
002	MNS	MNS	50	*GYPA, GYPB, （GYPE）*	4q31.21
003	P1PK	P1PK	3	*A4GALT*	22q13.2
004	Rh	RH	56	*RHD, RHCE*	1p36.11

续表

编码	名称	符号	抗原数	基因	染色体
005	Lutheran	LU	28	*BCAM*	19q13.2
006	Kell	KEL	38	*KEL*	7q33
007	Lewis	LE	6	*FUT*3	19p13.3
008	Duffy	FY	5	*ACKR*1	1q21 – q22
009	Kidd	JK	3	*SLC14A1*	18q11 – q12
010	Diego	DI	23	*SLC4A1*	17q21.31
011	Yt	YT	6	*ACHE*	7q22
012	Xg	XG	2	*XG*，*CD*99	Xp22.32
013	Scianna	SC	9	*ERMAP*	1p34.2
014	Dombrock	DO	10	*ART*4	12p13 – p12
015	Colton	CO	4	*AQP*1	7p14
016	Landsteiner – Wiener	LW	4	*ICAM*4	19p13.2
017	Chido/Rodgers	CH/ RG	9	*C4A*，*C4B*	6p21.3
018	H	H	1	*FUT*1；*FUT*2	19q13.33
019	Kx	XK	1	*XK*	Xp21.1
020	Gerbich	GE	13	*GYPC*	2q14 – q21
021	Cromer	CROM	20	*CD*55	1q32
022	Knops	KN	13	*CR*1	1q32.2
023	Indian	IN	6	*CD*44	11p13
024	Ok	OK	3	*BSG*	19p13.3
025	Raph	RAPH	1	*CD*151	11p15.5
026	JohnMiltonHagen	JMH	8	*SEMA7A*	15q22.3 – q23
027	I	I	1	*GCNT*2	6p24.2
028	Globoside	GLOB	3	*B3GALT3*	3q25
029	Gill	GIL	1	*AQP*3	9p13
030	Rh – associated glycoprotein	RHAG	6	*RHAG*	6p12.3
031	FORS	FORS	1	*GBGT*1	9q34.13 – q34.3
032	JR	JR	1	*ABCG*2	4q22.1
033	LAN	LAN	1	*ABCB*6	2q36
034	Vel	VEL	1	*SMIM*1	1p36.32
035	CD59	CD59	1	*CD*59	11p13
036	Augustine	AUG	4	*SLC29A1*	6p21.1
037	Kanno	KAN-NO	1	*PRNP*	20p13
038	SID	SID	1	*B4GALNT2*	17q21.32
039	CTL2	CTL2	2	*SLC44A2*	19p13.2
040	PEL	PEL	1	*ABCC*4	13q32.1
041	MAM	MAM	1	*EMP*3	19q13.33
042	EMM	EMM	1	*PIGG*	4p16.3

编码	名称	符号	抗原数	基因	染色体
043	ABCC1	ABCC1	1	*ABCC*1	16p13. 11
044	Er	ER	5	*PIEZO*1	16q24. 3
045	CD36	CD36	1	*CD*36	7q21. 11
046	ATP11C	ATP11C	1	*ATP11C*	xq27. 1
047	MAl	MAl	1	*MAl*	2q11. 1

2. 血型集合　尚未发现遗传基础，但在生物化学、遗传学或血清学上相似的一组抗原，称为血型集合（collection）。表 1-3 为血型集合及其抗原。

表 1-3　血型集合及其抗原

编号	名称	符号	抗原
207	Ii	I	i
210			Le^{c}Le^d
213		MN CHO	Hu, M$_1$, Tm, Can, Sext, Sj

3. 高频、低频抗原组　对于不属于任何血型系统和集合的红细胞抗原，若在人群中频率大于 90%，称为高频抗原组（901 系列），低于 1% 的，称为低频抗原组（700 系列）。

二、红细胞血型抗体

（一）抗体的一般特性

抗体（antibody, Ab）是 B 细胞识别抗原后活化、增殖分化为浆细胞所产生的、能与相应抗原特异性结合的免疫球蛋白。其基本结构是一个"Y"形四肽链，由两条相同的重链和两条相同的轻链构成。重链和轻链之间、轻链和轻链之间、重链和重链之间均有二硫键相连接，形成对称结构。重链包括 μ、δ、γ、α、ε 五种，分别决定免疫球蛋白的五种类别：IgM、IgD、IgG、IgA、IgE。根据免疫球蛋白重链的结构差异、二硫键的位置和数量的不同，还可分为亚类，如 IgG 包括 IgG1、IgG2、IgG3、IgG4 四个亚类，IgA 有 IgA1 和 IgA2 两个亚类，IgM 有 IgM1 和 IgM2 两个亚类，IgD 和 IgE 尚未发现亚类。表 1-4 为各类免疫球蛋白的特性，表 1-5 为 IgG 的亚类和特性。

表 1-4　各类免疫球蛋白的特性

	IgG	IgA	IgM	IgD	IgE
重链名称	γ	α	μ	δ	ε
主要存在形式	单体	单体，二聚体	单体，五聚体	单体	单体
分子量（kD）	150	160~500	900	180	190
占血清总 Ig 的比例（%）	80	13	6	<1	0. 002
存在于分泌液中	-	+ + +	+	-	-
盐水中凝集红细胞	±	+	+ + + +	-	-
通过胎盘	+	-	-	-	-

表1-5 IgG 亚类及其特性

	IgG1	IgG2	IgG3	IgG4
分子量（kD）	146	146	165	146
占总 IgG 的比例（%）	65~70	23~27	4~7	3~4
固定补体	++	+	+++	-
结合巨噬细胞 Fc 受体	+++	++	+++	±
通过胎盘	+	±	+	+

（二）红细胞血型抗体在输血中的意义

红细胞血型抗体以 IgG、IgM 为主，也包括少量 IgA。IgM 是 ABO 系统最常见的"天然抗体"。其次也可见于 Lewis、I、P1PK、MNS 系统，最佳反应温度是 22~24℃。IgM 分子是五聚体，各单体之间由 J 链连接。含巯基的试剂如巯基乙醇（2 - mercaptoethanol，2 - ME）或二硫苏糖醇（dithiothreitol，DTT）能够破坏 J 链从而破坏 IgM 抗体，因此可用于鉴别 IgM 和 IgG。

大多数能够在 37℃反应的、有临床意义的血型抗体是 IgG。经免疫刺激（输血、妊娠或器官移植等）产生的 IgG 能破坏再次输入的不相合红细胞而引起溶血反应，也能通过胎盘引起胎儿和新生儿溶血病（hemolytic disease of the fetus and newborn，HDFN）。IgG 有 4 个亚类，各亚类固定补体及通过胎盘的能力不同，不同血型系统的抗体其主要 IgG 亚类不同：Rh 系统以 IgG1 和 IgG3 为主，抗 - K、抗 - Fy 以 IgG1 为主，抗 - Jk 以 IgG3 为主，严重的 HDFN 常和 IgG1 有关。

（三）红细胞血型抗体的分类

1. 天然抗体（natural antibody） 未经输血或妊娠等明显免疫刺激，在血液中出现的血型抗体。如：A 型个体血浆中存在抗 - B，B 型个体血浆中存在抗 - A。天然抗体的产生机制可能与环境中广泛存在的菌类、花粉、尘埃等有关，这些物质与某些抗原具有共同成分，通过隐性刺激机体产生血型抗体。多数天然抗体是 IgM，最佳反应温度为室温或更低，主要存在于 ABO、H、I、MNS、P1PK、Lewis 系统。

2. 免疫抗体（immune antibody） 由可查知的抗原刺激而产生，一般通过输血、妊娠、注射 3 种方式引入抗原。血型不相容的输血是很强的免疫刺激，输入受血者所缺乏的血型抗原，可能产生相应抗体。多数免疫抗体是 IgG，最佳反应温度为 37℃，需要用抗球蛋白法进行检测，免疫抗体常见于 Rh、Kell、Duffy、Kidd、MNS 系统。

3. 规则抗体（regular antibody） ABO 系统产生抗 - A、抗 - B 是有规律的，即 A 型人产生抗 - B，B 型人产生抗 - A，O 型人产生抗 - A 和抗 - B，符合 Landsteiner 规则，称为规则抗体。通过检测血浆中的规则抗体，可进行 ABO 血型反定型。

4. 意外抗体（unexpected antibody） 旧称不规则抗体（irregular antibody），正常 ABO 血型中抗 - A、抗 - B 之外的血型抗体。输血前应常规检测意外抗体。

5. 完全抗体（complete antibody） 在盐水介质中能凝集红细胞的抗体，又称盐水抗体，多为 IgM。

6. 不完全抗体（incomplete antibody） 能使红细胞致敏，但在盐水中不能凝集红细胞的抗体，多为 IgG，须通过抗人球蛋白法或其他非盐水介质法进行检测。

7. 同种抗体（alloantibody） 针对来自同一物种成员的非自身抗原产生的一种抗体，如 RhD 阴性者输血后产生的抗 - D。

8. 自身抗体（autoantibody） 针对自身抗原所产生的抗体即为自身抗体，红细胞自身抗体可引起自身免疫性溶血性贫血，也可能破坏输入的供者红细胞。

除此之外，某些植物和许多动物的体内也含有抗体样物质，能凝集人的红细胞，这些抗体样物质统称为外源性凝集素（lectin）。有血型特异性的凝集素在免疫血液学上有一定价值，如双花扁豆（dolichos biflorus）有抗-A₁特异性凝集素，葡萄蜗牛（helix pomata）的蛋白腺体里有抗-A特异性凝集素，欧洲荆豆（ulex europeaus）含抗-H特异性凝集素等，这些凝集素可用于相应抗原的鉴定。

（四）红细胞血型抗体与相应抗原的反应及影响因素

红细胞血型抗体与相应抗原结合，使红细胞发生凝集，这一过程称为红细胞凝集反应。抗体引起红细胞凝集分2步：①抗体与红细胞上相应抗原结合，使红细胞致敏；②红细胞之间通过抗体搭桥形成格栅，发生凝集。

凝集反应受反应介质的离子强度、温度、pH、孵育时间、抗原/抗体的相对比例等反应条件的影响，也与血型抗原抗体本身的特点相关。

1. 反应条件

（1）离子强度　红细胞表面带负电荷可产生静电排斥，故减少红细胞所带电荷或者调整反应体系的离子强度可以促进抗原抗体凝集反应。例如，使用胰蛋白酶、无花果酶、菠萝酶、木瓜酶等可以破坏红细胞表面的唾液酸，减少细胞所带的电荷，有利于细胞凝集。用白蛋白等胶体介质或低离子强度介质代替0.9%氯化钠溶液，可使反应系统离子强度降低，促进抗原抗体复合物形成。

（2）反应温度　根据抗体性质，反应最适宜温度有冷暖之分。冷抗体与抗原的结合属于放热反应，最佳反应温度为4~10℃，降低温度有利于抗原抗体复合物生成，升高温度可促进冷抗体从红细胞膜上放散出来。温抗体与之相反，与抗原的反应不伴随热量释放，最佳反应温度为37℃。

（3）pH　多数抗体最适宜pH为6.5~7.5，超出此范围反应不佳或不反应。对于这类抗体，反应系统pH降低时，可促使抗体从红细胞膜上放散出来，酸放散法就是利用这个原理。

（4）其他　延长反应时间、离心，适当增加抗原抗体的量也能增加凝集强度，但也要注意改变抗原抗体比例过量，可能造成前带和后带现象。

2. 血型抗原与血型抗体的特征

（1）红细胞抗原的性质　抗原位点多、抗原突出细胞膜表面（如A、B、M、N抗原）、抗原密度大有利于凝集反应。

（2）抗体分子大小及数量　IgM分子是五聚体大分子，在盐水介质中可凝集带相应抗原的红细胞。IgG分子小，一般需要通过抗人球蛋白试剂搭桥才能使红细胞凝集。凝集反应还需要足够的抗体分子，例如，要使A型红细胞凝集，每个红细胞上至少应结合7000个IgM抗-A分子。

除凝集反应外，还可见到溶血反应和抑制作用。抗体与红细胞结合后，在补体存在的情况下，破坏红细胞膜，使其溶解的反应称为溶血反应。如果不注意观察，可能将溶血反应视为阴性，在鉴定血型时应特别注意。抑制作用是某些可溶性抗原能与抗体结合并抑制抗体的反应。通过检测抗体效价是否下降以及下降程度，可以判断待检样品中是否存在相应抗原。利用这个原理可以进行ABH分泌型鉴定。

（五）红细胞血型抗体的检测

对于有妊娠史或输血史的患者，在交叉配血前应常规进行抗体筛查试验，如抗体筛查试验阳性，还应进一步鉴定抗体的特异性。由于许多患者不能准确提供输血史或妊娠史，为避免漏检，所有患者输血前均应进行意外抗体筛查试验。

对于有临床意义的抗体，输血时优先选择相应抗原阴性、交叉配血相合的红细胞。对于无临床意义的抗体，输血时选择交叉配血相合的红细胞即可。

PPT

第二节 ABO 血型系统

1900 年，Karl Landsteiner 用不同人的血清和其他人的红细胞进行混合，发现了 ABO 血型。ABO 血型系统主要有四种基本表型：A 型、B 型、O 型和 AB 型。红细胞上有 A 抗原，血清中有抗 - B 者称为 A 型；红细胞上有 B 抗原，血清中有抗 - A 者称为 B 型；红细胞上既无 A 抗原，又无 B 抗原，血清中有抗 - A 和抗 - B 者称为 O 型；红细胞上有 A 抗原和 B 抗原，血清中无抗 - A 或抗 - B 者称为 AB 型。ABO 血型系统在输血及器官移植中具有非常重要的意义，如将不相合的血液输给患者，会引起急性血管内溶血，器官移植血型不合时，可导致器官排斥。

一、ABO 血型表型频率

不同人种的 ABO 血型分布有差异。欧洲人 A 型最多，向亚洲方向逐渐降低，欧洲人 A_2 型明显多于亚洲人，澳洲土著人 A 型较多，B 型在亚洲分布频率最高，欧洲最低。表 1 - 6 为 ABO 血型表型在不同种族中的分布频率。

表 1 - 6 ABO 血型表型在不同种族中的分布频率

表型	白种人	黑种人	亚洲人	墨西哥人
A_1	0.33	0.19	0.27	0.22
A_2	0.10	0.08	罕见	0.06
B	0.09	0.20	0.25	0.13
O	0.44	0.49	0.43	0.55
A_1B	0.03	0.03	0.05	0.04
A_2B	0.01	0.01	罕见	罕见

ABO 血型在中国的分布特点为：从北向西南方向，B 基因频率逐渐下降，O 基因频率逐渐升高；云贵川及长江中下游地区 A 基因频率升高，广东、广西、福建、台湾地区 O 基因频率高于其他地区。不同地区、不同民族 ABO 血型分布有较大差异。A 型表型频率为 0.20 ~ 0.35，B 型表型频率为 0.20 ~ 0.35，O 型表型频率为 0.28 ~ 0.45，AB 型表型频率为 0.046 ~ 0.11。

二、ABO 血型系统抗体

1. 抗 - A 和抗 - B 缺乏 A 抗原者产生抗 - A，缺乏 B 抗原者产生抗 - B。新生儿出生后开始产生抗体，直到 3 ~ 6 个月时才能查出，在 5 ~ 10 岁时达到高峰，以后逐渐下降，65 岁以上者抗体水平较低。由于环境中 A 型物质较多，B 型人抗 - A 效价一般高于 A 型人抗 - B 效价。O 型人血浆中有抗 - A、抗 - B、抗 - A,B。A 型或 B 型人的抗 - B 或抗 - A 以 IgM 抗体为主，也有少量 IgG、IgA。O 型人的抗 - A 和抗 B 以 IgG 抗体为主，由于 IgG 抗体能够通过胎盘而 IgM 抗体不能通过，所以 O 型母亲容易发生胎儿新生儿溶血病。

2. 抗 - A,B O 型人血清中除具有抗 - A、抗 - B 外，还有抗 - A,B，以 IgG 抗体为主。抗 - A,B 与 A 细胞、B 细胞均能发生凝集，用 A 型或 B 型可溶性血型物质均可中和抗 - A,B，提示抗 - A,B 所针对的是 A 和 B 抗原上共有的表位。O 型人抗 - A,B 效价高于 B 型或 A 型人相应抗 - A 或抗 - B 抗体

临床输血学检验

效价，因此，O 型人的血清中的抗 – A,B 能够检测出较弱的 A、B 抗原。

3. 抗 – A₁　可出现于 1%~8% 的 A₂ 和 22%~35% 的 A₂B 个体中，有些弱 A 亚型也可能产生抗 – A₁。O 型个体血清中既有抗 – A，也有抗 – A₁。抗 – A₁ 可导致 ABO 正、反定型不一致或交叉配血不相合。抗 – A₁ 多为 IgM，最佳反应温度为室温或低于室温，一般没有临床意义。如果抗 – A₁ 在 37℃ 和 A₁ 细胞有反应，则有临床意义。已经产生抗 – A₁ 的 A₂ 型个体，如果抗 – A₁ 在 37℃ 有活性，输血时应选择 A₂ 型或 O 型红细胞；A₂B 个体输血时可选择 A₂ 型、A₂B 型、B 型或 O 型红细胞。

三、ABO 血型常规检测

ABO 血型系统的特殊之处在于：正常人的血液中持续存在抗体，而其他系统一般没有天然抗体，需要通过输血或妊娠引入抗原后才会产生抗体。利用此特性，ABO 系统血型检测除用抗 – A、抗 – B 试剂检测红细胞上的抗原外，还必须检测血清中的抗 – A 及抗 – B，并与正定型结果进行对照，即反定型试验。正常人完全缺乏抗 – A、抗 – B 者不足 0.01%。4 个月以下婴儿不做反定型。

四、ABO 血型的临床意义

ABO 系统是最重要的血型系统，输入 ABO 不相合的血液会导致溶血反应甚至造成患者死亡。ABO 血型不相合分为主侧不合（major incompatibility）及次侧不合（minor incompatibility），主侧不合指受血者血液中有针对供血者红细胞的抗体，如受者为 O 型，供者为 A 型、B 型、AB 型；次侧不合指供血者血液中有针对受血者红细胞的抗体，如受者为 A 型、B 型、AB 型，供者为 O 型。输血时必须 ABO 主侧相合，次侧不合由于红细胞制剂中血浆含量很少，一般不会导致患者红细胞破坏，但还是应尽量避免。输注血浆时应 ABO 同型或次侧相合。抗 – A₁ 在 25℃ 以上大多没有反应性，一般没有临床意义。

来自母体的 IgG 型抗 – A、抗 – B、抗 – A,B 可导致胎儿和新生儿溶血病，一般发生于 O 型母亲和非 O 型胎儿或新生儿。由于胎儿红细胞上 A 或 B 抗原量相对较少，胎儿血浆及组织液中的可溶性血型物质也可中和部分抗体，ABO 血型不合导致的胎儿和新生儿溶血病一般不严重。

ABO 抗体可导致肾脏、肝脏、心脏等实体器官移植的排斥反应，实体器官移植应避免 ABO 主侧不合。目前通过血浆置换降低患者 ABO 抗体效价，并采用静脉输注丙种球蛋白、抗 CD20 单克隆抗体等治疗，ABO 主侧不相合的肾脏移植已经能成功开展。组织移植如角膜、皮肤、骨移植不需要考虑血型问题。造血干细胞不表达 ABO 抗原，因此在选择供者时不需要考虑 ABO 血型。但是也要注意，对于 ABO 主侧不相合的造血干细胞移植，如采集的造血干细胞中混入的红细胞含量较大，输入到具有高 ABO 抗体效价的患者体内可能导致急性血管内溶血，如宿主继续产生抗体，也有可能发生纯红细胞再生障碍性贫血，导致红细胞造血恢复延迟。ABO 次侧不合的实体器官移植后，移植物携带的淋巴组织可能产生抗 – A 或抗 – B，破坏患者红细胞，造成溶血，这种情况称为过客淋巴细胞综合征（passenger lymphocyte syndrom，PLS）。抗体一般为 IgG，溶血发生于移植后 5~15 天，持续时间可长达 3 个月。ABO 次侧不合的造血干细胞移植也会发生类似情况。

五、ABO 血型的遗传及抗原分子结构

（一）*ABO* 基因

ABO 基因位于第 9 号染色体，有 7 个外显子，开放阅读框架主要位于外显子 6 和 7。*ABO* 基因的表达受甲基化、组织特异性转录因子结合蛋白以及位于第一外显子上游的微卫星增强区调节。

ABO 表型受 3 个等位基因控制，*A* 和 *B* 基因为常染色体显性，其区别只有 7 个核苷酸不同，A 型

和 B 型糖基转移酶有 4 个氨基酸不同，主要由 3 个氨基酸决定（A→B；Gly235Ser，Leu266Met，Gly268Ala）；顺式 AB 基因编码产生具有 A 型和 B 型糖基转移酶特点的嵌合酶；A 和 B 亚型也是由基因突变所致，如 A_2 亚型是 1 个核苷酸缺失和移码所致，所产生的酶其分子结构在 C 端多出 21 个氨基酸。

O 基因是无效等位基因，编码产生无功能的酶。O 基因有 30 多个等位基因，最常见的是 $O1$ 和 $O2$ 基因，包含一个核苷酸缺失和移码，产生一截短酶，含 117 个氨基酸，该酶不能合成血型抗原。

（二）ABH 抗原的合成

1. 红细胞的 ABH 抗原　红细胞上 ABH 的合成依赖 H 基因及 ABO 基因的共同作用。H 基因（HH 或 Hh）又称 $FUT1$ 基因，位于 19 号染色体，编码产生 α–岩藻糖基转移酶，该酶将岩藻糖连接到 Ⅱ 型血型前体链末端的半乳糖上，形成 H 物质。A 基因编码产生 N–乙酰基半乳糖基转移酶，该酶将 N–乙酰基半乳糖胺（N–acetylgalactosamine，GalNAC）连接到 H 链末端的半乳糖上，形成 A 抗原。B 基因编码半乳糖基转移酶，该酶将 D–半乳糖（D–galactose，Gal）连接到 H 物质末端的半乳糖上，形成 B 抗原。表 1–7 为 H、A、B 基因及其产物，图 1–1 为 H、A、B 抗原示意图。

O 基因编码的糖基转移酶无活性，不能修饰 H 抗原，因此，O 型红细胞表面有大量 H 物质。A_1 或 A_1B 型红细胞表面的 H 抗原大部分被转化为 A 或 B 抗原。A 基因产生的糖基转移酶比 B 基因多，因此 A 型红细胞上 A 抗原位点多于 B 型红细胞上 B 抗原位点。

表 1–7　H、A、B 基因及其产物

基因	糖基转移酶	糖	抗原
H	α–2–L–岩藻糖基转移酶	L–岩藻糖	H
A	α–3–N–乙酰基半乳糖基转移酶	N–乙酰基–D–半乳糖胺	A
B	α–3–D–半乳糖基转移酶	D–半乳糖	B

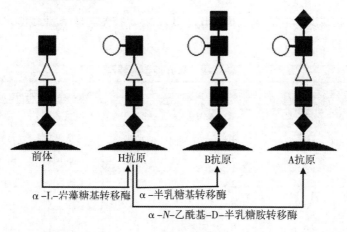

图 1–1　ABH 抗原示意图

2. ABH 可溶性抗原的形成　可溶性 ABH 抗原可出现于除脑脊液外的各种分泌液中，其产生取决于分泌（Se 或 $FUT2$）基因编码的 α–2–L–岩藻糖基转移酶，该酶将岩藻糖转移到分泌液中的 Ⅰ 型血型前体链上，产生 H 抗原，H 抗原又可被转化为 A 或 B 抗原。Se 基因的等位基因 se 不能编码岩藻糖基转移酶，因此 $sese$ 个体分泌液中无 ABH 抗原，称为非分泌型。

分泌型个体可检测到 ABH 物质的液体包括唾液、泪液、尿液、消化液、胆汁、乳汁、羊水及病理性液体（胸腔、腹腔、心包、卵巢囊肿液）。通过检测唾液中的分泌型血型物质，有助于 ABO 抗原表达减弱者或 ABO 亚型的鉴定。

六、ABO 亚型

1911 年，von Dungern 发现 A 型有 A_1 和 A_2 两种，A_2 与 A_1 有量的差别，A_2 抗原位点数比 A_1 少得多，糖基转移酶活性也较低；A_2 与 A_1 也有质的差别，$1\% \sim 8\%$ 的 A_2 个体有抗 – A_1。A_1 细胞与抗 – A 及抗 – A_1 均发生凝集，而 A_2 细胞只与抗 – A 凝集，不与抗 – A_1 凝集。白种人中 A_2 亚型约占 A 型人的 20%，但亚洲人中 A_2 亚型非常少见。另外弱 A 亚型还有 A_3、A_x、A_{end}、A_m、A_y、A_{el} 等。

对弱 A 的鉴定技术包括：①采用抗 – A、抗 – A，B、抗 – H 进行正定型；②反定型检测血清中有无抗 – A_1；③用抗 – A 进行吸收放散试验；④唾液分泌型物质的检测。表 1 – 8 为目前已知的弱 A 亚型的特点。

表 1 – 8 弱 A 亚型的特点

表型	红细胞				血清			唾液血型物质
	抗 – A	抗 – B	抗 – A，B	抗 – H	A_1 细胞	B 细胞	O 细胞	
A_1	4 +	0	4 +	1 +	0	4 +	0	A，H
A_2	4 +	0	4 +	2 +	0/2 +	4 +	0	A，H
A_3	2 + mf	0	2 + mf	3 +	0/2 +	4 +	0	A，H
A_x	0/ ±	0	1 – 2 +	4 +	0/2 +	4 +	0	(A) H
A_{end}	弱/mf	0	弱/mf	4 +	+	4 +	0	H
A_m	0	0	0	4 +	0	4 +	0	A，H
A_y	0	0	0	4 +	0	4 +	0	A，H
A_{el}	0	0	0	4 +	0/2 +	4 +	0	H

注：mf 表示混合凝集 A_m、A_y、A_{el} 亚型只能通过吸收放散方法进行鉴定，（ ）表示量少。

弱 B 亚型比弱 A 亚型少，包括 B_3、B_x、B_m、B_{el}，鉴定技术与弱 A 亚型鉴定技术相同。表 1 – 9 为弱 B 亚型的特点。

表 1 – 9 弱 B 亚型的特点

表型	红细胞				血清		唾液血型物质
	抗 – A	抗 – B	抗 – A，B	抗 – H	常见抗体	意外抗体	
B	0	4 +	4 +	2 +	抗 – A	无	B，H
B_3	0	2 + mf	3 + mf	4 +	抗 – A	无	B，H
B_x	0	±	2 +	4 +	抗 – A	弱抗 – B	(B) H
B_m	0	0	0/ ±	4 +	抗 – A	无	B，H
B_{el}	0	0	0	4 +	抗 – A	有时有弱抗 – B	H

七、特殊 ABO 血型

（一）B（A）及 A（B）表型

B（A）表型是常染色体显性遗传，特点是 B 细胞上有弱 A 抗原表达，红细胞和抗 – B 出现强凝集，和单克隆抗－A出现弱凝集（＜2＋），血清中有抗－A，能够凝集 A_1 及 A_2 细胞。B（A）红细胞与单克隆抗－A凝集强弱不等，大多能被含 MHO4 克隆的单抗检测出，但采用基因检测较为准确。该表型发生的机制是 B 等位基因发生突变，如 c.703G＞A（p.Gly235Ser），可使 B 等位基因成为 B（A）等位基因，其编码的其编码产生的糖基转移酶除能转移半乳糖基外，还能转移 N－乙酰基半乳糖胺，产生微量 A 抗原。

A（B）表型与 B（A）情况类似，产生原因是血浆中 H 糖基转移酶增多，使 H 抗原增多，红细胞上过多的 H 物质使得 A 型糖基转移酶能够合成 B 抗原。

（二）获得性 B

获得性 B 指 A 型个体的红细胞和抗－B试剂出现弱凝集，但血清中有正常抗－B，该抗－B不与自身红细胞凝集。获得性 B 一般出现于肠梗阻患者，肠道细菌入血后其脱乙酰基酶使 A 抗原表位 N－乙酰半乳糖胺脱乙酰基，成为半乳糖胺，类似于 B 抗原表位 D－半乳糖，可与抗－B试剂反应出现弱凝集。

（三）顺式 AB

顺式 AB（cis－AB）非常少见，表现为编码 A 抗原及 B 抗原的基因位于同一条染色体上。这是由于基因突变产生顺式 AB 基因，该基因编码产生一种嵌合酶，其 266 位氨基酸为亮氨酸，268 位为丙氨酸，因而既有 A 型糖基转移酶的特点，又有 B 型糖基转移酶的特点，故其既能合成 A 抗原，也能合成 B 抗原。

八、疾病与 ABO 血型的关系

已发现有些血型和某些疾病有一定的关系。如 A 型个体较其他血型者容易发生胃癌及结肠癌；O 型个体较其他血型者更少发生血栓性疾病等。

另外有些疾病会导致血型抗原的减弱或出现某些成分的增加，从而影响到血型鉴定，详见本书第四章第一节内容。

第三节　Rh 血型系统

PPT

Rh 系统是第四个被发现的血型系统，其重要性仅次于 ABO 系统。Rh 系统非常复杂，目前有 56 个抗原。Rh 系统抗原由 RHD 及 RHCE 基因编码产生。

一、历史

1939 年，Levine 及 Stetson 报告 1 例溶血反应，一位孕妇发生死胎，产后输入其丈夫 ABO 同型血液后，发生急性溶血反应，从该产妇血液中分离出抗其丈夫红细胞的抗体。1 年后，Landsteiner 及 Wiener 用恒河猴（rhesus monkey）红细胞免疫兔子，得到一种抗体。此抗体可与 85% 的白人的红细胞反应。人们以为此抗体与前述溶血反应是同一种抗体并将之命名为 Rh 抗体。多年后发现两种抗体不同，但仍采用 Rh 抗体描述溶血病例中检测到的抗体，而真正的兔抗恒河猴抗体被重新命名为抗－LW 以纪念 Landsteiner 和 Wiener。

二、命名

1. Fisher – Race 及 Wiener 命名法　Fisher – Race 命名法又称 CDE 命名法，该学说认为 Rh 血型有 3 个紧密相连的基因位点，每一位点有一对等位基因（*D* 和 *d*、*C* 和 *c*、*E* 和 *e*），这 3 个基因以一个复合体形式遗传。Wiener 命名法又称 Rh – Hr 命名法，Wiener 认为 *Rh* 基因产生一凝集原，其上包括一系列因子，每个因子由一种抗体识别。Fisher – Race 的 CDE 命名法现在仍常用，而 Wiener 命名法可使我们用简单的名称来描述由一个单倍型所产生的抗原，大写 R 表示有 D 抗原，用数字下标表示有无 C/c 和 E/e 抗原，1 表示 Ce（R$_1$），2 表示 cE（R$_2$），0 表示 ce（R$_0$），Z 表示 CE（R$_z$）。小写 r 表示单倍型无 D，C/c、E/e 抗原用上标表示，′表示 Ce（r′），″表示 cE（r″），y 表示 CE（r^Y），没有上标则表示 ce（r）。两种命名法中 Rh 单倍型及其频率见表 1 – 10。

表 1 – 10　两种命名法中 Rh 基因组合频率（%）

Fisher – Race	Wiener	白种人	黑种人	中国人
DCe	R$_1$	42	17	73
ce	r	37	26	3
DcE	R$_2$	14	11	19
Dce	R$_0$	4	44	3
Ce	r′	2	2	2
cE	r″	1	<1	<1
DCE	R$_z$	<1	<1	<1
CE	r^Y	<1	<1	<1

2. 数字命名法　Rosenfield 于 1962 年提出数字命名法，每一个 Rh 抗原都按照其发现顺序被分配一个数字。该命名法常用于描述 Rh 系统的高频抗原，如 Rh17、Rh29、Rh32 等。

3. 现代命名法　Rh 系统的现代命名应区别抗原、基因、蛋白质。抗原用字母表示，如 D、C、c、E、e 等；RH 基因用大写 *RHD* 及 *RHCE* 表示，根据其所编码的抗原进行命名，如 *RHCE * ce*、*RHCE * Ce*、*RHCE * cE*、*RHCE * CE* 等；变异 D 或部分 D 表示为 *RHD * DVI*、*RHD * DFR* 等；蛋白质按其携带的抗原命名，如 RhD、Rhce、RhCe、RhcE、RhCE 等。

三、*RH* 基因

RH 基因位于 1 号染色体上，由 2 个紧密连锁的基因构成，*RHD* 及 *RHCE* 基因分别编码 D 抗原及各种不同组合的 CE 抗原，如 ce、cE、Ce、CE 等。基因点突变、基因重排可导致新抗原产生。*RHD* 及 *RHCE* 基因方向相反，以 3′端相邻，形成发夹样结构，遗传物质容易通过基因转换进行交换，形成杂交基因。*RHD* 和 *RHCE* 基因间的交换会产生杂合蛋白，导致 RhD 中有部分 RhCE 结构或 RhCE 中有部分 RhD 结构，这些杂交蛋白可能表现出独特的抗原表位。

1. *RHD* 基因　有 10 个外显子，与 *RHCE* 基因结构相似，所编码的蛋白有 32 ~ 35 个氨基酸的差异。欧洲人 D 阴性者多由 *RHD* 基因完全缺失所致，D 阴性个体接触 D 抗原后可能会产生抗 – D。

2. *RHCE* 基因　编码 C/c 及 E/e 抗原，这些抗原在同一个蛋白质分子上表达，C 和 c 抗原有 4 个氨基酸不同，其中只有 1 个氨基酸位于细胞外。E 和 e 抗原只有 1 个氨基酸不同，即 Pro226Ala。

四、Rh 抗原 @微课/视频 2

Rh 系统抗原中与临床关系最为密切的有 D、C、E、c、e 抗原，其中 D 抗原免疫原性最强，对临床最为重要，临床习惯将 D 抗原阳性称为 Rh 阳性，D 抗原阴性称为 Rh 阴性，常规血型检测只检测 D 抗原，其他 Rh 抗原一般不检测。

（一）Rh 表现型

用抗 - D、抗 - E、抗 - e、抗 - C、抗 - c 试剂检测出 5 种常见 Rh 抗原，称为 Rh 表现型，从表现型可以进行基因型推测。不同种族的基因型频率不同，如表现型为 DCcee 的欧洲人基因型可能为 *DCe/ce* 或 R_1/r，而同样表型的非洲人基因型可能是 *DCe/Dce* 或 R_1/R_0，推测混合种族个体的基因型是不准确的。血清学检测不能确定 D 阳性者基因型是 *D/D* 纯合子还是 *D/-* 杂合子。

（二）D 抗原

欧洲及北美的白种人 82%～88% 为 D 阳性，亚洲地区 D 阳性更高，如中国人 D 阳性率为 99.7%，日本人为 99.5%。

1. D 阳性　多数 D 阳性红细胞表达正常 RhD 蛋白。然而目前已发现 100 多种 *RHD* 等位基因，基因突变导致氨基酸改变从而改变 D 抗原的表达，产生弱 D、部分 D、D_{el} 等多种表型。1%～2% 的欧洲人有弱 D 或部分 D 基因，非洲人更多。除正常 D 以外的弱 D、部分 D、放散 D 均归类为 D 变异型（D variant）。

2. 弱 D（weak D）　定义为 D 抗原数量减少，需要用抗人球蛋白法进行检测。弱 D 产生的原因是 *RHD* 基因单个核苷酸突变，所产生的氨基酸改变位于 D 抗原的细胞膜内或跨膜区，突变影响 D 抗原插入细胞膜，使得红细胞上 D 抗原位点减少。许多突变可能引起弱 D 表型，其中最常见的是弱 D1 型，突变的氨基酸位于 270 位（Val270Gly），弱 D1 型、D2 型、D3 型占欧洲人弱 D 的 90%。如果 D 阳性个体有 *RHCe* 基因且 *RHD* 基因和 *Ce* 基因不在同一条染色体上（如 R_0r），则由于位置效应，D 抗原表达减弱。

3. 放散 D（D_{el}）　D_{el} 红细胞上 D 抗原非常弱，用常规血清学方法检测不到，但红细胞可吸收并放散抗 - D。D_{el} 由 *RHD* 基因突变所致，亚洲人的 D 阴性者中 D_{el} 占 10%～30%，而欧洲人只占 0.027%，欧洲人的突变位点与亚洲人不同。D_{el} 血清学检测一般为阴性，需要进行 *RHD* 基因检测。

4. 部分 D（partial D）　部分 D 命名是由于该表型个体红细胞 D 抗原检测为阳性，但输入 D 阳性血液后会产生抗 - D，推测部分 D 的产生是由于 D 抗原部分缺失所致。部分 D 的产生多数由于 *RHD* 基因部分被 *RHCE* 基因替代，产生杂合基因，由杂合基因产生的杂合蛋白不仅丢失了部分 D 表位，还会产生新的抗原，例如 DVI 红细胞具有 BARC 抗原。有些部分 D 表型是由于单个氨基酸改变所致，和弱 D 不同，这些部分 D 分子的氨基酸的改变位于细胞膜外。

5. D 阴性（Rh 阴性）　D 抗原阴性在白种人中比较常见，占 15%～17%，黑人中占 3%～5%，亚洲人则稀有。不同种族个体 D 阴性者基因表达不同，白种人多由于完全缺乏 *D* 基因；其他种族个体的 D 阴性常由 RHD 基因的失活突变所致，如非洲裔 D 阴性个体中 66% 是由于 *RHD* 基因中有一段 37bp 碱基插入，产生提前终止密码，15% 具有 *RHD - CE - D* 杂合基因，表现为 C 抗原减弱，无 D 抗原；亚洲裔 D 阴性个体多由于一条染色体 *RHD* 基因突变，而另一条为 Ce（r'）单倍型，另有 10%～30% 实际上是 D_{el} 表型。

6. D 抗原检测　早期的抗 - D 试剂来自致敏的 D 阴性者，为多克隆抗体，以 IgG 为主，能识别 D 抗原的多个位点，这些试剂往往需要加入蛋白质添加剂以增强反应性，但同时也可能引起红细胞自凝，需要适当的对照。目前广泛应用的是单克隆抗体，由于单克隆抗体只针对一种表位，单克隆抗－D 并不能检出所有 D 阳性红细胞，因此许多抗－D 试剂是单克隆 IgM 与单克隆或多克隆 IgG 的混合物，IgM 在室温反应，IgG 能检测弱 D（间接抗球蛋白法）。

对于不同的人群，D 抗原的检测要求不一样。供者 D 抗原检测阴性时，需要完成 RhD 阴性确认试验，以排除弱 D 和部分 D 等 RhD 变异型，鉴定出的弱 D 和部分 D 的血液将作为 RhD 阳性血液供应于临床。患者通常不需要做弱 D 检测，但 D 阴性母亲生产的新生儿除外。如果母亲为 RhD 阴性血型，应对新生儿进行弱 D 检测以确定母亲是否需要注射 Rh 免疫球蛋白（RhIG）。另外，由于 DVI 型个体输注正常 RhD 阳性红细胞易产生抗体，因此为避免此类患者在输血前被误判为 RhD 阳性，一般要求应用于患者的 IgM 型单克隆抗－D 试剂不能检出 DVI。

（三）C/c E/e 抗原

RHCE 基因编码 C 或 c 及 E 或 e 抗原。*RHCE* 有 50 多种等位基因，基因突变会导致抗原表达改变或减弱，还可能缺乏某些高频抗原。

1. 复合抗原　包括 ce、Ce、cE、CE，过去认为复合抗原是顺式基因的产物，现在已知复合抗原在同一个蛋白质分子上表达。

2. C、e 抗原变异　*RHCE* 基因突变会引起 C/c 或 E/e 抗原表达数量及质量的改变，C 和 e 抗原的改变较为常见。欧洲人中 C 抗原的改变与 RhCe 蛋白第一个细胞外环的氨基酸改变有关，伴 C^W（Gln41Arg）或 C^X（Ala36Thr）抗原表达，还可能产生新抗原 JAHK（Ser122Leu）、JAL（Arg114Trp），这些个体红细胞表现为 C 阳性，但受到免疫刺激后会产生抗－C 或抗－Ce（rh_i）。非洲人的 C 抗原表达改变和 *RHD － CE*（3－7）－*D* 杂交基因有关，该基因不编码 D 抗原，而编码不同于正常的 C 抗原。

RHce 基因的多处突变可产生 e 抗原变异，主要见于非洲人，红细胞表现为 e 阳性，但这些突变基因的纯合子个体会产生具有 e 特异性的同种抗体，容易被误认为自身抗体。这种红细胞缺乏高频 hr^S，抗－hr^S 可能导致严重输血反应。

（四）*RH* 基因检测

RH 基因检测可用于有近期输血史患者的血型鉴定，此类患者血液中有大量输入的红细胞，用血清学方法鉴定 Rh 血型可能有困难，采用基因检测可以鉴定患者的 Rh 血型。*RH* 基因检测还可用于 *RHD* 基因合子状态测定，对于 RhD 阴性的孕妇，检测胎儿父亲 *RHD* 基因合子状态可帮助判断胎儿 Rh 血型，如果父亲是 *RHD* 基因纯合子，则胎儿为 D 阳性，应进行抗－D 抗体监测；如果父亲是 *RHD* 杂合子，则应确定胎儿是 D 阳性还是 D 阴性，如果胎儿 D 阴性，则不需要监测孕妇的抗－D 抗体。*RHD* 基因检测能够区别部分 D、弱 D，避免后者不必要的 RhIG 注射；欧洲一些血液中心已经对首次献血的 Rh 阴性者进行基因检测以筛查 D_{el}。

（五）RhAG 及 Rh_{null}

RhAG（Rh － associated glycoprotein）即 Rh 相关糖蛋白，与 RhD/RhCE 结构有 33% 相同，其编码基因 *RHAG* 位于第 6 号染色体。RhAG 分子上并无血型抗原，而是和 Rh 血型蛋白、带 3 蛋白、血型糖蛋白等形成复合物。

已经发现少数完全缺乏 Rh 抗原者，称为 Rh_{null} 或 Rh 无效型。产生原因可能是缺乏 *RHD* 基因，同时伴 *RHCE* 基因失活突变，另一个原因可能是 *RHAG* 基因失活突变导致 RhAG 缺乏，使得 Rh 抗原不能表达。如果 *RHAG* 基因突变导致 RhAG 减少，则 Rh 抗原表达减弱，这种情况称为 Rh_{mod}。Rh_{null} 及 Rh_{mod} 红细胞形态及功能均不正常，可发生溶血性贫血。

（六）Rh 结构和功能

Rh/RhAG 蛋白可能和物质转运有关，种系发育分析发现 Rh 蛋白和细菌及酵母的氨转运蛋白相似。在肾脏、肝脏、脑、皮肤等许多组织中存在非红细胞 Rh 糖蛋白，它们和红细胞 RhAG/RhD/CE 具有相似的跨膜结构并介导氨转运。红细胞 RhCE 及 RhD 蛋白质的功能尚不清楚，可能并不参与氨转运而参与 CO_2 和 O_2 的转运，此外，这些蛋白还可能与红细胞膜的完整性有关。

（七）Rh 抗体及其临床意义

Rh 系统抗体多为 IgG，也有 IgM。Rh 抗体介导的溶血反应主要为血管外溶血。妊娠或输血可刺激机体产生 Rh 抗体，引起 HDFN 及溶血反应。酶处理红细胞可增强其与 Rh 系统抗体的反应，多数抗体最佳反应温度为37℃。抗 - c 的重要性仅次于抗 - D，可能引起严重 HDFN，抗 - C、抗 - E、抗 - e 不常引起 HDFN，即便发生，也比较轻。Rh 系统抗体常共同出现，例如产生抗 - E 的 DCe/DCe（R_1R_1）个体可能同时产生抗 - c，但抗 - c 可能较弱而检测不到，一旦输入 E 阴性而 c 阳性的红细胞可能引起急性或迟发性溶血反应，故通常建议输血时选择 E、c 阴性红细胞。

第四节　H 系统和 Lewis 系统

PPT

H 系统和 Lewis 系统的血型抗原均属于糖类抗原，在抗原的形成方面有着密切的关联。

一、H 系统

H 系统只有 1 个 H 抗原。除孟买血型外，所有红细胞上都表达 H 抗原，H 抗原是 A 和 B 抗原的前体物质，红细胞上 H 抗原的多少与 ABO 血型有关，O 型红细胞 H 抗原最多，而 A 型、B 型红细胞上的 H 抗原绝大部分已被转化为 A 及 B 抗原，根据抗 - H 和不同红细胞的反应强度，H 抗原在不同血型的红细胞上的表达强度依次为 $O > A_2 > B > A_2B > A_1 > A_1B$。

（一）H 基因及 H 抗原的生化结构

H 抗原决定簇是岩藻糖（α1，2）半乳糖。H 抗原的合成受 *FUT1*（*H* 基因）及 *FUT2*（分泌基因，*Se* 基因）基因的控制，前者编码的岩藻糖基转移酶主要将红细胞上的 II 型寡糖前体链转化为 H 抗原，后者编码的岩藻糖基转移酶主要将分泌液中的 I 型寡糖前体链转化为分泌型 H 抗原及 Le^b 抗原。*FUT2* 或分泌基因决定了分泌液中是否存在 ABH 抗原，FUT2 酶在红细胞上不表达，在唾液腺、胃肠组织、泌尿生殖组织中表达，红细胞上 I 型前体链形成的 ABH 抗原是从血浆吸附而来的。

（二）缺失表型

1. 孟买血型（Bombay phenotype，O_h）　非常稀少，1952 年在印度孟买首次报道。孟买型人由于缺乏 *H* 基因（*hh*）、分泌基因（*sese*），缺乏 I 型及 II 型 H、A、B、Le^b 抗原，O_h 红细胞与抗 - A、抗 - B、抗 - H 试剂均不发生反应，常被误判为 O 型，而血清中的抗 - H 能与 O 型红细胞反应并能在体内导致溶血，因此孟买型人只能输注孟买型献血者的血液。

2. 类孟买型（para - Bombay phenotype）　个体缺乏 *H* 基因（*hh*），但有至少 1 个 *Se* 基因，其红细胞上不能检出 H 抗原但有少量 A 或 B 抗原，表示为 A_h、B_h 或 AB_h。

类孟买型红细胞与抗 - H 不凝集，与抗 - A 或抗 - B 反应很弱甚至需要用吸收放散方法进行检测，类孟买型个体分泌液及血浆中表达 I 型链 A 或 B 抗原，血浆中的 A 或 B 抗原被动吸附到红细胞上使类孟买型红细胞表达微弱的 A 或 B 抗原。类孟买个体血清中含抗 – HI、抗 – A 或抗 – B。

3. 抗 – H 孟买型个体血浆中的抗 – H 可导致急性溶血反应及胎儿和新生儿溶血病。正常人血浆中可能存在自身抗 – H 或抗 – HI，常发生于 A_1 型个体，A_1 型红细胞上 H 抗原非常少，自身抗 – H 和抗 – HI 一般是 IgM，只在室温有活性。同种抗 – H 能固定补体并引起溶血反应，因此孟买型个体只能输 O_h 型红细胞。类孟买血型最好输类孟买型红细胞，紧急情况下可考虑输相应正常 ABO 血型的红细胞，如 A_h 患者可输入 A 型红细胞。自身抗 – H 及抗 – HI 往往没有临床意义，一般不引起溶血反应。

二、Lewis 系统

Lewis 系统中最重要的 2 个抗原是 Le^a 及 Le^b 抗原，有 Le（a + b – ）、Le（a – b + ）、Le（a – b – ）三种常见表型，血小板、内皮细胞、肾脏、泌尿生殖上皮、胃肠道上皮也表达 Lewis 抗原。Lewis 抗原并非红细胞合成，而是由血浆中吸附而来。

（一）生化合成

Lewis 抗原的合成取决于 *Le* 基因（*FUT3*）和分泌基因（*FUT2* 或 *Se*）。*FUT2* 基因编码的糖基转移酶（FUT2 酶或 Se 酶）在 I 型前体链末端增加岩藻糖，形成 I 型 H 链，*Lewis* 基因编码 $\alpha 1 \rightarrow 3/4$ 岩藻糖基转移酶（FUT3 酶），该酶在 I 型前体链上以 $\alpha 1 - 4$ 连接将一岩藻糖连接在次末端的 *N* – 乙酰基葡萄糖胺上，形成 Le^a 抗原，FUT3 酶也可在 I 型链 H 抗原上增加第二个岩藻糖形成 Le^b 抗原，而 Le^a 抗原不能被 FUT2 酶转化为 Le^b 抗原。既有分泌 *Se* 基因又有 *Lewis* 基因的个体，会产生少量 Le^a 抗原，大量 Le^b 抗原，其红细胞表型多为 Le（a – b + ）。

人出生时 Le 抗原缺失或极其微弱，脐带血样本以 Le（a – b – ）表型为主，约 50% 的新生儿红细胞用无花果蛋白酶处理后表现为 Le（a – b – ），由于 Se 酶活性发育迟缓，Le^b 抗原在新生儿中检出频率较成人低，之后随着 Se 酶活性增高，可短暂表现为 Le（a + b + ），5 ~ 6 岁后与成人相同。

妊娠期间 Lewis 抗原量可能发生戏剧性的下降，出现一过性 Le（a – b – ）表型而且孕妇可能产生 Lewis 抗体，生产后，随着正常 Lewis 表型的恢复抗体逐渐消失。

（二）*Le* 基因和表型

Se 基因、*Le* 基因与 Lewis 系统表型的关系及 Le^a、Le^b 抗原频率见表 1 – 11。Le（a + b – ）表型个体至少有 1 个 *Le* 基因但没有 *Se* 基因，能合成 Le^a，但缺乏 I 型 ABH 抗原；Le（a – b + ）表型个体既有 *Le* 基因，又有 *Se* 基因，能合成 Le^a、Le^b 及 I 型链 ABH 抗原，由于大多数 I 型前体链被转化为 Le^b，这些人常表现为 Le^a 阴性；如果缺乏 *Le* 基因（*lele*），则不能合成 Le^a 或 Le^b 抗原，表现为 Le（a – b – ）表型。

表 1 – 11 Lewis 系统表型频率、基因

抗 – Le^a	抗 – Le^b	表型	频率（%）			基因		唾液
			白种人	黑种人	中国人	Lewis	Se	
+	0	Le（a + b – ）	22	23	0 ~ 23	*Le*	*sese*	Le^a
0	+	Le（a – b + ）	72	55	66 ~ 69	*Le*	*Se*	Le^a, Le^b, ABH
0	0	Le（a – b – ）	6	22	6 ~ 23	*lele*	*sese*	I 型前体链
						lele	*Se*	I 型 ABH
+	+	Le（a + b + ）	罕见	罕见	27	*Le*	*Sew*	Le^a, Le^b

（三）Lewis 抗体

Lewis 抗体大多数为 IgM，一般是自然产生的。Le（a－b－）个体可产生抗－Le^a、抗－Le^b、抗－Le^{a+b}，抗－Le^{a+b} 既能凝集 Le（a＋）细胞，也能凝集 Le（b＋）细胞。红细胞表型为 Le（a－b＋）者一般不产生 Le^a 抗体，因为唾液和血浆中含有少量的 Le^a。Lewis 抗体大多在室温反应性最强，在 37℃ 也可以观察到反应但弱于室温反应，用抗人球蛋白法有时也可检出抗体。Lewis 抗体一般没有临床意义。由于 Lewis 抗体不能通过胎盘并且出生时 Lewis 抗原发育较差，所以 Lewis 抗体不会引起胎儿和新生儿溶血病。Lewis 抗原容易从红细胞上脱落下来，供者血浆中的可溶性抗原也能够中和受者血浆中的抗体，因此，Lewis 抗体一般不引起溶血反应，对于有抗体的受血者，选择 37℃ 交叉配血相合的供者血液即可，一般不需要检查供者红细胞是否抗原阴性。

第五节　其他血型系统

PPT

目前 ISBT 共定义了 47 个血型系统，除前述的 ABO、Rh、H、Lewis 血型系统以外，以下介绍几种与临床较为密切的血型系统。

一、MNS 血型系统

MNS 系统是第二个被发现的血型系统。1927 年，Landsteiner 和 Levine 用人红细胞免疫家兔，获得的兔抗人红细胞血清可以鉴定红细胞抗原，从而发现了 M 抗原和 N 抗原，相应抗体被称为抗－M 和抗－N。1947 年 Walsh 和 Montgomery 在一位新生儿溶血病患儿母亲的血清中发现了抗－S，1951 年 Levine 等发现抗－s，研究证明 *MN* 和 *Ss* 是两对紧密连锁的等位基因，组成基因复合体。*M* 基因和 *N* 基因是一对共显性等位基因，形成 M＋N－、M＋N＋、M－N＋ 三种表型。MNS 血型系统的抗原多态性复杂，目前已确定的 MNS 血型系统的抗原有 50 个，仅次于 Rh 血型系统。

（一）常见表型

MNS 血型系统的常见抗原的血清反应和相关表型见表 1－12。

表 1－12　MNS 血型系统的常见表型

红细胞与抗血清反应					表型	频率（%）		
抗－M	抗－N	抗－S	抗－s	抗－U		白种人	黑种人	中国人
＋	0	/	/	/	M＋N－	28	46	26.34
＋	＋	/	/	/	M＋N＋	50	40	52.03
0	＋	/	/	/	M－N＋	22	30	21.63
/	/	＋	0	＋	S＋s－U＋	11	3	0.09
/	/	＋	＋	＋	S＋s＋U＋	44	28	6.47
/	/	0	＋	＋	S－s＋U＋	45	69	93.44
/	/	0	0	0	S－s－U－	0	＜1	0

（二）生化及分子生物学特征

1. 生化特征　MNS 血型抗原决定簇位于血型糖蛋白 A（glycophorin A，GPA）和血型糖蛋白 B（glycophorin B，GPB）上，两种糖蛋白都以单穿通方式嵌入红细胞膜，氨基端位于细胞外，羧基端位于细胞内，细胞外部分有富含唾液酸的 N 多糖。GPA 在红细胞上数量多达 10^6 个，GPB 在红细胞上的数量为 2×10^5 个。GPA 的细胞内区和细胞膜骨架相互作用，在细胞膜上与带 3 蛋白（Diego 抗原）相关联。GPA、GPB 均为带 3 蛋白/Rh 大分子复合物的一部分。M 和 N 抗原表位位于 GPA，抗原特异性取决于 GPA 肽链第 1 和第 5 位置上的氨基酸，M 抗原分别为丝氨酸和甘氨酸，而 N 抗原为亮氨酸和谷氨酸。S 和 s 抗原表位位于 GPB，其区别在于 GPB 肽链第 29 位的 1 个氨基酸不同，S 抗原的第 29 位是蛋氨酸，s 抗原为苏氨酸。

2. **基因结构** MNS 系统血型抗原基因位于 4 号染色体4q31.21。编码 GPA 和 GPB 的是两个紧密连锁的基因，*GYPA* 和 *GYPB* 基因。*GYPA* 含有 7 个外显子，*GYPB* 含有 5 个外显子和 1 个无功能的假外显子。GPA 和 GPB 是红细胞膜上最主要的唾液酸糖蛋白，其中 GPA 是红细胞膜上量最多的唾液酸糖蛋白，GPA 分子上有 MN 血型抗原决定簇，其肽链有 131 个氨基酸，氨基酸序列分为 3 个功能区，分别为红细胞膜外 N 端区、疏水性跨膜区、细胞质内的 C 端区。GPB 也是富含唾液酸的红细胞膜糖蛋白，有 72 个氨基酸，也分为 3 个功能区。GPB 主要携带 S 和 s 抗原，GPB 氨基端的 26 个氨基酸结构与携带 N 抗原的 GPA 相同，因而 GPB 上有少量"N"抗原。

（三）临床意义

抗 - M 是比较常见的自然产生的抗体，也有报道因输血或细菌感染产生的，抗 - M 以 IgM 为主，但也有 IgG。抗 - M 在 4℃反应最佳，抗 - N 相对于抗 - M 较罕见，大多数抗 - N 是 IgM，表现为典型的冷凝集抗体，在 25℃以上环境中很快失去活性。一些抗 - M 和抗 - N 有剂量效应，与纯合子红细胞的反应强度及效价比杂合子细胞强。大多数的同种抗 - M 和抗 - N 在 37℃不发生反应，没有临床意义。抗 - M 和抗 - N 引起胎儿和新生儿溶血病的较少见。如果患者血液中检出 37℃有反应性的抗 - M 或抗 - N，输血时应选择相应抗原阴性或抗人球蛋白法交叉配血相合的红细胞。

抗 - S 和抗 - s 通常是由免疫产生的，在 37℃下有活性的 IgG 抗体，都能引起溶血性输血反应和新生儿溶血病。自身抗 - S 可引起 AIHA。

（四）MNS 血型系统的其他抗原、抗体

MNS 系统还有许多低频抗原和一些高频抗原。*GYPA* 和 *GYPB* 基因部分相似，可能发生基因重组而产生杂交基因，导致产生一些低频抗原或导致某些高频抗原缺乏。由 *GYPA* 和 *GYPB* 杂交基因所产生的一些表型能和抗 - Mi^a 发生反应，过去将这些表型统称为 Miltenberger 系列，现已不用此名称。Mi^a（MNS7）抗原在白种人中罕见，而在中国人及东南亚人中抗原频率可达 15%，抗 - Mi^a 可引起轻度到中度 HDFN，但很少引起 HTR。Mur（MNS10）抗原在白人和非洲人中很少见，而中国人 7%、泰国人 10% 阳性。中国香港和台湾报道，抗 - Mur 是除了抗 - A、抗 - B 以外的最常见的血型抗体。抗 - Mur 可引起严重 HTR 及 HDFN，因此针对中国人及东南亚地区人群的抗体筛查细胞必须包括 Mur 抗原。

二、Kidd 血型系统

Kidd 血型系统在 ISBT 命名中符号为 JK，数字编码为 009，该系统共有 3 个抗原：JK^a（JK1）、JK^b（JK2）、JK^3（JK3）。1951 年 Allen 等在一例患有新生儿溶血病的男婴 John 体内检出了一种导致溶血病的抗体，产妇是 Kidd 夫人，因此将该血型抗体所对应的抗原命名为 JK^a。2 年后发现了抗 - JK^b 及 JK^b 抗原，家系调查表明 JK^a 和 JK^b 抗原受控于同一基因座位上的两个显性基因。

（一）抗原频率与表型

JK 抗原在不同人群中的频率和表型见表 1 - 13，表 1 - 14。

表 1-13　JK 血型系统 3 个抗原在不同人群中的频率 (%)

抗原	白种人	黑种人	亚洲人
JK1 (JK^a)	77	92	73
JK2 (JK^b)	74	49	76
JK3 (JK^3)	100	100	100

表 1-14　JK 血型抗原表型在不同人群中的频率 (%)

抗原	白种人	黑种人	亚洲人
JK (a+b-)	26	52	23
JK (a-b+)	24	8	27
JK (a+b+)	50	40	50
JK (a-b-)	罕见	罕见	0.9 (玻利尼西亚人)

(二) 分子生物学特征

编码 Kidd 血型系统抗原的基因位于染色体 18q11 - q12 上，基因名为 *JK* 或 *SLC14A1*。*JK* 基因含有 11 个外显子，共长 30kb，由于基因产物 Jk 蛋白序列中单一氨基酸的改变，即 JK 糖蛋白第 4 外环上第 280 位 Asp 和 Asn 的置换，导致 JK^a 和 JK^b 抗原的产生。

Jk 抗原位于红细胞尿素转运蛋白分子上，表型为 Jk (a+b-)、Jk (a-b+)、Jk (a+b+) 红细胞在浓度为 2M 的尿素溶液中迅速肿胀后破裂，但 Jk (a-b-) 红细胞能抵抗高浓度尿素的溶解作用，根据这一特性可筛选 Jk (a-b-) 细胞。Jk (a-b-) 表型通常与临床缺陷性疾病无关，但也有个案报道，此类个体具有轻度的尿浓缩缺陷。

(三) 临床意义

Jk 抗原存在于红细胞上，其他血细胞上未发现，在肾脏组织有 Jk 抗原表达，无可溶性的 Jk 抗原。抗-Jk^a 和抗-Jk^b 并不常见，由缺少相应抗原的个体产生，抗-Jk^3 由 Jk (a-b-) 个体产生，Jk 抗体均为免疫抗体，绝大部分是 IgG1 和 IgG3，少部分是 IgG2、IgG4 和 IgM。JK 抗体常合并其他血型抗体，约 50% 能结合补体。部分 JK 抗体能够直接凝集相应抗原阳性的红细胞，但通常反应很弱，一般采用间接抗球蛋白法进行检测。另外需要特别注意的是，JK 抗体水平通常下降较快，以致输血前检测漏检，采用酶法和聚乙二醇 (PEG) 增强往往可获得阳性结果。Kidd 系统的抗体偶尔可引起轻到中度 HDFN，也能引起严重的 HTR，特别是严重的迟发性 HTR。

三、Diego 血型系统

Diego 血型系统在 ISBT 命名中符号为 DI，数字编码为 010，现有 23 个抗原。Di^a 是 1965 年由 Layriss 和 Arends 发现的，1967 年 Thompson 等发现了 Di^b 抗原，Di^a 和 Di^b 抗原为显性遗传。Di^a 抗原的分布有明显的种族差异，Di^a 抗原主要存在于蒙古人种，中国人、日本人的 Di^a 抗原频率约为 5%，南美印第安人的 Di^a 频率可高达 54%，而在白人和澳洲土著人群中极为罕见。该系统的抗原除 Di^b 和 Wr^b 抗原是高频率外，其他均为低频率抗原。

(一) 常见表型及频率

Diego 血型系统常见的表型及频率见表 1-15。

表 1 –15　Diego 血型系统的表型及频率

红细胞与下列抗血清反应		表型	频率（%）			
抗 – Di^a	抗 – Di^b		白种人	黑人	亚洲人	南美印第安人
+	0	Di（a+b–）	<0.01	<0.01	<0.01	<0.1
+	+	Di（a+b+）	<0.1	<0.1	10	36
0	+	Di（a–b+）	>99.9	>99.9	90	64

（二）分子生物学特征

编码 Diego 抗原的基因位于 17 号染色体 17q21.31 上，名为 *AE1*，也被称为 *EPB3* 或 *SLC4A1* 或 *DI*。*DI* 基因含 20 个外显子，产物为红细胞阴离子交换蛋白的细胞膜带 3 蛋白。Di^a 和 Di^b 蛋白序列的差异是在第 854 位上，Di^a 为亮氨酸，Di^b 为脯氨酸。

（三）临床意义

Diego 抗原除了在红细胞上表达外，在肾脏远端及集合小管的闰细胞上也有表达，未发现可溶性 Diego 抗原。

抗 – Di^a 可以引起 HDFN，也可以破坏输入的 Di^a 抗原阳性红细胞。抗 – Di^b 较少见，但也能引起 HDFN 和 HTR。东方人群应特别注意抗 – Di^a 的存在，但也不能忽视抗 – Di^b 引起的临床问题。Diego 血型系统除了具有临床意义外，还由于 Di^a 主要分布在蒙古人群中，因此具有重要的人类学意义。

四、P1PK 血型系统

P1PK 系统有 3 个抗原，P1、P^k、NOR。与该血型系统相关的其他抗原包括 GLOB 系统的 P、PX2 抗原，以及 901 系列的 LKE 抗原。P1 抗原频率在不同人种和人群中差异很大，P1 抗原在白种人中频率约 80%，在亚洲人中只有约 30%。

（一）表型特征

P1PK 血型系统的表型特征见表 1 –16。

表 1 –16　P1PK 血型系统的表型特征

表型	抗 – P1	抗 – P	抗 – P^k	抗 – LKE	抗 – $PP1P^k$
P1	+	+	0	+	+
P2	0	+	0	+	+
p	0	0/w	0	0	0
$P1^k$	+	0	+	0	+
$P2^k$	0	0	+	0	+
LKE +	+ 或 0	+	0	+	+
LKE –	+ 或 0	+	+	0	+

（二）分子生物学特征

P1 基因位于染色体 22q12.3 上，基因编码 P1 合成酶，后者是一种 α – 半乳糖基转移酶，以副红细胞糖苷脂（paragloboside）为底物合成 P1 抗原，P^k 合成酶也属于 α – 半乳糖基转移酶，以乳糖基神经酰胺为底物合成 P^k 抗原，而 P 合成酶为 $β_1$，3 – *N* – 乙酰基半乳糖氨基转移酶，以 P^k 为底物合成 P 抗原。

（三）临床意义

婴幼儿的 P1 抗原尚未发育成熟，约 7 岁后 P1 抗原逐渐发育成熟。P1 抗原存在于红细胞、淋巴细胞、粒细胞以及单核细胞表面。人血清的抗 – P1 一般是冷抗体，凝集反应很弱，一般在 25℃ 以上不出现凝集反应，因此很少有临床意义，一般不会引起 HTR，输血时不必选择 P1 抗原阴性血。如果抗 – P1 在 37℃ 能固定补体并能在抗球蛋白介质中与红细胞反应，该抗体可能引起溶血反应，输血时应选择 37℃ 抗球蛋白（多特异性或含抗 – C3）法相合的红细胞。

P 抗原是红细胞糖苷脂，在出生时 P 抗原已发育成熟。P 抗原是微小病毒 B19 的细胞受体，微小病毒 B19 空壳能凝集 P1 和 P2 红细胞，但不能凝集 P^k 和 p 细胞，微小病毒 B19 对 p 表型人骨髓细胞及红细胞克隆无细胞毒作用，p 表型个体对微小病毒 B19 有天然的抵抗力。所有的 P^k 个体血清中都含有抗 – P。

自身抗 – P 和阵发性冷性血红蛋白尿症（paroxysmal cold haemoglobinuria，PCH）有关。

五、I 血型系统和 i 血型抗原

I 血型系统只有 1 个 I 抗原，i 属于 Ii 血型集合。I 和 i 抗原结构密切相关，在红细胞膜上普遍存在。其共有的表位是半乳糖（Galb1 → 4GlcNAc）或 Ⅱ 型前体链。i 抗原是直的非分支结构，而 I 抗原是多价的分支多糖，红细胞上的 i 和 I 抗原位于 N 连接糖蛋白及糖脂上。

（一）表型和基因型

成人一般为 I+ 表型，i 表型见于新生儿，随着年龄增加，i 抗原逐渐减少而 I 逐渐增加，多数儿童在 2 岁时具有成人的 I+ 表型。成人 i（i_{adult}）表型（I – i +）非常少见，是 *I* 基因（*GCNT2*）突变所致，为常染色体隐性遗传。在亚洲人中，i_{adult} 表型与先天性白内障有关。

I 基因（*GCNT2*）编码 β1 → 6*N* – 乙酰基葡萄糖胺转移酶，该酶将 i 直链转化为分支 I 抗原。

（二）抗体

1. 抗 – I　常见于正常人，一般为 IgM 抗体，4℃ 反应最佳，效价 <64，室温条件下可检出较高效价抗 – I。抗 – I 和成人红细胞出现强凝集而和脐带血红细胞不凝集或弱凝集，4℃ 孵育、加入白蛋白或使用酶处理红细胞可增强抗 – I 活性。A_1 个体可产生抗 – HI，抗 – HI 与富含 H 抗原的 O 型及 A_2 型红细胞凝集更强。

2. 抗 – i　正常血清中较少见自身抗 – i。抗 – i 以 IgM 为主，4 ~ 10℃ 反应最强。抗 – i 和脐带血或 i_{adult} 红细胞反应较强，而和 I+ 的成人红细胞反应较弱。传染性单核细胞增多症患者会有较强的一过性抗 – i。

3. 冷凝集素综合征　病理性自身抗 – I 及抗 – i 出现于冷凝集素综合征（cold agglutinin syndrom，CAS）及混合型自身免疫性溶血性贫血。在这些自身免疫性溶血性贫血患者中，自身抗 – I 或抗 – i 效价高、抗体反应温度域宽，而且能够结合补体。

（三）临床意义

抗 – I 一般为自身抗体，可干扰 ABO 血型鉴定、抗体筛查试验和交叉配血。该抗体在抗球蛋白试验中也可能有反应，特别是使用多特异性抗人球蛋白试剂时（抗 – IgG 和抗 – Cd3）。可能的原因是抗体在低温条件下结合补体所致。为避免抗 I 冷自身抗体的干扰，可以采用单特异性抗球蛋白试剂（仅抗 – IgG）或提高反应温度的方法。

六、Kell 血型系统

Kell 血型系统在 ISBT 命名中符号为 KEL，数字编码为 006，是应用抗球蛋白试验方法检出的第一个血型。由于是从一位姓 Kell 的产妇血清中发现相应抗体，因此该抗体被称为抗 – Kell 或抗 – K。1949 年发现了抗 – K 的对偶抗体抗 – k。K 和 k 抗原均表现为显性遗传，有 K + k –、K + k +、K – k + 和 K – k – 共 4 种表型，其中 K – k – 表型罕见。

目前已被 ISBT 确认的 KEL 抗原有 38 个。其中 K1、K2、K3、K4、K6 及 K7 分别指 K、k、Kp^a、Kp^b、Js^a 及 Js^b。K5 代表 Ku，即由 K$_0$ 个体产生的抗体所定义的抗原。

（一）常见表型及频率

Kell 血型系统常见的血清学反应和相关表型及分布频率见表 1 – 17。

表 1 – 17　Kell 血型系统的表型及频率

红细胞与下列抗血清反应						表型	频率（%）		
抗 – K	抗 – k	抗 – Kp^a	抗 – Kp^b	抗 – Js^a	抗 – Js^b		白种人	黑人	中国人
+	0					K + k –	0.2	罕见	0
+	+					K + k +	8.8	2	罕见
0	+					K – k +	91	98	100
		+	0			Kp（a + b –）	罕见	0	0
		+	+			Kp（a + b +）	2.3	罕见	0
		0	+			Kp（a – b +）	97.7	100	100
				+	0	Js（a + b –）	0	1	0
				+	+	Js（a + b +）	罕见	19	0
				0	+	Js（a – b +）	100	80	100
0	0	0	0	0	0	K$_0$	极罕见	极罕见	–

（二）分子生物学特征

KEL 基因位于染色体 7q33，包括 19 个外显子，外显子 1 可能编码翻译起始甲硫氨基酸，外显子 2 编码胞内结构域，外显子 3 编码跨膜结构域，外显子 4～19 编码长的胞外结构域。

（三）临床意义

KEL 抗原可能只在红细胞上表达，而在其他血细胞上无表达；在骨髓、胚胎肝细胞上有表达，但在脑、肾脏、成人肝细胞上无表达。未发现有可溶性的 KEL 抗原。

由于 Kell 的抗原性较强，所以在输血中有重要的意义。抗 – K、抗 – k 大多数由免疫引起，有临床意义，IAT 试验有反应活性，有时结合补体。抗 – K 能引起急性和迟发性 HTR，抗 – K、抗 – k 可以引起 HDFN，白种人 90% 的献血者是为 K 阴性，因此不难找到相合血液。一般来讲绝大部分中国人 K 阴性，抗 – K 在中国人中意义不大，但是目前国内也有少数民族 K 抗原阳性的报道，因此这一说法并不绝对。抗 – k 的临床以及血清学特征与抗 – K 相似，但是 k 阴性者非常少（中国人几乎为 0），所以抗 – k 发生率很低。如果患者血液中有抗 – K 或抗 – k，输血时应选择相应抗原阴性并与受者血液交叉配血相合的红细胞。抗 – Kp^a、抗 – Kp^b、抗 – Js^a 及 抗 – Js^b 较抗 – K 少见，但其血清学特性相似，并均具有临床意义，可能引起 HDN 和 HTR。输血或妊娠可能刺激机体产生抗体，抗体的产生受抗原的免疫原性以及献血者中阴性和阳性表型分布的影响，但由于抗原的免疫原性很低，这些抗体很罕见。患者如产生了抗 – Kp^b、抗 – Js^b 或抗 – k，需要从稀有血型库中寻找相合血液。

七、Duffy 血型系统

1950 年 Cutbush 等在一位多次输血的血友病患者血清中发现抗 – Fy^a，患者姓 Duffy，故称为 Duffy

血型。与抗 – Fyᵃ 对偶关系的抗 – Fyᵇ 在 1951 年被发现，Fyᵃ 和 Fyᵇ 是 Duffy 血型中最常见的 2 个抗原，常见表型有 Fy（a+b–）、Fy（a+b+）和 Fy（a–b+）3 种。Fyᵃ 和 Fyᵇ 由一对共显性的等位基因编码。1955 年 Sanger 等发现了该位点的第三个等位基因 *Fy*，在黑人中频率较高，*Fy* 基因不产生 Fyᵃ 或 Fyᵇ 抗原。1965 年 Chown 等发现了该系统第四个等位基因 *Fyˣ*，编码一个弱 Fyᵇ 抗原。

Duffy 血型 ISBT 命名符号为 FY，数字编码为 008，有 5 个抗原。传统命名为 Fyᵃ、Fyᵇ、Fy³、Fy⁵、Fy⁶，ISBT 分别命名为 FY1、FY2、FY3、FY5、FY6。

（一）常见表型及频率

Duffy 血型系统常见抗原的血清学反应和相关表型见表 1 – 18，FY 系统各抗原在不同人群中频率见表 1 – 19。

表 1 – 18　Duffy 血型系统的表型

红细胞与下列抗血清反应		表型	基因型
抗 – Fyᵃ	抗 – Fyᵇ		
+	0	Fy（a+b–）	*Fyᵃ/Fyᵃ* 或 *Fyᵃ/Fy*
+	+	Fy（a+b+）	*Fyᵃ/Fyᵇ*
0	0	Fy（a–b+）	*Fyᵇ/Fyᵇ* 或 *Fyᵇ/Fy*
0	0	Fy（a–b–）	*Fy/Fy*

表 1 – 19　FY 血型抗原在不同人群中的频率（%）

抗原	白种人	黑种人	中国人	日本人	泰国人
Fyᵃ（FY1）	66	10	99	99	97
Fyᵇ（FY2）	83	23	9.2	18.5	31
Fy³（FY3）	100	32	99.9	99.9	99.9
Fy⁵（FY5）	99.9	32	99.9	99.9	99.9
Fy⁶（FY6）	100	32	100	100	100

（二）分子生物学特征

Duffy 基因（*DARC*）位于 1 号染色体 1q21 – q22 上，编码 FY 糖蛋白。*DARC* 有 2 个常见的等位基因 *Fyᵃ* 和 *Fyᵇ*，其差别是在第二外显子 125 位上发生 G 对 A 置换，所编码的糖蛋白在 N 端细胞外区第 42 位上的甘氨酸变为天冬氨酸。*Fyᵃ* 基因的编码区与 *Fyᵇ* 相同，由于基因启动子区的单个核苷酸突变，破坏了红细胞特异性 GATA – 1 转录因子的结合部位，使得基因在红细胞上表达受阻。FY 糖蛋白表达于全身多种细胞，因此 Fy（a–b–）表型的非洲人仅红细胞上缺乏 FY 糖蛋白，这解释了为什么该人群不产生抗 – Fyᵇ，也很少产生抗 – Fy³ 或抗 – Fy⁵ 的原因。*Fyˣ* 基因产生的原因是基因错义突变导致 FY 糖蛋白细胞内区第 89 位氨基酸改变（Arg89Cys）。

人红细胞膜 FY 糖蛋白是间日疟原虫的受体，缺少 Fyᵃ 和 Fyᵇ 抗原的个体对间日疟有天然的免疫力。间日疟原虫的裂殖子能通过 Duffy 抗原结合到红细胞表面，侵入红细胞，但裂殖子不能进入 Fy（a–b–）表型个体的红细胞，因此 Fy（a–b–）个体能免受间日疟原虫的侵犯。大部分非洲人是 Fy（a–b–）表型，这是环境选择造成的。

（三）临床意义

抗 – Fyᵃ 比较常见，抗 – Fyᵇ 较少见。多数为 IgG1 亚类，可采用抗球蛋白试验检测。该血型系统的天然抗体罕见。抗 – Fyᵃ 和抗 – Fyᵇ 能引起急性或迟发性 HTRs，虽然一般症状较轻，但也有严重威胁生命的报道。也可导致轻度到重度 HDFN。抗 – Fy^3 可导致急性和迟发性 HTRs，抗 – Fy^5 可导致迟发性 HTRs。

酶处理可破坏 Fy^a 和 Fy^b 抗原，因此用酶法检测抗 – Fy^a 和抗 – Fy^b 通常为阴性反应。

八、Lutheran 血型系统

Lutheran 血型在 ISBT 命名中符号为 LU，数字编码为 005，共有 28 个抗原。Lutheran 抗原基因位于染色体 19q13.2 上，基因产物是 Lutheran 糖蛋白，后者可能具有黏附功能和介导细胞内信号传递功能。

LU 抗原在脐带红细胞上表达很弱，直到 15 岁后，抗原达到成人水平。淋巴细胞、粒细胞、单核细胞和血小板上无 LU 抗原，无可溶性的 LU 抗原。Lu^a 和 Lu^b 在人群中的分布有明显差异性，不同于 Lu^b 的高频表达，Lu^a 表达率低，欧洲人或非洲人约 8%，其他地区罕见。抗 – Lu^a 多为自然发生的抗体，IgM 型，可直接凝集 Lu（a+）红细胞，有时也可通过免疫产生，呈 IgG 和 IgA 型，通过抗球蛋白法检测。抗 – Lu^b 较罕见，由输血或妊娠产生，无自然发生的抗体，抗球蛋白试验检出。Lutheran 抗体一般没有临床意义，偶见抗 – Lu^a 和抗 – Lu^b 引起的轻度的 HDFN 及 HTR。

九、Dombrock 血型系统

Dombrock 血型系统在 ISBT 命名符号中为 DO，数字编码为 014，共有 10 个抗原：Do^a、Do^b、Gy^a、Hy、Jo^a、DOYA、DOMR、DOLG、DOLC、DODE 抗原。

Dombrock 系统的抗原由 *DO* 基因编码，*DO* 基因位于染色体 12p13 – p12 上，Dombrock 糖蛋白结构具有 ADP – 核糖转移酶特点，因此，DO 基因也被称为 *ART*4 基因。

Do 血型抗体为 IgG，不结合补体，抗 – Do^a 能引起急性 HTR，抗 – Do^b 能引起急性和迟发性 HTR，抗 – Gy^a、抗 – Hy 都可引起 HTR。至今未见 Do 血型抗体引起 HDFN 的报道。

十、Colton 血型系统

Colton 血型系统发现于 1967 年，从一位名为 Calton 的患者血清中检测到抗 – Co^a 抗体，由于书写不清，误为 Colton。到目前为止，该系统共发现 4 个抗原，Co^a、Co^b、Co3、Co4。Colton 系统的 ISBT 数字为 015，代表符号为 CO。

编码 Colton 抗原的基因位于 7 号染色体 7p14，基因名称为 *CO* 或 *AQP*1，有 4 个外显子，长度为 11.6kb，基因产物为水通道蛋白，该蛋白与水转运有关。

约 89% 的白种人表型为 Co（a+b–），10.4% 为 Co（a+b+），Co（a–b–）小于 0.01%，其他人群分布类似。抗 – Co^a 和抗 – Co^b 及抗 – Co3 均为 IgG，可引起 HDFN 及 HTR。

十一、Yt 血型系统

Yt 血型系统的 ISBT 数字编号为 011，符号为 YT。除红细胞外，在粒细胞、脑、肌肉组织上都有其抗原分布，目前共发现 5 个抗原，Yt^a、Yt^b、YTEG、YTLI 和 YTOT，编码基因为 *YT* 或 *ACHE* 基因，*YT* 基因有 6 个外显子，长 2.2kpb，基因产物为乙酰胆碱酯酶。

多数人群的表型为 Yt（a+b–），约占 91.9%，Yt（a+b+）约占 7.9%，Yt（a–b+）约占 0.3%。Yt 抗体一般为 IgG，需要用抗球蛋白法进行检测。有报道抗 – Yt^a 引起 Yt（a+）红细胞破坏加速，也有迟发性 HTR 报道，但一般认为 Yt 抗体无临床意义。

十二、Xg 血型系统

Xg 血型系统 ISBT 数字编号为 012，符号为 XG。有 2 个基因：*XG* 基因和 *CD*99（或 *MIC*2）基因。*XG* 基因位于 X 染色体 Xp22.32，有 10 个外显子，长度为 60kb，基因产物为 Xg^a 糖蛋白。*CD*99 基因位于 X 和 Y 染色体 Xp22.2 及 Yp11.2 上，有 10 个外显子，长度为 52kb，基因产物为 CD99。CD99 是黏附分子。Xg 系统共有 2 个抗原，Xg^a 及 CD99。

Xg^a 发现于 1962 年，其分布在女性为 89% 阳性，男性为 66% 阳性。抗 - Xg^a 以 IgG 为主，也有 IgM，一般需要用抗球蛋白法检测。抗 - Xg^a 不会导致胎儿和新生儿溶血病或溶血性输血反应，无临床意义。CD99 在人群中的阳性频率 >99%，抗 - CD99 罕见，为 IgG，无临床意义。

知识拓展

稀有血型

当个体呈现出高频抗原阴性或者多种常规抗原组合阴性时，通常被视为稀有血型者。这类个体一般只占总人口的 1/1000 或者以下，如孟买型、类孟买型、Jk（a-b-）、Rh$_{null}$、p 表型等，我们通常提到的"熊猫血"，即 RhD 阴性的个体，在中国人群中分布约 0.4%，因此还不能称作稀有血型。

稀有血型患者的血液供应是一个国际性的难题，国际输血协会专门设立了稀有血型供者工作组、许多国家和地区也建立起了稀有血型的数据库和冷冻红细胞库，这些机构的建立为稀有血型患者的输血供了保障。

答案解析

？思考题

某中心血站在进行献血员血型检测时发现，其中一名献血员的血型结果如下。据了解，该献血员是第一次献血，近期无输血史、移植史等。

红细胞		血清	
抗 - A	抗 - B	A1 细胞	B 细胞
1 +	4 +	4 +	0

1. 根据检测结果，能否直接报告该献血员的 ABO 血型？为什么？
2. 结合第四章红细胞血型检测技术的相关内容，你觉得可能的原因是什么呢？
3. 后续可以增加哪些试验来帮助鉴定该献血员的血型？

（王立新）

书网融合……

重点小结

题库

微课/视频 1

微课/视频 2

第二章 白细胞抗原系统

学习目标

1. 通过本章学习，掌握人类白细胞抗原系统基因分类、命名原则和遗传特点，粒细胞抗原系统的命名和分类；熟悉 HLA 的结构和分布、HLA 的临床应用、粒细胞抗原系统的临床意义；了解人类白细胞抗原系统概述、HLA 生物学功能。

2. 具有运用 HLA 理论知识指导移植医学、法医学及输血医学相关的临床实践；分析诊疗 HLA 相关的疾病和输血反应；减少或避免 HLA 相关的输血反应的发生。

3. 树立严谨的工作态度，确保 HLA 检测结果及结果分析的正确性和准确性；养成独立思考和客观判断的能力，能够准确鉴别 HLA、HNA 相关的输血反应。

人类白细胞膜上的血型抗原可分为三类：①红细胞血型抗原，如 ABH、Le^a、Le^b、Jk^a、Jk^b、K、k 等红细胞血型系统抗原；②白细胞自身所特有的血型抗原，如中性粒细胞特异性抗原（human neutrophil alloantigens, HNA）和淋巴细胞上的 Gr 系统抗原；③与其他组织细胞共有的抗原，即人类白细胞抗原（human leucocyte antigen, HLA）。HLA 抗原最早在 1958 年由法国医生 Dausset 等发现，是人类最复杂、最具多态性的抗原系统。随着 HLA 研究的不断深入，其在移植免疫中的作用日益受到重视，其应用已扩展到基础医学、临床医学、输血医学、预防医学、生物学、法医学和社会医学等多个领域。

第一节 人类白细胞抗原系统

PPT

早期研究发现在器官移植过程中移植物赖以存活的基础是由供者和受者细胞表面的组织相容性抗原（histocompatibility antigen）所决定的，根据其抗原性的强弱和诱发移植排斥反应的快慢，可分为主要组织相容性抗原（major histocompatibility antigen）和次要组织相容性抗原（minor histocmpatibility antigen）。其中引起快而强排斥反应的抗原为主要组织相容性抗原，它受控于主要组织相容性复合体（major histocompatibility complex, MHC）。HLA 是人类 MHC 的具体表现，专指人类主要组织相容性复合体。

一、*HLA* 基因

HLA 基因位于第 6 号染色体短臂 21.3 区域，是调控人体特异性免疫应答的主要基因系统，全长约为 3600kb，约占人类基因组基因碱基数的 0.1%，是目前所知的最富多态性的遗传系统，共有 224 个基因座位，其中 128 个为功能性基因，96 个为假基因。按编码分子的特性不同，可将 HLA 基因分为三类：*HLA - Ⅰ*、Ⅱ、Ⅲ 类基因，每一类基因均含有多个座位。

（一）*HLA - Ⅰ* 类基因

HLA - Ⅰ 类基因包括经典 *HLA - Ⅰ* 类基因和非经典的 *HLA - Ⅰ* 类基因，长度约为 2000kb。*HLA - Ⅰ* 类基因从 6 号染色体着丝粒开始依次为 *MICB*、*MICA*、*HLA - S*、*HLA - B*、*HLA - C*、*HLA - E*、*HLA - N*、*HLA - L*、*HLA - J*、*HLA - W*、*HLA - A*、*HLA - U*、*HLA - K*、*HLA - T*、*HLA - H*、*HLA - G*、*HLA - P*、

HLA － V、*HLA － F* 等。其中 *HLA － H*、*HLA － J*、*HLA － K*、*HLA － L* 和 *HLA － N* 为假基因，尚未检测出表达的产物。

1. 经典 *HLA － I* 类基因（Classical *HLA － I*） *HLA － A*、*HLA － B*、*HLA － C* 座位基因为经典的 *HLA － I* 类基因，所编码的分子称为经典 HLA － I a 类分子。*HLA － I* 类基因具有高度遗传多态性，广泛表达于各种有核细胞表面。经典的 HLA － I a 类抗原分子由非共价键连接的 2 个多肽链 α 链和 β 链组成，α 链由第 6 号染色体上的 *HLA － I* 类基因编码，β 链由第 15 号染色体上的基因编码。编码 *HLA － I* 类 α 链的基因具有相似的基因结构，一般含有 7 个内含子和 8 个外显子。第 1 外显子编码前导链，第 2、3、4 外显子分别编码 α 链的 α1、α2、α3 结构域，第 5 外显子编码连接多肽和跨膜区蛋白，第 6、7、8 外显子分别编码胞内区域和非翻译区蛋白。*HLA － I* a 基因第 5 外显子编码基因缺失或在 RNA 水平上变位剪接去除后，可产生分泌型 HLA。研究发现 *HLA － I* a 类的多态性主要由编码 α1、α2 区的第 2、3 外显子决定，但是在第 1、4、5、6、7 外显子上也有一定的多态性。

2. 非经典 *HLA － I* 类基因（non － classical HLA － I） *HLA － E*、*HLA － F*、*HLA － G* 三个座位基因为非经典 *HLA － I* 类基因，所编码的分子称为非经典 HLA － I 类分子（HLA － I b），这些基因的多态性程度不高，截至 2015 年 1 月发现 *HLA － E* 有 17 个等位基因，*HLA － F* 有 22 个等位基因，*HLA － G* 有 50 个等位基因。其中 *HLA － E*、*HLA － F* 在多种胚胎和成人组织表达，*HLA － G* 特异性表达于母胎界面的滋养层。

（二）*HLA － II* 类基因

HLA － II 类基因靠近染色体着丝点，从着丝粒开始依次为 *DP*、*DOA*（A 代表编码 α 链的基因）、*DMA*、*DMB*（B 代表编码 β 链的基因）、*LMP2*（low molecular weight peptide）、*TAP1*（transporter of antigen peptides）、*LMP7*、*TAP2*、*DOB*、*DQ* 和 *DR* 基因亚区域。其中 *HLA － DR*、*DQ*、*DP* 位点编码的分子为经典的 HLA － II 类分子，而 *LMP*、*TAP* 和 *DM* 是与抗原加工和提呈有关的基因，这类基因编码的分子称为非经典的 HLA － II 类分子。

经典的 HLA － II 类抗原分子由 α 多肽链和 β 多肽链通过非共价键连接而成。编码 α 链的基因有 5 个外显子，大小约 6kb。第 1 外显子编码主导序列和第 1 活性区（α1 区）最初的几个氨基酸，第 2、3 外显子编码 α 链的 α1 和 α2 区，第 4 外显子编码连接多肽和跨膜蛋白的一部分，第 5 外显子主要编码细胞内区域和非翻译区域蛋白。编码 β 链的基因有 6 个外显子，大小约为 8kb，其编码的顺序与 α 链相同，*HLA － DR*、*DQ*、*DP* 的特异性由 β 链基因决定，主要由编码 β 链基因的第 2 外显子决定，但是在第 1、3、4、5 外显子上均有一定的多态性。

（三）*HLA － III* 类基因

HLA － III 类基因是人类基因组中密度最大的区域，在 I 类区与 II 类区之间，长度为 1000kb。*HLA － III* 基因包括补体 C2、C4a、C4b、补体备解素 B、21 羟化酶基因、淋巴毒素基因、肿瘤坏死因子基因、热休克蛋白基因等。*HLA － III* 类基因表达产物一般不是细胞表面的膜分子，而是分布于血清及其他体液中的可溶性分子。

二、HLA 命名

（一）HLA 血清学分型命名原则

HLA 的命名方法可分为血清学分型命名和基因分型命名。血清学分型命名是指采用血清学方法指定的 HLA 抗原的特性，它反映了个体 HLA 基因表达的抗原情况。目前关于 HLA 血清学特异性命名的原则如下。

（1）采用 HLA 代表第 6 号染色体上一段区域或一个系统的符号。

（2）各基因座位的符号以 A、B、C、D 等英文大写字母表示，与 HLA 用"–"连接。

（3）每一个座位上的抗原特异性以阿拉伯数字 1、2、3 等按顺序编号，但 HLA – A 和 HLA – B 抗原特异性编号不重叠。例如 HLA – A 座位上有 1、2、3，HLA – B 座位上应避开 1、2、3；而 HLA – B 座位上有 7、8，HLA – A 座位上应避开 7、8。

（4）以经典细胞学分型方法鉴定的 D 和 DP 分子特异性保留 w，标记为 Dw 和 DPw。

（5）为了避免与补体系统命名混合，HLA – C 座位特异性命名以 Cw 表示。

（6）新的血清学特异性应是已获得认可的等位基因序列的产物，新的血清学命名将与等位基因名称尽量一致。

WHO 认可的 HLA 抗原特异性见表 2 – 1。

表 2 – 1　WHO 认可的 HLA 抗原特异性

HLA							
A	B		C	D	DR	DQ	DP
A203	B703	B5102	Cw3	Dw3	DR2	DQ3	DPw3
A210	B8	B5103	Cw4	Dw4	DR3	DQ4	DPw4
A3	B12	B52（5）	Cw5	Dw5	DR4	DQ5（1）	DPw5
A9	B13	B53	Cw6	Dw6	DR5	DQ6（1）	DPw6
A10	B14	B54（22）	Cw7	Dw7	DR6	DQ7（3）	
A11	B15	B55（22）	Cw8	Dw8	DR7	DQ8（3）	
A19	B16	B56（22）	Cw9（w3）	Dw9	DR8	DQ9（3）	
A23（9）	B17	B57（17）	Cw10（w3）	Dw10	DR9		
A1	B5	B50（21）	Cw1	Dw1	DR1	DQ1	DPw1
A2	B7	B51（5）	Cw2	Dw2	DR103	DQ2	DPw2
A24（9）	B18	B58（17）		Dw11（w7）	DR10		
A2403	B21	B59		Dw12	DR11（5）		
A25（10）	B22	B60（40）		Dw13	DR12（5）		
A26（10）	B27	B61（40）		Dw14	DR13（6）		
A28	B2708	B62（15）		Dw15	DR14（6）		
A29（19）	B35	B63（15）		Dw16	DR1403		
A30（19）	B37	B64（14）		Dw17（w7）	DR1404		
A31（19）	B38（16）	B65（14）		Dw18（w6）	DR15（2）		
A32（19）	B39（16）	B67		Dw19（w6）	DR16（2）		
A33（19）	B3901	B70		Dw20	DR17（3）		
A34（10）	B3902	B71（70）		Dw21	DR18（3）		
A36	B40	B72（70）		Dw22	DR51		
A43	B4005	B73		Dw23	DR52		
A66（10）	B41	B75（15）		Dw24	DR53		
A68（28）	B42	B76（15）		Dw25			
A69（28）	B44（12）	B77（15）		Dw26			
A74（19）	B45（12）	B78					

HLA							
A	B		C	D	DR	DQ	DP
A80	B46	B81					
	B47	Bw4					
	B48	Bw6					
	B49 (21)						

注：（ ）内数字为最初发现的宽特异性名称。

（二）HLA 基因分型命名原则

HLA 基因分型命名方法是指采用 DNA 分型方法指定 HLA 基因的序列情况，它反映了个体 HLA 基因序列的特性，较血清学分型命名更为细化，可定义到等位基因。关于 HLA 基因分型的命名，WHO 的 HLA 系统命名委员会建立了一系列的命名原则，并随着技术的发展不断进行增补和修订，现有关基因分型命名原则主要如下。

（1）HLA 代表染色体上一段区域或一个系统符号，等位基因座位的符号以 A、B、C、D 等英文大写字母表示，中间以"-"进行分隔。

（2）HLA 等位基因以数字表示，采用"*"与基因座位的符号分隔。等位基因中的数字用":"进行区域分隔。第 1 个冒号前的数字用来指定等位基因所属的等位基因族，通常与血清学特异性相对应；第 2 个冒号前的数字表示编码区等位基因；第 3 个冒号前的数字用来区分编码区同义突变的等位基因；第 3 个冒号后的数字表示非编码区的变异。如 $HLA-A*02:01:01:01$。

（3）$HLA-C$ 在描述等位基因时删除"w"。

（4）异常表达的等位基因在名称后加上后缀。"N"后缀表示等位基因不表达相应抗原，如 $HLA-A*02:53N$。"L"后缀表示等位基因编码抗原低表达。"S"表示等位基因编码的蛋白以可溶性分泌方式表达，但细胞表面不表达。"C"表示等位基因编码产物存在于细胞质中，但细胞表面不表达。"A"表示等位基因编码产物表达异常，用于怀疑某个等位基因是否表达其编码蛋白时使用。"Q"表示该等位基因表达抗原存在疑问，其携带的突变点在以前的等位基因中可影响编码抗原正常表达。

（5）$HLA-G$ 基因不同剪接会使同一个等位基因产生两种形式的产物，即膜结合蛋白和可溶性蛋白形式。推荐使用小写 s 或 m 表示可溶性或膜结合型的等位基因，如 $HLA-G*01:01$ 等位基因可以分别描述为 $sHLA-G*01:01$ 和 $mHLA-G*01:01$。

此外为解决常规 HLA 基因分型检测中歧义结果的表达方式，采用某些代码来表示特定的字符串。①HLA 等位基因在肽结合区域编码相同的蛋白（HLA-Ⅰ类等位基因的 2 和 3 外显子区域，HLA-Ⅱ类等位基因的 2 外显子区域），将采用这组等位基因中最小数字的等位基因后加上大写 P 表示。如 $HLA-A*02:03:01/A*02:03:02/A*02:03:03/A*02:03:04/A*02:03:05*A*02:03:06/A*02:03:07/A*02:03:08/A*02:253/A*02:264/A*02:370/A*02:480/A*02:505$，可写为 $HLA-A*02:03P$。②HLA 等位基因在肽结合区域具有相同的碱基序列（HLA-Ⅰ类等类基因的 2 和 3 外显子区域、HLA-Ⅱ类等位基因的 2 外显子区域），将采用这组等位基因中最小数字的等位基因后加上大写 G 表示。如 $HLA-B*07:05:01/B*07:06$，可写为 $HLA-B*07:05:01G$。

（三）HLA 等位基因和 HLA 抗原特异性的对应关系

尽管 HLA 等位基因名称中第 1 个冒号前的数字与其血清学特异性相对应，但是血清学命名针对的是抗原（基因表达产物），而等位基因命名针对的是基因核苷酸序列。在整个 HLA 等位基因命名中，已采用后缀 N、L、S、C、A、Q 表示等位基因的异常表达，某些等位基因由于碱基突变可完全不表达相应的抗原（也称为无效等位基因，如 $HLA-A*02：53N$）。

HLA 基因分型结果与血清学方法结果有一定的关系，但存在区别。血清学分型检测的是细胞表面 HLA 抗原，其分型结果表示 HLA 抗原特异性或分解物特异性；基因分型直接检测基因的核苷酸序列本身，得到的结果代表个体 HLA 基因型，两种分型方法在大多数情形下相符合，但是某些情况下可能出现不一致的现象（主要见于个体携带有无效等位基因，该等位基因的核苷酸序列上发生突变可导致转录和翻译的终止。当采用基因分型方法时，可通过分析序列情况而提示存在某一等位基因；但是采用血清学方法检测时，在细胞表面并不能检测到相应的抗原）。应当注意到在移植和实际工作中，患者免疫系统所识别的外来入侵物是供者的 HLA 抗原，而不是供者 HLA 基因的核苷酸序列。

三、HLA 抗原结构和分布

（一）HLA-I 类分子

HLA-A、HLA-B、HLA-C 分子的一级到四级结构均已阐明，所有的 HLA-I 类分子均由 1 条重链（α 链，44kD）和 1 条轻链（β 链，12kD）通过非共价键连接而成。α 链由 6 号染色体上的 MHC 基因编码，β 链（β2 微球蛋白）由 15 号染色体上的基因编码。α 链由胞外区、跨膜区和胞内区组成，胞外区形成 3 个结构域 α1、α2、α3，每个结构域约含 90 个氨基酸残基。跨膜区含疏水性氨基酸，排列成 α 螺旋，跨越细胞膜的脂质双层，约含 25 个氨基酸残基。胞内区有 30 个氨基酸残基，其氨基酸常被磷酸化，有利于细胞外信息向胞内传递。β2 微球蛋白分子量为 12kD，可通过非共价键与 α 链的 α3 结构域相连。β2 微球蛋白无同种异体特异性，其功能有助于 I 类分子的表达和稳定。

X 光衍射晶体分析技术揭示 HLA-I 类分子在胞外区具有两对结构相似的功能区：α1 ~ α2 和 α3 ~ β2m。其中 α1、α2 两个结构域位于 I 类分子的顶部，共同组成肽结合凹槽（peptide binding cleft），肽结合凹槽由 8 个反向排列的 β 片层和两个平行的 α 螺旋所组成，是分子的可变区和抗原性多肽识别的部位。α3 ~ β2m 具有 Ig 恒定区样结构，α3 为 CD8 的识别结合部位。

（二）HLA-II 类分子

HLA-II 类分子是膜糖蛋白，是 1 条 α 多肽链和 1 条 β 多肽链通过非共价键连接而成，其中 α 链分子量为 34kD，由 220 个氨基酸残基组成。β 链分子量为 29kD，由 230 个氨基酸残基组成。α 链和 β 链可分为 4 个区域：细胞外活性区（肽结合区）、免疫球蛋白样区、跨膜区、胞质区。每一条链从其氨基酸末端的前导链开始合成，在运送至细胞表面后该前导链被去除，因此在成熟的蛋白上并不表现前导链。

HLA-II 类分子与 HLA-I 类分子具有类似的空间结构 α1 和 β1 结构域，共同组成类似于 I 类分子的肽结合槽，β1 相当于 I 类分子中的 α2 区。肽结合凹槽是结合抗原性物质的结构基础，凹槽两端开放，可接纳 13 ~ 18 个氨基酸残基的抗原肽，凹槽也由 8 条反向排列的 β 片层和两个平行的 α 螺旋组成，其中 α1 和 β1 各有 1 个 α 螺旋组成肽结合槽的两个侧壁，其余部分折叠成 β 片层形成槽底部分。HLA-II 类分子多态性残基主要集中在 α1 和 β1 片段，这种多态性决定了肽结合部位的生化结构。免疫球蛋白样区由 α2 和 β2 片段组成，两者均含有链内二硫键，属于免疫球蛋白基因超家族，其 β2 结构域上具有与 CD4 结合的部位，在抗原提呈过程中发挥着重要的作用。跨膜区和胞内区与 I 类分子的 α 链一样，α 链和 β 链均形成螺旋样结构跨越细胞膜的脂质双层，并伸向细胞质内，有利于细胞外信息向胞内传递。

（三）HLA 分子分布

经典 HLA-I 类分子表达广泛，以糖蛋白形式几乎在所有有核细胞表面表达，但是不同细胞上

HLA 分子数量变化很大，HLA - Ⅰ类分子表达量最高的是淋巴细胞。巨噬细胞、树突状细胞、中性粒细胞也高表达 HLA - Ⅰ类分子，血小板和网织红细胞也表达此类抗原。而成熟的红细胞、神经细胞和母胎表面的滋养层细胞不表达 HLA - Ⅰ类分子。

非经典 HLA - Ⅰ类分子的表达有别于经典 HLA - Ⅰ类分子。HLA - E 以静息的 T 细胞表达最高；HLA - F 在胎儿主要表达于肝脏，而成人则主要在免疫器官表达；HLA - G 主要表达于胎盘组织中。

HLA - Ⅱ类分子的分布较窄，主要是抗原递呈细胞，如 B 细胞、单核细胞、巨噬细胞、树突状细胞、激活的 T 细胞等。中性粒细胞、未致敏的 T 细胞、肝、肾、脑及胎儿滋养层细胞等均不表达 HLA - Ⅱ类分子。

四、HLA 的遗传特点

(一) 单体型遗传

连锁在一条染色体上的 HLA 各位点的等位基因组合称为 HLA 单体型，两个同源单体型构成个体 HLA 基因型。HLA 座位是一组紧密连锁的基因群，这些连锁在一条染色体上的等位基因很少发生同源染色体之间的交换。通过家系调查发现，当亲代的遗传信息传给子代时，HLA 单体型常作为一个单位遗传给子代。子代可以随机地从亲代双方各获得一个 HLA 单体型，组成子代的基因型。因此子女的 HLA 基因型中，一个单体型与父亲的单体型相同，另一个与母亲相同。同胞之间 HLA 基因型完全相同的概率为 25%，完全不相同的概率为 25%，一个单体型相同的概率为 50%。因此从家庭内部中寻找器官移植的供体，其供、受者 HLA 抗原相同的概率比随机无血缘关系的供、受者高很多。

(二) 多态性现象

多态性是 HLA 复合体最显著的遗传特点。多态性是指在随机婚配的群体中，同一基因位点可存在两个或两个以上的等位基因。对于一个基因座位，一个个体最多只能有两个等位基因，它们分别来自父母双方的同源染色体。然而 HLA 的多态性是一个群体概念，指群体中不同个体在等位基因上存在差别。HLA 的多态性现象由于下列原因所致：①复等位基因，由于各个座位上等位基因是随机组合的，故人群的基因型呈现非常庞大的数据；②共显性遗传，每对等位基因所编码的抗原都表达于细胞膜上，无隐性基因，也无等位基因排斥现象。这就增加了 HLA 抗原系统的复杂性和多态性。HLA 的高度多态性具有人类遗传背景的多样性，赋予机体具有适应多变内外环境的巨大的潜力，具有重要的生物学意义；但是在器官移植中，给选择理想的供者造成极大的困难。

(三) 连锁不平衡

连锁不平衡（linkage disequilibrium）是指在某一群体中，不同座位上某两个等位基因出现在同一条单体型上的频率与预期值之间有明显的差异。HLA 复合体上各等位基因在人群中都有一定的基因频率出现，它是指群体中每个等位基因出现的机会占该群体全部等位基因的比例。在随机婚配的群体中，在无新的突变和自然选择的情况下，等位基因频率基本维持不变。如果 HLA 单体型各位点等位基因是随机组合，那么某一单体型出现的频率应等于各个等位基因频率的乘积，但实际上检测结果与理论计算不一致，这意味着连锁的等位基因不是随机组合，而是某些等位基因总是在一起出现（如 *HLA - A* * 33 和 *HLA - B* * 58），而另一些又较少地出现在一起。这种单体型等位基因非随机分布的现象称为连锁不平衡。连锁不平衡的数量值以连锁不平衡参数表示，它等于单体型实测值减去单体型理论值。HLA 系统中经典的 Ⅰ类区域座位和Ⅱ类区域座位均存在一定的连锁不平衡。

五、HLA 分子的主要生物学功能

（一）参与抗原处理、运输及提呈

HLA 分子在多个环节参与对抗原的处理、运输、提呈等过程。抗原加工处理是指天然蛋白质抗原转变成和 HLA 分子相结合的肽链的过程，这一过程主要在细胞内完成。加工后的抗原肽段被转运到细胞表面与 HLA 分子结合并被 T 细胞识别，称为抗原提呈。细胞对抗原的加工与提呈是激活机体免疫应答的关键步骤。通常外源性蛋白质抗原由提呈细胞加工后与 HLA – Ⅱ类分子结合，呈递给 CD4$^+$辅助 T 细胞；内源性蛋白质抗原由靶细胞处理后与 HLA – Ⅰ类分子结合，呈递给 CD8$^+$细胞毒性 T 细胞。

（二）MHC 的限制作用

早期研究发现细胞毒性 T 细胞只能杀伤具有同一表型的病毒感染的靶细胞，这意味着 T 细胞在识别细胞表面抗原决定簇时，还需识别细胞上的 MHC 分子。随后证实在诱发免疫应答过程中，T 细胞之间、T 细胞和 B 细胞之间、T 细胞和巨噬细胞之间的相互作用都需要识别细胞上的 MHC 分子。这种现象，即具有同一 HLA 表型的免疫细胞才能有效地相互作用，称为 MHC 的限制作用。Th 细胞的 TCR 联合识别免疫原性多肽性片段的表位以及 HLA – Ⅱ分子 α1、α2 功能区的多态性决定簇。Tc 细胞表面的 CD8 分子识别 HLA – Ⅰ类分子 α3 区的非多态性决定簇。

（三）参与免疫应答的遗传控制

机体对某种抗原物质是否产生应答以及应答的强弱受遗传控制，控制免疫应答的基因称为免疫应答基因（immune response gene，*Ir* 基因）。*Ir* 基因位于 HLA – Ⅱ类基因区，由于 HLA – Ⅱ类基因编码分子的多肽结合部位构型各异，故与不同抗原多肽结合并刺激 Th 细胞的能力也不相同，由此实现 *Ir* 基因对免疫应答的遗传控制。即具有不同 HLA – Ⅱ类等位基因的个体，其对特定抗原的免疫应答能力各异。

（四）调节 NK 细胞的活性

自然杀伤细胞（NK）是一种连接天然免疫和获得性免疫的"桥梁"细胞，通过多种方式发挥其细胞毒效应，一个重要的机制是 NK 细胞表面表达 MHC – Ⅰ类分子特异的活化性及抑制性杀伤细胞免疫球蛋白样受体（killer cell immunonglobulin like receptor，KIR），能识别及杀伤 HLA – Ⅰ类分子结构改变或下调的靶细胞。CD8$^+$细胞毒性 T 淋巴细胞与靶细胞的互相作用受 MHC – Ⅰ类分子限制。研究发现某些病毒如人类免疫缺陷性病毒、单纯疱疹病毒和巨细胞病毒可以选择性下调感染细胞上某些 MHC – Ⅰ类分子，从而逃避 NK 细胞和 CD8$^+$T 淋巴细胞的杀伤，这种"双重逃避"是通过 KIR 家族的活化性和抑制性受体的作用而实现的。

（五）参与妊娠免疫调节

妊娠过程中胎儿能够免受母体免疫的攻击。研究表明胎盘组织的滋养层细胞不表达 HLA – A、HLA – B 抗原，而高度表达 HLA – G 抗原。经典的 HLA – Ⅰ和Ⅱ类抗原不表达，使胎盘组织成为生理性屏障，避免 T 细胞活化，防止母体对胎儿产生免疫应答。已证实 HLA – G 是一种免疫耐受分子，与母胎耐受及抗感染免疫有关。胎儿细胞表面 HLA – G 分子可通过与母体 NK 细胞表面 KIR 结合，抑制 NK 细胞杀伤活性，从而导致母体对 HLA 半异源性胎儿产生免疫耐受。HLA – G 分子还可通过与细胞毒性 T 细胞（cytoxic T lymphocyte，CTL）作用，保护胎儿免受母体 CTL 细胞杀伤。

六、HLA 系统的临床应用

（一）HLA 系统与临床输血

HLA 系统与输血反应密切相关，主要是由于 HLA 同种免疫引起的反应。由于 HLA 抗原具有高度免疫原性，通过妊娠、输血、移植等途径免疫机体可产生 HLA 抗体。HLA 抗体与血小板输注无效（platelet transfusion refractoriness，PTR）、发热性非溶血性输血反应（febrile non – hemolytic transfusion reactions，FNHTR）、输血相关急性肺损伤（transfusion related acute lung jury，TRALI）、输血相关移植物抗宿主病（transfusion associated graft versus host disease，TA – GVHD）等密切相关。

1. 血小板输注无效 PTR 患者连续两次接受足够剂量的血小板输注后，仍处于无反应状态，即临床出血表现未见改善、血小板计数未见明显增高等。多种因素均可导致血小板输注无效，其原因分为非免疫性原因（脾肿大伴脾功能亢进、感染、发热、药物作用、DIC 等）和免疫性原因。血小板输注无效的免疫性原因大多为 HLA 抗体引起，占免疫因素的 80% ~ 90%，少数为血小板特异性抗原抗体（HPA 抗体）、ABO 血型抗原抗体或药物免疫性抗体。血小板表面上只存在 HLA – Ⅰ 类抗原，没有 HLA – Ⅱ 类抗原。HLA 抗原性较强，对于需要多次输注血小板的患者，临床输血应做血小板配型，选择血小板交叉配型相合的供者血小板以预防血小板输注无效。国内部分地区已建立血小板捐献者 HLA 和 HPA 基因数据库，可提供供血者和患者双方基因型相配合的血小板，以减少免疫原因引起的血小板输注无效。

2. 发热性非溶血性输血反应 FNHTR 是输血反应中较为常见的一种反应。HLA 抗体、粒细胞抗体或血小板特异性抗体、血液保存过程中产生的细胞因子等均可能引起发热性非溶血性输血反应。临床上发热性非溶血性输血反应主要是由于白细胞抗原与抗体反应，白细胞被破坏后释放细胞因子等热源性物质（如白介素 – 1）所引起。受血者临床表现为有潮红、心动过速，继而发生寒战、体温升高，发热可持续数小时，血清中常存在 HLA 抗体。发热性非溶血性输血反应可以通过输注去白细胞的血液成分进行预防。

3. 输血相关性急性肺损伤 TRALI 是临床输血并发的急性呼吸窘迫综合征，是一种严重的输血不良反应，患者可发生急性呼吸困难、低氧血症、非心源性肺水肿、低血压和发热。一般认为 TRALI 的发生机制是供者血浆中存在抗 – HLA 或者抗 – HNA，引起中性粒细胞在受血者肺血管内聚集，激活补体，导致肺毛细血管内皮损伤和肺水肿等临床症状，其死亡率较高。多数情形下供者体内可检测到抗 – HLA 或者抗 – HNA，多见于经产妇供者。由于抗 – HLA 可引起 TRALI，因此可选择 HLA 抗体阴性供者减低 TRALI 的发生。

4. 输血相关移植物抗宿主病 TA – GVHD 是输血的最严重并发症之一，它是受血者输入含有免疫活性的淋巴细胞的血液或血液成分后发生的一种与骨髓移植引起的移植物抗宿主病类似的临床综合征。TA – GVHD 的发生取决于多种因素：受者免疫抑制的程度、输注制品中淋巴细胞的数量和活性、供受者 HLA 相配的程度。HLA 系统在 TA – GVHD 中起一定的作用，直系亲属之间（父母与子女）的输血，即供血者与患者之间有一个 HLA 单体型相同。若患者是 HLA 杂合子，而供血者是 HLA 纯合子，并与患者的 HLA 一个单体型相同，则患者免疫系统不能识别供者的 T 淋巴细胞为外来物，供者 T 淋巴细胞得以在受者体内存活并增殖，将受血者组织视为异物而予以排斥、攻击，造成严重组织、器官损害，产生致命的移植物抗宿主反应。为了预防 TA – GVHD，有效措施是用 γ 射线照射灭活血液成分中的活性淋巴细胞。🅔 微课/视频

（二）HLA 检测与器官移植

HLA 抗原与同种器官移植的排斥反应密切相关，器官移植术后，移植物存活很大程度上取决于供

者与受者之间 HLA 配合程度。HLA 位点对选择合适的供体、降低 GVHD 的发生率、提高移植成功率和移植物的存活率均有重要意义。因此，HLA 配型能显著改善移植物的存活，如供者和受者间组织相容性差别越大，将激活更多的 T 细胞克隆参与对移植物的破坏和排斥。

1. 造血干细胞移植　广泛用于治疗白血病、再生障碍性贫血、某些遗传病等，造血干细胞移植对于供受者 HLA 配合度的要求比其他器官移植都要严格。这是由于造血干细胞移植的移植物中含有大量的免疫细胞，尤其是成熟的 T 细胞。造血干细胞移植中 HLA – A、HLA – B、HLA – C、HLA – DRB1、HLA – DQB1 位点比较重要。研究表明供受者之间 HLA 位点的相合程度与造血干细胞移植成功的效果呈正相关，HLA – A、HLA – B、HLA – DRB1 位点全相合的存活率显著高于不同者，等位基因高分辨水平上相合比低分辨水平相合的存活率要高。HLA 位点完全相合移植后发生 GVHD 的可能性低，随着不相合位点的增加，GVHD 发生率增高。

2. 肾移植　HLA 配型对提高肾移植的短期存活和长期存活均有重要意义。第 1 次肾移植，供受体间相合的 HLA 抗原数越多，或已检出的抗原错配数越少，移植肾存活率越高。影响肾移植效果主要的基因座位依次为 HLA – DRB1、HLA – B、HLA – A。也有报道 HLA – C 的错配在一定程度上也会引起移植排斥反应。HLA – Ⅱ类抗原与移植肾的早期排斥反应有关，HLA – Ⅰ类抗原主要影响移植肾的长期存活，特别是 HLA – B 抗原；HLA – Ⅱ类抗原对移植肾的短期和长期存活均有影响，但以对 1 ~ 3 年存活率的影响最大。对于再次或多次肾移植，HLA 对移植肾长期存活率的影响更大。选择 HLA 相同或相容的供者将提高肾移植的成功率，但是由于 HLA 高度多态性难以找到完全匹配的供者，在肾移植中可利用交叉反应组（cross reactive group，CREG）的方式选择供者。

3. 其他实体器官移植　肝脏、胰腺、心脏、肺或心肺联合移植前进行 HLA – A、HLA – B、HLA – DRB1 位点匹配可减少移植免疫排斥的发生，提高移植成活率。角膜移植中，HLA – A、HLA – B 配型可以降低排斥反应的发生率。HLA 配型对肝脏移植的影响虽然不如肾移植，但其重要性仍不可忽视，供受者间 HLA 配合度的提高仍可显著改善移植物的存活率。

器官来源紧缺是制约我国器官移植发展的瓶颈。器官捐献的全称是心脏死亡遗体器官捐献（donation of cardiac death，DCD），以往也称无心跳器官捐献（non – heart beating donation，NHBD）。器官捐献是泽及他人、延续生命、造福社会的大爱善举，更是弘扬中华民族传统美德、践行社会主义核心价值观和"人道、博爱、奉献"的红十字精神的生动体现。DCD 器官捐献的实施，对于缓解全球面临的器官短缺难题具有重要意义。它不仅符合我国伦理和国情，还是一种解决器官短缺的根本途径。

（三）HLA 与肿瘤的关系

研究证实许多肿瘤细胞中 HLA – Ⅰ类分子有失表达和低表达现象，发生的频率在不同肿瘤中差异较大，是肿瘤细胞针对 HLA 分子具有向 T 细胞提呈免疫原性多肽而选择的逃避机制。HLA – Ⅰ类分子和抗原加工相关转运体（TAP）的低表达常预示着肿瘤的临床进程加快和预后不良。

（四）HLA 与疾病的关联

关联是指与表型的联系，个体携带某种抗原者易患某种疾病，称阳性关联。个体携带某种抗原对某种疾病具有一定的抵抗力，称为阴性关联。HLA 与疾病的关联程度采用相对危险度（relative risk，RR）来表示，RR 值越大，相关程度越大。HLA 系统以功能有区别的多座位基因及各基因的复等位性参与和调节机体免疫应答，决定疾病易感性的差异，表 2 – 2 为部分疾病与 HLA 关联的情况。强直性脊柱炎（ankylosing spondylitis，AS）与 HLA – B27 呈现明显的关联，已证实不同地区、不同人种的强直性脊柱炎都表现与 HLA – B27 呈现明显的关联，但并非所有的 HLA – B27 等位基因均与强直性脊柱炎关联。强直性脊柱炎患者中 90% ~ 95% 带有 HLA – B27 抗原，而正常人群 HLA – B27 的基因频率较低，因此对于临床上怀疑为 AS 的患者检查 HLA－B27 抗原具有诊断价值。HLA 抗原的表达与某些疾病的进程和预后相关。

表 2－2　HLA 与某些疾病的关联

疾病	HLA 位点	相对危险度（RR）
强直性脊柱炎	B27	>100
Reiter 综合征	B27	35.0
急性前葡萄膜炎	B27	14.6
先天性肾上腺皮质增生症	B47	15.4
银屑病	Cw6	13.3
多发性硬化症	DR2，DQ6	12
重症肌无力	DR3	2.5
疱疹样皮肤病	DR3	56.4
乳糜泻	DQ2	30
干燥综合征	DR3	9.7
Graves 病	DR3	4.0
Ⅰ型糖尿病	DQ8	14
类风湿性关节炎	DR4	9.0
IgA 肾病	DR4	4.0
恶性贫血	DR5	5.4
幼年型类风湿性关节炎	DR8	3.6

（五）HLA 与药物治疗不良反应的关系

研究发现个体 HLA 基因型与某些严重药物不良反应存在一定关联。携带有 $HLA－B*57：01$ 的个体发生阿巴卡韦超敏反应风险相对较大；携带有 $HLA－B*15：02$ 的个体发生卡马西平不良反应风险大，目前美国食品药物管理局（FDA）已批准在阿巴卡韦和卡马西平药品标签中增加建议在用药前对 HLA－B 等位基因进行分型。但应注意 HLA 等位基因与药物不良反应的相关性存在较大的种族差异，如有 $HLA－B*15：02$ 和卡马西平阳性关联先后在中国、泰国、印度和马来西亚人群中得到了验证，而在欧洲人群中有 $HLA－A*3101$ 与卡马西平所致严重皮肤过敏反应相关联。

（六）HLA 与亲子鉴定、个体识别的关系

HLA 是人类最具遗传多态性的血型系统，除同卵双生子外，两个个体间 HLA 全相合的概率极低，而且终生不变，可以作为遗传性标记。单独采用 HLA 分型进行亲子鉴定可以有 90% 的排除率，结合红细胞血型和红细胞酶学检测，准确率可以达到 99%，但是判断时应考虑 HLA 的种群分布特点和 DNA 重组的可能性。近年来随着分子生物学发展，目前已很少通过 HLA 系统做亲子鉴定和法医个体识别，而更多的是采用短串联重复序列检测或线粒体 DNA 的序列分析。

（七）HLA 与人类学研究

由于 HLA 具有连锁不平衡的遗传特点，某些等位基因或单体型在不同的民族或地区人群的频率分布存在明显的不同，人种和地区不同而出现 HLA 等位基因频率的变化可能是长期进化的结果，可作为不同种群特征性的基因标志。不同等位基因在人群中的分布不一致，分析 HLA 等位基因群体频率变化，有利于了解人种的演化和迁移规律。

知识拓展

过客淋巴细胞综合征

过客淋巴细胞综合征（passenger lymphocyte syndrome，PLS）是实体器官或造血干细胞移植的并发症，是供体移植物中的活性 B 淋巴细胞被动转移到受者体内，这些细胞针对受者的红细胞产生一级或二级免疫反应，产生免疫性抗体，触发抗体依赖性细胞毒性和红细胞破坏、清除，并可能导致溶血和黄疸。PLS 属于移植物抗宿主病（GVHD）的一种罕见和独特形式。PLS 常见于 ABO 和 Rh 血型不合的实体器官或造血干细胞移植，主要发生血管外溶血，少数情况下可以由其他血型系统引起，如 Kidd、Duffy 等。PLS 的发生率与移植物中活性淋巴细胞的含量有关，淋巴细胞含量越高，发生率越高，溶血症状持续时间越长。

第二节　粒细胞抗原系统

PPT

20 世纪初期人们发现某些患者的血清可以与其他人的白细胞发生凝集。在多次输血、妊娠妇女、粒细胞减少症患者、发热性非溶血性输血反应患者的血清中可以检测到粒细胞抗体，在引起患者输血相关急性肺损伤的献血者血清中也可以检测到粒细胞抗体。1960 年 Lalezari 在一例胎儿和新生儿同种免疫性粒细胞减少症患者的研究中首次描述了粒细胞特异性抗原，随后陆续发现一些粒细胞抗原，并对其分子生物学特性进行了研究。

一、粒细胞抗原

粒细胞特异性抗原具有粒细胞组织分布限制性，只分布于中性粒细胞、嗜酸性粒细胞、嗜碱性粒细胞。由于嗜酸性粒细胞和嗜碱性粒细胞在正常人血中含量非常低，所以要确定这两类细胞上的抗原非常困难。虽然目前检测的是中性粒细胞上的粒细胞特异性抗原，但统称为粒细胞特异性抗原。

（一）粒细胞特异性抗原的命名

粒细胞特异性抗原由 Lalezari 等首先报道，以往都按照 Lalezari 的命名方法对新发现的粒细胞特异性抗原进行命名。1998 年国际输血协会（ISBT）的粒细胞抗原工作组在西班牙制订了一个粒细胞抗原命名法则。此命名法根据粒细胞抗原的糖蛋白位置对粒细胞同种抗原进行命名。粒细胞特异性抗原被称 "HNA"，作为人类粒细胞同种抗原（human neutrophil alloantigens）的缩略语。抗原糖蛋白的定位用阿拉伯数字表示，如 HNA - 1 定位于 FcγReceptor Ⅲb。同一糖蛋白不同的多态性则根据发现先后顺序用小写英文字母表示，如 HNA - 1a、HNA - 1b 等。编码糖蛋白的基因根据人类协作组有关基因图谱的命名法则来命名，如 FcγReceptor Ⅲb［FcγRⅢb］→*FCGR3B*，基因的多态性用阿拉伯数字表示，与基因名间用 "＊" 号相隔。HNA 系统目前发现的抗原分属于五种糖蛋白类型（表 2 - 3）。

表 2 - 3　人类粒细胞抗原（HNA）的分类

系统	携带抗原分子	糖蛋白	基因符号	染色体定位	抗原
HNA - 1	CD16	IgG FcγRecepter Ⅲb	*FCGR3B*	1q23.3	HNA - 1a
					HNA - 1b
					HNA - 1c

系统	携带抗原分子	糖蛋白	基因符号	染色体定位	抗原
					HNA-1d
HNA-2	CD177	NB1 糖蛋白	CD177	19q13.3	HNA-2
HNA-3	CTL2	胆碱转运类蛋白2	SLC44A2	19p13.1	HNA-3a
					HNA-3b
HNA-4	CD11b	补体组分受体3（CR3）	ITGAM	16p11.2	HNA-4a
					HNA-4b
HNA-5	CD11a	白细胞功能相关分子（LFA-1）	ITGAL	16p11.2	HNA-5a
					HNA-5b

（二）HNA-1 抗原系统

1. HNA-1 抗原系统的基本情况 HNA-1a、HNA-1b 是最早发现的粒细胞抗原，1960 年由 Lalezari 等在胎儿和新生儿同种免疫性粒细胞减少症患者中发现。随后又发现第 3 个多态性 SH 抗原，现称为 HNA-1c，新近发现了 HNA-1c 对偶抗原 HNA-1d。HNA-1 同种抗体可引起胎儿和新生儿同种免疫性粒细胞减少症、输血相关急性肺损伤等。

2. HNA-1 抗原的特性和作用 HNA-1 系统的抗原位于糖蛋白 FcγRⅢb 上，FcγRⅢb 与其极为相似的 FcγRⅢa 共同组成 Fcγ 受体Ⅲ型。FcγRⅢ受体属于免疫球蛋白超家族，胞外拥有两个双硫键结合的免疫球蛋白 G 样结构域。FcγRⅢa 位于单核细胞、巨噬细胞和 NK 细胞上，而 FcγRⅢb 却只表达于粒细胞上。FcγRⅢb 近端结构域的残基对配体结合具有重要作用，FcγRⅢb 是 IgG1 和 IgG3 的低亲和力受体，它与 IgG 抗体的 Fc 段结合。静息的中性粒细胞主要通过 FcγRⅢb 结合免疫复合物，进而将它们从循环中清除。识别 FcγRⅢb 的单克隆抗体为 CD16b，FcγRⅢb 通过 GPI 锚定于粒细胞膜上，使之在磷脂双分子层外侧具有高度横向移动性，FcγRⅢb 具有结合免疫复合物，并把它们清除出循环系统的能力。FcγRⅢb 是高度糖基化的蛋白，存在不同的分子异构体，HNA-1a 的异构体分子量为 50～65kD，HNA-1b 为 65～80kD。FcγRⅢb 是粒细胞膜中具有重要临床意义的糖蛋白，30% 的粒细胞自身抗体可以识别 FcγRⅢb 的表位，它优先与 HNA-1a 的异构体进行结合。

3. HNA-1 抗原的分子机制 编码 FcγRⅢb 的基因为 FCGR3B，它位于 1 号染色体长臂端，具有 5 个外显子，编码序列为 699 个，mRNA 编码 233 个氨基酸，但被表达的糖蛋白只有 186 个氨基酸，前 17 个氨基酸是信号肽。HNA-1 系统是目前发现的最具多态性的粒细胞特异性抗原系统。FCGR3B*01 编码 HNA-1a、FCGR3B*02 编码 HNA-1b，两者间在 3 号外显子存在 5 个核苷酸不同，它们导致 4 个氨基酸的改变（36、65、82 和 106 位氨基酸）（表 2-4），并增加了两个 N-连接糖基化位点，所以 FcγRⅢb 的 HNA-1b 异构体有 6 个潜在的 N-连接糖基化位点，而 HNA-1a 异构体只有 4 个潜在的 N-连接糖基化位点，这是其相对分子量大小不同的原因。

表 2-4 HNA-1 系统基因多态性对应的氨基酸改变

表型	等位基因	cDNA						氨基酸					
		108	114	194	233	244	316	36	38	65	78	82	106
HNA-1a	FCGR3β*01	G	C	A	C	G	G	Arg	Leu	Asn	Ala	Asp	Val
HNA-1b	FCGR3β*02	C	T	G	C	A	A	Ser	Leu	Ser	Ala	Asn	Ile
IINA-1c	FCGR3β*03	C	T	G	A	A	A	Ser	Leu	Ser	Asp	Asn	Ile

FCGR3B*03 编码 HNA-1c，它在 FCGR3B*02 基础上发生 1 个碱基的改变；新近发现了

FCGR3B ∗ 04（*FCGR3B* ∗ 01 316G＞A）和 *FCGR3B* ∗ 05（*FCGR3B* ∗ 02 244 A＞G）等位基因。特定个体可能拥有 0～4 个 *FCGR3B* 的等位基因，其机制可能与有丝分裂中不对称交换有关。一些个体由于 *FCGR3B* 基因的缺乏，在中性粒细胞表面并不表达 FcγRⅢb，缺乏 FcγRⅢb 的个体称为 FCGR3B null 表型，频率为 0.2%～0.3%。大多数 FcγRⅢb 缺乏的个体并不会受到反复感染、自身免疫或免疫相关性疾病，但是 FcγRⅢb 缺乏的妇女妊娠时可能产生针对 FcγRⅢb 的抗体，从而引起胎儿和新生儿同种免疫性粒细胞减少症。

4. HNA - 1 的频率 不同人群 HNA - 1 的频率存在差异（表 2 - 5）。在高加索人种和非洲黑人中 HNA - 1b 比 HNA - 1a 更常见，而在中国、日本及美洲土著人中分布则相反。HNA - 1c 在约 5% 高加索人群和约 30% 非洲人群的粒细胞上有所表达。

表 2 - 5　人类粒细胞抗原频率（%）

人群	HNA - 1a	HNA - 1b	HNA - 1c	HNA - 1null	HNA - 2a	HNA - 3a	HNA - 4a	HNA - 5a
非洲人	46～66	78～84	23～31	4	98	NT	NT	88
中国人	90	52	0	0 - 0.2	99	NT	NT	65
印度人	44	83	16	NT	NT	NT	NT	NT
日本人	88	51～61	0	<0.4	89～99	NT	NT	NT
韩国人	78	75	<1	NT	86	NT	99	96
欧洲白种人	54～52	87～89	5～7	0.2 - 0.8	87～97	89～99	96	96
北美白人	56～62	89	5	NT	97	NT	NT	96
巴西人	100	83	11	NT	97	86～95	96	91

（三）HNA - 2 抗原系统

HNA - 2a 抗原在 1971 年由 Lalezari 等发现，描述为粒细胞特异性抗原 NB1，它不仅位于粒细胞膜上，还可位于细胞内浆膜以及某些次级管道和分泌囊的膜上。

1. 生物学特点和分子机制 HNA - 2a 抗原具有的独特性质是异质性表达，单一个体存在部分粒细胞亚群表达 HNA - 2 抗原，而另外一部分粒细胞亚群则不表达。细胞群中表达 HNA - 2a 抗原的阳性频率范围是 0～100%，在男性与女性中略有不同，女性平均为 63%，而男性约为 53%。女性随着年龄的增大，HNA - 2a 表达量有所下降，妊娠妇女 HNA - 2a 表达量有所增加，提示 HNA - 2a 的表达可能与雌性激素有关。HNA - 2a 阴性个体和 HNA - 2a 阳性个体中的阴性亚群细胞是无效表型（null 表型），他们的中性粒细胞缺乏相应的糖蛋白。HNA - 2a 阴性个体中产生的 HNA - 2a 同种抗体可以引起胎儿和新生儿同种免疫性粒细胞减少症、输血相关急性肺损伤、骨髓移植后失败和药物诱导的粒细胞减少症等。HNA - 2a 抗原是一个 56～64kD 的糖蛋白，有两个丝氨酸富集结构域和 3 个 *N* - 连接的糖化位点。HNA - 2a 采用与 FcRⅢb 相似的方式，通过一个 GPI 锚定于细胞膜上。识别 FcγRⅢb 的单克隆抗体为 CD177，CD177 属于 Ly - 6/uPAR/蛇毒家族蛋白。

2001 年 Kissel 等发现编码 HNA - 2a 抗原的基因，它位于 19q13.3，个体存在一个与 HNA - 2a 基因外显子 4～9 类似的假基因，假基因与 HNA - 2a 基因相连，但基因方向相反。HNA - 2a cDNA 具有 1311 个碱基，编码 437 个氨基酸，包括 21 个氨基酸的前导信号肽。HNA - 2a 抗原无效表型是由于个体的基因剪切方式的不正确，导致在成熟的 mRNA 上含有内含子片段而形成另外的终止密码，从而使粒细胞不表达 HNA - 2a 抗原。

2. 功能和频率分布 CD177 参与中性粒细胞与内皮细胞的黏附以及内皮下的迁移，细胞膜表达 CD177 的细胞亚群同时也表达细胞内的中性粒细胞丝氨酸蛋白酶。在细菌感染或集落刺激因子刺激下，个体 HNA - 2a 抗原明显上调。HNA - 2a 抗原在人群中频率较高，中国人群约为 99%。

（四）HNA－3 抗原系统

HNA－3a 是 1964 年由 van Leeuwen 等发现，它是一个 70～95kD 的糖蛋白。HNA－3a 表达在中性粒细胞和淋巴细胞上，HNA－3a 的同种抗体可引起胎儿和新生儿同种免疫性粒细胞减少症、输血相关急性肺损伤等。HNA－3a 是高频率抗原，在欧洲白种人群中频率为 89%～99%。虽然 HNA－3 系统抗原早已被检测出，但是其分子基础直到 2009 年才由两组不同研究组的人员分别阐明，他们通过对 HNA－3a/b 个体 DNA 测序和基因组 SNP 扫描，以及采用对 HNA－3 抗原糖蛋白序列分析等不同途径，发现胆碱转运类蛋白 2（CTL2）分子携带 HNA－3 抗原。该蛋白分子由 19 号染色体 19p13.1 区域中的 *SLC44A2* 基因编码，*SLC44A2* 基因 cDNA 含有 2118 个碱基，编码 706 个氨基酸，第 7 外显子第 461 位核苷酸 G > A 导致 HNA－3a 系统的 a/b 多态性。

（五）HNA－4 抗原系统

HNA－4a 抗体是 1986 年 Kline 等在 HNA－4a 阴性个体中发现的，HNA－4 抗原位于 Leu－CAM 家族整合素超家族和 β2（CD18）整合素上。HNA－4a 抗原受控于第 16 号染色体上的 *ITGAM* 基因，其单个核苷酸改变（第 302 位 G→A）引起 HNA－4 抗原系统多态性，导致表达蛋白的第 61 位精氨酸变为组氨酸。HNA－4a 抗体可致胎儿和新生儿同种免疫性粒细胞减少症。已证实存在两种不同类型的 HNA－4a 抗体，与细胞相互作用存在不同效果。针对 CD11b/CD18 的自身抗体不仅可以引起免疫性粒细胞减少症，还可以影响粒细胞的黏附功能。HNA－4a 在人群中频率大于 90%。

（六）HNA－5 抗原系统

HNA－5a 是在 1979 年由 Decay 等报道的，以前称为 OND。HNA－5a 位于白细胞 β2－整合素家族的 αL 链上（CD11a；LAF－1）。HNA－5a 抗原受控于第 16 号染色体上的 *ITGAL* 基因，其单个核苷酸改变（第 2466 位 G→C）引起 HNA－5a 抗原系统多态性，导致编码蛋白的第 776 位精氨酸变为苏氨酸。HNA－5a 在不同人群中表达存在差异，人群中可表现为 65%～96%。

二、粒细胞抗原系统的临床意义

粒细胞的生成障碍或破坏增加可引起粒细胞减少，破坏增加主要由于粒细胞抗体所引起。粒细胞抗体可引起胎儿和新生儿同种免疫性粒细胞减少症（foetal and neonatal alloimmune neutropenia，FNAIN）、TRALI、FNHTR、粒细胞输注无效（refractoriness to granulocyte transfusion）、自身免疫性粒细胞减少症（autoimmune neutropenia，AIN）、药物诱导的粒细胞减少症（drug induced neutropenia）、骨髓移植后同种免疫性粒细胞减少症（immune neutropenia after bone－marrow transplantation）和输血相关同种免疫性粒细胞减少症（transfusion related alloimmune neutropenia，TRAIN）等。粒细胞系统不同的抗体所引起的疾病不同，检测粒细胞抗原和抗体有利于诊断这些疾病（表 2－6）。

表 2－6　粒细胞特异性抗体引起的疾病

抗体	疾病
HNA－1	胎儿和新生儿同种免疫性粒细胞减少症
	自身免疫性粒细胞减少症
	TRALI
HNA－2a	胎儿和新生儿同种免疫性粒细胞减少症
	自身免疫性粒细胞减少症
	TRALI

续表

抗体	疾病
HNA－3a	药物诱导的粒细胞减少症
	骨髓移植后同种免疫性粒细胞减少症
	TRALI
HNA－4a	胎儿和新生儿同种免疫性粒细胞减少症
	自身免疫性粒细胞减少症
HNA－5a	胎儿和新生儿同种免疫性粒细胞减少症

（一）胎儿和新生儿同种免疫性粒细胞减少症

胎儿和新生儿同种免疫性粒细胞减少症（FNAIN）是一种不常见的新生儿疾病，估计在白种人群中发病率为1∶500。它的发病机制与胎儿和新生儿溶血病相类似，由于母亲被胎儿的粒细胞抗原所致敏，从而产生相应的抗体，母亲产生的粒细胞特异性 IgG 通过胎盘损害胎儿的粒细胞，胎儿常因反复细菌感染而确诊。50%以上的 FNAIN 可以检出 HNA－1a、HNA－1b、HNA－2 等抗体，其他 HNA－1c、HNA－3a 和 HNA－4a 抗体也可引起本疾病。FNAIN 可发生在第一胎，母亲血液中可检测到中性粒细胞抗体。FNAIN 易发生在 HNA－1a、HNA－1b 纯合子表型的母亲，FNAIN 的患儿主要表现为胎儿出生后中性粒细胞计数异常低下，伴有感染和发热。大多数细菌感染是温和的，但也可发生严重的感染。抗生素、静脉注射免疫球蛋白、粒细胞刺激因子、血浆置换等措施有利于本病的治疗。对患儿检测 HNA 系统的 HNA－1a、HNA－1b、HNA－2a 等抗体，将有助于 FNAIN 的诊断。

（二）输血相关急性肺损伤

输血相关急性肺损伤（TRALI）是一种严重的非溶血性输血反应，常见症状为输血过程中或输血后6小时内发生急性呼吸困难、低氧血症、非心源性肺水肿，严重者可引起死亡。发生 TRALI 可能需要存在两个条件：①患者体内粒细胞释放细胞因子或其他的物质，引起粒细胞黏附在内皮细胞上；②患者从输注的成分血中获得有生物活性的磷脂，刺激中性粒细胞。输血相关肺损伤可由 HLA 抗体引起，但也可以由受者体内的粒细胞抗体引起。粒细胞抗体有针对粒细胞特异性抗原 HNA－1a（NA1）、HNA－2a（NB1）、HNA－3a（5b）等的抗体，少数发生 TRALI 的患者血清中检测不到 HLA 抗体或 HNA 抗体。

（三）发热性非溶血性输血反应

发热性非溶血性输血反应（FNHTR）是指受血者在输血期间或输血后4小时内，体温升高1℃或1℃以上，不能用其他原因解释的发热反应。发生率约为0.5%，6.6%~8.8%的 FNHTR 由 HLA 抗体、粒细胞抗体或血小板特异性抗体引起。FNHTR 可以通过输注去白细胞的血液制剂进行预防，去白细胞的标准为白细胞总数小于5.0×10^6个。

（四）粒细胞输注无效

HNA 或 HLA 抗体可引起粒细胞输注无效，导致粒细胞减少。粒细胞输注无效患者表现为输注一定量的粒细胞后未出现应答，血清中可检测出 HNA 抗体或 HLA 抗体。

（五）自身免疫性粒细胞减少症

自身免疫性粒细胞减少症（AIN）是由于个体产生针对自身粒细胞的抗体而发生的疾病，它可分为原发性免疫性粒细胞减少症和继发性免疫性粒细胞减少症。原发 AIN 无明确病因，继发性 AIN 常有自身免疫性疾病或血液系统的紊乱。原发 AIN 可发生在成人和小孩，但常见于 1～36 月龄的婴幼儿，大多数患儿有严重的粒细胞减少症，粒细胞绝对值常少于 $1.5 \times 10^9/L$。原发 AIN 常有单核细胞增多，患儿的骨髓涂片显示正常或呈现轻度细胞增殖的骨髓象，但成熟的粒细胞明显减少，临床上婴幼儿 AIN 可表现为轻度到中度的反复感染，血清中可检测出粒细胞抗体，常为 HNA－1a 抗体。继发性 AIN 常有自身免疫性疾病，如系统性红斑狼疮、类风湿关节炎、Felty 综合征等，常见于 40～80 岁，一般不会出现严重的感染。临床上可采用肾上腺皮质激素治疗自身免疫性粒细胞减少症。

（六）药物诱导的免疫性粒细胞减少症

许多药物可以诱导免疫性粒细胞减少症，其机制与药物诱导免疫性红细胞破坏相似。药物诱导产生的粒细胞抗体可能直接针对药物的代谢产物，但是药物依赖性抗体常不能进行有效的检测。诊断药物诱导的免疫性粒细胞减少症，应排除是否正在使用有粒细胞毒性的药物或存在导致粒细胞减少的疾病（如缺乏维生素 B_{12} 等），而且需判断在近 4 周内是否使用过相应的药物。药物诱导的免疫性粒细胞减少症暂停药物后 30 天内粒细胞数量逐步恢复正常。

（七）骨髓移植后同种免疫性粒细胞减少症

骨髓移植后可发生免疫性粒细胞减少，可分为同种免疫和自身免疫作用。患者血清中存在粒细胞特异性 IgM 或 IgG 抗体，诱导产生免疫反应。患者可通过采用注射免疫球蛋白、使用激素、血浆置换、脾切除等进行治疗。

（八）输血相关同种免疫性粒细胞减少症

输血相关同种免疫性粒细胞减少症（TRAIN）比较少见，它可在输血后短期内发生严重和持续的粒细胞减少，诊断 TRAIN 应排除其他可导致粒细胞减少的原因。TRAIN 发生的主要原因是供者血浆中含有高滴度 HNA 抗体（如 HNA－1b 抗体），而受者拥有相对应的抗原（如 HNA－1b 抗原），抗原、抗体两者结合后发生免疫反应导致受者体内粒细胞被破坏，从而引起粒细胞数量上的减少。

？思考题

答案解析

案例：患儿，女，7 天。

主诉：血小板减少 7 天，颅内出血 3 天。

现病史：患儿母亲系 G2P2，胎龄 39 周加 2 天，剖宫产出生，无宫内窘迫，无胎膜早破，羊水 Ⅲ 度污染，脐带绕颈，胎盘正常。出生后因发现全身散在出血点而收住入院。血常规：血小板 $90 \times 10^9/L$；凝血五项：凝血酶原时间 16.8s，部分凝血酶原时间 38.6s，纤维蛋白原 1.17g/L；完善生化，传染三项、TORCH 大致正常，3 天前行颅脑超声检查示双侧侧脑室可见一强回声团块，考虑陈旧性出血。血小板最低降至 $31 \times 10^9/L$，临床给予患儿丙种球蛋白 $2.5g \times 2$ 治疗 2 天，期间多次复查血小板波动在 $(30～35) \times 10^9/L$ 左右。母亲抗父亲血小板抗原抗体检测试验：4＋；母亲抗患儿血小板抗原抗体检测试验：4＋；固相红细胞吸附试验患儿血清抗血小板抗体检测：阴性；患儿血小板致敏试验：弱阳性。患儿血清中抗 HLA－B58 和抗 HLA－A33 抗体强阳性，患儿 HLA 基因分型 HLA－B*58：01 和 HLA－A*33：03。患儿 HLA 基因分型结果见表 2－7；患儿血清 HLA－1 类 single 抗体特异性检测结果见表 2－8。

表 2 - 7　患儿 HLA 基因分型结果

基因型 1	基因型 2	血清型 1	血清型 2
$A*02:01$	$A*33:03$	A2	A33
$B*51:02$	$B*58:01$	B5102（Bw4）	B58（Bw4）
$C*03:02$	$C*15:02$	Cw10	C -
$DRB1*13:02$	$DRB1*13:07$	DR13	DR13
$DQB1*03:01$	$DQB1*06:09:01G$	DQ7	DQ6

表 2 - 8　患儿血清 HLA - 1 类 single 抗体特异性检测结果

血清型	基因型	Baseline 值
NC 阴性对照微球		31. 87
NC 阳性对照微球		24295. 38
样本阴性对照微球		38. 84
样本阳性对照微球		12727. 99
B58	$B*58:01$	21498. 16
A33	$A*33:03$	20124. 02
B57	$B*57:01$	19768. 66
B57	$B*57:03$	19140. 68
A68	$A*68:01$	19016. 34
A34	$A*34:02$	18549. 85
A34	$A*34:01$	17872. 8
A69	$A*69:01$	17129. 35
A33	$A*33:01$	16246. 19
A68	$A*68:02$	16122. 12
A25	$A*25:01$	13350. 33
A26	$A*26:01$	10108. 56

　　既往史：患儿出生 Apgar 评分：1 分钟评 10 分，5 分钟评 10 分，10 分钟评 10 分。无宫内窘迫史；无胎膜早破；无羊水吸入史。

　　基本检查：全身散在出血点。

　　问题：

　　1. 患儿可能的诊断是什么？诊断依据是什么？

　　2. 简述胎儿新生儿同种免疫性血小板减少症（FNAIT）的发病机制。

　　3. 为了明确患儿血小板减少的原因，需要进一步对患儿做哪些实验室检查？

（王海燕）

书网融合……

重点小结

题库

微课/视频

第三章 血小板血型系统

✏ 学习目标

1. 通过本章学习，掌握血小板血型系统分类和命名原则、血小板输注无效的定义及判定标准；熟悉血小板输注无效的原因以及预防和处理；了解血小板抗体的临床意义及相关疾病。

2. 具有掌握血小板系统抗原和抗体、血小板交叉配型理论知识的能力。

3. 树立对血小板血型系统的正确认知，传达血小板抗体导致相关疾病的预防和处理措施。

第一节 血小板血型抗原与抗体

PPT

血小板表面的抗原非常复杂，既有与其他组织或细胞共有的抗原，如 ABO 血型系统抗原和人类白细胞抗原（HLA）；也有其特有的抗原，即血小板特异性抗原（human platelet antigen，HPA）。妊娠、输血、器官移植等均可诱导机体产生血小板抗体，包括 HLA 抗体、HPA 抗体和 CD36 抗体等。这些抗原和抗体在血小板相关的同种免疫、自身免疫和药物性免疫中都有重要意义。

一、血小板血型抗原

血小板血型抗原主要有两大类，一类是血小板表面存在的与其他细胞或组织共有的抗原，称为血小板相关抗原（platelet - associated antigen），又称血小板非特异性抗原或血小板共有抗原，包括组织相容性抗原（HLA）、红细胞血型系统相关抗原，以及与单核/巨噬细胞及有核红细胞共有的 GPⅣ/CD36 抗原等；另一类是其特有的抗原，即 HPA。HPA 是构成血小板膜结构的一部分，是位于血小板膜糖蛋白（glycoprotein，GP）上的抗原表位，由血小板特有的抗原决定簇组成，表现出血小板独特的遗传多态性。

（一）血小板相关抗原

1. 红细胞血型抗原 血小板可表达 ABH、Le^a、Le^b、I、i、P 等血型抗原。大多数血小板上的 ABH 抗原位于主要的血小板糖蛋白上，如 GPⅡb、Ⅲa、Ⅳ、Ⅰa/Ⅱa 等。GPⅡb 和血小板内皮细胞黏附分子 1（PECAM - 1/CD31）上的 A 抗原和 B 抗原的数量最多。血小板 A 抗原和 B 抗原水平在不同个体之间有差异，5%～10% 的非 O 型个体血小板上表达高水平的 A_1 抗原或 B 抗原。这些"高表达"可活化糖基转移酶，能更有效地吸附 A 抗原或 B 抗原。在 ABO 血型不相同的血小板输注时，若 A 型或 B 型血小板输注给 O 型受者，受者的高滴度 IgG 抗 - A、抗 - B 可以与 A 或 B 型血小板表面的抗原物质作用，导致血小板输注无效；若 O 型血小板输注给 A 型或 B 型受者，由于抗 - A 可能和受者血清中的可溶性 A 物质结合形成抗原 - 抗体复合物，后者可以通过 Fc 受体结合至血小板表面，加速血小板的破坏。因此，目前普遍推荐血小板应该 ABO 血型同型输注。尽管其他红细胞血型抗原物质（Le^a、Le^b、I、i、P）也可以在血小板表面表达，但没有证据显示这些物质可以导致血小板输注后在体内的寿命缩短。

▶知识拓展◀ ┄┄

CD36 血型系统

跨膜糖蛋白 CD36，曾被广泛认为是血小板膜糖蛋白，即 GPIV。2023 年由 ISBT 命名为新的血型系统（045）。CD36 在造血细胞（包括单核细胞、血小板）有表达，在早期红细胞阶段高水平表达，在网织红细胞、成熟红细胞低水平表达，在脂肪组织、上皮细胞、胎盘膜和许多癌细胞系中也有表达。缺乏 CD36 的个体可能会产生针对 CD36 蛋白的抗体，引起血小板输注无效、新生儿同种免疫性血小板减少症（neonatal alloimmune thrombocytopenia，NAIT）、输血后紫癜（PTP）、输血相关急性肺损伤（TRALI）等。

┄┄

2. HLA 系统血型抗原　血小板表面存在 HLA – A、HLA – B 和 HLA – C 位点等 HLA – Ⅰ 类抗原。虽经过细胞因子的刺激，血小板表面可能产生 HLA – DR 抗原，但迄今未发现血小板表面本身存在 HLA – DR、HLA – DP 和 HLA – DQ 等Ⅱ类抗原。血小板上的大部分 HLA 抗原是内源生成的完整膜蛋白，较少量可从血浆中吸附。因供体的白细胞含有 HLA – Ⅰ、Ⅱ类抗原，因此多次输血可能产生 HLA 抗体，抗体的产生与基础疾病、免疫抑制剂的使用以及血液制剂中是否含有大量的白细胞等因素有关。在使用去白细胞血液制剂后，相关的 HLA 同种免疫有所减少。除输血外，妊娠也是产生 HLA 抗体的常见原因，妊娠 4 次或以上的经产妇血清中，超过 32% 存在 HLA 抗体。HLA 抗体可以导致输入血小板的破坏，导致血小板输注无效。

（二）血小板特异性抗原

血小板特异性抗原即人类血小板抗原（HPA），是构成血小板膜结构的一部分，位于血小板膜糖蛋白（glycoprotein，GP）上的抗原表位，由血小板特有的抗原决定簇组成，表现出血小板独特的遗传多态性。有研究发现，血小板特异性抗原并非为血小板特有，一些特异性抗原也分布于其他细胞上，如 HPA – 1 和 HPA – 4 也存在于内皮细胞、成纤维细胞、平滑肌细胞上；HPA – 5 存在于长效活化的 T 淋巴细胞和内皮细胞上等，但它们在临床上的重要性主要还是与血小板相关。

HPA 命名系统在 1990 年被采用，2003 年由国际输血协会（ISBT）和国际血栓与止血协会（ISTH）联合成立的血小板命名委员会（PNC），对该命名法进行再次修订，对 HPA 进行了系统命名，建立命名原则和认可新抗原的标准。在此命名方式中，以 HPA 为字头，然后连接数字表示。血小板特异性抗原属于双等位共显性遗传系统，其对偶抗原在人群中的表达用字母 a、b 表示，高频率（＞50%）的为 a，低频率（＜50%）的为 b。若其中一个等位基因尚未被发现，则在数字后加 w，如 HPA – 6bw、HPA – 7bw 等。只有在 2 个对偶抗原全被检测出来后，才能被称为系统。对于 HPA 新抗原的认定，PNC 提出以下 5 条标准：①必须阐明该同种抗原的遗传学基础，提供相应基因的基因组 DNA 序列资料，或至少是 cDNA 序列资料；②必须使用特异性蛋白免疫分析方法，阐明基因突变和相应蛋白之间的关联；③至少有 2 个参比实验室证实血清学和分子生物学的鉴定结果；④必须提供该抗原的群体资料，如果提供家系资料将更有价值；⑤应尽可能提供血样以建立细胞株。自 1959 年第一个 HPA 被鉴定以来，目前血清学检测出的 HPA 共有 35 个，相应基因的遗传分子基础也已基本阐明。

HPA 基因种类复杂，具有遗传多态性。至今 ISBT 确认的血小板抗原被归为 6 个双等位基因系统（HPA – 1、HPA – 2、HPA – 3、HPA – 4、HPA – 5、HPA – 15）。在已知血小板抗原中，其基因多态性大多是由于相应血小板膜糖蛋白结构基因中的单核苷酸多态性（SNP）引起，而致相应位置的单个氨基酸变异所致（表 3 – 1），唯一的例外是 HPA – 14bw（由 3 个核苷酸缺失导致 1 个氨基酸残基缺失）。

表 3 – 1　人类血小板抗原及其分子生物学特征

抗原	糖蛋白定位	CD	氨基酸改变	编码基因	核苷酸改变
HPA – Ⅰ a HPA – Ⅰ b	GPⅢa	CD61	Leu33Pro	ITGB3	176T > C
HPA – 2a HPA – 2b	GPIbα	CD42b	Thr145Met	GP1RA	482C > T
HPA – 3a HPA – 3b	GPⅡb	CD41	Ile843Ser	ITGA2B	2621T > G
HPA – 4a HPA – 4b	GPⅢa	CD61	Arg143Gln	ITGB3	506G > A
HPA – 5a HPA – 5b	GPIa	CD49b	Glu505Lys	ITGA2	1600G > A
HPA – 6bw	GPⅢa	CD61	Arg489Gln	ITGB3	1544G > A
HPA – 7bw	CPⅢa	CD61	Pro407Ala	ITGB3	1297C > G
HPA – 8bw	GPⅢa	CD61	Arg636Cys	ITGR3	1984C > T
HPA – 9bw	GPⅡb	CD41	Val837Met	ITGA2B	2602G > A
HPA – 10bw	GPⅢa	CD61	Arg62Gln	ITGB3	263G > A
HPA – 11bw	GPⅢa	CD61	Arg633His	ITGB3	1976G > A
HPA – 12bw	GPIbβ	CD42c	Gly15Glu	GP1BB	119G > A
HPA – 13bw	GPⅢa	CD49b	Thr799Met	ITGA2	2483C > T
HPA – 14bw	GPⅢa	CD61	Lys611del	ITGB3	1909 – 1911delAAG
HPA – 15a HPA – 15b	CD109	CD109	Ser682Tyr	CD109	2108C > A
HPA – 16bw	GPⅢa	CD61	Thrl40lle	ITGB3	497C > T
HPA – 17bw	GPⅢa	CD61	Thr195Met	ITGB3	662C > T
HPA – 18bw	GPIa	CD49b	Gln716His	ITGA2	2235G > T
HPA – 19bw	GPⅢa	CD61	Lys137Gln	ITGB3	487A > C
HPA – 20bw	GPⅡb	CD41	Thr619Met	ITGA2B	1949C > T
HPA – 21bw	GPⅢa	CD61	Glu628Lys	ITGB3	1960G > A
HPA – 22bw	GPⅡb	CD41	L. ys164Thr	ITGA2B	584A > C
HPA – 23bw	GPⅢa	CD61	Arg622Trp	ITGB3	1942C > T
HPA – 24bw	GPⅡb	CD41	Ser472Asn	ITGA2B	1508G > A
HPA – 25bw	GP Ia	CD49b	Thr1087Met	ITGA2	3347C > T
HPA – 26bw	CPⅢa	CD61	Lys580Asn	ITGB3	1818G > T
HPA – 27bw	GPⅡb	CD41	Leu841 Met	ITGA2B	2614C > A
HPA – 28bw	GPⅡb	CD41	Val740Leu	ITGA2B	2311G > T
HPA – 29bw	GPⅢa	CD61	Thr7Met	ITGB3	98C > T
HPA – 30bw	GPⅡb	CD41	Gln806His	ITGA2B	2511G > C
HPA – 31bw	GPIX	CD42a	Pro123Leu	GP9	368C > T
HPA – 32bw	GPⅢa	CD61	Asn174Ser	ITGB3	521A > G

续表

抗原	糖蛋白定位	CD	氨基酸改变	编码基因	核苷酸改变
HPA－33bw	GPⅢa	CD61	Asp458Gly	*ITGB3*	1373A＞G
HPA－34bw	GPⅢa	CD61	Arg91Typ	*ITGB3*	349C＞T
HPA－35bw	GPⅢa	CD61	Arg 479His	*ITGB3*	1514A＞G

1. HPA－1 血型系统（PIA、Zw 系统）　　　HPA－1 是最早被人们认识且具临床意义的血小板同种特异性抗原，定位于 GPⅢa 分子上。其分子遗传多态性的基础是 HPA－1 编码区 176 位单核苷酸发生 T/C 置换，而导致相应编码蛋白的第 33 位亮氨酸转变为脯氨酸。HPA－1a 与 HPA－1b 的基因频率在白种人中分别为 0.89 和 0.11，在汉族人中分别为 0.996 和 0.004，汉族人 HPA－1a 的基因频率明显高于白种人。HPA－1 特异性抗体与输血后紫癜综合征以及大多数 NAIT 有关。

2. HPA－2 血型系统（Ko、Sib 系统）　　　受血小板膜糖蛋白 GPⅠbα 上的一对等位基因 *HPA－2a*、*HPA－2b* 控制，为双等位基因共显性模式。其分子遗传多态性的基础是 HPA－2 编码区 482 位核苷酸发生 C/T 置换，而导致相应编码蛋白的第 145 位苏氨酸转变为甲硫氨酸。血小板特异性抗原 Ko 是由 van der Weerdt 等于 1962 年发现的，1989 年 Saji 在日本人中发现引起血小板输注无效的 Sibª 抗原，现已证实与 Koª 特异性相同。Ko 抗原定位于 GPⅠbα 链上，抗－Ko 多为 IgM 型抗体，可直接使血小板凝集。Koª 为低频等位基因，基因频率为 0.07～0.09（白种人）；而 Koᵇ 高频等位基因，基因频率为 0.91～0.93（白种人），汉族人与白种人的 HPA－2 基因频率相差不大。HPA－2a 可引起 NAIT，而 HPA－2b 除了可引起血小板输注无效（PTR）外，还是冠心病发病的独立危险因素，与冠心病的严重程度显著相关。因此，HPA－2 对于 FNAIT、PTR 等疾病的诊断、治疗、预防有着重要意义。

3. HPA－3 血型系统（Bak、Lek 系统）　　　HPA－3 的抗原决定簇位于 GPⅡb，是由于 HPA－3 编码区 2621 位单核苷酸 T/G 置换，引起多肽链第 843 位异亮氨酸转变为丝氨酸，产生 HPA－3a 和 HPA－3b 抗原。Bak 是由 Von dem Borne 于 1980 年在荷兰人中发现的，发现的第一例抗－Bakª 引起了新生儿血小板减少症。McGrath 等于 1989 年报告抗－Bakᵇ 也与新生儿血小板减少有关，家系调查证实 Bakª 和 Bakᵇ 呈等位基因分布。Boizard 等于 1984 年报道的血小板抗原 Lekª 与 Bakª 特异性相同。

4. HPA－4 血型系统（Pen、Yuk 系统）　　　HPA－4 的抗原决定族位于血小板膜糖蛋白 GPⅢa，由于 cDNA 506 位单核苷酸 G/A 置换，引起多肽第 143 位精氨酸转变为甘氨酸，产生 HPA－4a 和 HPA－4b 抗原。抗原 Pen 是由 Friedman 等于 1985 年报道的，相应的同种抗体抗－Penª 可引起患儿新生儿血小板减少症。Shibata 等于 1986 年报道 Yukª 引起两例新生儿血小板减少症，同年又报道 Yukª/Yukᵇ 为一个新的血小板血型抗原系统，后来证实 Yukª 与 Penª 特异性相同。

5. HPA－5 血型系统（Br、Hc、Zav 系统）　　　HPA－5 抗原定位于 GPⅠa，由于 cDNA 1600 位单核苷酸 G/A 置换，引起氨基酸苯丙氨酸替换为赖氨酸，产生 HPA－5a 和 HPA－5b 抗原。Brª 抗原是由 Kiefel 等于 1988 年报道的，后来证实 Brª 与 Woods 等于 1989 年报道的 Hcª 和 Smith 等于 1989 年报道的 Zavª 抗原特异性相同，在淋巴细胞上也有表达，并统一命名为 HPA－5 系统。

6. HPA－15 血型系统（Gov 系统）　　　HPA－15 系统抗原的特异性在于 cDNA 第 2108 位单核苷酸 C/T 置换，引起第 703 位丝氨酸替换为酪氨酸，进一步的实验显示相应的抗原位于 CD109 糖蛋白上。Govª 及其对偶抗原 Govᵇ 是由 Kelton 等于 1990 年报道的，他们在一个多次输血的肾移植患者血清中发现了抗－Govª，导致血小板输注无效；在另一出血异常并多次输血的患者血清中发现了抗－Govᵇ，也导致血小板输注无效。

7. 其他 HPA 低频血型抗原　　　目前共有 29 个不同的低频抗原被检出（表 3－1），其中 25 个抗原位于 GPⅡb 或 GPⅢa 上。这些抗原均与 NAIT 有关，母亲血清中发现的特异性抗体仅与父亲血小板上的

GPⅡb/Ⅲa 反应。

二、血小板抗体

由于血小板上存在的抗原有血小板相关和特异性两类抗原，当患者反复输注血小板进行治疗时，就会引发机体产生相应的血小板抗体，这些抗体主要针对 HLA 和 HPA。血小板抗体的产生亦可源于各种原因所致的血小板自身免疫性疾病和某些药物。

血小板同种抗体中，最常见的是 HLA 抗体或 HLA 合并 HPA 抗体，有研究指出，血小板相关抗体中，HLA 抗体占 79.9%，HLA 合并 HPA 抗体占 17.6%，HPA 抗体占 2.7%。

血小板抗体可引发同种免疫性血小板减少，如血小板输注无效、NAIT 等，在移植过程中，也会引起移植排斥；血小板自身抗体则会引起免疫性血小板减少性紫癜。

第二节 血小板血型的临床应用

PPT

血小板血型的主要临床相关问题是免疫性血小板减少症，包括同种免疫性血小板减少症、自身免疫性血小板减少症（AITP）和药物诱导免疫性血小板减少症。同种免疫性血小板减少症主要包括血小板输注无效（PTR）、NAIT 和输血后紫癜（PTP），与临床输血关系密切。

一、血小板输注无效 微课/视频

血小板输注无效（platelet transfusion refractoriness，PTR）是指患者在连续两次接受足够剂量的血小板输注后，仍处于无反应状态，即临床出血表现未见改善，血小板计数未见明显增高。判定血小板输注的效果可以通过校正的血小板上升数（corrected count increment，CCI）或血小板输注后的回收率（percent platelet recovery，PPR）来衡量。以 CCI 为判断指标，若血小板输注后 1 小时 CCI < 7.5 或输注后 24 小时 CCI < 4.5，则认为血小板输注无效；以 PPR 为判断指标，若血小板输注 1 小时后 PPR < 30%，或输注后 24 小时 PPR < 20%，认为血小板输注无效。

$$CCI = \frac{(输后血小板计数 - 输前血小板计数) \times 体表面积(m^2)}{输入的血小板总数(\times 10^{11})} \qquad (3-1)$$

结果判定：输注后 1 小时 CCI < 7500，24 小时 CCI < 4500 说明血小板输注无效。

$$PPR = \frac{[输后血小板计数 - 输前血小板计数] \times 血容量(L)}{输入的血小板总数(\times 10^{11}) \times P} \times 100\% \qquad (3-2)$$

结果判定：血小板输注后 24 小时回收率 < 20% 为输注无效。

式中，血小板计数单位为 10^9/L；体表面积（m^2）= 0.0061 × 身高（cm）+ 0.0128 × 体重（kg）- 0.01529；P = 2/3（P 值表示输入的血小板有 1/3 进入脾脏的血小板储存池）。

（一）血小板输注无效的原因

反复输注血小板、红细胞的患者或有妊娠史的受者，血清中可产生针对 HLA 和（或）HPA 的同种抗体，若再次输注含有对应的 HLA/HPA 抗原的血小板时，受者血清中抗体可以与输入的血小板产生抗原抗体反应，导致输入的血小板被大量巨噬细胞吞噬，血小板的寿命进行性缩短，表现为血小板减少，临床疗效不佳。HLA 致敏是最常见的血小板输注无效的免疫因素，HLA 的抗原性较强，通过在接受输注的患者体内检出显著升高的抗 HLA - Ⅰ 类抗体含量，可以明确诊断。

很多非免疫性因素也可以导致血小板计数达不到预期的增值，如发热、感染、弥散性血管内凝血（disseminated intravascular coagulation，DIC）、脓毒血症、严重出血、脾脏肿大、输注前血小板储存不佳、静脉使用两性霉素B及万古霉素、血栓性血小板减少性紫癜等均可以导致血小板输注无效。而且这些非免疫因素导致血小板输注无效较免疫因素所致更为多见，即使已确定血小板输注无效是免疫因素引起的，但往往同时存在非免疫因素。

（二）同种免疫性血小板输注无效的预防及处理

预防措施：为防止血小板同种免疫引起的血小板输注无效，可以采取以下办法：①辐照血小板制剂；②白细胞滤器减少血小板、红细胞制剂中的白细胞含量。上述方法可以有效地减少HLA抗体的产生，由此可以使血小板输注无效的发生率大大减少。

处理措施：一旦HLA抗体出现时，可以选择HLA-I类抗原与患者相合的供者单采血小板；供者HLA-I类抗原分型可以采用如微量淋巴细胞毒试验等血清学方法或分子生物学方法。需要注意的是，对HLA抗体选用相配的HLA表型的供者并不意味着供、受体的HLA-I类抗原完全相同。表3-2举例说明了HLA供受者之间的配合程度。在时间和血小板供者有限的情况下，应该尽量选择位点最匹配的供者的单采血小板。在同种免疫性血小板减少患者，HLA匹配等级由高至低依次为A、B1U、B1X、B2UX、C、D和R。在等级为A、B1U或B2U的情况下，血小板输注后将会获得较佳的CCI；而一些在血小板上表达较少的抗原，在错配的情况下（B44、B45），也会获得较好的效果。等级D的情况与随机供者无差别。

表3-2 供受者HLA匹配的程度

等级	描述	受者表型
A	4个抗原完全匹配	A1，3；B8，27
B1U	1个抗原未知或空缺	A1，-；B8，27
B1X	1个交叉反应组	A1，3；B8，7
B2UX	1个抗原空缺和1个交叉反应组	A1，-；B8，7
C	1个抗原错配	A1，3；B8，35
D	2个或更多的抗原错配	A1，32；B8，35
R	随机抗原	A2，28；B7，35

举例：供者的表型为A1，3；B8，27。

由于供受者之间HLA-I类抗原相匹配，导致受者无法发起对供者淋巴细胞的攻击。为避免输血相关移植物抗宿主病（transfusion-associated graft-versus-host disease，TA-GVHD），对HLA匹配的血小板制剂应该给予辐照。另一个被称为抗体特异性预测（antibody specificity prediction，ASP）的血小板输注法是通过检测受者HLA抗体的特异性，避免供者血小板含有受者抗体所对应的抗原决定簇。有报告证实，输注经ASP选择的供者血小板可以获得与HLA匹配及交叉试验选择出的血小板相同的输注效果，比随机选择血小板的输注效果更好。而用ASP方法可以比传统的HLA匹配标准获得更多的血小板供者。

对于同种免疫性血小板输注无效，输注前的血小板交叉配合试验可以使血小板输注的效果大大提高，还可以用来预测及避免可能的血小板输注无效。每个将给患者输注的血小板均需提前与患者血清进行交叉配合性试验，常用的方法是简易致敏红细胞血小板血清学试验（simplified sensitized erythrocyte platelet serology assay，SEPSA）或固相红细胞黏附（solid-phase red cell adherence，SPRCA）试验，实践证明输注血小板前进行交叉配合实验能够提高血小板输注效果。SEPSA和SPRCA试验可以筛选出与患者相容的血小板，还可以检测出针对血小板特异性抗原的抗体。然而，当患者被高度同种免疫，如群体反应性抗体（panel reactive antibodies，PRA）超过50%，血小板交叉试验就往往难以成功。这种情况下，比较难以获得足够的相容性血小板，可以通过选择HPA匹配的血小板来得以解决。由于血小板特异性抗体所导致的血小板输注无效比较少见，若发现患者存在血小板特异性抗体，在寻找相应抗原缺乏的供血者的同时，也应该积极检测患者家庭成员的血小板表型，以便及时发现合适的供者。

二、新生儿同种免疫性血小板减少症

新生儿同种免疫性血小板减少症（neonatal alloimmune thrombocytopenia，NAIT）和胎儿与新生儿溶血病（HDFN）的发病机制相似，妊娠期间由于母婴间血小板血型不合，胎儿的血小板抗原刺激母体产生血小板相关抗体，后者通过胎盘导致胎儿和新生儿血小板减少。主要临床特征为新生儿出生时血小板数较高或正常，出生数小时后才出现急性血小板减少和出血症状，可见全身散在紫癜和紫斑，重者甚至可出现颅内出血，产后第1周亦可出现黄疸。NAIT是最常见的胎儿或新生儿血小板减少的原因。该病在白种人中的发生率为1/（1000~2000），80%左右的NAIT是由HPA-1a抗体引起的；但是在黄种人中，由于HPA-1a抗原频率极高，推测HPA-3a和HPA-4a抗体可能是引起的NAIT主要原因。

对母体和胎儿进行HPA DNA分型可为NAIT的产前诊断提供依据，其实验诊断原理基本同HDFN，二者的比较详见表3-3：①母亲血清血小板特异性抗体测定以鉴别血小板减少是否由血小板特异性抗体的反应引起；②母亲和父亲血小板抗原的基因分型以证实前者体内的抗体产生机制。本症的治疗主要是静脉注射免疫球蛋白配合血小板输注。一旦NAIT的诊断确立，母亲再次妊娠时有同样的患病风险。此时给予静脉注射免疫球蛋白或类固醇激素的治疗可以达到比较好的效果。

表3-3　HDFN和NAIT的实验诊断比较

指标	HDFN	NAIT
母亲细胞表面缺乏常见抗原	红细胞抗原鉴定	血小板抗原鉴定
母亲血清抗体特异性	红细胞抗体筛选	血小板抗体筛选
婴儿血细胞包被有IgG	直接抗球蛋白试验	血小板相关Ig检测
低频率抗原抗体	母亲血清＋父亲红细胞	母亲血清＋父亲血小板

三、输血后紫癜

输血后紫癜（post-transfusion purpura，PTP）是指输注红细胞、血浆或血小板后5~10天发生的急性、自限性血小板减少综合征，主要表现为皮肤瘀点、瘀斑和黏膜出血，严重者有内脏甚至颅内出血而危及生命。多发生在有输血史和妊娠史的女性，容易反复发作。PTP血小板减少与血清中存在血小板特异性同种抗体有关，患者血清中常检测到HPA-1a抗体，其他HPA抗体如HPA-1b、HPA-2b、HPA-3a、HPA-3b、HPA-4a等在GPⅡb/Ⅲa上的抗原所针对的抗体也可能检测到。抗体效价通常在输后7天达到高峰，在1个月内消失，但也有病例在一年半内仍检出抗体。中国人HPA-1a的抗原频率＞99.99%，至今尚未发现该抗原阴性者。因此，HPA-1a抗体检测对中国人意义不大。PTP与红细胞抗体引起的输血反应不同，发生PTP时，患者自身抗原阴性的血小板及输入的抗原阳性的血小板都会被破坏。PTP中自身血小板被破坏的机制还不是完全清楚；然而越来越多的研究发现血小板自身抗体仅一过性升高，并与同种抗体一起破坏自身和输注的抗原阳性的血小板。PTP的诊断可根据血清中血小板抗体结果，并结合血小板抗原定型、血小板基因分型可以在急性期提供本病的诊断依据。该病的恢复期为6~100天（平均24天），超过40天者往往较严重，可用血浆置换法配合静脉注射免疫球蛋白治疗，也有个别病例采用全血或新鲜全血置换取得很好的效果。急性期可以选择抗原阴性的血小板输注，但需注意的是后者在体内的存活时间也是明显缩短的。

四、血小板自身抗体相关疾病

特发性血小板减少性紫癜（idiopathic thrombocytopenic purpura，ITP）是由于自身免疫系统失调，机体产生针对自身血小板相关抗原的抗体，从而引起免疫性血小板减少。慢性 ITP 在临床上最为常见，临床上以自发性皮肤黏膜出血，血小板减少、出血时间延长、束臂试验阳性为特征，往往在明确诊断前已经有数月至数年的隐匿性血小板减少，女性患者较为多见。由于巨核细胞表面存在与血小板相同的抗原成分，所以血小板自身抗体不仅可与自身或同种血小板结合，还能与巨核细胞结合而可能引起血小板生成障碍。

从 ITP 患者中提取血清和洗涤血小板进行研究发现，许多 IgG、IgM、IgA 自身抗体可与血小板表面膜结构反应，最常见的是 GP 复合物 Ⅱb/Ⅲa、Ⅰa/Ⅱa 和Ⅶb/Ⅸ，但也包括 GPⅣ、GP Ⅴ和 GPⅥ，大多数患者的血小板相关自身抗体对两种或两种以上的血小板球蛋白存在效应。尚无确凿证据显示患者体内自身抗体的特异性与患者疾病的严重程度或患者的治疗效果相关。

血小板抗体检测在本症的诊断时具有一定的价值。多数试验主要用于检测结合到血小板糖蛋白（GPⅡb/Ⅲa、GPⅡa/Ⅱa、GPⅠb/Ⅸ）特异表位上的免疫球蛋白。若血小板糖蛋白抗体检测阳性，可与非免疫性因素导致血小板减少的情况进行鉴别，但在血小板数量非常低时，由于难以得到足够的血小板，该方法学的应用也受到限制。患者的血小板洗脱液与固相的系列血小板糖蛋白－单抗复合物作用，用酶联免疫抗人球蛋白法可以检测结合在该复合物上的血小板抗体。患者血浆中的抗体可以用相同的方法检测，但后者的检测阳性频率要低于洗脱液中抗体的检测。

血小板减少性紫癜很难自行缓解，其治疗通常需要提高血小板计数。一线治疗包括类固醇或 IVIG，对于应答不良者需采取免疫抑制剂治疗或脾切除术。慢性自身免疫性血小板减少症可能与特发性的或其他疾病有关，如人类免疫缺陷病毒感染、恶性肿瘤或其他自身免疫性疾病。急性 ITP 主要是一种儿童性疾病，常表现为急性起病的严重的血小板减少和出血症状，通常发生在病毒感染后。大多数急性 ITP 患者在发病 2～6 个月后可自愈。如果需要治疗，静脉注射免疫球蛋白或抗 D 免疫球蛋白输注给 D 阳性患者通常能有效提高血小板计数。类固醇类药物对儿童有较严重的不良反应，应减少使用。对于病情严重且持续发病时间超过 6 个月的儿童（类似于成人慢性 ITP 的治疗），可采用脾切除术。利妥昔单抗和各种血小板生成素受体激动剂目前主要用于急性 ITP 的二线治疗。由于体内的同种抗体是血小板减少的主要原因，因此，对于 ITP 患者治疗性血小板输注，仅在血小板计数（20×10^9/L）低至可能威胁生命的出血时考虑应用。

五、药物诱导血小板减少症

药物诱导血小板减少症（drug－induced thrombocytopenia，DIT）是指药物相关的血小板抗体导致的血小板减少，属于药物治疗中的并发症。常见药物包括奎宁、磺胺类药物、万古霉素、GPⅡb/Ⅲa 拮抗剂和肝素，产生抗体的机制差异较大，根据所涉及不同的药物分子，机制也不同。

在药物引起的血小板免疫反应中，由肝素诱导的血小板减少（heparin－induced thrombocytopenia，HIT）综合征具有重要的临床价值。HIT 发病率还未知，但据估计普通肝素治疗的患者发生 HIT 可达到 5%，而低分子量肝素导致 HIT 概率可能比普通肝素低。一般发生在初次接触肝素 5～14 天后和最近 3 个月内，患者的血小板计数减少 30%～50%，血小板计数通常小于 100×10^9/L，通常在停用肝素后 5～7 天内恢复。超过 50% 的 HIT 患者会在动脉系统和（或）静脉系统形成血栓。患者可发生中风、心肌梗死、肢体缺血、深静脉血栓形成或其他器官的缺血，导致患者截肢，甚至危及生命。由于 HIT 诱发血栓形成的发生率高，所以当患者考虑为 HIT 时停用肝素至关重要。

发生 HIT 的患者体内可以出现一种特异性抗体 IgG，该抗体可以与肝素 – PF4（血小板 4 因子）复合物结合，PF4 又称"肝素结合阳离子蛋白"。由血小板 α 颗粒分泌，然后结合于血小板和内皮细胞表面。抗体 – 肝素 – PF4 形成 1 个 3 分子复合物，再与血小板表面的 FcγⅡa 受体结合，免疫复合物可以激活血小板，产生促凝物质，是肝素诱导性血小板减少症伴发血栓并发症的可能机制。

答案解析

思考题

案例：患儿，男，出生 8 小时，因"全身散在出血点 1 小时"入院。

现病史：患儿为 1 胎 1 产，胎龄 39 + 2 周，足月顺产，出生时羊水清，胎盘正常，脐带正常，面色红润，无窒息。出生 6 小时后出现全身散在出现出血点、瘀斑，无抽搐及尖叫。

家族史：父母体健，母亲孕期正常进行孕检，无明显异常。无近亲婚配，无遗传性疾病。

查体：颜面部、躯干及四肢皮肤散在出血点及瘀斑，无明显黄染，口腔黏膜无明显出血点。前囟平坦，四肢张力正常，原始反射存在。

实验室检测：血常规：白细胞 4.5×10^9/L，血红蛋白 145g/L，血小板 30×10^9/L。血涂片红细胞染色、大小、形态大致正常；白细胞、淋巴细胞无明显异常；未见成堆血小板，单个血小板少见。

问题：

1. 患儿可能的诊断是什么？依据是什么？

2. 如何进行实验室诊断？

3. 如何进行治疗？

（杨乾坤）

书网融合……

重点小结

题库

微课/视频

第四章 红细胞血型检测技术

红细胞血型检测技术是输血工作中最常使用并且非常重要的技术，常用于输血相容性检测、胎儿与新生儿溶血病、自身免疫性溶血性贫血、器官移植及法医鉴定等方面。

第一节 输血相容性检测

PPT

一、目的和主要内容

输血治疗是临床上非常重要的治疗手段，但当患者输入血型不相容的血液时，存在发生溶血性输血反应的风险，甚至危及生命。临床输血的中心任务是向患者提供安全、有效的血液及血液成分。输血相容性检测目的是使患者与供血者血液相容，血液及血液成分在患者体内存活并发挥有效作用。

输血相容性检测的主要内容包括：了解患者与输血相关的临床资料；血液标本接收、核对、检查及处理；ABO 血型系统鉴定和 RhD 抗原定型；红细胞意外抗体筛查与鉴定；交叉配血试验。

二、临床资料及标本要求

（一）临床资料

进行实验室检查前应尽可能了解、核对患者的有关资料，包括姓名、性别、年龄、民族、科室、住院号、临床诊断、输血史、药物史、孕产史、移植史，特别是既往输血反应史，以及 ABO 血型、RhD 血型、输血目的、申请血液成分种类、申请量、预定输血时间和相关检测指标等。《临床输血申请单》上的详细信息有助于解决可能出现的血清学问题。如果无输血史和妊娠史，极少会产生具有临床意义的意外抗体；如果患者 3 个月内输过非同型血液，供血者红细胞可能依然会存在于血液循环中，干扰血型结果判读。

（二）标本要求与处理

严格核对输血相容性检测的血液标本是保障安全输血的关键环节之一。所有标本必须经标记和核对，准确无误地来自患者和献血员，应确认患者标本标签信息与临床输血申请单信息一致。

血清或血浆标本均可用于输血相容性检测。根据试验要求采集血液标本。自动化检测宜使用EDTA抗凝血液标本，手工检测可使用EDTA抗凝血液标本或者血清标本。若同时需要红细胞和血浆，标本最好抗凝；若仅需要血清，标本不可抗凝。使用血浆标本时应注意排除纤维蛋白原干扰，使用血清标本时应注意排除补体干扰。如果试验要求补体参与，就应使用血清标本。

血液标本无稀释、无明显乳糜、无溶血（自身溶血除外）。标本在采集过程中发生的溶血，一般不能使用。如果患者处于肝素治疗期间，则应用硫酸鱼精蛋白拮抗，使标本凝集。如果患者使用右旋糖酐、聚乙烯吡咯烷酮（PVP）等治疗，应注意洗涤被检红细胞，再进行检测。对血液标本的要求应同时满足仪器生产商说明书和试剂生产商说明书。

要求用于交叉配血的受血者血液标本应是输血前3天内的，以能代表患者当前免疫学状况。反复输血患者更应注意抽取新标本做抗体筛查及配血试验，避免漏检因回忆反应产生的抗体。

每次血液发出后，患者和供血者的标本在于2~6℃冷藏条件下至少保存7天，以便对输血不良反应追查原因。检测后标本处理应按照《医疗卫生机构医疗废物管理办法》执行。

三、ABO 与 RhD 定型 ⓔ 微课/视频1

患者和供血者的ABO血型和RhD抗原应在输血前予以确认，极特殊情况除外。这是因为在各类血型系统中，以ABO血型系统的抗原性最强，Rh血型系统中D抗原次之。依据定型结果，选择合适的血液。

（一）ABO 定型及试验中常见问题

1. ABO 血型定型 由于ABO血型系统抗体多数为IgM类，所以在室温条件下，盐水介质中可出现明显的凝集反应。主要方法有：平板法（不适合于反定型）、试管法、微孔板法及微柱凝胶法。

ABO血型定型包括正定型（forward typing）和反定型（reverse typing）。用抗－A及抗－B试剂与被检细胞反应，检测红细胞表面是否存在A抗原和B抗原，称为正定型（细胞定型）；用标准A细胞及B细胞与被检血清反应，检测血清中是否存在抗A和抗B抗体（凝集素），称为反定型（血清定型）。正常人群中通常有规律地出现ABO抗体，即该个体红细胞上缺乏A或B抗原，那么血浆中会存在相应抗体，而红细胞上具有A或B抗原，那么血浆中缺乏相应抗体。红细胞上有A抗原，血清中有抗B，该个体为A型；红细胞上有B抗原，血清中有抗－A，该个体为B型；红细胞上有A、B抗原，血清中无抗－A和抗－B，该个体为AB型；红细胞上无A、B抗原，血清中有抗－A、抗－B和抗－A,B，该个体为O型。ABO血型判断见表4－1。

表4－1 ABO 血型鉴定和结果判断

正定型		反定型			血型
抗A	抗B	A₁型红细胞	B型红细胞	O型红细胞	
+	-	-	+	-	A
-	+	+	-	-	B
-	-	+	+	-	O
+	+	-	-	-	AB

注："＋"表示凝集或者溶血（阳性反应），"－"表示未凝集、无溶血（阴性反应）。

这两种试验可互相验证，如果正、反定型不符，应通过进一步试验确认血型。新生儿及出生4个月之内的婴儿，由于血液中无ABO抗体或很弱，可以只做正定型。新生儿血清中可能存在来自母体的抗体，应注意鉴别。

2. 引起正、反定型不符的常见技术管理问题

（1）试验器材不清洁，产生假阳性结果。换洁净试验器材后重复试验。

（2）试剂污染或失效，产生假阳性或假阴性结果。检查并更换新试剂。

（3）试剂或标本错加，产生假阳性或假阴性结果。核对后进行重复试验。

（4）试剂漏加，产生假阴性结果。进行重复试验，注意加样顺序。

（5）细胞与血清比例不适当，产生假阳性或假阴性结果。

（6）离心过度或不足，产生假阳性或假阴性。离心机须设定准确程序及每半年进行校准。

（7）阳性反应产生溶血现象未能识别，误判导致假阴性结果。注意观察上清及细胞扣。

（8）结果判断或记录错误，产生假阳性或假阴性结果。注意核对。

（9）单克隆试剂与人源多克隆试剂在分析弱抗原，特别是 ABO 亚型时，可能会出现差异。

3. 引起正定型出现问题的常见标本因素

（1）亚型/变异型 A 和（或）B 抗原表达较弱，使用常规方法难以检出者，排除疾病因素，可能属于 ABO 亚型/变异型。应根据具体情况增加抗 $- A_1$、抗 $- H$、抗 $- A,B$、A_2 细胞等试剂，进一步试验。

（2）疾病因素导致抗原减弱 某些白血病或骨髓增生异常综合征等患者，ABO 血型抗原表达受到抑制。

（3）近期输血或 ABO 非同型骨髓移植或外周血干细胞移植 患者近期输入过 ABO 非同型血液，在患者体内未被破坏时，显示出"混合外观凝集"现象。ABO 非同型骨髓移植或外周血干细胞移植后患者的体内新产生的 ABO 非同型血液同样显示出"混合外观凝集"观象，可表现为正、反定型不符。

（4）嵌合体血型 该血型者体内有两组红细胞群体，定型时可以出现"混合外观凝集"现象。可见于异卵双胎。

（5）红细胞多凝集现象 红细胞膜因遗传或获得性异常，如细菌酶作用，几乎与所有人的血清发生凝集。

（6）获得性 B 由于革兰阴性菌的作用，红细胞可获得"类 B"活性。常见于患肠道疾病的 A_1 血型患者。

（7）红细胞致敏 被免疫球蛋白致敏或包被的红细胞，在含高蛋白介质的试剂中，可发生凝集。

（8）红细胞自身凝集 患者体内存在高效价冷凝集素等。

（9）血型物质过高 一些卵巢囊肿病例，血液中血型物质浓度很高，可中和抗 A 及抗 B 试剂。应多次洗涤被检红细胞，才可得到正确的正定型结果。

4. 引起反定型出现问题的常见标本因素

（1）年龄因素 在尚未产生抗体的小婴儿，或由母亲被动获得抗体的新生儿，或抗体水平下降的老年人，可出现异常结果。

（2）低丙种球蛋白血症 因机体免疫球蛋白明显减少或缺失，导致反定型出现假阴性结果。患者应进行免疫球蛋白定量检测。

（3）异常血浆蛋白 受检者血浆中异常的白蛋白、球蛋白比例和高浓度的纤维蛋白原等问题，可导致红细胞缗钱状形成，造成假凝集现象。脐带血中的华通胶也引起红细胞缗钱状形成，影响定型结果判定。

（4）药物等因素 右旋糖酐等药物及静脉注射某些造影剂可引起红细胞聚集而类似凝集表现。注意临床使用药物。

（5）近期内进行大量血浆置换治疗 由于使用大量的非同型的血浆进行置换治疗，患者血液中自身抗－A 或抗－B 明显减少，造成反定型错误。

（6）同种抗体 受检者血浆中，含有抗－A、抗－B 以外的室温反应性抗体，与试剂 A、B 细胞上的相应抗原发生反应。

（7）冷自身抗体 如患者体内存在的高效价冷凝集素。试管法 37℃水浴，排除自身冷凝集抗体。

（二）RhD 定型及试验中常见问题

Rh 血型系统常见的有 D、C、c、E、e 5 个抗原，其中 D 抗原的免疫原性最强，其临床重要性仅次于 A 和 B 抗原，因此临床常规鉴定 D 抗原。

1. RhD 定型 试验时应按抗－D 试剂使用说明书进行操作，并做好室内质控。对结果有异议者，应注意做好自身及试剂对照试验。根据试剂抗体性质不同，采用方法亦不同。如果试剂为 IgM 类，可以用试管法、微孔板法、微柱凝集法；如果试剂为 IgG 类，可使用间接抗球蛋白法。

抗－D 试剂与被检红细胞反应出现凝集，为阳性结果，即 RhD 为阳性。如果被检红细胞与 IgM 类抗－D 试剂初检呈阴性反应，进一步应用抗球蛋白方法进行确认，即使用 3 种或以上不同单克隆株来源的 IgG 抗－D 试剂与被检红细胞反应，如果该结果仍为阴性，即可判定该个体为 RhD 阴性；如果抗球蛋白方法结果为阳性，那么该个体为 D 变异型。D 变异型人群作为献血者按照 D 阳性对待，作为受血者（患者）按照 D 阴性对待。

2. 假阳性结果及处理

（1）鉴定用器材或抗血清被污染，造成假阳性。

（2）抗－D 试剂中含有事先未被检出的其他特异性抗体，造成假阳性结果。

（3）血液标本抗凝不当，出现血液凝块或出现小的纤维蛋白凝块，误判为阳性。应重视血液标本采集。

（4）受检红细胞与抗－D 试剂孵育的时间过长，含高蛋白的定型试剂会引起红细胞缗钱状形成。按照说明书进行试验，控制反应时间。

（5）受检红细胞已被免疫球蛋白或补体致敏，或标本血清中含有引起红细胞凝集的因子。注意做好患者自身对照。

（6）多凝集红细胞，造成定型结果假阳性。

3. 假阴性结果及处理

（1）抗－D 试剂保存不当，导致失效。查看并更换试剂。

（2）抗－D 试剂的使用方法错误，没有按说明书进行试验操作。

（3）漏加或错加抗－D 试剂。应进行重复试验。

（4）受检红细胞悬液浓度太高，与抗－D 试剂比例失调。注意细胞配制。

（5）离心后重悬细胞扣时，摇动用力过度，摇散弱凝集。

四、意外抗体筛查与鉴定

（一）意外抗体的概念

意外抗体是指抗－A、抗－B 以外的红细胞血型抗体，曾被称为不规则抗体。意外抗体包括同种抗体和自身抗体。自身抗体是指患者产生针对自身红细胞抗原的抗体，这类抗体不仅与自身红细胞凝集，通常也与多数异体红细胞发生凝集反应。如果抗体不是针对自身抗原，只是与同种异基因红细胞发生反应，为红细胞同种抗体。

ABO 血型系统中的抗－A_1，虽然通过抗体筛查的方法无法检出，但也属于意外抗体。

（二）意外抗体筛查的目的

输血前应对患者进行红细胞抗体筛查。抗体筛查的目的是在输血前检测患者血液中是否存在具有临床意义的意外抗体，从而可以选择正确的配血方法和合适的血液成分。一般在37℃有反应性的意外抗体可视为有临床意义的意外抗体，能引起溶血性输血反应或新生儿溶血病。抗体筛查通常在配血前或同时进行。

（三）意外抗体筛查的注意事项 ⓔ 微课/视频2

1. 抗筛红细胞 通常是选用2或3个O型供者的红细胞，制备成为一套试剂（每个试剂细胞来源于单一供者，不能混合使用），其中红细胞抗原表达应当互补，以纯合子基因为佳。每套抗筛红细胞中至少含有以下常见的抗原：D、C、E、c、e、M、N、S、s、P1、Le^a、Le^b、K、k、Fy^a、Fy^b、Jk^a、Jk^b。由于种族差异，对输血产生影响的抗体也有所不同。例如：Kell 系统的抗 – K 对白种人很重要，但中国汉族人群 K 抗原阳性者极少，所以抗 – K 对中国人来说不重要。而抗 – Di^a、抗 – Mur 对黄种人重要，对白种人则可忽略不计。

2. 方法 意外抗体可以是 IgM 类，也可以是 IgG 类，因此检测方法必须包括盐水介质法和非盐水介质法。非盐水介质检测法包括：抗球蛋白法（试管法）、聚凝胺法、微柱凝集法、酶技术等。除盐水介质法以外，其他方法可按抗体的血清学行为和实验具体条件至少选择其中一种，其中应包括使用抗球蛋白法（宜使用低离子强度盐溶液 – 间接抗球蛋白试验作为主要方法）。检测结果中筛检细胞全部阳性时应加测自身对照，即用自身血清与自身红细胞反应。

3. 结果判定 当自身对照阴性而抗筛细胞与被检血清出现阳性结果（至少与 1 个抗筛细胞出现凝集），即可确认待检血清中确实存在同种抗体。当自身对照及抗筛细胞与被检血清均出现阳性结果，表明受检者血清中含有自身抗体或自身抗体同时伴有同种抗体。

抗体筛查不一定能检出所有具有临床意义的抗体，一些抗低频率抗原或有剂量效应的抗体可能被漏检，此时需要抗原性更完全和特异性更强的抗筛细胞或使用更敏感的技术做检测。

（四）红细胞意外抗体鉴定 ⓔ 微课/视频3

抗体筛查试验结果阳性时，宜做抗体鉴定试验以确定其特异性，选择相应抗原阴性的献血者与患者血液进行交叉配血。抗体鉴定试验包含以下主要内容。

1. 自身细胞检查 观察患者血清与自身细胞的反应情况，确定血清内是否有自身抗体或自身抗体和同种抗体二者同时存在。

2. 谱红细胞（panel red cell） 或称试剂红细胞组。根据谱红细胞与待检血清在不种介质中反应的结果判定抗体特异性。谱红细胞是通过严格筛选确定，通常选用已知血型抗原的 8 ~ 12 人份 O 型红细胞。许多血型抗原具有剂量效应，以纯合子基因为佳。谱红细胞必须能够检出常见抗体（如抗 – D、抗 – Jk^a、抗 – C、抗 – E 等）及某些罕见抗体。所以不仅要求涵盖常见且具有临床意义的抗原，还要保证这些抗原在谱红细胞内的分布各具特点，以便在检测相应抗体时会出现不同的反应格局。另外，为了能从统计学上保证对抗体特异性的确认，每一种血型抗原最好在谱红细胞上保持一定的阴性和阳性比例，从而使血清学检查的结果表现出客观规律性，而不是偶然的结果，一般用 Fisher 确切概率法计算各种阴性和阳性结合的可能性，$P < 0.05$ 被认为是有统计学意义的可以接受的值。

抗体鉴定时，必须灵活运用盐水介质法、抗球蛋白法（试管法）、聚凝胺法、微柱凝胶法、酶技术等检测方法，在有两种或两种以上同种抗体时再结合吸收、放散等血清学手段，对抗体特异性做出明确分析和确认。

3. 结果判定 可用阴性排除法来确定抗体特异性。要对谱红细胞反应结果有正确的解释，首先要了解某些特异性抗体的血清学特性，并综合运用以下资料。

（1）观察受检血清与每个谱红细胞的反应结果。

（2）观察受检血清与其自身红细胞的反应结果。

（3）检查和比较每个反应相的结果，包括不同的温度、悬浮介质或酶作用的情况，一些抗体的特异性与反应相直接相关。

（4）是否有溶血现象。

（5）在出现阳性反应的细胞中，反应强度是否相同，有无剂量效应。

（6）对自身红细胞上的抗原详细检查，从所缺乏的抗原情况入手，提示是否存在相应的抗体。

如果待检血浆或血清与谱红细胞的反应结果恰好与某一抗原在所有的谱红细胞上分布情况完全一致，就可以初步说明待检血浆或血清中存在针对该抗原的抗体。

五、交叉配血试验

（一）概念与内容

红细胞类血液成分输血前应进行交叉配血。交叉配血试验也称血液配合性试验，是检查患者与输入的血液是否相容，可避免输血引起的溶血反应。交叉配血试验阴性，表明患者与供血者血液之间没有检出不相配合的抗原、抗体成分，可以输注。交叉配血试验包括下述几项。

1. 主侧配血　患者血清与供血者红细胞反应，检测患者体内是否存在针对供血者红细胞的抗体。

2. 次侧配血　患者红细胞与供血者血清反应，检测供血者血液中是否存在针对患者红细胞的抗体。

3. 自身对照　患者红细胞与自身血清反应，以排除自身抗体、直接抗球蛋白试验阳性及红细胞缗钱状假凝集等干扰试验结果判读的因素。

（二）方法

交叉配血反应体系均应在37℃孵育。除了使用检测IgM血型抗体的盐水介质法外，还应使用能检出IgG血型抗体的方法，例如：抗球蛋白试验、微柱凝胶法、聚凝胺法、酶技术、低离子强度（LISS）介质或其他合适的促凝方法等。

盐水介质交叉配血试验不应单独使用，该法主要检查受血者或供血者血浆中是否存在有破坏对方红细胞的IgM抗体，并能进一步验证ABO血型鉴定是否正确。抗球蛋白试管法交叉配血结果可靠，但操作繁琐在临床上未能常规应用。微柱凝胶交叉配血法结果可靠，为临床上常用方法。聚凝胺交叉配血操作时间较短，应用较广泛。酶介质交叉配血试验临床上较少开展。

交叉配血的要求是：不出现溶血或凝集的结果时，方可将供血者的血液成分输给患者。

（三）结果分析

（1）患者抗体筛查试验阴性和主侧交叉配血结果阳性，提示患者存在抗筛未检出的同种抗体或献血员直接抗球蛋白试验阳性。

（2）室温条件下，配血结果阳性，说明患者血液中可能存在IgM类同种抗体或自身抗体。

（3）直接抗球蛋白试验阳性，表明有自身抗体。

（4）冬季实验室温度较低盐水介质法出现红细胞凝集时，可37℃放置一定时间后观察凝块是否散开，以排除冷凝集素的干扰。

（5）被检血清在室温和37℃中，使红细胞出现了缗钱状假凝集。常见于巨球蛋白血症、多发性骨髓瘤、霍奇金病，以及其他表现为红细胞沉降率加速的一些病例。可离心去除上清，滴加0.9%氯化钠溶液。

（6）孵育温度不准确，造成错误结果。

（7）离心不当，造成了假阴性和（或）假阳性结果。

（8）红细胞不正确的洗涤和悬浮，使抗球蛋白试验出现假阴性。

（9）被检血清中如含有溶血性抗体，则具有相应抗原的红细胞被溶解而不是凝集，此种情况下交叉配血结果应视为阳性。如果血清中存在补体而导致溶血反应，血清应灭活后再做试验。

┌─ 知识拓展 ├─────────────────────────────────

CD38 单克隆抗体对输血相容性检测干扰及应对方案

随着肿瘤免疫靶点的不断发现，抗体药物如 CD38 单抗在临床上的应用越来越广泛。但 CD38 在红细胞上也有表达，故 CD38 单抗可能会对输血相容性检测产生干扰，导致配血困难。干扰的主要机制为：CD38 单抗与红细胞表面上的 CD38 分子结合，在加入抗球蛋白试剂后引起非红细胞意外抗体凝集。专家共识推荐在中国患者人群中使用聚凝胺和巯基还原剂（二硫苏糖醇或 2 - 巯基乙醇）处理红细胞，作为解决 CD38 单抗干扰输血相容性检测的方法，以消除 CD38 单抗带来的输血问题。

───

PPT

第二节　盐水介质试验技术

盐水介质试验技术是输血技术的基础，可用于鉴定血型、盐水介质交叉配血试验以及血清中 IgM 类抗体的筛查和鉴定。

一、原理

盐水介质试验是指在盐水介质中，红细胞上的抗原决定簇与相应抗体分子上的抗原结合部位结合，交叉联结形成肉眼可见的凝集块，属于直接凝集试验。完全抗体可以使带有相应抗原的红细胞在盐水介质中直接发生凝集，不完全抗体则不能，主要检测 IgM 类血型抗体。

二、基本方法

根据试验载体不同，主要有平板法、试管法和微孔板法 3 种方法。

（一）平板法

平板法为定性试验方法，玻片、陶瓷板、塑料板、硬纸板等均可使用。

此方法易于掌握，操作简单。但反应时间长，灵敏度差，有时容易忽略较弱的凝集而导致定型错误，结果可疑应用试管法重新试验。注意室温较高时应防止水分蒸发，干燥的边缘易和凝集混淆，干扰实验结果。工作环境和工作人员易被污染；如果未采用一次性耗材，清洗不彻底时会出现假阳性或假阴性结果。

应用范围：常规 ABO 血型正定型和 RhD 抗原定型。平板法不适用于 ABO 反定型试验、抗体鉴定和交叉配血。

（二）试管法

试管法为定性试验方法，也可用于半定量试验，如测定抗体效价。

试管法是输血相容性检测常用且经典的试验方法，通过离心加速抗原抗体反应，快速、准确、结果可靠，抗原抗体反应可置于不同温度环境，有利于分析疑难血型。适用于血型血清学的所有试验。

（三）微孔板法

微孔板法为定性试验方法。微孔板有 U 和 V 型底两种。加样与观察结果参考试管法。适用于上机操作、大批量标本检测。详见本章第九节。

三、结果判读与注意事项

（一）结果判读

红细胞呈游离的混悬状态是阴性结果。红细胞出现凝集或溶血是阳性结果。溶血亦为阳性结果，与血液凝集具有同样重要的临床意义。有些血型抗体与红细胞抗原反应后，能够激活补体引起细胞溶解。具有这种性质的抗体称为溶血素。当补体不存在时，这些抗体往往凝集或致敏具有相应抗原的红细胞。血型抗体具有溶血作用的有抗 – A、抗 – B、抗 – A,B、抗 – I、抗 – i 等。

红细胞凝集强度判断标准见表 4 – 2。

表 4 – 2　红细胞凝集强度判断标准

判断标准	凝集强度	分数
一个牢固大凝集块，背景清晰	4 +	12
数个较大凝集块，背景清晰	3 +	10
中等大小凝集块，背景清晰	2 +	8
小颗粒状凝集块，背景浑浊	1 +	5
非常细小的颗粒状凝集，背景浑浊	1 + w	4
肉眼几乎看不到凝集，背景浑浊，光镜下可见细小凝集	w + 或 ±	2
无凝集，肉眼及光镜下红细胞均呈游离状态	–	0
凝集和不凝集红细胞同时存在，混合视野外观	mf	
完全溶血	H	
部分溶血，仍有红细胞	PH	

（二）注意事项

（1）严格按照试剂说明书进行试验操作。

（2）如果做 ABO 血型鉴定，试验温度不要高于室温。

（3）要在光线良好的背景下观察凝集反应。

（4）因溶血和血液凝集都是阳性结果，所以观察结果首先看有无溶血，再看红细胞是否凝集。

（5）注意排除缗钱状凝集的干扰。

（6）观察结果后应立即做好试验记录。

第三节　酶处理试验技术

PPT

酶处理试验技术不宜做常规方法使用，只是输血相容性检测的补充方法。

一、基本原理

红细胞表面的唾液酸带负电荷，使红细胞互相排斥，保持一定距离。由于 IgG 类抗体两个 Fab 段跨距短，不能使两个红细胞连接在一起。蛋白水解酶能消化破坏红细胞表面唾液酸，减少红细胞表面负电荷，降低红细胞之间排斥力，使红细胞间的距离缩小；酶也会部分地改变红细胞表面结构，暴露出某些隐蔽抗原。使IgG类抗体可与酶处理的红细胞在盐水介质中发生凝集反应。

酶处理试验技术可以促进某些血型系统抗原抗体反应，其中以Rh和Kidd血型系统最为显著。但也会使某些红细胞抗原的结构受到破坏而失去活性，其中以MNS系统中MN抗原及Duffy系统最为明显（M、N、Fy^a、Fy^b抗原对木瓜酶、菠萝酶均敏感；M、N抗原对胰蛋白酶敏感，而Fy^a、Fy^b抗原对胰蛋白酶不敏感）。

酶处理试验技术还可用于增强红细胞对抗体的吸附能力，与二硫苏醣醇（DTT）结合使用，可去除包被在红细胞上的自身抗体，因此酶处理试验技术可用于不同的血清学试验。

较常用的蛋白水解酶有菠萝酶、木瓜酶、无花果蛋白酶和胰蛋白酶等。

二、酶试剂制备要点

1. 制备磷酸盐缓冲液（PBS） 用于酶试剂的溶剂，可根据不同酶剂制备不同PBS。

2. 制备酶试剂 酶试剂的浓度通常为1%，即1g菠萝酶或木瓜酶干粉溶解于100ml pH 7.3的PBS中，−20℃以下保存备用。

3. 酶试剂标化 由于配置的酶试剂批与批之间有差异，每批新配制的酶试剂应测定最佳稀释度和用于处理红细胞时的最佳孵育时间，保证试验结果的可靠性。

4. 制备酶试剂注意事项 应戴好手套、口罩，并在通风橱内操作，以防止酶粉进眼或吸入，造成不必要损害。

实验室最好使用商品化的酶试剂。

三、分类

酶处理试验技术分为一步法（或称直接法）和二步法（或称间接法）。

（一）一步法

酶试剂直接加入被检血清和红细胞反应体系中，促进血清中抗体与红细胞反应。操作简便，但敏感性较二步法差，且干扰多。

（二）二步法

首先用酶试剂处理消化红细胞，增强红细胞抗原性。经洗涤去除酶试剂后与被检血清反应。操作步骤多，较为复杂，但敏感性强，干扰少。

试验应设有阴性对照和阳性对照，即做好室内质控。如果阴性对照出现凝集或阳性对照不凝集，试验失败。

四、结果判读与注意事项

（一）结果判读

同盐水介质技术。

（二）注意事项

（1）酶试剂易失效，每批试剂分装冻存，融化后不可重新冰冻。

（2）酶试剂的量一定要按照要求加入，量过少会导致假阴性结果；量过多会导致红细胞自发凝集产生假阳性。

（3）控制试验时间，时间过长导致红细胞被过度消化，引起自发性凝集。

第四节　抗球蛋白试验技术

PPT

抗球蛋白试验又称 Coombs 试验，是检测红细胞不完全抗体的最经典方法。

一、基本原理　微课/视频 4

红细胞表面的唾液酸带负电荷，使红细胞互相排斥，保持一定距离。不完全抗体主要是 IgG 类，IgG 为 7S 的单体结构，分子量小。由于 IgG 分子 Fab 跨距小，只能与一个红细胞抗原决定簇结合，不能同时与两个红细胞抗原决定簇结合。所以在盐水介质中，不完全抗体只能致敏红细胞，即与红细胞表面相应抗原结合，而不能使红细胞出现可见的凝集反应。加入抗球蛋白试剂后，抗球蛋白分子的 Fab 片段与包被在红细胞上抗体（IgG）的 Fc 片段结合，从而通过抗球蛋白分子的搭桥作用产生红细胞凝集，未被抗体致敏的红细胞不会发生凝集。因此采用此种方法能够检测出血清中是否存在不完全抗体。

二、分类与应用

抗球蛋白试验包括直接抗球蛋白试验（direct antiglobulin test，DAT）和间接抗球蛋白试验（indirect antiglobulin test，IAT）。

直接抗球蛋白试验是检测红细胞在体内是否被不完全抗体或补体致敏，应用于自身免疫性溶血性贫血（AIHA）、药物性溶血性贫血、胎儿与新生儿溶血病（HDFN）以及输注不相容血液所致溶血性输血反应等检测。如果使用多克隆试剂，直接抗球蛋白试验出现阳性结果，通常需要用单克隆抗 IgG 和抗 C3 做进一步分析。

间接抗球蛋白试验是红细胞在体外与血清孵育，通过体外致敏红细胞，再加入抗球蛋白试剂后产生红细胞凝集。间接抗球蛋白试验主要用于筛查和鉴定红细胞同种抗体特异性、交叉配血试验、血型鉴定及其他特殊研究等方面。

三、抗球蛋白试剂

抗球蛋白试剂主要有多特异性（广谱）和单特异性的区分。广谱抗球蛋白试剂主要含有抗 – IgG 和抗补体 C3d 成分，也可能含有抗 – C3b、抗 – C4b 和抗 – C4d，以及抗 – IgA 和抗 – IgM 分子重链的成分。单特异性抗球蛋白试剂主要含有某一种抗球蛋白成分，例如抗 – IgG、抗 – IgA、抗 – IgM、抗 – C3d 等试剂。试验前应仔细阅读使用说明书。

四、直接抗球蛋白试验的意义

直接抗球蛋白试验阳性结果可以在体外或体内形成的，但主要是在体内形成的。直接抗球蛋白试验阳性的红细胞在体外偶尔会发生溶血，在体内则多半会受到免疫系统攻击而被破坏，其具体意义需要结合临床病情加以判断。

（一）单抗 IgG 阳性的意义

单抗 IgG 阳性说明红细胞表面致敏了 IgG 类免疫球蛋白。要明确这一结果的意义，可根据需要做进一步试验。包括 IgG 亚型分析和抗体特性分析。

分析 IgG 特性，常用方法是选择合适的放散方法，将 IgG 与红细胞解离，然后进行鉴定。以下是按照放散液中 IgG 抗体特性的不同，分别说明其意义。

1. 自身抗体　如果从患者红细胞上放散下来的抗体与谱细胞均出现阳性反应，同时患者不是新生儿，在 4 个月内也无输血史，则该抗体可以确认为自身抗体，很可能患有自身免疫性疾病。该抗体与谱红细胞反应，会出现较为一致的凝集强度，此种情况一般难以确认抗体特异性。

2. 类同种特异性自身抗体　偶尔某些自身抗体与谱细胞反应时，与某些细胞反应较强，与另外一些细胞反应较弱或呈阴性反应。对照谱细胞抗原列表分析，可见该抗体似乎包含了某种类似同种抗体的特异性。用吸收放散试验可以证明，该抗体不是自身抗体和同种抗体的混合物，它仍然是一种自身抗体，只是该自身抗体具有某些特异性，类似同种抗体的特点。

例如：某放散液与一组谱细胞均反应，但与 E 阳性的细胞反应更强，与 E 阴性的细胞反应较弱，似乎在放散液中存在同种抗 - E。但用不含 E 抗原的红细胞吸收放散后，得到的放散液与谱细胞反应，结果显示仍然具有和原来的放散液相同的反应格局，由此可以确定该自身抗体中含有类似抗 E 特异性，这种抗体可称为"类抗 - E 同种特异性自身抗体"。

3. 同种特异性抗体　新生儿溶血病、免疫性溶血性输血反应的病例中，往往能从红细胞放散液中检测到同种特异性抗体。当明确了这些抗体的特异性后，再选择合适的血液对患者进行输血治疗。

4. 药物抗体　有时虽然直接抗球蛋白试验阳性，但其红细胞放散液与谱细胞不发生反应。这种情况提示很可能是药物抗体引起的。结合临床用药情况作出判断。

（二）单抗 C3 阳性的意义

补体可在体内或体外致敏红细胞。可以是伴随抗 IgG 阳性一起或单独出现，以下是常见的几种情况分析。

1. IgM 抗体在体外激活补体　在体外检测红细胞时，单纯的抗 C3 阳性，常由具有冷抗体性质的 IgM 抗体造成。肝素抗凝的血液标本，其红细胞也会在体外结合补体。1 个 IgM 抗体分子可使成百个补体结合在红细胞上，当 IgM 性质的冷抗体在体外较冷的环境下（如冰箱中）会与红细胞结合，并造成大量补体致敏，在较高的温度或反复洗涤中 IgM 抗体会从红细胞上脱落，但补体保留在红细胞上。

2. IgM 抗体在体内激活补体　人体中自身冷抗体的反应温度可达 32℃，暴露于空气中的皮肤表面温度大致在这一水平上，因此红细胞可被自身冷抗体致敏，然后补体吸附到红细胞上，是否发生溶血决定于患者免疫状态。未溶血的红细胞返回体内 37℃ 环境，冷抗体被释放到血液中，呈游离状态，但补体成分仍然牢固地吸附在红细胞上，存在于红细胞上的补体成分主要为 C3d 及 C4d。

3. 温抗体型自身免疫性溶血性贫血　直接抗球蛋白试验阳性 10%~20% 是由 C3 单独引起的。在这些患者的红细胞上也可能同时存在 IgG、IgA 及 IgM，但数量有可能低于抗球蛋白试剂能够检出的最小量。

4. 血浆内形成的免疫复合物活化的补体成分可吸附到红细胞表面　非那西汀或奎尼丁等药物在血浆中形成的免疫复合物可以非特异性地结合到红细胞膜上，同时免疫复合物激活的补体也可结合到红细胞膜上。

五、影响因素

（一）致敏阶段

1. 抗体亲和力常数　红细胞上抗原、抗体反应是可逆的。在平衡状态下红细胞结合抗体的量，依反应条件及抗体亲和力或平衡常数而定。在凝集反应第一阶段，亲和力常数越高，抗原抗体结合就越多。就试验来说，其条件设计是在平衡状态下，要求与细胞结合的抗体量最大，以利于抗原或抗体检测。

2. 温度 抗球蛋白试验主要检测 IgG 抗体，IgG 抗体最适反应温度是 37℃，补体致敏的最适温度也是 37℃。温度如果较低，特异性抗体结合到红细胞抗原的量将减少；温度过高时，红细胞抗原和抗体会变性。

3. 孵育时间 红细胞悬浮于 0.9% 氯化钠溶液中，37℃孵育 15～30 分钟，能检出多数临床上重要抗体。对于活性弱的抗体，如果延长孵育时间到 60 分钟，可增加反应系统敏感性。

4. 离子强度 悬浮红细胞的溶液可以是 0.9% 氯化钠溶液、低离子强度溶液、白蛋白或血清。如果红细胞悬浮在单纯的低离子强度溶液中，将增强抗体的结合作用，孵育时间将缩短到 10～15 分钟。

5. 抗原、抗体比例 通常情况下，增加抗体量可增强反应体系的敏感性。在红细胞血清学试验中，常用的比例是 2 滴血清对 1 滴 2%～5% 的红细胞悬液。如果加大血清量到原血清量的 10 倍，可以发现在标准试验条件下未检出的弱抗体。特别是调查溶血性输血反应时，可以试用此方法。增加血清比例，应注意前带现象。但很少因显著性抗体过量而抑制凝集反应，产生前带现象。

（二）洗涤阶段

血清中的 IgG 能够中和抗球蛋白试剂，导致试验出现假阴性。因此，试管法直接和间接抗球蛋白试验在加入抗球蛋白试剂之前，都需要充分洗涤红细胞。洗涤红细胞是试管法抗球蛋白试验技术的关键。

1. 洗涤时间 为使结合到红细胞上的抗体不因洗涤而脱落，要尽可能缩短洗涤时间，且不能中途停止。

2. 加入和去除盐水的方法 每次洗涤加盐水要充分混悬红细胞，最好用急流方式冲入管底加盐水，离心后要尽可能完全去除盐水并扣干。

3. 洗涤盐水用量 用适量盐水稀释和洗去未结合的游离球蛋白，用 10mm×75mm 或 12mm×75mm 的试管至少要加其容量 3/4 的盐水，通常洗涤 3～4 次，可以完全去掉游离 IgG。游离 IgG 最后浓度应小于 $2\mu g/ml$。

4. 防止意外洗脱 洗涤红细胞后，应立即加入抗球蛋白试剂血清，因为结合在红细胞上的 IgG 可以脱落，游离在液体介质中，一方面会降低红细胞的凝集强度；另一方面游离 IgG 会抑制抗球蛋白试剂血清的活性。

（三）体外补体致敏

在直接抗球蛋白试验结果的判读中，C3 阳性并不完全代表患者体内的情况，C3 成分可以因血样采集和保存因素的影响致敏红细胞。常见的过程是血液采集后置于较冷的环境中，血液中的冷抗体结合在红细胞上，导致补体系统激活，使红细胞表面结合 C3 成分。要尽量避免这种情况发生，最有效的方法是将血液标本直接采集到 EDTA 抗凝管中，足量的 EDTA 可以完全螯合血液中的 Ca^{2+}，从而阻断补体系统活化过程。

（四）红细胞自身凝集

少部分患者红细胞有自身凝集倾向，例如患者体内存在常温下具有活性的冷抗体时，红细胞经过洗涤后仍可能在离心后出现凝集。为避免自身凝集造成抗球蛋白试验出现假阳性结果，需进行盐水对照试验（即将患者红细胞经充分洗涤后直接离心观察结果），若对照结果为阳性，则直接抗球蛋白试验结果不可靠。

PPT

第五节　聚凝胺介质试验技术

聚凝胺试验技术能够检出多数 IgG 类抗体。该法快速、简便、应用较为广泛。

一、基本原理　e 微课/视频 5、6

聚凝胺（polybrene）试验技术首先是利用低离子介质降低溶液的离子强度，减少红细胞周围的阳离子云，促进血清（浆）中的抗体与红细胞相应抗原结合。再加入聚凝胺溶液，聚凝胺是带有正电荷的多价阳离子多聚物，能够中和红细胞表面的负电荷，缩短红细胞之间的距离，使正常红细胞形成可逆的非特异性聚集，同时也使 IgG 类抗体直接凝集红细胞。然后加入枸橼酸重悬液（中和液）中和聚凝胺上的正电荷，使红细胞表面负电荷恢复正常，则仅由聚凝胺引起的非特异性聚集会消失，而由抗体介导的特异性凝集则不会散开。

二、基本操作

具体按照说明书进行操作。

（一）抗体筛查试验

1. 加入反应液　在检测管中加入待检血清（或血浆）与抗体筛查试剂红细胞。在各试管中分别加入低离子介质溶液后混匀，置室温 1 分钟。

2. 加入聚凝胺　再加入聚凝胺溶液，置室温 15 秒，离心后弃上清液，不必扣干，管底保留约 2 滴液体。观察红细胞是否聚集形成凝块。

3. 加入重悬液　在所有管都凝集的情况下加入重悬液，轻轻混合，观察结果。若为非特异性聚集，红细胞凝块在 1 分钟之内散开，试验结果为阴性；反之依然为不同强度的凝块，试验结果判为阳性。

（二）交叉配血试验

在主侧管中加入患者血清和献血者红细胞悬液；在次侧管中加入患者红细胞悬液和献血者血清。其他操作与抗体筛查试验相同。

三、注意事项

（1）因对聚凝胺有中和作用，不宜采用枸橼酸钠和肝素抗凝血。

（2）严格按说明书进行操作。

（3）聚凝胺只能使正常红细胞发生凝集，对缺乏唾液酸的细胞（如 T 及 Tn 细胞）无作用。

（4）聚凝胺试验对 Kell 血型的 IgG 型抗 – K 检测效果较差，但中国汉族人群中 K 基因的频率几乎为 0，kk 型几乎为 100%，几乎无 IgG 型抗 – K。

第六节　吸收放散试验

PPT

红细胞抗原与相应抗体在适当条件下发生凝集或致敏，但如改变某些条件，抗体又可从红细胞上放散下来，这种试验方法称为吸收放散试验。根据试验目的不同，吸收试验与放散试验可以联合使用，也可以分开应用。

一、吸收试验 ⓔ 微课/视频7

红细胞可以特异性地吸附血型抗体，不同抗体有不同的吸附条件。IgM 抗体通常在4℃条件下比室温或37℃更容易被吸收，但室温环境下更便于操作。IgG 类抗体通常在37℃吸收效果最好；某些酶增强的抗体如 Rh 抗体，可用酶处理红细胞后进行吸收。一般 IgM 类抗体较容易被吸收，因此一般可以完全吸收低效价 IgM 类抗体；相比之下 IgG 类抗体较难吸收，要求时间长，且难以吸收完全。

（一）冷抗体吸收试验

选择新鲜红细胞，用0.9%氯化钠溶液洗涤并制备成压积红细胞。取待吸收血清与压积红细胞混匀，置4℃或室温孵育30分钟至1小时，期间混匀数次，然后立即离心分离上清液和细胞，备用，注意离心温度尽量与孵育温度相同。

吸收后血清抗体效价可能会有变化。红细胞抗原性较强，抗体效价降低明显；如果红细胞抗原性较弱，抗体效价降低就不明显。

（二）温抗体吸收试验

选择新鲜红细胞，用0.9%氯化钠溶液洗涤并制备成压积红细胞。取待吸收血清与压积红细胞混匀，置37℃孵育30分钟至1小时，期间混匀数次，然后立即在37℃条件下离心分离上清液和细胞，备用。

二、放散试验 ⓔ 微课/视频8

将抗体从红细胞上放散下来的过程称为放散试验。通过放散试验获得的含有或不含有放散出抗体的溶液称为放散液。基于不同目的，放散试验方法有多种。物理方法，如热放散技术、冻融放散技术；化学方法，如乙醚放散技术、磷酸氯喹技术、柠檬酸放散技术。下面介绍几种主要方法。

（一）热放散技术

热放散技术简便实用，有很广的应用范围。热放散既可以获取放散液，也可以获取无抗体吸附的红细胞；既可以针对盐水反应性抗体（IgM 类），也可以针对 IgG 类抗体；既可以针对冷抗体，也可以针对温抗体。

1. 获取放散液的试验方法

（1）针对 IgM 类抗体　用冷0.9%氯化钠溶液洗涤待放散红细胞数次，留取末次洗涤液（末次洗涤液中应不残留任何抗体，否则需继续洗涤）。取洗涤后压积细胞，加等量0.9%氯化钠溶液，置56℃水浴，不断振摇10分钟。然后立即在56℃条件下离心取上清液即为放散液。

（2）针对 IgG 类抗体　换用常温0.9%氯化钠溶液洗涤待放散红细胞，其他操作同前。

2. 获取无抗体附着红细胞的试验方法

（1）针对冷抗体　用45℃左右的0.9%氯化钠溶液反复洗涤待放散红细胞，直至红细胞经离心后不再凝集。

（2）针对温抗体　将待放散红细胞用0.9%氯化钠溶液配制成2%细胞悬液，置56℃水浴10分钟，离心去上清液。此方法对附着少量 IgG 抗体的红细胞有效。

（二）冻融放散法

冻融放散法一般仅用于 ABO 血型系统抗体放散，对其他自身或同种抗体检出效果较差。冻融放散法采用降低温度的方法，使抗体从红细胞上放散下来。当红细胞冰冻时，细胞膜周围有冰晶形成，在冰晶形成过程中，要吸收周围的水分，导致剩余的细胞外液渗透压升高，造成细胞内渗透压低于周围细胞外液的渗透压，促使细胞内水分向细胞外渗透，最终导致细胞解体。当细胞膜破碎时，结合在细胞膜抗原上的抗体就脱落下来。

（三）乙醚放散技术

乙醚放散技术主要用于获取红细胞上致敏的 IgG 类抗体。乙醚放散法利用乙醚是有机溶剂，可以破坏红细胞膜结构，导致红细胞破碎，促使与红细胞表面抗原结合的抗体脱落。最好使用抗球蛋白技术检测乙醚放散液中抗体，因其放散液呈深红色，会影响其他检测技术对红细胞凝集的观察。

（四）磷酸氯喹放散方法

磷酸氯喹放散方法主要用于得到没有任何抗体结合的红细胞。应用磷酸氯喹解离红细胞上致敏的 IgG 抗体，并在一定程度上保持红细胞膜的完整性和抗原的活性。

三、吸收放散试验的应用

1. 除去血清中不需要的抗体　当存在冷抗体、自身抗体或抗血清试剂中混有其他特异性抗体时，可以利用吸收试验除去这些不必要或干扰试验的抗体。例如，用自身红细胞吸收去除自身抗体，可解决配血困难问题。

2. 分离、鉴定混合抗体　当血清中存在多种血型抗体，并要求鉴定抗体特异性时，可以利用吸收放散试验将抗体分离，并分别加以鉴定。例如，如果被检血清中含有抗 – B 和抗 – M，可用 B（＋）M（－）表型的红细胞吸收抗 – B，保留抗 – M，对吸收有抗 – B 的红细胞做放散试验，获得含有抗 – B 的放散液。

3. 浓缩低效价抗体　当血清抗体效价很低，可以利用吸收放散试验浓缩抗体，使之成为可利用的试剂。

4. 鉴定存在于红细胞上的弱抗原　例如在 ABO 亚型鉴定中，红细胞上的抗原有时很弱，与相应试剂血清反应后未出现明显凝集反应。经过吸收放散后，测定放散液中的抗体，可以确定红细胞上带有的抗原。

5. 核实抗体特异性　用已知抗原的红细胞吸收抗休，有助于鉴定、核实该抗体特异性。

6. 其他

（1）利用吸收放散技术鉴定引起胎儿与新生儿溶血病和免疫性输血反应的抗体。

（2）研究鉴别免疫性溶血性贫血的抗体。

第七节　凝集抑制试验

PPT

某些血型抗原除了存在于红细胞膜上，还以溶解的形式存在于血浆、唾液、尿液等体液中，称为可溶性血型物质，如 ABH、Lewis、I、P、Chido、Rodger 物质等；也可以非溶解性物质形式存在于毛发、骨骼、皮肤等组织中。这些血型物质可以用红细胞凝集抑制试验进行检测。

一、基本原理

凝集抑制试验能够证明可溶性 ABH 或 Lewis 抗原存在。大约 78% 的个体具有 *Se* 基因，其控制产生水溶性 ABH 抗原的分泌腺体，这些分泌型的 ABH 抗原能够进入除脑脊液以外的所有体液中。

这些可溶性血型物质可以中和相应抗体。利用该特性，使用某种体液与特异性抗体反应，若反应后抗体凝集对应红细胞的能力被抑制，从而证实某种体液可能存在可溶性血型物质。因此称为红细胞凝集抑制试验。

二、抑制物处理

收集体液，一般是收集唾液标本作为抑制物。可用煮沸 10 分钟的方法除去体液或组织中的蛋白酶，血型物质不会被破坏。

三、抗体标化

凝集抑制试验需要进行抗血清的标化。在凝集抑制试验的中和过程中，如果试剂血清中的抗体含量很高，被检体液中血型物质较少，就检测不出中和作用；反之，如果抗体含量很低，抗体与试剂红细胞形成的凝集块太小，不易判断结果。抗体需通过倍比稀释，找出可凝集红细胞至反应强度 2＋的最高稀释度，并按该稀释度进行稀释。

四、唾液中血型物质检测

1. 基本步骤　标化抗血清、处理唾液→向处理后唾液上清加标化抗血清→加相应细胞后离心观察结果。

2. 结果分析

（1）试剂细胞与中和后血清发生凝集反应，说明唾液中不含相应血型物质。

（2）试剂细胞与中和后血清不发生凝集反应，说明唾液中含相应血型物质。

（3）盐水对照管（不加唾液）加入试剂细胞，应与血清出现凝集反应。若无凝集，则结果不可靠，须重新做试验。

该方法还可以测定唾液血型物质效价。方法是将唾液用盐水进行一系列的稀释后做凝集抑制试验。如果唾液中含有相应血型物质，随着唾液稀释度增大，其凝集抑制能力下降，导致检测管中加入的红细胞出现凝集。例如：当某唾液中存在 A 血型物质，则可能在加入了抗－A 的一排试管中表现出从不凝集到凝集的情况。由此可以知道唾液中血型物质的效价。

五、毛发等其他组织血型物质检测

人体体液中的血型物质仅见于分泌型个体，而 ABO 等血型系统属于组织抗原，因此人体的血管内皮细胞、消化道组织切片以及许多其他组织上均含有 ABH 物质，与分泌状态无关。试验证明在人的毛发、骨骼、血管内皮、食管上皮、胃、空肠、阑尾、胆囊的黏膜上皮细胞、黏膜腺上皮及黏液腺体、肾小球血管丛及肾远曲小管上皮细胞、膀胱、输尿管、肾盂黏膜的移行上皮均含有与红细胞相同的 ABO、MN 等血型物质。可利用它们做凝集抑制试验以鉴定 ABO、MN 等血型，此方法常见于司法鉴定及考古鉴定。在许多组织中有残存红细胞同样可以利用吸收放散方法测定血型。

第八节　抗体效价测定

PPT

一、抗体效价测定

将血清经连续倍比稀释后与选定的红细胞进行反应，通常以肉眼观察到的最后一个"＋"凝集管作为终点，终点血清稀释度的倒数为所测抗体效价，或称滴度。抗体效价测定只是一种半定量的分析方法，用其测定抗体浓度是不准确的。

稀释液量越少，产生误差的可能性越大。因此可以增大稀释液量，减少误差。向倍比稀释的血清中加入红细胞悬液后，盐水凝集试验可立即离心后观察结果，冷凝集素效价要4℃放置1小时后观察结果，抗球蛋白法等根据方法本身进行孵育或离心后观察结果。

IgM抗体在盐水介质中可使相应红细胞发生凝集，要检测血清里可能存在同一特异性的IgG类抗体必须先将IgM类抗体破坏，常用的方法是巯基试剂处理法。常用的巯基试剂有二硫苏糖醇（DDT）和二巯基乙醇（2-Me），我国多用2-Me。

二、效价测定的评分

有的抗体效价不低，但亲和力不高，单用效价并不能表示抗体的本质。根据对每个样本在不同稀释度中观察到的凝集反应强度，常指定一个数字（分数）来表示凝集反应强度（表4-3）。把这些数字加起来就是评分，或称积分。以效价和积分评价血清抗体的量和质。效价相同，但积分可以相差很大。

表4-3　Marsh改良的Race和Sanger的效价数字评分系统

效价	评分	效价	评分
4+	12	1+	5
3+	10	±或W+	2
2+	8	0	0

注：各稀释度计分的总和即为总积分。

第九节　其他血清学试验

PPT

一、微柱凝集试验技术

微柱凝集试验技术是1986年Lappierre发明的一种免疫学检测新方法。该法操作较简单，结果易保存，敏感性和可靠度高，易于操作标准化、自动化。该技术使用广泛。

（一）原理

微柱凝集试验是红细胞血型抗原与相应抗体在微柱介质（如凝胶、玻璃微珠）中发生的凝集反应。该法利用分子筛效应区分凝集反应中游离红细胞与凝集红细胞。经低速离心，未凝集的红细胞沉于介质底部，而发生凝集的红细胞位于介质上部或悬浮于介质中。

（二）分类和应用

微柱凝集试验技术分为中性微柱、特异性微柱和抗球蛋白微柱，分别用于不同的血型血清学试验。

1. 中性微柱　不含特异性抗体，也不含抗球蛋白。用于检测IgM类抗体与含有相应抗原的红细胞的凝集反应，如ABO血型的反定型。

2. 特异性微柱　含有特异性血型抗体。用于血型抗原检测，如ABO血型定型的正定型、RhD及其他抗原（CcEe）定型。

3. 抗球蛋白微柱　含抗球蛋白试剂。用于检测IgG类抗体与含有相应抗原的红细胞的反应，可进行直接抗球蛋白试验和间接抗球蛋白试验。如交叉配血和红细胞同种抗体筛查、鉴定等。虽然传统的试管法抗球蛋白试验结果可靠，但试验步骤繁琐，多次洗涤过程中，有诸多影响因素。加之试验时间较长，不能常规应用于血清学实验室工作。相比之下，抗球蛋白微柱具有免去洗涤步骤、缩短试验时间等优点。

（三）注意事项

（1）如果抗原抗体反应时间较短，有可能难于鉴别或漏检某些 ABO 亚型抗原。

（2）微柱凝集试验不适合于直接抗球蛋白试验阳性的红细胞样本，也不适合于酶处理的红细胞样本的检测工作。

（3）微柱凝胶卡室温保存，试验前应离心。

（4）操作中先加红细胞再加血清。

（5）在实验过程中，红细胞悬液中如有颗粒物质，或被检血液标本的血浆蛋白异常，会干扰实验结果的判读。室温较低时易出现假阳性。

（6）出现溶血现象，提示为阳性反应，也不排除其他原因造成的溶血，要认真分析。

（7）对于疑难血型鉴定及交叉配血试验应结合试管法进行分析。

二、微孔板技术

微孔板一般使用聚氯乙烯（PVC）或聚苯乙烯（PS）板，分 U 形底或 V 形底，多用 U 形底。微孔板可以看作是 96 个短试管的联合体。微孔板技术就是把试管中的凝集反应搬到微孔板的反应孔中，其原理和试管法凝集反应相同。

该技术可以对被检标本进行自动化检测，节省人工；常用于大样本血型检测；人工判读结果快于其他方法；节约试剂。

（一）手工操作

以 ABO 血型为例。

（1）标本红细胞悬液的配制（正定型用）。

（2）按要求正定型和反定型加样后，轻摇微孔板，混匀被检标本与试剂。

（3）离心条件要求严格，须有专用离心机。

（4）离心后轻拍微孔板，或将微孔板放在振荡器上震荡，判读。

（5）结果判读，与试管法相同。

（二）全自动血型仪应用

（1）依据设备操作说明书操作。

（2）依据设备操作说明书准备标本、试剂及质控品。

（3）实验结果自动判读。

（4）注意如出现正、反定型不吻合或异常结果等，应采用手工法重新操作。

三、微流控技术

微流控技术是指在微观尺度下控制和操纵微小流体的技术，将微流控技术和柱凝集技术结合，并利用血型检测原理与相关方法，就形成了新一代产品——微流控柱凝集血型检测芯片（微流控血型检测卡）。

微流控技术可以实现纳升（nl）到微升（μl）的精确定量，无需稀释细胞，用全血即可完成检测。微流控血型检测卡实现了单次加样、自动分样、简便操作，并避免了人工或机器加样时加样器在不同的检测孔间移动造成污染的可能。

（一）操作

严格按产品说明书进行操作，举例如下。

（1）取出检测卡，平衡至室温，试剂卡使用前必须在专用离心机中进行离心。

（2）依照说明书准备待检测样本。

（3）将 10μl 待检者全血加入到检测卡加样池中。

（4）待加样池中待测样本全部灌满各微管上方分样池后，立即用专用检测卡离心机离心。

（5）判读结果并记录。

（二）应用

（1）ABO 血型定型，正定型、反定型或正反定型。

（2）其他血型系统抗原检测，如 RhCcDEe 抗原定型。

（3）抗体筛查与鉴定检测各类红细胞抗体。

（4）抗球蛋白试验，包括直接抗球蛋白试验和间接抗球蛋白试验。间接抗球蛋白试验可用于交叉配血和红细胞同种抗体筛查等。

第十节　分子生物学检测技术

PPT

　　红细胞血型抗原的表达受基因调控。随着分子生物学新技术的研发，尤其是聚合酶链反应（PCR）问世，各种以 PCR 为基础的检测技术进一步推动了血型基因研究。分子生物学技术作为血清学技术的补充，二者各有优势，不能相互替代。

一、基本技术

　　利用分子生物学技术检测红细胞抗原有多种方法，包括 PCR - 序列特异性引物（PCR - SSP）、PCR - 序列特异性寡核苷酸探针（PCR - SSOP）、PCR - 单链构象多态（PCR - SSCP）、PCR - 限制性片段长度多态性（PCR - RFLP）、PCR - 反向点杂交（PCR - RDB）、PCR - DNA 测序、基因芯片及 PCR 指纹图等。根据试验目的选择试验方法。

　　PCR - SSP 根据基因座某一碱基的差异，设计一系列 3′ 端第一个碱基分别与各等位基因的特异性碱基相配对的序列特异性引物，特异性引物仅扩增其对应的等位基因，而不扩增其他的等位基因，扩增产物通过电泳技术分离。分析 PCR 扩增产物进行等位基因的分型。该法操作简便、特异性好、灵敏度高、成本低廉，为常用方法。

　　PCR - SSOP 是根据目的基因突变或多态性，设计并合成与等位基因互补的寡核苷酸探针，用放射性核素或非放射性核素标记，与扩增产物即目的 DNA 片段杂交。若目的 DNA 与已知核苷酸探针互补，两者结合并通过放射显影或酶底物显色，即可分析被检标本的多态性。

　　PCR - SSCP 是指 PCR 扩增产物经过热变性和甲酰胺处理后，保持单链状态并自身折叠，形成具有空间结构的构象。DNA 单链虽然长度相同，但碱基序列不同，构象亦不同。构象不同的 DNA 单链在聚丙烯酰胺凝胶中，电泳速度有所改变，以此检测基因变异。比较不同样本在凝胶中的位置，可分析基因中某碱基缺失或替换；也可用于检测已知点突变、未知点突变或新的点突变。

　　PCR - RFLP 采用 PCR 扩增目的 DNA，再用特异性内切酶消化切割扩增产物成不同大小片段，经琼脂糖凝胶电泳分离酶切产物。不同等位基因的限制性酶切位点分布不同，进而产生不同长度的 DNA 片段条带，从而分析受检标本的基因多态性。此法简便、分型时间短，准确性、重复性好，大大提高了目的 DNA 的含量和相对特异性。

　　PCR - DNA 测序是血型基因检测的金标准，该法需要较高的经济投入。

基因芯片技术原理是杂交测序方法。该项技术将大量基因探针固定于尼龙膜等支持物上,对被检样本大量 DNA 序列可一次性进行检测与分析,解决了传统核酸印迹杂交技术的不足。利用该技术可对某一个体进行多系统血型抗原鉴定与分析。

二、临床应用

1. 疑难血型的鉴定 在特殊情况下血型不易鉴定,如 ABO 亚型与变异型、红细胞被抗体致敏或多凝集、表型被疾病干扰、血型物质过多、短期异型输血等情况。对于这类患者,采用血清学方法常难以确认结果,延误临床输血治疗时机,给患者诊治带来困难。基因分型方法可较快速准确地定型,在选择相容血液方面具有重要意义。但红细胞基因并不能全部代表抗原表达,所以目前基因检测不能完全取代血清学技术。

2. 利用母体外周血检测胎儿的血型 孕妇外周血含有来自胎儿的游离 DNA,因此可以利用分子生物学技术检测胎儿的血型,既准确又无创伤性。

3. RhD 变异体 基因检测可用于 RhD 变异体如弱 D、部分 D 和 D_{el} 的检查。

4. 对红细胞血型进行深入的科学研究不可或缺的研究手段 如发现 ABO 血型新等位基因、对 ABO 血型基因突变的研究等。

5. 法医个体识别 如血样表型同为 A 型时,一个基因型为 AA,另一个基因型为 AO,则显示为非同一个体。

分子生物学技术应用广泛,不仅用于红细胞血型,还用于人类白细胞抗原(HLA)及血小板抗原的研究等诸多方面。

答案解析

思考题

案例: 患者,男,45 岁,因膀胱癌围手术期治疗多次输血。1 年后复发,住院检查,Hb 为 43g/L,申请输血。血型鉴定为 A 型 Rh(+),同型配血时发现盐水介质法和聚凝胺介质法的主侧均出现凝集。

问题:

1. 分析引起该患者配血时主侧不相合的原因。

2. 应进一步做哪些试验检查?

3. 所做试验检查的意义是什么?

(李立宏)

书网融合……

重点小结

题库

微课/视频 1

微课/视频 2

微课/视频 3

微课/视频 4

微课/视频 5

微课/视频 6

微课/视频 7

微课/视频 8

第五章 人类白细胞抗原检测技术

✎ 学习目标

1. 通过本章学习，掌握微量淋巴细胞毒试验、ELISA、流式细胞术和 PCR 等技术的原理、方法及其优缺点；熟悉 PCR – SBT、PCR – SSP 等临床常用的 HLA 基因分型方法的检测原理；了解 HLA 分型实验室的质量控制与标准化流程。

2. 具有查询与利用 HLA 数据库，解决 HLA 分型实验中常见问题与故障的能力。

3. 树立严谨的科学态度与高度的责任心，树立伦理意识，尊重患者隐私，遵守医学伦理规范与实验室安全规定，确保 HLA 分型结果的准确性与可靠性。

人类白细胞血型系统抗原主要包括 HLA 和粒细胞抗原，其中 HLA 与临床输血治疗、器官移植等密切相关。妊娠、输血和器官移植等同种免疫作用可以产生 HLA 抗体，HLA 抗体与输血医学、移植医学均有密切关系，可以引起 PTR、FNHTR 及 TRALI 等输血反应，以及引起移植物超急性排斥反应。临床常用的 HLA 分型技术主要有 3 种，即血清学方法、细胞学方法和分子生物学方法，血清学方法和细胞学方法可检测 HLA 座位上的抗原，却无法准确确定 HLA 的基因型别，不能满足移植医学等学科发展的需要，而分子生物学方法能准确确定 HLA 座位上等位基因的序列情况，具有准确、可靠及重复性好等优点，在移植医学领域具有重要意义。本章节主要从血清学、细胞学及分子生物学的技术层面介绍 HLA 的检测技术。

第一节 血清学检测方法

PPT

血清学方法是 HLA 抗原分型的经典方法，曾经广泛应用于 HLA 检测。血清学方法主要包括微量淋巴细胞毒试验（lymphocyte microcytotoxicity test，LCT）、酶联免疫吸附分析（enzyme linked immunosorbent assay，ELISA）和流式细胞仪检测技术（flow cytometry，FCM）等技术，是基于抗原与抗体特异性结合的原理，用于检测血清中的 HLA 抗体和淋巴细胞表面表达的 HLA 抗原。

一、微量淋巴细胞毒试验

微量淋巴细胞毒试验又称补体依赖的细胞毒性（complement dependent cytotoxity，CDC）技术，可用于检测淋巴细胞表面的 HLA 抗原，也可以检测血清中的 HLA – Ⅰ 类或 Ⅱ 类抗体，以及开展供受者淋巴细胞交叉配合试验。在临床应用实践中，LCT 方法可分为两种情况：①血清学 HLA 抗原分型，利用已知的抗 HLA 抗原的标准分型血清来检测并确定受检淋巴细胞表面的 HLA 抗原型别；②交叉配合试验，利用供者的淋巴细胞来检测受检血清中是否存在相应的 HLA 抗体。

（一）检测原理

1. HLA 抗原分型 受检淋巴细胞上的 HLA 抗原与标准分型血清中的相应抗体结合，发生特异性的抗原抗体反应，并在补体的参与下出现淋巴细胞膜损伤或破坏，导致淋巴细胞死亡；利用曙红染料鉴别活的和死亡的淋巴细胞，计算死亡淋巴细胞占全部细胞的比例，评估抗原抗体反应强度并判断受检淋巴细胞是否存在 HLA 抗原。如果淋巴细胞表面无相应的抗原，则无此反应。

2. 交叉配合试验 受检者血清中的 HLA 抗体与供者淋巴细胞表面相应的 HLA 抗原结合后，可以激活补体并引起淋巴细胞损伤死亡，根据死亡淋巴细胞占全部细胞的比例来评价淋巴细胞毒的强度，并判断受检者血清中是否存在 HLA 抗体。

（二）结果判定

曙红等染料可以进入损伤死亡的淋巴细胞并与 DNA 结合，却不能进入活的淋巴细胞，通过相差显微镜能够观察到死亡淋巴细胞呈现肿胀、灰暗、无折光性，而活的淋巴细胞则为细胞体积正常、明亮、折光性强。计算死亡细胞占全部细胞的百分比，即可反映出抗原抗体反应的强度。

国际通用的结果判断方法为美国国立卫生研究院（National Institutes of Health，NIH）计分法，依据死亡淋巴细胞的计数情况进行结果判定，分为以下四种情况。①阴性反应：死亡淋巴细胞为 0%~20%，其中无法读数的，计 0 分；死细胞≤10%，计 1 分；11% < 死细胞≤20%，计 2 分，为可疑阴性反应。②弱阳性反应：死亡淋巴细胞为 21%~40%，计 4 分，为可疑阳性反应。③阳性反应：死亡淋巴细胞为 41%~80%；④强阳性反应：死亡淋巴细胞超过 80%。

（三）质量控制

由于 T、B 淋巴细胞均有 HLA－A、HLA－B、HLA－C 抗原，因此检测这些抗原可以直接使用淋巴细胞。但是，由于 HLA－A、HLA－B、HLA－C 分型血清中同时存在 HLA－DR 抗体，为了避免 HLA－DR 抗体造成的干扰，临床通常使用 T 淋巴细胞进行 HLA－A、HLA－B、HLA－C 分型，并在确保试剂、样本质量合格的前提下进行规范操作。

1. 对标准血清的要求 本试验对标准血清的要求比较严格，用于淋巴细胞表面 HLA 抗原分型的标准血清的质量标准是：①高特异性，标准血清对阴性细胞的假阳性反应率≤3%，对阳性细胞的假阴性率≤14%；②高强度，标准血清的强度用强度指数（strength index，SI）表示，一般要求用于 HLA 抗原分型的标准血清 SI≥70%。

2. 对淋巴细胞的要求 试验用的淋巴细胞必须新鲜，由于淋巴细胞的保存比较困难，导致 HLA 抗原分型的准确性降低。

3. 对实验操作的要求 严格按照操作规程进行操作，规范加样、孵育、染色等过程，避免产生假阳性和假阴性的结果。

（四）假阳性和假阴性反应产生的原因及分析

1. 假阳性反应的原因分析

（1）标准血清被某些细菌污染 标准血清被产生类抗体的细菌污染，类抗体可以与受检淋巴细胞表面的 HLA 抗原结合导致假阳性。

（2）受检淋巴细胞数量过少或活性过低 淋巴细胞活性是影响微量淋巴细胞毒试验的重要因素之一，活性下降的淋巴细胞容易被补体损伤；淋巴细胞数量过少意味着试验体系中抗体及补体的浓度相对增高，从而使淋巴细胞更容易损伤死亡。

（3）补体具有的天然淋巴细胞毒作用 即使不存在抗原抗体反应，补体的作用仍然可以引起受检淋巴细胞损伤、死亡。

（4）试验条件控制不当 ①时间控制不准确：孵育时间过长可以使淋巴细胞死亡，从而导致假阳性，也可以使某些弱交叉反应产生假阳性。②温度控制不当：温度过高可能影响补体的活性和抗原抗体的结合效率，从而导致假阳性结果的出现。

（5）操作因素 ①操作不规范：在试验过程中，若加样不准确、混匀不充分等，都可能导致试验结果的偏差，出现假阳性。②仪器设备问题：如果试验所用的仪器设备存在故障或精密度不足，也可能影响试验结果的准确性，导致假阳性。

综上所述，微量淋巴细胞毒试验出现假阳性的原因是多方面的，包括补体因素、样本因素、试验条件和操作因素等。为了降低假阳性结果的发生率，需要在试验过程中严格控制各项条件，确保操作规范、样本纯净、仪器设备正常等。同时，在结果判读时也需要综合考虑各种因素，避免误判的发生。

2. 假阴性反应的原因分析

（1）标准血清抗体效价降低　是引起 LCT 假阴性反应的主要原因。标准血清运输或保存过程温度过高、冻存时间过长、实验过程中多次冻融，以及受到某些细菌感染等均可导致标准血清抗体效价降低。

（2）淋巴细胞数量过多　相当于试验体系中的标准血清不足，从而导致假阴性。

（3）补体活性偏低　对淋巴细胞损伤作用减弱，从而使 HLA 抗原和相应抗体的反应不能充分显示出来。

（4）孵育时间及染色时间过短　孵育时间过短可以使某些抗体反应特别是弱抗体反应被掩盖，染色时间不足也可以使一些死细胞不被染色从而出现假阴性。

（5）其他原因　某些疾病可以使 HLA 抗原表达减弱，从而出现假阴性。

（五）方法评价

（1）LCT 技术具有操作简便、快速等优点，其标准化和自动化程度较高，主要用于 HLA - Ⅰ 类抗原的分型，而用于 HLA - Ⅱ 类抗原的分型困难比较大，这是因为 HLA - Ⅱ 类抗原在激活的 T 淋巴细胞上不表达，需要分离纯化 B 淋巴细胞进行试验；一些 HLA - Ⅱ 类抗原，如 HLA - DPB1、HLA - DQA1 等表达较弱，很难采用血清学方法进行分型。

（2）由于该试验属于补体依赖的淋巴细胞毒试验，因而只能检测补体结合的抗体，不能检测非补体依赖的抗体，不能区分 HLA 特异性和非特异性抗体。

（3）随着 HLA 分子结构与核苷酸序列研究的深入，针对一些新发现的等位基因却无法获得能够分辨或识别特异性抗原的标准血清，以及血清学出现的较多、较强的交叉反应，也可以影响 HLA 分型的准确性。

二、酶联免疫吸附分析

（一）检测原理

（1）将 HLA - Ⅰ 类或 Ⅱ 类单克隆抗体直接包被在酶联检测板孔中，并捕获相应的可溶性 HLA 抗原后制成 ELISA 反应板；若受检血清中存在 HLA 特异性 IgG 抗体，则发生抗原、抗体特异性结合反应，再通过加入抗人 IgG 酶联试剂使之发生酶显色反应；根据显色结果判断受检血清中是否存在 HLA 特异性 IgG 抗体。

（2）将纯化的可溶性 HLA 抗原直接包被在 ELISA 反应板上，加入待测血清，二者充分反应后再加入酶标记的二抗，经显色后检测各反应孔的吸光度值，根据是否出现抗原抗体反应来确定受检血清中是否存在相应抗体。

（二）方法评价

（1）ELISA 技术检测 HLA 抗体的敏感性高、特异性强，可检测补体依赖性和非补体依赖性的 HLA 抗体，区分 HLA 抗体的免疫球蛋白类型，还可对 HLA 抗体进行定量分析，其检测结果不受 IgM 抗体的干扰，也不受感染等因素的影响。

（2）该方法检测 HLA 抗体的缺陷是难以确定抗体的抗原特异性。

（3）该法采用的是多克隆抗体，易与血清中的其他物质发生交叉反应，影响其特异性和敏感性。

三、流式细胞仪检测技术

流式细胞仪检测技术检测 HLA 抗体可分为普通流式分析方法、免疫磁珠流式分析方法和 Luminex 技术。

（一）检测原理

1. 普通流式细胞术　荧光标记的单克隆抗体和淋巴细胞表面的 HLA 抗原结合，使细胞荧光染色并在激光束的照射下产生散射光和激发荧光，通过流式细胞仪收集散射光和荧光信号并经光电倍增管转换为电信号，再通过软件分析 HLA 抗原的有无与强弱（图 5 – 1）。

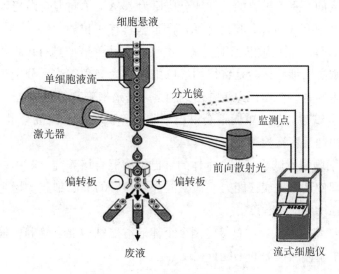

图 5 – 1　流式细胞仪的工作原理

2. 免疫磁珠流式细胞术　将 HLA 抗原分别包被在数十个免疫磁珠上，加入受检血清后于室温孵育，然后加入荧光标记的抗人 IgG 二抗继续孵育，通过流式细胞仪检测血清标本中的 HLA 抗体强度和特异性。

3. Luminex 技术　又称液相芯片分析系统或微球悬浮阵列技术，是继人类基因组计划完成后逐渐发展起来的集流式细胞技术、激光技术、数字信号处理技术及传统化学技术为一体的新型生物分子检测技术。Luminex 技术的检测原理是在不同荧光编码的聚苯乙烯微球上进行抗原 – 抗体、酶 – 底物、配体 – 受体的结合反应及核酸杂交反应。Luminex 技术通过红、绿两束激光分别检测微球编码和报告荧光来达到定量和定性检测的目的，除应用于检测 HLA 抗体外，也可用于 HLA 的基因分型，特别是造血干细胞捐献者的基因分型工作中。

（二）方法学评价

FCM 具有方便、灵敏、多参数检测的特点，且特异性、稳定性和重复性都很好，但检测结果易受标本质量、抗体效价的影响，容易产生假阳性或假阴性的结果。由于流式细胞仪比较昂贵，基层单位应用有一定的局限性。

1. 普通流式细胞术　以淋巴细胞作为靶细胞检测 HLA 抗体，该方法不能区分 HLA – Ⅰ 类抗体和 HLA – Ⅱ 类抗体，假阳性率可达 5% ~ 10%。

2. 免疫磁珠流式细胞术　具有敏感性高、特异性好等优点。

3. Luminex 技术　具有所需样本量少、高通量、灵敏度及准确性高、重复性好及自动化程度高等特点。

第二节　细胞学检测方法

PPT

　　HLA 检测的细胞学方法包括纯合细胞分型试验、预致敏淋巴细胞试验及混合淋巴细胞培养试验三种，主要用于 HLA – D 抗原的特异性分型。由于 HLA 检测的细胞学方法存在操作比较繁琐及试验所用的分型细胞来源困难等问题，目前细胞学方法已经不再用于 HLA 检测。

　　1. 纯合细胞分型试验　使用已知纯合抗原的淋巴细胞作为刺激细胞，待测未知抗原的淋巴细胞作为应答细胞，二者进行单向混合淋巴细胞培养反应。根据是否发生刺激反应来确定待测细胞是否具有用于检测的已知抗原。例如，用于试验的已知纯合抗原为 A/A，单向混合淋巴细胞培养后如果发生刺激反应，表明待测细胞不具有 A 抗原，反之说明待测细胞具有 A 抗原。

　　2. 预致敏淋巴细胞试验　预致敏淋巴细胞是一类仅对一种单倍型具有识别增殖能力并处于静止状态的小淋巴细胞。预致敏淋巴细胞试验是将待测淋巴细胞作为刺激细胞，分别与一系列预致敏淋巴细胞进行单向混合淋巴细胞培养，根据预致敏淋巴细胞是否增殖来确定待测淋巴细胞的 HLA 型别。

　　3. 混合淋巴细胞培养试验　包括单向混合淋巴细胞培养试验和双向混合淋巴细胞培养试验两种，用于实体器官移植前的快速相容性检测。

　　（1）单向混合淋巴细胞培养试验　两个个体的淋巴细胞混合培养前，其中一个个体的淋巴细胞先用丝裂霉素或放射线处理使其失去应答能力，根据混合培养后的淋巴细胞的增生情况，来判断未经处理个体淋巴细胞的刺激强度和应答程度。

　　（2）双向混合淋巴细胞培养试验　直接将两个个体的淋巴细胞混合培养，根据混合培养后淋巴细胞的增生程度来判断两个个体间抗原的不配合程度。

第三节　分子生物学检测方法

PPT

　　HLA 的分子生物学检测主要是指 HLA 的基因分型。HLA 分子生物学检测技术较多，大多是基于多聚酶链式反应（polymerase chain reaction，PCR）方法上衍生而来的，主要分为两大类：基于 HLA 基因序列的分型方法和基于 HLA 基因分子构象的分型方法。

一、分子生物学的基本技术　微课/视频

　　HLA 基因分型技术的基础是 PCR 技术，这种技术已经被广泛用于基因分离、基因克隆和核酸序列分析等研究中。PCR 技术是一种体外扩增 DNA 的技术，这种技术使用一种耐热的多聚酶及两条含有 20 个碱基的单链引物，经过高温变性将模板 DNA 分离成两条链；再经过低温退火使引物和一条模板单链结合；然后经过中温延伸，使反应液中的游离核苷酸紧接着引物从 5′端到 3′端合成一条互补的新链。新合成的 DNA 又可以继续进行上述循环，因此，PCR 扩增使 DNA 的数目不断倍增（图 5 – 2）。

　　PCR 实验所用的引物实际上是预先合成制备的比较短的核苷酸链，其作用是在新链合成过程中引导核苷酸按顺序和模板上的碱基结合，从而形成新链。

　　PCR 技术的基本原理见图 5 – 2。

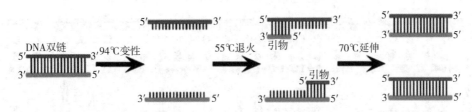

图 5 - 2　PCR 技术的基本原理

二、基于 HLA 基因序列的 HLA 基因分型方法

基于 HLA 基因序列的基因分型方法包括 PCR - 单核苷酸序列分析（polymerase chain reaction sequence base - typing，PCR - SBT）、PCR - 序列特异性寡核苷酸探针分型（polymerase chain reaction sequence specific oligonucleotide probe，PCR - SSOP）、PCR - 限制性片段长度多态性（polymerase chain reaction restriction fragment length polymorphism，PCR - RFLP）、PCR - 序列特异性引物（polymerase chain reaction sequence specific primer，PCR - SSP）等技术。HLA 基因分型时，一般将检测到 "∗" 后第 2 位称为低分辨分型或抗原分解物水平分型，将检测到 "∗" 后第 4 ~ 8 位称为高分辨分型或等位基因水平分型，而介于高分辨分型与低分辨分型之间的则称为中间分辨分型。例如，以 HLA - A 基因分型为例，HLA - A ∗ 02：01 为 HLA - A 基因低分辨分型；HLA - A ∗ 02：01：01 为 HLA - A 基因中间分辨分型；HLA - A ∗ 02：01：01：01 为 HLA - A 基因高分辨分型。

（一）PCR - SBT 技术

1. 检测原理　通过扩增目的 DNA 片段，采用双向测序引物直接检测 HLA 基因多态性位点的核苷酸序列，再通过软件并与已知可能的等位基因序列进行比较、分析，从而确定标本 HLA 基因型别。如图 5 - 3 所示，采用 PCR - SBT 技术检测 HLA - A、HLA - B 及 HLA - C 基因第二外显子的序列。

2. 方法评价　PCR - SBT 技术是最详尽的、能确认 HLA 基因型的方法，被 WHO 推荐为 HLA 基因分型方法的 "金标准"，具有精确度好、分辨率高等优点，可进行 HLA 基因的高分辨检测和大规模检测，并能发现新的基因。但是，PCR - SBT 技术需要特殊的设备，所需仪器价格也比较昂贵，实验操作耗时较长。

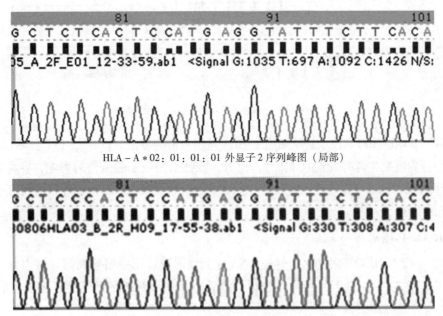

HLA - A ∗ 02：01：01：01 外显子 2 序列峰图（局部）

HLA - B ∗ 46：01：01 外显子 2 序列峰图（局部）

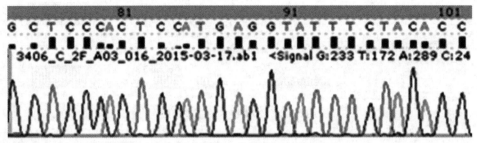

HLA-C∗03：03：01 外显子 2 序列峰图（局部）

图 5-3　HLA-A、HLA-B、HLA-C 基因外显子 2 的序列峰图

（二）PCR-SSO 技术

1. 检测原理　采用特异性引物对目的 DNA 片段进行扩增，将扩增产物与已知序列特异性探针进行杂交，通过分析杂交结果和分型格局以确定标本的 HLA 基因型别。

2. 方法评价　PCR-SSO 技术既可以进行 HLA 基因的低分辨检测，也可以进行 HLA 基因的高分辨检测，其特异性和敏感性都很高，但是操作比较复杂，实验时间比较长。PCR-SSO 技术是临床应用较多的 HLA 基因分型方法之一。

（三）PCR-RFLP 技术

20 世纪 80 年代初，人们开始将 RFLP 技术用于 HLA 基因分型，之后又引入了 PCR 技术加以改进，形成了 PCR-RFLP 技术。

1. 检测原理　由于 HLA 等位基因之间的核苷酸存在差异，如果用相同的限制性核酸内切酶去消化特异性 HLA 等位基因的差异位点，可得到不同长度、不同数目的 DNA 片段；经过电泳、转膜后，使用标记的 cDNA 探针与之杂交；根据放射性自显影显示的不同长度的杂交带及其格局来判定 HLA 基因型别。

PCR-RFLP 技术所用的限制性核酸内切酶是一种能够识别出 DNA 上特定的碱基序列、并在这个位点将 DNA 进行酶切的一种酶（图 5-4）。

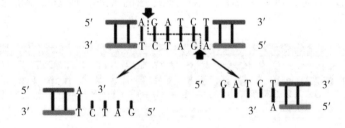

图 5-4　一种限制性核酸内切酶的酶切原理

2. 方法评价　PCR-RFLP 技术是早期用于 HLA 基因分型的方法。PCR-RFLP 技术仅能反映某限制性核酸内切酶位点的改变，具有一定的局限性。此外，该技术易受实验条件的影响，容易导致 PCR 片段消化不完全，HLA 基因的高度多态性也导致了 DNA 片段格局极其复杂，目前已经很少利用 PCR-RFLP 技术进行 HLA 基因分型。

（四）PCR-SSP 技术

1. 检测原理　根据 HLA 基因的多态性及 DNA 序列情况设计出一组序列特异性引物（SSP），经过 PCR 扩增获得不同型别 HLA 基因的特异性产物，然后通过电泳直接观察带型有无来确定 HLA 的基因型别。

2. 方法评价 该技术省去了 PCR – SSO 及 PCR – RFLP 技术中需要的由特异性探针进行杂交的步骤，大大简化了实验操作。PCR – SSP 技术的优点是操作方法简单、实验时间短、结果容易判读，并可进行 HLA 基因的高分辨检测，是目前大多数配型实验室常用的 HLA 基因分型方法之一。

（五）基因芯片技术

1. 检测原理 基因芯片（gene chip）又称 DNA 微阵列（DNA microarray），是指将数以万计，乃至百万计的特定序列的 DNA 片段（基因探针）有规律地排列固定于 2cm² 的尼龙膜、硅片或玻璃片等支持物上，构成的一个二维 DNA 探针阵列。

基因芯片技术是 20 世纪 90 年代后发展起来的一项生物技术。该技术首先要制作基因芯片，然后与标记的样品分子进行杂交，通过检测每个探针分子的杂交信号强度并进一步确定 HLA 的基因型别。基因芯片技术的工作流程见图 5 – 5。

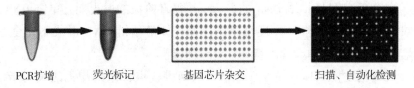

PCR扩增　　　荧光标记　　　基因芯片杂交　　　扫描、自动化检测

图 5 – 5 基因芯片技术的工作流程

2. 方法评价 基因芯片技术的优点是能够一次进行大量靶基因的杂交探测，具有高效、快速、高通量、重复性好等优点。但是，基因芯片技术需要特殊的设备，价格昂贵，该技术用于 HLA 基因分型时在技术上尚需进一步完善。

（六）流式细胞术

1. 检测原理 将已知序列特异性探针固定在免疫磁珠载体上，并在同一微孔内进行反应，利用流式细胞仪检测杂交信号和区分探针的种类，根据多个探针信息结果进行 HLA 基因分型。

2. 方法评价 该技术具有简便、快速、结果可靠、灵敏度高等优点，可以进行大规模检测，是目前 HLA 基因分型中最常用的方法之一。

（七）其他新技术

HLA 基因分型技术发展很快，一些新技术，如新一代测序技术（next – generation sequencing，NGS）等越来越多地用于 HLA 基因分型。NGS 测序的工作原理是"边合成边测序"，测序时以 DNA 片段为模版进行互补链合成，每延伸一个碱基就进行一次激光扫描，读出是哪种碱基，能够方便地完成测序。

NGS 具有高通量、低成本、操作简单快速等特点，是一种非常有应用前景的基因测序技术。

知识拓展

三代 HLA 高分辨分型技术

通过多重 PCR 扩增技术，对 HLA 的多个基因座进行全长序列捕获，提高了分型的精确度和分辨率，具有多重高特异性扩增的特点，针对 HLA – A、HLA – B、HLA – C、DQB1、DPB1、DPA1、DQA1、DRB1/3/4/5 等关键基因进行全长序列的靶向捕获，可以实现更高精度的分型，能确保每个 HLA 基因的覆盖度都在较高水平（如 90% 以上），测序深度不低于一定阈值（如 100 ×），从而可提高分型的准确性和可靠性。该技术对于移植医学尤为重要，能够更精确地匹配供受者之间的 HLA 型别，减少移植后的排斥反应风险。另外，在自身免疫性疾病、血小板输注和亲子鉴定等领域也具有广泛应用前景。

随着自动化和智能化技术的发展，HLA检验技术也将朝着更加自动化和智能化的方向发展。自动化检测平台能够减少人工操作带来的误差，提高检测效率和准确性。智能化系统则能够根据检测结果提供个性化的诊疗建议，为患者提供更加精准的治疗方案。

三、基于HLA基因分子构象的HLA基因分型方法

基于HLA基因分子构象的基因分型方法包括PCR指纹技术、PCR-SSCP及参比链介导的构象分析（reference stand-mediated conformation analysis，RSCA）等。该方法主要用作其他HLA基因分型技术的补充。

（一）PCR指纹技术

1. 检测原理　在PCR特异性扩增DNA的最后一个循环阶段的退火期，单链DNA除形成同一个体完全互补的同质双链外，某些单链DNA还可以与不同个体的单链DNA形成不完全互补的异质双链，在非变性的聚丙烯酰胺凝胶电泳中呈现出特异性电泳图谱。

2. 方法评价　PCR指纹技术具有简便、经济、快速等优点，但是却无法确切指定HLA等位基因的型别，一般作为补充技术用于器官移植配型。

（二）PCR-SSCP技术

1. 检测原理　由于单链DNA碱基顺序及空间构象的不同，在不含变性剂的中性聚丙烯酰胺凝胶中电泳时的泳动速度不同，通过PCR扩增等位基因碱基的置换部位及两侧DNA片段来确定DNA碱基差异。

2. 方法评价　PCR-SSCP技术不能确定HLA的等位基因型别，可作为HLA其他基因分型方法的补充。PCR-SSCP技术一般用于区分纯合基因、空白基因，或者用于发现和确认新的等位基因和变异体。

（三）RSCA技术

利用不同HLA等位基因扩增产物与荧光标记参比链杂交后所形成的DNA空间构象的差异，采用基因测序仪检测和相关分析软件分析HLA等位基因，临床应用于HLA基因分型及供、受者组织配型。

由于HLA等位基因的高度多态性及基因序列分析技术的不断成熟，目前已经很少使用RSCA技术进行常规的HLA基因分型。

？思考题

答案解析

案例：患者，男，45岁。

主诉：肾功能不全15年余，腹膜透析4个月，腰痛、食欲减退、恶心、下肢水肿4天。

现病史：15年前因胸闷、咳嗽于我院治疗，肾穿刺活检符合血管炎肾损伤，诊断为肉芽肿性多血管炎合并肾脏受累。给予"泼尼松片、吗替麦考酚酯"口服，症状好转后出院。5年前入院行腹膜透析置管术，院外持续规律透析。4天前因腰痛、食欲减退、恶心、下肢水肿再次入院，急查血肌酐710μmol/L，尿素20.42mmol/L，尿酸700μmol/L，胱抑素C 6.9mg/L，钾3.33mmol/L，钙2.81mmol/L，总蛋白40.5g/L，白蛋白17.4g/L，血红蛋白70g/L。

影像学检查：肾脏超声显示双肾萎缩，肾实质回声增强，血管走行不清晰。

家族史：父亲因糖尿病肾病导致肾功能衰竭，于10年前接受肾移植手术，目前肾功能稳定。母亲

高血压, 70 岁。

查体: 神志清楚, 精神稍差, 面色略显苍白, 体型偏胖, 眼睑下垂, 下肢水肿, 下肢可见静脉曲张。

生命体征: 体温 36.8℃, 脉搏 80 次/分, 呼吸 20 次/分, 血压 160/100mmHg。

问题:

1. 该患者若实施肾移植, 需要开展的实验室检查项目有哪些?

2. 肾移植成功的评价指标有哪些?

3. HLA 的检测方法有哪些?

4. HLA 检测对移植成功率的影响体现在哪些方面?

5. HLA 不匹配的后果体现在哪些方面?

(张晨光)

书网融合……

 重点小结   题库   微课/视频

第六章 血小板血型检测技术

✏️ 学习目标

通过本章学习，掌握固相凝集法、单克隆抗体特异性血小板抗原捕获法、流式细胞术、Luminex免疫磁珠法等血清学血小板血型检验技术的原理及方法学评价；熟悉分子生物学血小板基因分型的原理；了解血小板血型检测的新技术。

具有独立完成血小板抗原分型、血小板抗体检测及血小板配型的实践能力，能正确解读血小板血型检测结果，为临床提供相关咨询。

树立"时间就是生命"的职业精神，以患者为中心，自觉养成求真求精、求实创新的科学态度与仁爱之心。

在临床医学和输血实践中，血小板相关性抗体检测、血小板特异性抗体检测和血小板配型能够提高血小板输注的安全性和有效性。传统研究血小板血型的方法主要依靠血清学检测，随着检测技术的进步，分子生物学技术逐步广泛应用于血小板血型基因分型。血小板抗原基因分型可作为血小板抗体检测确认的补充方法，分子相关检测技术为发现鉴定新的血小板抗原提供有效的手段。

第一节 血清学检测

PPT

血小板血清学检测包括血小板抗体筛查和鉴定、血小板抗原鉴定、血小板配型试验及血小板自身和药物依赖性抗体检测等，可通过 ELISA、荧光免疫、流式细胞术等技术进行检测。

一、血小板固相微板技术

血小板固相微板技术（solid – phase technique）以固相红细胞黏附技术（solid – phase red cell adherence，SPRCA）（图 6 – 1）为代表，检测使用完整的血小板，广泛用于血小板抗体检测、血小板配型试验和血小板抗原鉴定。

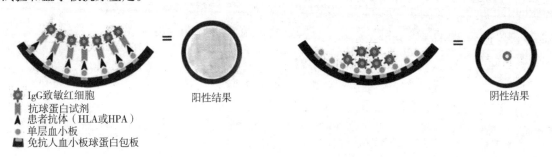

图 6 – 1 血小板固相凝集法试验原理

1. 血小板抗体检测 将 O 型血小板混合物固定在微孔中形成血小板单层，加入待测血清或对照血清（强阳性、弱阳性和阴性血清），血小板抗体与微孔内的血小板抗原结合，未结合的成分经洗涤被去除。再加入抗人 IgG 多抗和 IgG 致敏的指示红细胞，指示红细胞通过抗人 IgG 的桥连与血小板单层上的血小板抗体结合。如果待测血清（血浆）中无血小板抗体，则指示红细胞聚集在反应孔底部中央，形成细胞扣，为阴性结果；如果待测血清（血浆）中有血小板抗体，则指示红细胞均匀分散黏附在反应孔底部表面，无细胞扣形成，为阳性结果。

如果应用已知抗原特异性的血小板谱，则可判断待测血清抗体特异性；若血小板经氯喹或酸预处理，则可区分抗 – HPA 和抗 – HLA；若血小板未经预处理，则仅能判断待测血清中有无血小板相关抗体，不能区分血小板特异性抗体和非特异性抗体。

2. 血小板配型试验　首先将献血者血小板包被在微孔内，相应微孔加入受者血清或对照血清，反应后经指示红细胞观察结果，选择配型试验阴性献血者的血小板（配合型血小板）进行输注。

3. 血小板抗原鉴定　待测血小板被固定在微孔中后，加入已知特异性抗体反应，通过指示红细胞观察反应结果，并根据已知抗体判断血小板特异性抗原。

使用低离子强度介质（LISS）可以提高血小板抗原抗体反应的敏感性。应用该技术可以同时检出 HPA 抗体和 HLA 抗体，操作简便快速，不需要特殊仪器，易于推广。该方法的缺点是结果判断有主观性，特异性不高，有一定的假阳性和假阴性结果，如供、受体间 ABO 血型不合、试验用血小板在体内已被 IgG 致敏时，易出现假阳性结果；血小板表面数量较低的糖蛋白抗体可能难以被检测到，试验用血小板为稀有表型，血小板抗原不能被包被在微孔中时，易出现假阴性结果；IgG 致敏的指示红细胞效期较短。

二、酶联免疫吸附分析为基础的检测方法

1. 单克隆抗体特异性捕获血小板抗原试验（monoclonal antibody – specificimmobilization of plate-let antigen assay, MAIPA）　1987 年 Kiefel 等报道了此项应用较为广泛的免疫学技术。此法在血小板上先结合人的同种抗体，再与不同的鼠抗人血小板单克隆抗体（抗血小板膜糖蛋白的 GP I b、GP II b、GP III a、GP IX 等）孵育。加入裂解液使其裂解为"人血小板抗体 – 血小板糖蛋白 – 鼠抗人血小板糖蛋白单克隆抗体"三重免疫复合物，阴性反应仅为"血小板糖蛋白 – 鼠抗人血小板糖蛋白单克隆抗体"两重免疫复合物。将裂解产物移至包被的羊抗鼠 IgG 微孔板内，通过加入辣根过氧化物酶标记羊抗人 IgG，经酶底物显色可以检测血小板膜糖蛋白特异性同种抗体，以此来鉴定血小板特异性抗体。MAIPA 为临床上鉴别免疫性与非免疫性血小板减少提供了特异性诊断方法，可以定量测定血小板抗体。其试验原理见图 6 – 2。

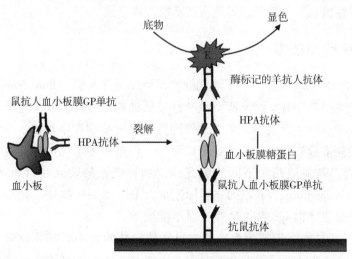

图 6 – 2　单克隆抗体特异性捕获血小板抗原试验原理

MAIPA 作为国际输血学会推荐的检测 HPA 抗体的金标准，具有很高的敏感性和特异性。可检测出被污染的抗体、微量抗原（HPA-5）和低频抗原。该技术仅固定 GPs，因此可以去除血小板非特异性抗体，如 HLA 抗体的干扰，单独检测 HPA 抗体。在疑似胎儿/新生儿同种免疫性血小板减少症（FNAITP）时，采用本法可以对双亲进行配型，以检出低频的同种异体抗原。但是未知抗体检测必须使用一组单克隆抗体，后者不能对所有糖蛋白具有活性。如果人的同种抗体与单克隆抗体和同一抗原决定簇反应，可以引起假阴性结果。

2. 改良的抗原捕获酶联免疫吸附分析（modified antigen capture ELISA，MACE） 是将献血者或随机混合血小板与待测血清混匀反应。血小板被抗体致敏，洗涤后加入血小板细胞裂解液，将裂解后的抗原抗体复合物分别加入包被有 HPA 的 GPⅡb/Ⅲa、GPⅠa/Ⅱa、GPⅠb/Ⅸ、GPⅣ和 HLA-Ⅰ 等鼠抗人单克隆抗体的微孔内，复合物中的血小板膜蛋白与相应的抗体结合而被固定在微孔中。再加入酶标羊抗人-IgG（该二抗仅与原复合物中的抗体结合，而不与包被在微孔中的抗体结合），经底物显色，终止反应后测 405nm 处吸光度值，结果等于或大于 2 倍阴性对照值的结果即为阳性。此方法特异性较高，可以检测对 HPA、HLA 的 IgG 抗体，适用于确认实验和区分血小板抗体类型。

三、血小板免疫荧光试验

血小板免疫荧光试验（platelet immunofluorescence test，PIFT）是在 1978 年由 von dem Borne 等人发明的，既可用于血小板抗原鉴定，又可用于血小板抗体检测和血小板配型。该方法是较早检测血小板抗体的敏感方法之一。

1. 血小板抗原鉴定 待测血小板用多聚甲醛（PFA）或氯喹预处理，处理过的血小板与已知特异性的抗血清孵育，洗涤，再与异硫氰酸荧光素标记的抗球蛋白孵育，再次洗涤并在荧光显微镜下进行观察。以已知抗原的血小板作阴性、阳性对照，根据特异性抗体与血小板的反应情况来判断血小板抗原的特异性。

2. 血小板抗体检测和血小板配型 利用已知抗原特异性的血小板细胞谱与待测血清混合反应，其余步骤与血小板抗原鉴定类似，最后根据血清与血小板细胞谱的反应情况，来鉴定血清中抗体的特异性。血小板配型试验则用献血者血小板和受者血清反应，根据反应结果选择配型反应阴性血小板进行输注。

PIFT 法的优点在于：①荧光信号只评估血小板，避免了由于细胞碎片等引起的非特异性反应；②多特异性的抗球蛋白试剂可以识别 IgG、IgA 和 IgM 抗体。缺点在于该方法不灵敏，血小板至少要结合 1000 个 IgG 分子才能得到阳性结果。另外，因为抗原位点太少，大多数的 HPA-5 抗体不能被免疫荧光法检测；由于特异性抗血清的缺乏，导致该法不能常规普及。

四、流式细胞仪检测技术

1986 年 Rosenfeld 和 Bodensteiner 发明了流式细胞仪免疫荧光实验（flow cytometry，FCM），克服了传统荧光法需要通过荧光显微镜观察结果所致敏感性较低的缺点，检测样本也不需经固定，而是将游离细胞与荧光标记的特异性抗体反应后，在流式细胞仪中通过喷嘴逐个喷出，并经单色激光照射，发出的荧光信号由荧光检测器检测，并且自动处理成数据。根据所测定的荧光强度和阳性百分率即可判定相应抗体的存在与否。若应用两种不同的荧光标记物异硫氰酸荧光素（fluorescein isothiocyanate，FITC）和藻红蛋白（phycoerythrin，PE）来分别标记抗人 IgG 和 IgM 抗体，利用它们在不同波长具有相应的荧光峰值可区分患者体内 IgG 和 IgM 型抗血小板抗体。

1. FCM 法鉴定血小板抗原 取待测血小板与已知特异性的血小板抗体反应，再加入荧光素（如 PE）标记的抗人-IgG，避光反应后加入 PBS 悬浮，上机分析。根据细胞在流式细胞仪上的前向角和侧向角确定血小板区域，排除红细胞、白细胞和碎片的干扰，分析血小板区的荧光强度。此方法灵敏特异，可检测到血小板上仅有1000～2000个位点的HPA－5（Br）系统抗原，同时FCM法还可以进行定量检测；根据已知血小板抗体的特异性可鉴定血小板抗原的特异性。

2. FCM法血小板抗体检测和配型试验　若检测已致敏在血小板上的血小板相关抗体，则血小板经洗涤后直接加入荧光标记抗人－IgG作为二抗，并上机检测。若检测血清中游离的血小板抗体，则需增加随机混合血小板与待测血清致敏步骤，其余步骤类似，该试验尚不能确定抗体特异性。

FCM是一种灵敏、快速、可靠的检测血小板抗体的方法，使用完整血小板，可检测针对不稳定抗原表位的特异性同种抗体，以及MAIPA、MACE法不易检测到的同种抗体。但FCM不能区分血小板特异性抗体和非血小板特异性抗体。因此，在调查疑似FNAIT或PTP患者时，该技术的不足在于：与这些疾病症状相关性更高的血小板特异性抗体可能被非血小板特异性抗体的反应所掩盖，此外，FCM法需要特殊仪器，成本较高。

五、微柱凝胶血小板定型试验

微柱凝胶血小板定型试验（microcolumn gel test for platelet typing）又称微柱凝胶法（microcolumn gel immunoasay，MGI），是在传统血小板检测和免疫微柱凝胶基础上发展的一项快速检测技术。将血小板、待检血清和指示红细胞加到微柱反应腔中，经孵育和离心后，观察结果。如果血小板被抗体致敏，则形成血小板－血小板抗体－抗IgG－指示红细胞四位一体的凝集网络，离心后被滞留在微柱上面或中间，结果显示阳性；如指示红细胞离心后沉淀到柱底，则为阴性结果。该法操作简便、快速、敏感性强，结果易于观察，适合于批量标本的临床初筛试验，但该方法抗干扰能力较差，易导致假阳结果。

六、Luminex免疫磁珠法

Luminex免疫磁珠法（Luminex bead arrays）是将待检血清与包被了特异性抗原的微珠加入到微孔板中，经过孵育，若血清中存在血小板抗体则可与微珠上的抗原结合，洗涤除去没有结合的抗体或其他杂质，再加入PE标记的二抗染色，孵育后，通过Luminex微流平台获取血小板抗原抗体特异性结合微珠的荧光信号，再利用软件分析得到特异性抗体类型。目前该技术主要应用于科研。

七、印迹法

印迹法（immunoblotting test，IBT）是将已知抗原的血小板溶解后电泳分离，转移到纤维素等膜上后与受检血清杂交，然后加入标记的抗IgG抗体，检测是否存在相应的血小板抗体。

八、放射性同位素标记法

放射性同位素标记法（radioisotope labeling method，RILT）使用放射性同位素标记的血小板膜蛋白，与受检血清结合，电泳分离后采用自身显影原理检测是否存在血小板抗体。

PPT

第二节　分子生物学检测

由于高特异性HPA抗血清缺乏，血小板抗原难以重组合成，NAITP、PTP或PTR患者较难获取足够的血小板，检测过程耗时费力等原因，血小板抗原分型既往采用的血清学方法受到限制。20世纪90年代后，随着分子生物学的发展，血小板同种抗原系统的相应基因序列被阐明，血小板抗原、基因结构研究取得突破性进展。目前国内外已广泛开展血小板HPA基因分型工作，血小板基因分型和基因配型是对血清学血小板抗体检测与配型输血的有益补充。由于所知的大部分 HPA 等位基因多态性皆为单核苷酸多态性（single nucleotide polymorphisms，SNP），故 HPA 的基因分型方法与 SNP 检测方法类似，其共同特点是以聚合酶链反应（PCR）为基础，采用不同的 PCR 引物设计以及不同的 PCR 产物检测方法，主要有以下方法用于血小板抗原基因分型。

1. PCR – 序列特异性引物法（PCR sequence specific primer，PCR – SSP） 是最简单常用的检测血小板 HPA 基因型的方法，操作简便快速，错误率低。将多态性核苷酸设计为引物的 3′端，就可以分别扩增 HPA 等位基因，PCR 扩增产物只需电泳且肉眼可观察结果。在基因分型过程中，除引物设计必须合理、特异外，在反应中要仔细调节 Mg^{2+} 浓度，严格控制退火温度。一般在同一反应体系中加入另一对引物（通常扩增人生长激素基因 hGH 的片段）作为内参照，该内参照引物总会产生一个 DNA 片段，与 HPA 基因型无关，作为 PCR 扩增有效性的质控。该方法适用于红细胞血型基因分型、HPA 分型、HNA 分型、HLA 分型和 Km 分型等。

2. PCR – 限制性内切酶片段长度多态性（PCR – restriction fragment length polymorphism，PCR – RFLP） 是较早运用于 HPA 基因分型的方法，其原理是从血液或组织细胞中提取基因组 DNA，设计包含等位基因多态性区域的引物进行 PCR 扩增，扩增后的 DNA 片段用特异性的核酸内切酶消化，然后用琼脂糖凝胶电泳分离消化片段。根据 PCR 产物是否被酶切及酶切片段长度来区分各等位基因。和其他方法相比，PCR – RFLP 法比较简单，DNA 纯度要求不高，实验重复性好，可进行大批量检测，如人群 HPA 基因频率调查。缺点是酶切条件不易掌握，特别是双酶切时的反应体系和温度；而且 PCR – RFLP 检测需要特定的限制性酶切位点，故并非每一个 HPA 等位基因都可以直接使用此法进行分型，HPA – 4、HPA – 8 因缺乏合适的酶切位点，不适用此法。通过引物修饰产生"人为的酶切位点"，使 PCR 产物能直接用于 RFLP，已能成功地用于大部分 HPA 等位基因分型。

3. PCR – 等位基因特异性寡核苷酸探针法（PCR – allele specific oligonucleotide probes，PCR – ASO） 是用一对特异性引物扩增包含 HPA 等位基因多态性的一段 DNA，然后将 PCR 扩增产物点样固定于杂交膜上，分别与两个 5′端标记有地高辛的特异性寡核苷酸探针进行杂交。这两个探针仅有一个碱基的差别，如在 HPA – 1 系统中，分别针对 HPA – 1a 和 HPA – 1b。可根据杂交结果判断 HPA 特异性。PCR – ASO 具有特异性强的优点，但杂交过程费时、操作繁琐，杂交背景较强或杂交信号较弱时，结果难以判断。适用于较多 HLA 基因分型。

4. PCR 单链构象多态性分析（PCR – single – strand conformation polymorphism，PCR – SSCP） 是一种 DNA 单链凝胶电泳技术，它根据形成不同构象的等长 DNA 单链在中性聚丙烯酰胺凝胶中的电泳迁移率变化来检测 SNP。此方法适合于大量筛选和检测可能的 SNP 位点，不适合常规 HPA 基因分型。

5. DNA 序列分析法（DNA sequencing） 利用 PCR 或克隆纯化制备 DNA 或 cDNA 模板，用 DNA 序列分析仪对 HPA 多态性位点进行序列分析，即直接测序分型（SBT），此方法准确度高，是 HPA 基因分型的金标准，但由于克隆一个基因或基因片段比较烦琐，不适用常规的基因测序分型。该法能直接检测 HPA 的未知多态性位点，但操作复杂，成本较高，常用于新突变位点的检测。近年基因测序技术取得快速发展，如下一代测序（next generation sequencing，NGS）和三代测序技术的出现，让血小板基因分型与基因配型输注更加便捷。

6. 实时定量 PCR（real – time PCR） 在 PCR 指数扩增期间，利用连续检测荧光信号的强弱来即时测定特异性产物的量，并据此推断目的基因的初始量。它广泛应用于定量检测基因表达水平，其特点是易操作、高通量、敏感性高和特异性强，可分析血小板糖蛋白 GP – Ⅲa 基因以及 HPA – 1、HPA – 2 和 HPA – 3 基因表达。适用于精确测量和鉴别非常微量的特异性核酸。

7. 基因芯片技术（DNA microarray） 利用正向杂交的方法，制成针对 HPA 基因 SNP 位点的 DNA 芯片；用荧光标记的 HPA 型特异性探针分别与芯片进行杂交，用软件分析样品的杂交结果，从而确定样品的 HPA 基因型。此技术可一次性同时检测大量样品，具有高通量快速、准确等优点，但基因芯片技术数据分析复杂、标准化存在挑战、样本数量与质量具有一定要求。

知识拓展

血小板捐献者基因型资料库的建设及应用 微课/视频

受供者血小板配合输注可有效解决免疫性血小板输注无效问题，节约血小板资源，提升血液安全性。由于受 HLA 和 HPA 基因系统多态性、人群中 CD36 抗原缺乏个体比例及临床应用需求时限性等因素的影响，需要提前建立有一定规模的血小板捐献者血型资料库（包含 HLA、HPA 系统基因型资料库和 CD36 抗原阴性献血者资料库），以在临床需要时及时提供配合性血小板。如何提升血小板捐献者基因型数据及应用，应首先加大血小板捐献者基因型资料库规模，提倡数据共享机制，增加基因型配合的概率。其次，对需多次输注血小板的患者，提倡预防性血小板基因型配合输注，从而预防和降低患者产生 PTR。此外，应加强血站与医疗机构的有效衔接与能力提升，尽量缩短配合性血小板制备发放流程所需时间，共同推进基因型配合血小板的应用。

？思考题

答案解析

案例：患者，男，69 岁。

主诉：确诊急性白血病 3 月余。

现病史：患者 1 周前无明显诱因出现头晕、头痛，纳差，乏力，当时未在意，病情呈渐进性加重。出现全身皮肤黏膜大量出血点，当时无发热，便血，尿血。急性髓系白血病入院，计划做骨髓活检。ABO 血型为 O 型，Rh（D）阳性，抗体筛查结果阴性，血液分析检测血小板计数为 $7 \times 10^9/L$。上午给患者输注 2 个单位的 A 型 Rh（D）阳性辐照单采血小板，当晚血小板计数结果为 $12 \times 10^9/L$。第二天上午，血小板计数为 $8 \times 10^9/L$，再次输注 1 单位 O 型阳性辐照单采血小板（使用 2.5×10^{11} 作为 1 单位单采血小板中的血小板数）；输血后约 1 小时，血小板计数为 $14 \times 10^9/L$。

既往史：无高血压、心脏病，有输血史等。

查体：体温 37.5℃，呼吸 20 次/分，脉搏 110 次/分，血压 120/80mmHg，身高 170cm，体重 50kg。

问题：

1. 此患者输注血小板是否有效？请说明理由。

2. 试分析血小板输注无效的原因。

3. 实验室建议哪些实验可前瞻性选择匹配的血小板以满足临床需求？

（阮　杰）

书网融合……

重点小结

题库

微课/视频

第七章 实验室管理

1. 通过本章学习,掌握输血实验室的生物安全基本知识,实验室开展室内质控和室间质评的方法;熟悉输血检验前、中、后的质量指标;了解输血科各级人员职责。
2. 具有初步分析室内质控结果的能力。
3. 树立临床输血全流程闭环管理的意识,确保临床用血安全。

《医疗机构临床实验室管理办法》中的医疗机构临床实验室,是指对取自人体的各种标本进行生物学、微生物学、免疫学、化学、血液免疫学、血液学、生物物理学、细胞学等检验,并为临床提供医学检验服务的实验室。按照这一定义,输血相容性检测实验室(简称输血实验室)属于临床实验室的一种。对输血实验室的质量和能力的评估,可以参照三级医院评审标准(2022年版)和《医学实验室质量和能力认可准则》(CNAS-CL02:2023)中有关医学实验室质量和能力的具体要求和标准来衡量。为了加强输血实验室的建设和管理,应重点从科室设备、设施与环境管理,科室人员管理和质量管理体系的建设和实施等方面来开展工作。

第一节 科室设备、设施与环境管理

PPT

根据医疗机构的功能和临床诊疗需求设置输血科或血库,其选址、设计和建造应符合国家和地方的规划、建设、生态环境和卫生健康等主管部门的规定和要求,布局符合卫生学要求,污染区与非污染区分开;设置血液入库前的血液处置室、血液标本处理室、储血室、发血室、输血相容性检测实验室、输血治疗室、值班室、学习室(或会议室)和资料室等。

输血科或血库应靠近手术室、重症监护病房,以便更好地保障患者的手术和抢救用血。输血科或血库的设计、布局应充分考虑生物安全;科室工作人员应牢固树立生物安全意识,扎实做好生物安全防护工作。

一、输血实验室的生物安全

实验室应根据风险评估制定生物安全政策、计划、程序、手册、指导书和记录等文件,并传达至相关人员。实验室管理层应保证文件现行有效、易于理解、方便获得、可以实施。

(一)实验室生物安全的定义

实验室工作人员所处理的实验对象含有致病的微生物及其有毒物质时,通过在实验室设计建造、使用个体防护装置、严格遵从标准化的工作及操作程序和规程等方面采取综合措施,确保实验室工作人员不受实验对象侵染,确保周围环境不受其污染。

(二)实验室生物安全法规

实验室生物安全应按照相关的法律、法规来进行布局和管理。相关的主要法律法规如下。

《临床实验室生物安全指南》WS/T 442—2024

《实验室生物安全通用要求》GB 19489—2008

《病原微生物实验室生物安全管理条例》（2018年3月19日修正版）

《微生物和生物医学实验室生物安全通用准则》WS 233—2002

《医学实验室安全认可准则》CNAS—CL36（ISO 15190：2003）

《医学实验室—安全要求》GB 19781—2005（ISO 15190：2003，IDT）

《实验室生物安全手册》（第三版）（WHO 2004）

《三级综合医院等级评审标准和细则》

（三）输血科（或血库）生物安全的要求

《医学实验室安全认可准则》和《临床实验室生物安全指南》规定了在医学实验室建立并维持安全工作环境的要求。要求确保有专人负最终责任，科室应设立生物安全负责人，并且所有员工均承担个人责任。

（四）实验室分级管理

国家对实验室实行分级管理（1~4级）。对病原微生物的生物安全防护水平决定实验室等级。一级、二级实验室不得从事第一类、第二类病原微生物即高致病性病原微生物实验活动。一般来说，输血科（或血库）按照生物安全二级实验室（biosafety level 2 laboratory，BSL-2），即符合国家标准《实验室生物安全通用要求》所规定生物安全防护水平为二级的实验室来管理。

新建、改建或扩建一级、二级实验室，应当向设区的市级人民政府卫生主管部门等备案。

（五）管理责任

实验室管理层应对所有员工和实验室来访者的安全负责。最终责任应由实验室负责人或指定的与其职位相当者承担。实验室所有人员应接受过使用临床实验室设施的潜在风险的相关培训，并有材料来佐证。应要求所有人员根据可能接触的生物接受预防接种。例如，应向所有因工作接触或处理人血、血清、体液或人体组织的人员提供乙型肝炎病毒疫苗。免疫记录的保存应符合相关要求（如符合国家要求或最新版本 ISO 15189 的要求）。

（六）安全设计

1. 遵守法律法规 在考虑新建实验室或计划对已建的实验室进行结构改造时，应遵守相应的国家、地方建筑法规，包括针对实验室的专用建筑安全标准。未得到实验室的许可禁止进行建筑或工程作业。

2. 通用设计要求 实验室的设计应保证对技术工作区域中微生物、化学、放射和物理危害的防护水平控制与经过评估的风险程度相适应，并为关联的办公区域和临近的公共空间提供安全的工作环境，以降低周围社区的风险。通向出口的走廊和通道还应符合消防要求。

实验室的设计应保证将采血区（主要是自体血采集和输血治疗用）、储血区、发血区、管理区、生活区、样本接收区和分析检测区明确分开。每个区域都应有适于开展相应工作的受控环境以及设施、家具、工作面和地面。应有足够的无障碍空间以保障安全工作，包括大型设备周围应有空间以便于维护人员工作。应在实验室工作区邻近设计适宜的空间，以安全、稳妥地存放样本、化学品、记录以及用于垃圾和特定的实验室废物在处置前的暂时存放。

应在所有处理生物源性材料的区域内安装专用洗手池，洗手池的下水系统应无阻碍地排水（即池内不设存水塞）。应使用自动感应水龙头或脚踏水龙头。所供应热水的温度应使手放在水流中时感到舒适为宜，水温为45℃左右。

输血实验室通风系统的设计应保障污染区之间的彼此有效隔离。每个区域应有各自独立的通风系统。

3. 工作区的物理环境

（1）照明和采光　要尽可能减少强光和反射光，采光良好。

（2）温度　工作区域应尽可能控制 25℃ 以内，以满足仪器中以及工作区域少量暂存试剂和耗材的保存条件。

（3）通风　通风管道应与普通工作区隔离，以防止空气传播的病原因子或气味向其他工作区扩散。尽可能自然对流通风。

（4）噪声　应控制噪音，保持科室场所安静。

（5）院感防控　有能从事活病原体工作的设计。

（6）门标　有生物危险标志，如 BSL-2 等。

（7）门禁　实验室安防门锁，但应不妨碍紧急疏散。应仅限获得授权的人员进入实验室。

（七）输血科或血库实验室安全负责人

科室应配备、任命一名有适当资格和经验的实验室安全负责人具体负责安全事务。安全负责人应制定有效的实验室安全计划，并维护和监督执行。实验室安全计划应包括教育、指导、培训、审核和评价以及促进实验室安全行为的各项程序。实验室安全负责人应有权制止不安全的活动。

实验室的标准操作程序应包括对涉及的任何危险以及如何在风险最小的情况下开展工作的详细指导书。负责工作区活动的管理责任人每年应对这些程序至少评审一次，适时更新。

1. 安全计划的审核　每年应组织具有资质的人员对安全计划至少审核及评审一次。为更好地完成审核工作，应建立每个领域特制的核查表。

2. 安全检查　实验室管理层负责确保执行安全检查。每天安排人员不定时巡查科室全部场所，做好记录和交班；科室管理层应每月对工作场所至少检查一次，定期的安全检查有助于提醒所有人员注意潜在危险，确保服从有关规定，并强化监督员的责任心。

3. 记录　记录的保管应符合国际、国家或地方的法规或指南（如 ISO 15189）。应记录并报告职业性疾病、伤害、不利事件或事故以及采取的应对措施，同时应尊重个人隐私。应保存对每一员工的安全指导等年度更新资料的培训记录。

4. 风险评估记录　应建立正式的风险评估体系。除所要求的对工作场所的正式风险评估之外，应采用安全核查表来记录和评审体系的有效性。不定期进行安全审核和事件趋势分析，确保补救措施的严格执行。

5. 应做好危险废物记录　危险废物处置、风险评估、安全调查记录和所采取行动的记录应可查阅，并按国家或地方法规要求的期限妥善保存。

所有事件（包括伤害）报告应形成文件，报告应包括事件的详细描述、原因评估、预防类似事件发生的建议以及所采取的措施。事件报告（包括补救措施）应经高层管理者、安全委员会或实验室安全负责人评审。

二、输血科或血库设备与设施　◎ 微课/视频 1

1. 主任的职责　负责对仪器设备操作人员进行授权，负责审批仪器的购置申请、审核维修申请和报废申请，并提交给医院设备器材科。

2. 设备选择　应从以下方面考虑新设备的选择：设备性能（包括计量溯源性、正确度、检测速度、检测范围、精密度等），操作与维护便利性，创新性功能，用户数量和用户反馈，供应商服务能力和技术支持能力，成本，以及从室间质量评价获得参与者数量、分组精密度情况，必要时可现场考察和进行结果比对，结合专业发展、临床需求等方面收集资料，充分了解与评价，以充分满足实验室需求。

3. 设备管理员 科室设备管理员负责设备的接收、验收、使用、维护、维修、校准等协调管理工作，监督人员使用、维修管理、记录整理、报废申请等。应确保实验室有足够和必要的设备，保障设备的有序管理，运行良好、有效安全地使用，保障输血相容性检测质量和输血特色治疗等需求。

4. 设备的日常工作 获得授权的检测人员负责仪器设备的日常使用、质量控制和维护及使用情况记录，当班工作人员负责仪器的维护和保养。当仪器设备故障时，及时上报设备管理员。

5. 设备的接收、安装、校准与验收 设备到达实验室时，科室主任安排设备管理员配合医院设备器材科，现场按合同进行开箱和接收，核查设备与配件的规格和数量是否与合同一致，包括但不限于设备的名称、型号、出厂日期、外观、配件、发票、说明书、相关耗材、软件、供应商基本资料等。设备管理员收集其合格证、操作手册或说明书、软件资料、通过认证的资料等，用于建立设备档案；收集其配件，便于以后维修使用。接收记录应由设备器材科、输血科（或血库）主任、厂家代表共同签名确认。

由设备器材科协调制造商或供应商的工程师进行安装、调试和校准，安装位置和环境应满足设备的要求。安装调试合格后，由工程师填写设备安装调试报告，进行校准，并撰写校准报告。输血科（或血库）应妥善保存设备安装调试报告和校准报告。

科室使用的相关设备包括实验室永久控制的设备、实验室授权的相关设备或移动设备，在投入使用前或重新投入使用前，设备管理员应验证设备功能和（或）分析性能是否符合实验室规定的可接受标准。设备功能包括设备软件和硬件的可使用功能。

6. 设备的使用与记录 应依据制造商说明书，按照文件控制和管理程序的要求，制定设备操作程序，包括设备基本结构与原理、性能特征、试剂耗材、环境要求、安全控制、检测操作、校准操作、维护操作等，以及为了防止设备污染或损坏的设备安全操作、运输、储存程序。

制造商提供的使用说明书、使用指南、实验室制定的操作程序，均按照实验室文件控制要求进行发布，并应方便岗位工作人员获取。使用人员必须按规定程序操作设备。

实验室应按照制造商的规定使用设备，包括使用的环境、操作流程、维护保养要求、性能标准，以及配套的试剂、校准品、耗材，以确保检测结果的准确性和溯源性。超出制造商规定，实验室应在进行方法学和性能确认后才能使用。

设备使用人员应按照设备操作作业指导书，核查设备状态和环境条件，进行项目校准，确保设备管理处于良好的工作状态，并完成设备的相关记录。

设备管理员应每年对设备的使用情况和分析性能进行一次综合评估，以确保设备能满足实验室需求。该评估信息来源可来自日常使用反馈、设备故障、检测患者样品能力、室内质控、室间质量评价、实验室间比对、实验室内比对等数据，以及必要时的性能验证试验。

设备使用人员应保持设备处于安全工作状态，任何人不得随意搬移或拆卸设备。

7. 设备的标识管理 实验室每件设备均应有唯一性标识，并张贴在设备的醒目处。包含设备名称、规格、出厂编号、管理编号及生产厂家。

实验室每件设备均应有状态标识，并张贴在设备的醒目处，表明该设备是否可供使用，以防止误用。标签的内容包括：设备名称及型号、生产厂家/代理商、启用时间、保修有效期、校准有效期、卡片编号、档案号、工程师/联系电话、管理员。

8. 设备维护与维修 专业组应根据制造商的计划和（或）说明书等，制定本专业组的仪器设备的预防性维护程序文件，如每天开关机、清洁清理、日保养、周保养、月保养、年度保养等，至少应遵循制造商说明书的要求，以保证设备安全使用。

9. 设备故障的处理流程　当发现设备故障时，岗位人员应停止使用并设立清晰、醒目标识，表明该设备在维修，以防止其他不清楚情况的人员误用；与检测结果相关的设备故障，应立即评估故障对之前输血检验的影响，最大限度地减少对临床诊疗的影响。

经过评估，故障可能导致系统误差时，岗位人员应立即从发现故障前最近 5 个样品进行追溯和评估，直至达到规定的评估标准（设备比对或留样再测）。评估的方式首选采用同类设备对之前的检验重新测定与评估；或该设备修复后重新测定，但需要考虑设备维修时间长短和样品检测结果的稳定性；当室内设备比对或留样再测不可能或者不适宜时，也可采用实验室间比对、故障状态下室内质控结果与正常状态下室内质控结果的偏差、临床评价、其他相关临床资料等进行综合评估，并保存评估记录。应尽量减少对患者报告的影响。

设备故障修复后，岗位人员应验证设备功能已恢复和（或）分析性能达到规定的可接受标准后方可使用，并恢复设备状态标识。

验证方式如下：功能性测试；分析性能可采用质控结果在控、设备间比对、与之前可靠结果的留样再测来评估。必要时，进行设备校准和（或）项目校准。依据影响程度选择必要的验证方式。

设备的故障和维修记录填写《输血科设备故障与维修登记表》。

设备管理员审核设备故障处理过程，确保记录准确、完整。

10. 设备不良事件　医疗设备不良事件是指医疗设备在使用过程中发生的与预期效果不符或对人身造成伤害的不良事件，包括正常使用过程中出现故障、损坏、损毁，设计缺陷，影响使用效果和安全性。发生设备不良事件，应上报医院相关管理部门。

11. 生物安全设施　应确保在实验室内至少有下列用于急救和紧急程序的设施可供使用：①急救箱，备齐常用物品；②急救设备；③洗眼器（应每周测试，以确保其功能正常并冲掉积水）；④实验室所用有毒化学品的解毒药及其使用说明；⑤实施急救的人员使用的防护服及安全设备；⑥医疗救助呼叫及需要时立即送医院的设备；⑦紧急喷淋装置，应安装在使用苛性碱和腐蚀性化学品附近的地方，且应定期测试喷淋装置以保证其功能正常，其数量依实验室的复杂程度和规模而定。应尽可能提供舒适的水温；地面排水通常应设在紧急喷淋装置附近。

三、实验室环境管理

（一）输血科或血库的分区和设施

输血科空间分配及设施应确保对用户服务的质量、安全和有效，以及输血科员工、患者和来访者的健康和安全。有效控制输血科的设施和环境条件，保障输血检测和输血治疗工作顺利开展，确保检测结果的准确可靠、保障输血治疗安全。

应合理设置清洁区和污染区。清洁区主要是工作人员学习和办公区：如办公室、学习区、值班室、更衣室；污染区主要是各专业的工作和实验场所。

相邻实验室部门之间如有不相容的业务活动，应采取有效分隔，防止交叉污染。各隔离区域须标识明确，如发血室、储血室、实验室等。

在输血科的清洁区、缓冲区、污染区以及医疗垃圾和生活垃圾等处贴上醒目标识。

输血科或血库的能源、光照、通风、供水、废弃物处置设施以及环境条件应满足输血检验和输血治疗的要求。

实验室应严格按生物安全要求，在需要的地方配备生物安全柜和冲眼器等防护设备。

（二）输血科或血库环境条件的控制

应根据实验室检测项目或仪器的要求建立环境的温度和湿度等控制条件，应按仪器中要求最严格的范围建立控制限。

实验室应放置经过校准的温湿度计。工作人员每天两次按要求记录室内温度和湿度是否满足检测条件，填写《输血科环境温湿度记录表》。当条件不在检测要求范围时，应采取调节空调或利用加热器/除湿器/电风扇等相应措施进行纠正。当环境条件无法纠正时，输血科人员应尽快向医院有关部门报告处理，并进行相应的记录，填写《输血科温湿度失控处理记录》。

保存血液、试剂或样品的冰箱等设备，应放置经校准的温度计，并按要求记录温度，填写《输血科冰箱温度记录表》。一般来说，储血冰箱（红细胞）温度控制在（4±2）℃，保存试剂或样品的冰箱温度控制在（4±2）℃，储存血浆和冷沉淀冰箱温度控制在－18℃以下，血小板振荡保存箱温度控制在（22±2）℃，深低温冰箱温度控制在－80℃左右。可能的话，尽可能用冷链系统对输血科的相关设备进行24小时不间断的温度监控。当冷链不符合血液、样品或试剂贮存的温度要求时，需立即查明原因。当30分钟内不能排除设备故障时，应将冰箱内物品转移到符合要求的冰箱内，并通知医院维修组进行处理，同时做好相应记录。当冷链监控系统异常时，填写《输血科冷链异常登记表》，并启用《输血科冰箱温度人工监测表》，对相应冰箱温度进行人工监控，每4小时登记1次。

（三）内务管理

工作区域要保持整洁。将各种物品进行归类，相关区间和柜台进行明显标识，摆放整齐。应严格遵守制度并养成良好习惯，物品用后尽快归位到指定的位置。

（四）实验室的安全管理

输血科科室内，在各入口、通道和工作区域均应有安全逃生指示，并标明安全出口。在使用电源、火源时，必须遵守安全第一的原则。不得乱接电源，实验室内禁止抽烟。值班人员每日检查有无乱接电线、有无漏水等隐患，并将检查结果记录在《输血科消防安全检查登记本》上，科室安全管理员定期巡视并核查填写情况。

工作人员每天下班时，对不用的设施或设备应切断电源，巡查科室安全，关好门窗。值节假日班及夜班工作人员等在接班、交班和工作中有闲暇的时候、睡觉前均应巡查科室安全，确保科室和个人安全。

第二节　输血科或血库的人员管理

PPT

一、岗位资质要求

应确保输血科或血库所有从事技术工作和质量监督的人员均应具有相应的从事本专业的技术资格和从事本专业的实践经验及相应能力。

输血科或血库人员通过相关主管部门或科室内部培训并考核合格后取得相应资质及上岗资格。确保具有特定知识、专业技能、相当经验、具备资格等要求的岗位由授权人员从事相适应的工作。

有颜色视觉障碍的人员不应从事辨色的相关输血检验（检查）项目，对员工的辨色检查记录在《输血科辨色结果登记表》中。

特殊岗位技术人员（如分子生物学检测、抗 HIV 抗体初筛等）应按行业要求接受培训取得相应资质。

从事复杂程度高的项目（如形态学检查、质谱、流式细胞分析等）的新上岗员工，应在最初的 6 个月内至少进行 2 次能力评估。

认可的授权签字人应具备中级及以上专业技术职务资格，从事申请认可授权签字领域输血专业检验（检查）工作至少 3 年。

二、人员职责

（1）科室主任负责确定岗位、人员数量和人员资质要求。

（2）质量负责人负责对员工进行管理体系的培训。

（3）技术负责人监督、专业组组长负责人员技术档案的管理。

（4）安全管理员负责对员工、实习生、进修生等进行安全培训和考核。

（5）专业组长负责对员工、实习生、进修生进行基本岗位技能培训和考核。

（6）信息管理员负责对员工、实习生、进修生进行信息安全培训，负责员工信息系统培训。

（7）医疗咨询组组长负责对临床医护及标本送检人员的培训。

（8）院感管理员负责对科室清洁人员及医疗废物处理及收运人员进行培训、考核和监督。

（9）教学秘书负责对实习生和进修生进行岗前培训和考核。

三、培训与考核

输血科或血库应不定期地对全院医护人员进行临床输血相关的法律、法规及规范的培训，进行临床输血培训效果评估，收集和管理临床输血培训记录。特别强调"血液资源必须加以保护、合理应用，避免浪费，杜绝不必要的输血"；临床医师和输血医技人员应严格掌握输血适应证，正确应用成熟的临床输血技术和血液保护技术，包括成分输血和自体输血等。建立临床用血质量管理体系，确保临床输血安全，推动临床合理用血。

所有进入输血科或血库工作的人员，包括实习生、进修生和轮转研究生，均应接受岗前培训及岗位培训、考核。科室应保存各类培训和考核记录。

各专业组组长负责具体实施或汇总本组员工的日常技术培训及考核，负责对本组新职工进行岗位职责、基本操作规范和应知应会知识等培训和考核，考核方式和评估培训效果根据培训内容可包括笔试、操作、提问等。填写《输血科员工操作能力评估表》《输血科员工岗位能力评估表》《输血科员工工作表现评估表》，培训及考核记录交由各专业组组长汇总，妥善保存。

（一）岗前培训

每位输血科或血库人员在上岗前必须接受相应的全院统一岗前培训、科室质量体系介绍和安全培训，目的是使其熟悉医院的相关情况、实验室管理体系的相关知识内容及科室各项规章制度。

（1）医院人事部门、医务部门负责职工的岗前医德医风、医院历史、医院文化、服务理念、医德医风、规章制度、信息体系、技术体系、业务体系、服务体系、行为规范培训等，也要对他们明确聘用的条件和期限，培训结束由医院人事部门负责记录和考核。

（2）由行政秘书及各组组长负责介绍科室及其将要工作的部门或区域的任务、职权、义务、责任及基本操作规范。

（3）安全培训，安全管理员负责对实验室安全和生物安全等进行培训，并进行应急预案演练。生物安全培训包括职业暴露的预防和处理等，如涉及感染性材料的包装、运输和处理知识等；实验室安全包括对消防安全知识、员工防护设施等。

（4）实习生、进修生和轮转研究生的岗前培训及相关承诺书的签署，由实习生、进修生的带教老师负责。

（二）岗位基本能力培训

岗位基本能力培训包括基本理论、管理体系、所分派的工作过程和程序等方面。

1. 基本理论培训　岗位基本理论培训内容为《临床检验操作规程》、法律法规（如《生物安全管理条例》）、作业指导书、医院及输血科规章制度等。

2. 管理体系培训　包括准则要求、应用说明、体系文件、表格记录的培训等；质量负责人应有组织、有计划地将质量手册、程序文件、作业指导书等文件内容在全科室进行宣贯，确保全体工作人员都接受过质量保证和质量管理等方面的专门培训，并维持考核记录。

3. 所分派的工作过程和程序　由专业组组长负责，对各专业的标本处理、仪器操作与维护、室内质控、室间质评、性能验证、结果审核与批准等，以及本岗位的职责；实验室信息系统，培训内容应根据授权人员的权限进行，包括信息系统各级别权限的操作等。

（三）人员再培训

当员工调岗后第一次接触到该岗位，或离岗6个月以上，或程序、方法技术等有变更时，该岗位对能力有新的要求时，应对员工进行再培训和再考核，填写《员工操作能力评估表》《员工岗位能力评估表》《员工工作表现评估表》《再培训人员理论考核表》《再培训员工/外来学习人员培训记录表》《新入职员工能力评估授权表》，汇总成《输血科员工再培训能力评估汇总表》。

（四）咨询活动人员培训

咨询小组组长应定期对医疗咨询小组成员进行科内培训或外派培训，以进一步提高实验室咨询服务质量。外派培训的形式可以是参加临床科室轮转、参加临床查房和会诊等，填写《输血科咨询员年度评审记录表》。

（五）外来进修人员

1. 外来进修人员范围　包括特殊培养人员和外单位进修人员。科室教学秘书负责组织培训和安排轮转，轮转时由本科室工作人员进行带教，进修实习人员不能进行独立的岗位操作，需有本科室工作人员在场监督其操作，进修记录填写在《输血科外来进修人员信息记录表》上。

2. 培训内容及考核

（1）培训科室规章制度，医疗安全、生物安全防护、消防安全和输血管理系统的安全及操作。

（2）参加输血科组织的学术授课。

（3）参加输血科技术能力培训。

（4）考核评审，由科室进行考核评价，填写《输血科实习、进修人员、轮转人员出科考核表》，考核资料由教学秘书保存。

（六）实习生

（1）教务部门根据各学校实习大纲，制定实习生专业轮岗计划。教学秘书负责接待、组织培训和安排轮转。

（2）教学秘书根据本专业大纲，安排本科室工作人员带教，进行基础知识、基本操作、室内质控、科室规章制度、安全和输血管理系统操作等专业培训。教学秘书填写《输血科实习人员记录表》。

（3）实习生在本科室实习结束前，带教人员组织考核，填写《输血科实习、进修人员、轮转人员出科考核表》，考核资料归档保存。

（七）住院医师规培人员

（1）教务处根据规培安排，制定住院医师规培轮岗计划。教学秘书负责接待、组织培训和安排轮转。

（2）培训科室规章制度，安全和输血系统操作。

（3）教学秘书根据本专业大纲，安排本科室工作人员带教，进行基础知识、基本操作、室内质控、科室规章制度、安全和输血管理系统操作等专业培训。教学秘书填写《输血科住院医师规培带教工作安排表》。

（4）规培人员在本科室实习结束前，带教人员组织考核，填写《输血科实习、进修人员、轮转人员出科考核表》，考核资料归档保存。

（八）能力评估

每位输血科或血库工作人员在上岗前，应对其执行指定工作的能力（包括管理或技术）进行评估。

1. 能力评估的频率　科室主任或其授权人员每年至少完成一次员工的工作能力评估，作为授权的依据。员工在履行该岗位职责的最初半年内（新员工在上班后的最初6个月内），必须对其能力，以及是否适应岗位进行2次评估。离岗6个月以上再上岗时，或政策、程序、技术有变更时，应再次对员工岗位能力进行评估。

2. 能力评估的内容和方法

（1）岗位能力评估　采用以下全部或任意方法组合，在与日常工作环境相同的条件下，通过直接观察常规工作过程和程序，来对实验室员工的岗位能力进行评估。

1）常规患者分析前方面，包括患者识别和准备、标本采集、标本运送、接收、处理以及不合格标本的处理等，是否具备为服务对象提供咨询服务的能力。

2）输血检验结果的审核、批准，包括能否分析解释本岗位的各项检验项目，能否正确进行结果复核及发放检验报告等。

3）标本检测能力评估，可通过检测之前分析过的标本、盲样或者室间质评样品评估其检测能力。

4）仪器操作，是否严格按照作业指导书的规定执行和处理，包括常见故障的处理以及仪器的常规维护和保养。

5）质量控制，常规质控的运行、失控后的分析及处理；室间质评完成情况等。

6）日常记录完成情况，室内质控记录、环境温湿度记录和控制、试剂验收验证情况、仪器和设备维护、保养和维修记录的完成情况等。

7）疑难问题处理及咨询服务能力，如疑难结果的分析、咨询服务的有效性等。

8）可专门涉及对专业判断能力的评估并与目的相适应，如临床诊断的符合性、咨询服务的有效性等。

（2）责任目标完成情况，包括工作量、临床教学和科研情况。

（3）输血检验或输血治疗差错及投诉情况。

（4）上级技师和（或）输血科人员之间的评议，包括工作积极性、责任心等；工作态度方面表现的评估：专业组组长（或质量负责人）依据实验室和个体的需求，对员工的表现进行评估，以保持和改进对实验室服务对象的服务质量，激励富有成效的工作关系。员工表现的评估内容可以为医德医风、组织纪律、执行上级主管布置的任务情况、工作态度及责任心、对待患者和医护的态度等；根据评估情况填写《输血科员工工作表现评估表》。

（5）本阶段接受的培训及培训效果和完成工作出色的方面/领域（评估阶段：　　年　　月—　　年　　月）。

（6）需要改进和培训的方面或领域：评估人员在评估后应就上述内容与其本人交流，记录交流情况，并得出评估结论。

（7）有关输血制度（包括相关法律法规）的应知应会。

（8）输血科生物安全（包括化学危险品的安全操作等）和应急处理。

（9）医院文化建设。

（九）各级技术人员的能力评估

1. 各级技术人员能力评估的内容　能否解决本专业比较复杂疾病的输血实验室诊断及其咨询服务工作，能否胜任本专业各种检验仪器的维护、保养及其检测质量控制，能否指导和组织本专业临床输血检验各项技术工作。能否熟练掌握本专业常规检验及其质量管理；是否熟悉掌握本专业常规仪器操作、维护保养及质量管理；是否熟悉本专业特殊输血检验的分析技能，填写《输血科员工操作能力评估表》。

除岗位工作技能外，专业组组长对技术人员进行的能力评估，还可包括工作量等责任目标完成情况、检验差错及投诉情况、主要成绩等；同时可利用上级技师和（或）检验人员之间的评议等方式，评估工作态度等方面的表现：如执行上级主管布置的任务情况、责任心、对待患者和医护的态度，评估人员在评估后应就上述内容与其本人交流，记录交流情况，并得出评估结论，提出需要改进和培训的方面或领域，填写《员工岗位能力评估表》《员工工作表现评估表》《员工理论知识考核登记表》。

2. 管理人员的能力评估　主任在聘用任期内，每年进行一次述职，每三年进行一次考评。每年一次或需要时，由科室主任对授权的承担各管理责任的人员和咨询小组成员等进行能力评估，除专业能力外，重点通过其职责的完成情况，评估其完成所承担职责的能力，以决定是否继续任用或进行授权调整，填写《输血科管理人员能力评估表》。

（十）能力评估不满意时的处理

（1）当人员能力评估不满意时，评估人员应有纠正计划对人员能力进行重新培训与重新评估，需针对不同岗位、不同人员列出培训计划，并报科主任审批。再培训后应对该员工进行再评估。

（2）如果在重新受教育和培训之后，该人员还不能够通过评估，就要采取更加有效的措施，包括责任的重新分配、岗位的重新调整或者其他科主任认为适当的措施。

（3）对授权（管理责任）人员，能力评估不满意时，可对授权情况进行调整。

（4）对在实际工作中发现其不适应本岗位工作需要的，或在服务过程中出现严重不良事件的，或在质量体系运行过程中发现有严重影响检验质量等不良事件的人员，由输血科管理层讨论后提出建议，由人事处组织其脱产待岗培训 1~3 个月，考核合格后再上岗，并在人员技术档案中相应记录。

四、授权

科室主任负责识别和控制本实验室内的特定工作，确保需要特定知识、专门技能、相应经验、具备资格等要求的岗位由授权人员从事工作，技术负责人及质量负责人由输血科主任授权。

1. 特殊岗位授权　高压锅操作人员、危化品管理人员等须取得上级主管部门签发的上岗证书，并取得科主任授权后方能实施操作。

2. 新员工的授权　新员工上岗后，原则上 3 个月对其进行笔试考核和能力评估，合格后可授权签发报告，可参与值夜班。

3. 其他岗位授权　医疗咨询小组人员及其他兼职管理岗位人员由科主任授权，内审员由质量负责人任命。

4. 员工使用信息系统的授权　应在培训合格并经科主任授权后，由信息系统管理员进行设置。对使用计算机系统、接触患者资料、访问或更改患者检验结果、更改账单、修改计算机程序者的权限规定如下。

（1）标本处理权限　仅具有标本处理（或更多）资格的人员才具有权限。包括标本接收、回退、结果查询及打印等。

（2）普通操作权限　仅具有审核、批准报告的资格人员才具有权限。普通操作权限包括标本处理、结果查询、标本回退、补收费、退费、结果审核与批准、试剂出入库，通过信息系统接触患者资料和临床资料等。

（3）检验报告更改权限　仅专业组组长或经专业组组长授权的人员才具有检验报告更改权限。

5. 仪器管理员由科室主任授权

6. 以上未涉及权限或授权由科室主任根据情况决定

五、人员档案

（1）全体人员填写《员工个人技术档案》，汇总填写《输血科员工信息一览表》《输血科人员通讯录》。

（2）专业组组长保有全部员工的技术档案和授权清单，确保科室所有人员的记录方便相关人员获取和查阅。

（3）人员档案的内容，包括个人简历、教育背景、工作经历和专业资格；继续教育情况，以前工作资料、工作描述；业务培训记录及培训考核记录（包括岗前培训及考核记录）；特殊岗位上岗资格；发表论文、出版专著、中标课题等复印件；资格和能力授权及确认日期（包括仪器授权、标本检测授权、报告审核批准授权、标本处理授权、检测系统性能评估授权、信息系统授权等）；体检记录（色盲检查记录等）；奖罚记录；投诉、事故记录等。

PPT

第三节　输血科或血库的质量管理体系

医疗机构应严格落实国家关于医疗机构临床用血的有关规定，设立临床用血管理委员会或工作组，制定本院临床合理用血管理制度，完善管理机制和具体流程。临床用血管理委员会应履行职责，保证临床用血质量与安全。医务部门、输血科或血库共同负责临床合理用血日常管理工作。

临床用血申请和申请审核制度，包括：申请备血量和医师权限、适应证判断、审核程序及紧急用血报批手续等，并严格执行。输血申请单格式规范，书写符合要求，信息记录完整。

输血科或血库应具备为临床提供24小时输血服务的能力，确保急救、抢救用血的治疗需求。

输血科或血库应依据各单位的工作实际和管理需求，制订各项规章制度和工作人员职责，并严格执行、扎实做好。规章制度包括输血科工作制度，血液出库、入库制度，血液贮存管理制度，发血、取血核对制度，临床输血安全管理制度，输血反应报告和调查处理制度，消毒隔离制度，血液质量监测控制制度，差错事故报告、登记及处理制度，交接班制度；各类工作人员职责包括输血科或血库各级医师（技师、护师）系列职责等。制定各项规章制度时，应做到：①严格遵守国家的法律、法规和规范；②所有制度应可行、可操作；③有明确的管理目标，尽可能量化，应针对输血工作的关键环节，制定具体的控制措施；④对各项工作进行记录并妥善保存，确保输血工作全过程记录完整、可追溯。

输血科或血库应落实输血相容性检测管理制度，开展室内质控、室间质评，确保输血安全。参加室间质评时，应按常规检测方法与常规检测标本同时进行，不得另选检测系统，且成绩合格。

总之，输血科（或血库）工作应做到："写你应做的"（规章制度）、"做你所写的"（标准操作规程，SOP）、"记你所做的"（记录表格）。

一、输血相容性检测管理

（一）输血相容性检测

（1）为了保障临床输血的安全和有效，在输血前，输血科或血库必须对患者标本及血液成分进行输血相容性检测。

（2）红细胞成分输血相容性检测，主要包括患者和献血者的 ABO 血型（正定型、反定型）、Rh 血型、抗体筛查、交叉配血等。

（二）测定结果的可靠性

（1）精密度好，即测定结果的重复性好，实验室每天测定的结果变化很小，主要消除或减小随机误差造成的影响。精密度主要反映随机误差，可通过室内质量控制来衡量。

（2）准确度高，即测定结果正确，接近真值，主要消除或减小系统误差的影响，这可以通过选用好的测定方法、进行正确校准及参加室间质评活动来保证。准确度主要反映系统误差，可通过室间质量评价来衡量。

以上两点并不是孤立的，精密是准确的基础，没有精密度好的测定结果，就没有准确度的保证（图 7-1）。

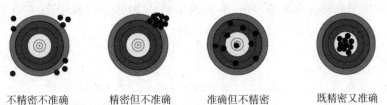

不精密不准确　　精密但不准确　　准确但不精密　　既精密又准确

图 7-1　精密度与准确度的关系图

（三）输血相容性检测报告

（1）检测报告应由具有相应资质的人员出具和签发，按照检测结果核对内容、检测结论判定标准、检测报告的时间和方式进行报告签发。应确保输血相容性检测数据的真实、准确、完整和可追溯。

（2）应至少包括检测实验室名称、标本信息、标本送检日期、检测项目、检测方法、检测结果、检测者、检测日期、复核者和检测报告者的签名、报告日期以及疑难输血建议等。

（3）输血相容性检测项目结果至少应包括 ABO 血型、RhD 抗原、抗体筛查结果、交叉配血结果。

（4）对所有出现血型定型困难、疑难配血的样品应建立立即报告及记录程序。稀有血型、不规则抗体阳性及配血不相合等应及时报告，并完整记录。

二、实验室信息管理

1. 基本要求　输血科或血库应能满足用户访问需要和要求的服务所需数据和信息。实验室应有文件化程序以确保始终能保持患者信息的保密性。

"信息系统"包括以计算机及非计算机系统保存的数据和信息的管理。有些要求相对非计算机系统而言，可能更适合于计算机系统。计算机系统可包括作为实验室设备功能组成的计算机系统和使用通用软件（如生成、核对、报告及存档患者信息和报告的软件、文字处理、电子制表和数据库应用）的独立计算机系统。

实验室应确保规定信息系统管理的职责和权限，包括可能对患者医疗产生影响的信息系统的维护和修改。

实验室应规定所有使用系统人员的职责和权限，包括：①查询和访问患者的数据和信息的医护、医院管理人员；②输入患者数据和检验结果的输血科或血库工作人员；③授权修改患者数据或检验结果的人员；④授权发布检验结果和报告的输血科或血库工作人员。

输血科或血库应有应急预案，以便发生影响实验室提供服务能力的信息系统失效或停机时，持续提供临床输血服务。

2. 临床输血全过程的信息化管理　应对医师申请临床用血、护士采集血液标本及复核、血液标本和申请单运送、血液标本和申请单送达输血科、血液标本和申请单接受、血液标本检测、血液发送（即血液出库）、血液到达临床科室及核对、输血开始、输血巡视、输血结束、血袋保存、输血反应上报及处理等流程进行全面监控，实现临床血液成分闭环、血袋闭环和血液标本闭环这三个闭环管理。真正做到责任到人、精确到分钟（或精确到秒）。

三、建立质量体系与确定质量指标

输血科或血库应建立质量指标（quality indicator，QI）以监控和评估检验前、检验中和检验后过程中的关键环节，并应定期评审质量指标以确保其持续适宜、有效。

目前临床实验室质量指标体系共60项，分别为检验前20项、检验中11项、检验后29项。各实验室可根据工作实际来设计、确定质量指标及其目标值。

（一）质量控制

1. 总则　输血科或血库应制定质量控制程序以验证达到预期的结果质量。

2. 质控物的选择　应使用尽可能接近患者样品的质控物。建议首选独立的第三方质控物，作为试剂或仪器制造商提供的质控物的替代或补充。

应定期检测质控物。检测频率应基于检验程序的稳定性和错误结果对患者危害的风险而确定，一般在每天早上检测患者样品前完成检测并在控即可。

尽可能选择临床决定值水平或与其值接近的质控物浓度，以保证决定值的有效性。

3. 质控数据　输血科或血库应制定程序以防止在质控失控时发出患者结果。

当质控结果失控时，应分析原因并重做质控，并在质控结果在控后，重新检验患者样品。输血科还应评估最后一次质控结果在控之后患者样品的检验结果。

4. 定期评审、分析质控数据　以发现可能提示输血检验系统问题的检验性能变化趋势。发现此类趋势时，应采取预防措施并记录、评估措施的效果。

（二）输血检验前质量指标

应结合各单位实际，设定合适的目标值，每季度统计一次。

1. 标本不合格率　可以用标本量不合格率，抗凝错误使用率，标本质量不合格率，标本标签不合格率，标本污染、泄露率，标本容器错误率，标本类型错误率，标本采集时机不正确率等指标衡量。

2. 申请单不合格率 可用申请单信息不完整率、标签不正确粘贴率、申请血液品种及量不正确率、应抽血但未抽血标本率等指标衡量。

3. 检验前周转时间合格率 可用抢救和非抢救申请单检验前周转时间合格率等指标衡量。

（三）输血检验中质量指标

1. 能力验证和室间质评可接受性、比对实验 可用室内质控项目失控率（每月统计），室内质控项目覆盖率，室间质评项目覆盖率，室间质评项目不合格率，实验室间比对率，内部比对（包括人员、仪器和方法学）完成率、成功率等衡量，每年统计一次。

2. 数据传输安全 可用公共端口传输准确性验证符合率，仪器项目结果传输准确度验证符合性等衡量，每月统计一次。

3. 抢救申请单配血时间合格率 每季度统计一次。

4. 检验周转时间合格率 可用非抢救申请的血标本衡量，每季度统计一次。

（四）输血检验后质量指标

应结合各单位实际，设定合适的目标值，每季度统计一次。

（1）抢救申请单通知发血后的取血时长合格率。

（2）检验报告修改率。

（3）血型复核率可用献血员血型复核率、患者血型复核率等衡量。

（五）输血相关资源及管理体系相关质量指标

应结合各单位实际，设定合适的目标值，每季度统计一次。

1. 服务对象满意度 可用医护满意度、患者满意度、年有效投诉例数等衡量。

2. 实验室安全与环境 可用卫生学检测合格率、环境温度失控及时处理率、环境温度登记完整率、消防安全检查完好率等衡量。

3. 试剂、设备状态的稳定性 可用试剂质检合格率，设备检定、校准率，设备维修保养记录完整率等衡量。

4. 临床用血安全 可用反映血液安全使用的血液内外包装信息完整率，血液信息闭环完整率，血液有效期内临床使用率，临床发血核对正确率，血液报废、退回率（分血液品种），输血不良反应调查率等衡量。

四、输血相容性检测室内质量控制

（一）室内质控的定义

1. 定义 输血科或血库工作人员应严格遵守室内质控（internal quality control，IQC）管理制度、相关标准及操作规程，选择适当的质控物，连续评价本实验室输血相容性检测工作的可靠性程度，旨在监测、控制本实验室检测工作的精密度，提高实验室常规工作的批内、批间样本检测的一致性，以确定测定结果是否可靠、可否发出报告，是对实验室输血相容性检测的即时性评价。

2. 室内质控的目的

（1）检测和控制实验室输血相容性检测日常工作的精密度。

（2）提高常规工作批内、批间检测的一致性。

（3）检测偶然误差，控制系统误差。

（4）对由"人、机、料、法、环、测"组成的输血相容性检测系统的全面监控。

（二）质控图的定义和功能

1. 定义 质控图（quality control chart）是对过程质量加以测定、记录从而进行评估和监测过程是否处于控制状态而设计的一种统计图。

2. 功能 ①诊断：评估一个过程的稳定性。②控制：决定某一过程何时需要调整，以保持原有稳定状态。当过程发生异常质量波动时必须对过程进行调整，采取措施消除异常因素的作用，并采取预防措施使之不再出现；当过程稳定在合理的正常质量波动状态时，就应保持这种状态。③确认：确定某一过程的改进效果。

质控图是质量管理工具图表的核心，质控图的作用就是及时报警，它贯彻了预防为主的原则。

（三）室内质控

1. 试剂质控 ①标准血清，抗－A、抗－B、抗－D；②试剂红细胞，反定型细胞、抗筛细胞；③聚凝胺介质；④抗人球蛋白试剂。

2. 过程质控 针对试剂与反应体系整合在一起的实验全过程所进行的质量控制。主要是指使用微柱凝胶介质进行的相关实验（手工加样、全自动加样），包括交叉配血、不规则抗体筛查、血型鉴定等。

3. 室内质控品的性能 ①要有良好的稳定性能，以小瓶包装，可在较长时间内进行分析测定；②应具有小的瓶间变异，这样测定结果之间的误差才能归咎于方法本身；③质控品应有与待检样本尽可能一样的基质；④定性质控品要能检测系统的灵敏度和特异性；⑤多个项目复合，质控品数量要尽可能少；⑥自制的质控品，要进行均匀性、稳定性等指标的验证。

4. 室内质控品的来源

（1）配套质控品、商品化室内质控品、实验室自制质控品。原则上首选配套质控品、商品化室内质控品，次选自制的质控品。

（2）由生产商或供应商提供的试剂盒应包括抗原阴性、阳性对照品和抗体阴性、阳性对照品，严格按照试剂盒说明书的技术要求进行操作。

（3）自制质控品，必须经本实验室鉴定，获得明确的抗原或抗体特异性表达结果。排除冷凝集、自身抗体、异常蛋白干扰等情况。

5. 室内质控的频次 推荐每天上、下午各做一次，常规情况下至少一次。每天试验开始前先检测室内质控，质控在控时，才开始患者样品检测。

试验中途更换试剂批号后应重做质控；更换仪器或者全自动仪器重新开机后，也应重做质控检测。

稀有血型鉴定、手工抗人球蛋白试验等特殊试验，应在每次试验前进行质控检测。

6. 不同批号质控品之间的衔接 旧批号质控品到期前，与新批号同步做检测至少两天。同步做IQC的两天中，质控结果以旧批号结果为准，同时确定新批号靶值。旧质控品在控，新质控品结果稳定，可确定为新批号的靶值。

7. 室内质控结果判定标准

（1）通过与质控品靶值进行比对，阳性质控结果与预期结果比较相差≤1＋凝集强度的差异时为在控。

（2）通过与质控品靶值进行比对，阴性质控出现阳性结果和（或）阳性质控结果与预期结果比较出现超过1＋凝集强度的差异时或阴性质控结果为阳性时，均视为失控。

8. 室内质控结果失控后的处理 分析原因，重复检测；更换质控品；更换试剂；仪器维护后再测失控项目。

经过上述处理以后仍然失控，应停止相关失控检测项目（可使用替代检测方法），立即与试剂或仪器厂家沟通，寻求技术支持。

记录失控过程、分析原因、提出整改意见、上报实验室负责人，实验室负责人视具体情况决定是否实施整改措施。

9. 输血科室内质控品配伍原则

（1）ABO、RhD 血型鉴定室内质控的质控品配伍原则 ABO 至少选择 2 个质控标本，可 1 个标本 A 型，1 个标本 B 型；RhD 两个标本 RhD 不同型，即一阴一阳。

（2）意外抗体筛查 一般选择 2 个质控标本。其中一个不含有不规则抗体，一个含有已知其类型的不规则抗体，可以单独进行，也可以与血型鉴定联合完成。

（3）交叉配血试验 选择 1 个含有不规则抗体（IgG）的质控标本作为受者；选择 2 个与受者 ABO 同型的质控标本作为供者，要求两个供者标本中，一个含有已知可与受者不规则抗体反应的抗原，另一个不含有可与受者不规则抗体反应的抗原；再选择 2 个与受者 ABO 血型互不同型的质控标本作为供者（两个供者之间要求也不同型）。上述标本直抗均为阴性。

10. 输血相容性检测室内质控特点

（1）多为定性试验（抗体效价测定为半定量试验）。

（2）结果判定不同于传统的免疫定性试验，属于分级定性（数据为等级资料）。结果的判定是一个综合分析过程。

（3）不适于通过 CUT OFF 值判断阴阳性结果，质控结果不呈正态分布，也无法绘制准确、可靠的质控图。

11. 输血相容性检测质控品（非定值、定性检测）靶值的确定

（1）实验室自定靶值的原因 不同试验条件检测灵敏度或判读系统存在差异，所以需各实验室自行解决。不同仪器或者不同方法学需要单独定值，比如自动化和手工就会有一定的区别。

（2）选择的基本原则 ①方法选择：根据质控品应用范围，选择相应确定靶值的方法。②抗原：血型阳性质控品抗原一般选择≥3＋的强度。③抗体：阳性质控品一般选择能使对应抗原阳性红细胞凝集强度达到 2＋左右的浓度。④交叉配血质控品：提前按照质控原则进行配组，确定反应强度。

（3）确定靶值的方法 第一次做 IQC 时需要单独确定靶值。连续重复检测同一指标 2～3 次，取平均值为靶值。相同检测项目，不同检测体系，分别确定靶值。相同检测项目，多个相同检测体系，选择最稳定的一个体系确定靶值。结果应详细记录在《输血科室内质量控制实施记录表》，使用时参照靶值结果确定是否在控。

12. 室内质控失控的判定

（1）1 次低于或者高于设定靶值时，预警提示可能失控；连续三次低于或者高于设定靶值 1＋，应判断为失控。

（2）不符合试剂说明书设定标准或违背实验室设定的质控规则时，即判为失控。①ABO 血型质控，正定型和反定型结果与设定靶值不符，相差大于 1＋凝集强度时，判断为失控；②RhD 血型质控，判断同 ABO 血型质控；③交叉配血，阴性与设定靶值对比不一致和（或）任意凝集强度相差大于等于 2＋时判断为失控。

13. 关于配套质控品的应用 室内质控应在日常常规工作的基础上进行，以达到监测方法或者检测系统稳定性的目的。通过室内质控，使用质控品，确立质控标准，可以间接评价检验结果的精密度，结合室间质评可以间接评价检验结果的准确性。除各专业的特定要求外，一般应该按照下列步骤进行质控工作。

（1）对于国家药品监督管理局（NMPA）批准和注册登记的仪器和检测系统，实验室应严格遵守制造商对质控的要求和说明。

（2）当使用自己开发的方法、NMPA暂不审批的方法或者实验室修改的方法，实验室必须建立相应的质控方法。包括选择和确立质控品的数目、来源、类型以及测定的频度，并建立在一次操作中决定是否接受检验结果的质控规则。

（3）自制质控物和自配试剂　自制质控物应有制备程序，包括均一性和稳定性的评价方案，以及配制和评价记录。自配试剂记录应包括试剂名称或成分、规格、储存要求、制备或复溶的日期、有效期、配制人。

（四）比对试验 🅔微课/视频2

输血科或血库除了通过质控品进行室内质控以外，还应进行人员比对、方法比对、仪器比对、留样再测、空白测试、重测样品等方式来监控输血相容性检测的质量，以确保检测结果的一致性。

1. 人员比对　主要目的是评价工作人员是否具备胜任相应岗位的能力和资格。因此，主要用于评价新入职人员、离岗6个月或以上人员返岗时的岗位技术能力和监督在岗人员的检测等技术能力两个方面。

2. 方法比对　主要用于考察不同的检测方法之间存在的系统误差，监控检测结果的有效性。整体的检测方法体系一般包括样品前处理方法和仪器的检测方法，只要前处理方法不同，不管仪器的检测方法是否相同，都归类为方法比对。但是，如果不同的检测方法中样品的前处理方法相同，仅是检测仪器设备不同，一般将其归类为仪器比对。

3. 仪器比对　通常用于输血科或血库对新增或维修后仪器设备的性能情况进行的监查控制，也可用于评估仪器设备之间的检测结果的差异程度。进行仪器比对，尤其要注意保持比对过程中除仪器之外，其他所有环节条件的一致性，以确保结果差异能充分反映仪器性能的不同。

4. 留样再测　作为内部质量控制手段，主要适用于：有多个水平检测数据的样品或阳性样品、待检测项目相对比较稳定的样品以及当需要对留存样品特性的监控、检测结果的再现性进行验证等。采取留样再测有利于监控该项目检测结果的持续稳定性及观察其变化趋势；也可促使输血相容性检测工作人员认真对待每一次检测，从而提高自身业务素质及技术水平。但留样再测仅对检测结果的重复性进行监控，不能判断检测结果是否存在系统误差。

5. 空白测试　输血科或血库通过做空白测试，一方面可有效评估并校正由试剂、实验用水、器材以及环境因素带入的杂质所引起的误差；另一方面在保证对空白值进行有效监控的同时，也能掌握不同输血相容性检测方法和工作人员之间的差异情况。此外，通过空白测试还能准确评估检测方法的检出限等技术指标。

6. 重测样品　可广泛用于输血科或血库对样品制备的均一性、检测仪器的稳定性、检测方法的精密度、工作人员的技术水平以及平行样品间的分析间隔等进行监测评价。特别注意，随着待测组分含量水平的变化，检测过程中对测试精密度可能导致重要影响的因素会有很大不同。

（五）输血相容性检测室内质控意义

《医疗机构临床实验室管理办法》第二十五条明确规定"医疗机构临床实验室应当对开展的临床检验项目进行室内质量控制，绘制质量控制图。出现质量失控现象时，应当及时查找原因，采取纠正措施，并详细记录。"

《三级医院评审标准（2022版）》要求"开展实验室室内质控，室间质评，确保输血安全。"

《血站技术操作规程（2019版）》的B.5.1.4质量控制"应建立有效的质量控制程序。确保常规平行试验中已知抗原和已知抗体的质控物反应正确，否则必须重新试验。"

（六）室内质量控制（IQC）与室间质量评价（EQA）的关系

（1）没有IQC的EQA（external quality assessment）是空中楼阁。不做IQC，只参加EQA，输血相

容性检测的质量无法得到保障；EQA 做得再好，对实际工作也没有多大帮助；在输血相容性检测工作中，应杜绝这种情况。

（2）IQC 与 EQA 的共性　①都需要质控物；②都要求质控物与待测样品的状态或基质相同或接近；③与待测样品采取完全相同的检测程序。

五、输血相容性检测室间质量评价 📱微课/视频 3

按照国家卫生健康委 2020 年 7 月公布的《医疗机构临床实验室管理办法》的要求：医疗机构临床实验室应当参加室间质量评价机构组织的临床检验室间质量评价。

1. 定义　室间质量评价是指多家实验室分析同一样本，并由外部独立机构收集和反馈实验室上报的结果，以此评价实验室检测能力的过程。

2. 目的　评价参评实验室检测的检测能力；帮助实验室考察输血相容性检测工作的质量，发现问题并持续改进；为评审/注册、发证提供证据；考察评价各输血相容性检测仪器的质量并协助生产单位改进质量。

3. 方式　国家卫生健康委员会临床检验中心，每年三次，输血相容性五项；各省市卫健委临检中心，相容性检测五项或者血型三项；其他的还有上海血型参比实验室的 EQA、效价检测等及美国病理协会（CAP）的能力验证。

4. 审核与评价　应保留参加室间质评的全部结果和证书。科室负责人或指定人员应监控室间质评活动的结果，并及时在结果报告上签字，提出下一步工作的建议。

5. 实验室间比对　对于没有室间质量评价的检测项目，可通过与其他实验室（如已获认可的实验室、使用相同检测方法的实验室、使用配套系统的实验室）比对的方式确定检验结果的可接受性，但应满足如下要求：①规定比对实验室的选择原则；②样品数量至少 5 份，包括正常和异常水平；③频率，至少每年 2 次；④判定标准，应有≥80% 的结果符合要求。

6. 实验室间比对不可行或不适用时　输血相容性检测实验室应制定评价检验结果与临床诊断一致性的方法，判断检验结果的可接受性。每年评价不少于 2 次，并记录。比对频率：应至少每年 1 次进行实验室内部比对，包括人员和不同方法/检测系统间的比对，至少选择 2 份阴性、2 份弱阳性、1 份阳性样品进行比对，评价比对结果的可接受性。比对记录应由实验室负责人审核并签字，并应至少保留 2 年。

7. 特别强调　在上报室间质评结果之前，既不能和其他医院核对输血相容性检测室间质评结果，也不能把室间质评样品作为标本送到任何其他实验室检测。应确保输血科或血库室间质评结果的真实性。

六、临床用血质量控制指标

2019 年国家卫生健康委员会印发了临床用血质量控制指标（2019 年版）。该指标主要是为了促进临床合理用血标准化、同质化发展，提升输血专业规范化服务能力。供各级卫生健康行政部门、临床用血质控中心和医疗机构在血液管理和医疗质量安全管理工作中使用。

共有十个指标：①每千单位用血输血专业技术人员数（反映临床用血服务能力的指标。评价输血专业技术人员配备是否与医疗机构功能、任务和规模等相适应）；②《临床输血申请单合格率》（反映《临床输血申请单》填写及输血前评估的规范程度，体现医疗机构临床用血管理水平）；③受血者标本血型复查率（是评价输血申请过程中是否规范开展受血者血液标本采集和检测的指标）；④输血相容性检测项目室内质控率（反映输血相容性检测项目室内质控的覆盖程度，是体现输血相容性检测日常质量管理的指标）；⑤输血相容性检测室间质评项目参加率（反映医疗机构开展输血相容性检测和参加输血相容性检测外部质量评价的情况，是体现输血相容性检测能力的重要指标）；⑥千输血人次输血不良反应上报例数（建立实施输血不良反应上报制度，提高医务人员对输血不良反应的识别和处理能力，通过分析和反馈实现临床用血管理的持续改进）；⑦一二级手术台均用血量（反映医疗机构一二级手术患者血液使用情况）；⑧三四级手术台均用血量（反映医疗机构三四级手术患者血液使用情况）；⑨手术患者自体输血率（反映医疗机构血液保护技术的水平，通过开展自体输血可以有效降低异体血输注的风险）；⑩出院患者人均用血量（反映医疗机构住院患者血液使用情况）。

知识拓展

人工智能与输血医学

人工智能、机器学习的广泛应用，将为输血医学的发展带来新的机遇与挑战。目前人工智能已在输血医学领域初步应用，如预测择期手术患者用血需求量、血液库存管理、血液预警系统等。应用人工智能、机器学习、深度学习策略探索、挖掘临床输血大数据，结合当前最佳临床证据、医疗技术、个体化差异等输血治疗因素，建立临床输血智能化管理系统并全面应用，有利于保障临床安全有效用血，推动输血治疗技术及输血医学学科发展，提升医疗服务效率和质量。不远的将来，还可能实现人工智能、机器学习等来辅助输血医师进行疾病预测、诊断，并制定精准输血治疗策略。

? 思考题

答案解析

[思考题1]

某医院输血科接受 ISO 15189 的首次现场评审，评审专家发现该科室仅用微柱凝集法进行交叉配血试验。请问：

（1）仅用微柱凝集法进行交叉配血试验是否完全可靠？为什么？

（2）哪些血液成分在输血前应同时进行主侧和次侧配血？

（3）为了保证交叉配血试验的结果可靠，需要同时做哪几类方法的交叉配血试验？

（4）可以单独使用盐水介质法进行交叉配血试验吗？为什么？

[思考题2]

送达输血科的输血标本复核血型结果为 A 型 RhD 阳性，审核结果时，发现几天之前检验科血型鉴定结果为 O 型 RhD 阳性。请问：

（1）首先该如何处理这种情况？

（2）假如怀疑标本错误，如何联系临床科室来处理这种情况？

（3）临床如何杜绝输血标本采集错误的情况发生？

（彭永正）

书网融合……

 重点小结　　 题库　　 微课/视频1　　 微课/视频2　　 微课/视频3

第八章　胎儿和新生儿溶血病

新生儿溶血病（hemolytic disease of the newborn，HDN）临床并不少见。由于其病理生理过程与妊娠密切相关，部分在胎儿阶段即发生溶血，导致孕妇流产、死胎等。因此，目前国际上又将此病命名为胎儿和新生儿溶血病（hemolytic disease of the fetus and newborn，HDFN）。

第一节　概　述

PPT

HDFN 一般是特指母婴血型不合，母亲血中含有针对胎儿红细胞的 IgG 抗体，通过胎盘进入胎儿血液，结合于胎儿红细胞上并破坏红细胞，引起胎儿或新生儿免疫性溶血性疾病。

一、胎儿和新生儿溶血病的发病机制

胎儿血型基因一半来自父方，一半来自母方，若其遗传父亲的血型抗原恰恰是母亲所缺乏的，母胎之间可能存在着血型不合现象。

理论上，凡是以 IgG 性质出现的血型抗体都可以引起 HDFN，其中以 ABO 血型系统最常见，其次为 Rh 血型系统，Kidd、Duffy、Kell 等血型系统引起 HDFN 也有报道。

（一）ABO - HDFN

ABO 血型系统引起的 HDFN 主要是由于胎儿红细胞 A 或 B 抗原与来自母体的 IgG 抗 - A 或抗 - B 反应的结果。ABO 血型系统天然存在 IgM、IgG 等抗体，以 IgM 抗体为主，但 O 型母亲血液中的抗体以 IgG 为主。若母胎 ABO 血型不合，母亲血中的 IgG 抗 - A、抗 - B 或抗 - AB 可以直接通过胎盘，进入胎儿体内，结合并破坏其红细胞，临床上以母亲为 O 型，新生儿（胎儿）为 A 型或 B 型的发病率为最高，且第一胎即可发生 HDFN。分娩次数越多，HDFN 发病率越高，病情进一步加重。

A 抗原和 B 抗原除了存在于红细胞膜上以外，也存在于红细胞外的许多组织中，通过胎盘的抗 - A 或抗 - B 仅少量与胎儿红细胞结合，其余可被胎儿组织和血浆中的可溶性 A 和 B 血型物质所中和吸收，因此虽然母婴 ABO 血型不合很常见，但发病者仅占少数。其发病与否及其严重程度与胎儿或新生儿 A、B 抗原强弱、ABO 血型物质含量、胎盘的屏障作用及 IgG 亚类（IgG1、IgG3）等多种因素有关。

（二）Rh – HDFN

Rh 血型不合引起的 HDFN 通常见于 RhD 阴性的母亲孕育 RhD 阳性胎儿。在妊娠后期或分娩时，由于胎盘局部破裂或胎盘剥离使少量胎儿红细胞进入母体，刺激母体免疫系统，经初次免疫刺激产生记忆 B 细胞和 IgM 抗体，大概需要 2~6 个月。IgM 抗体分子量大，不能通过胎盘进入胎儿体内。当母亲再次妊娠 Rh 阳性的胎儿，在其妊娠早、中期若胎盘发生少量出血，母体就会发生回忆性免疫反应，数天内就可产生大量 IgG 抗体并通过胎盘进入胎儿血液循环，使胎儿或新生儿发生溶血。

Rh – HDFN 通常从第二胎起发病，但也有 1% 左右的 Rh – HDFN 可发生于第一胎，这种情况多数是由于孕妇在第一胎前曾接受过 Rh 血型不合的输血或有流产史，极少数可以用 Taylor 提出的"外祖母学说"解释，即 Rh 阴性血型的孕妇在她自己尚为胎儿的时候，其母亲 Rh 阳性的血液经胎盘进入其体内而致敏。少数情况下母亲为 Rh 阳性时也可发生 Rh – HDFN，主要由 C、c、E、e 等抗体引起，其中以抗 – E 多见。

二、胎儿和新生儿溶血病的临床表现

ABO 血型不合溶血病的临床表现多数较轻，Rh 血型不合溶血病虽然发病率较低，但临床表现较为严重，且进展快，主要症状和体征有水肿、黄疸、贫血和肝脾肿大，重度黄疸者可以导致核黄疸发生。症状轻重一般取决于母体血清 IgG 抗体的效价、亚类、胎儿红细胞的发育程度、胎儿代偿性造血能力、免疫功能以及产前的干预措施等诸多因素。

（一）黄疸

黄疸出现早，一般在出生后 24 小时内出现，黄疸进行性加重。原因是患儿的红细胞被抗体致敏，被迅速破坏后产生大量的游离胆红素。由于出生时婴儿肝脏不能合成足够的葡萄糖醛酸以及白蛋白来结合游离胆红素，导致后者不断升高，表现为黄疸不断加深。黄疸出现的早晚、程度与病情密切相关。一般 ABO 血型不合 HDFN 黄疸轻，出现也较晚，出生后 2~5 天出现，类似生理性黄疸。Rh 血型不合HDFN 黄疸出现较早，大多数在出生后 24 小时内，甚至在出生后 2~3 小时开始出现，并迅速加重。同时，血清胆红素水平在短时间内也可快速上升。

（二）贫血

由于红细胞被破坏，胎儿或新生儿发生不同程度的贫血，以 Rh 血型不合溶血病较为严重。在出生后 1~2 天内患儿表现为精神萎靡、嗜睡、少吃、少哭，重者可出现心力衰竭，出现心率快、气促、呻吟、发绀和肝脾肿大，外周血网织红细胞和有核红细胞增高。多数 ABO 血型不合 HDFN 患儿出生时并未显示出明显的贫血症状，但以后红细胞可能会迅速减少，1 天内红细胞可以下降 1.0×10^{12}/L。贫血重者也可以出现心脏扩大和心力衰竭。

（三）水肿

病情严重者表现为水肿，主要见于 Rh 血型不合溶血病。与严重贫血所致的心力衰竭、继发性组织缺氧、肝功能障碍引起的低蛋白血症、毛细血管通透性增加等因素有关。孕妇在怀孕期体重迅速增加，提示有可能发生胎儿水肿。胎儿可出现胸腔积液、腹腔积液、心包积液、心脏扩大，出生后可表现为全身水肿，苍白、皮肤瘀斑、胸腔积液、腹腔积液、心力衰竭和呼吸窘迫，预后极差，严重者可发生死胎或出生后不久死亡。

（四）肝、脾肿大

严重溶血发生后，需要髓外造血器官参与代偿性造血，故可以导致不同程度的肝脾肿大。Rh 血型不合 HDFN 肝脾肿大比较明显。

（五）胆红素脑病（核黄疸）

红细胞破坏后血清游离胆红素水平升高，可通过血脑屏障，脑神经基底核结合过多的游离胆红素可以导致胆红素脑病。足月儿胆红素超过 307.8μmol/L（18.0mg/dl），早产儿胆红素超过 205.2 ~ 256.5μmol/L（12.0 ~ 15.0mg/dl），应高度怀疑有发生胆红素脑病的可能。患儿表现为发热、嗜睡、吸吮反射减低、痉挛、肌张力增高或减低等神经系统症状，如不及时治疗，患儿会遗留后遗症甚至死亡。Rh 血型不合 HDFN 上述症状较明显。

第二节　实验室检查

PPT

HDFN 危害患儿健康，及时诊断并采取预防和治疗措施非常重要，实验室检查是确诊该疾病的重要手段，主要包括以下几个方面。

一、HDFN 的产前诊断

通过血型血清学检查，内容主要包括夫妇血型鉴定、孕妇抗体筛选和鉴定以及对检出的有意义的抗体进行效价测定等，可以评估孕妇将来孕育的胎儿是否有患 HDFN 的可能。利用胎儿 DNA 进行分析，可以预测胎儿血型。还可以通过羊水、医学影像学检查了解胎儿生长发育情况。凡既往有不明原因的流产、早产、死胎、死产史或新生儿重症黄疸史的产妇，更应警惕有无母婴血型不合。

（一）血型血清学试验

1. 血型鉴定　包括夫妇与胎儿（必要时）ABO 血型、RhD 血型。夫妇血型相合与否的判定见表 8 - 1。孕期可以采集羊水测定胎儿 ABO 血型，若证实母胎同型者或新生儿 O 型者可排除 ABO 血型不合溶血病，而不能排除其他血型系统的溶血病。胎儿 RhD 血型可采集胎儿血进行检测。

表 8 - 1　夫妇血型相合与否的判定

妻子血型	丈夫配合血型	丈夫不配合血型
O	O	A，B，AB
A	O，A	B，AB
B	O，B	A，AB
AB	O，A，B，AB	/
Rh（+）	Rh（+），Rh（-）	/
Rh（-）	Rh（-）	Rh（+）

2. 抗体效价检测　ABO - HDFN 由 IgG 抗 - A（B）引起，检测孕妇血清中有无 IgG 性质的抗 - A（B）抗体及其效价，即可预测 ABO 血型不合溶血病发生的可能性。如妻子 O 型，丈夫 A 型，则需测定妻子血清中 IgG 类抗 - A 效价。正常人血清中的抗 - A（B），往往是 IgG 和 IgM 类的混合物，当 IgM 类抗 - A（B）效价等于或大于 IgG 类抗 - A（B），则 IgG 类抗 - A（B）被掩盖，故必须除去 IgM 类抗 - A（B）的干扰。通常用 2 - 巯基乙醇（2 - Me）破坏或中和 IgM 抗体，然后对处理后的血清进行倍比稀释，加入对应的红细胞用间接抗人球蛋白法检测 IgG 类抗 - A（B）。若 IgG 类抗 - A（B）效价 ≥64 时，其血型不合的婴儿可能受到损害。测定并动态观察 IgG 类抗 - A（B）效价可能有某些预后价

值，第一次抗体效价测定一般在妊娠 16 周进行，然后在 28~30 周进行第二次测定，以后每隔 2~4 周测定一次。若抗体效价持续上升，提示发生 HDFN 的可能性较大。 📱微课/视频 1

3. 意外抗体的检测　包括对孕妇血清意外抗体的筛选，筛选若为阳性则需进行抗体鉴定、抗体效价测定。①意外抗体的筛选和鉴定：取孕妇血清与筛选谱红细胞作意外抗体筛选试验，若该实验阳性，进一步用鉴定试剂红细胞做抗体鉴定，以明确抗体的特异性。②确定夫妇的 Rh 血型：当检出某一抗体后，可用抗血清来鉴定夫妇红细胞相应的抗原。鉴定妻子血型可以印证抗体鉴定的结果，鉴定丈夫血型可以确定胎儿是否可能受损害。若丈夫的红细胞不存在与该抗体对应的抗原，就排除了该抗体对胎儿可能的损害。③抗体效价的测定：Rh 阴性的孕妇抗体效价测定也应该在妊娠 16 周进行，检出抗体后，动态观察抗体效价的变化（至少 4 周一次）。④在夫妇 ABO 血型配合时，可以用丈夫红细胞做抗体筛选。若妻子血清和抗体筛选谱红细胞没有反应，但与丈夫红细胞出现阳性反应，则提示妻子血清中存在针对低频率抗原的抗体。

（二）Rh–HDFN 的产前基因检测

孕妇外周血血浆中胎儿游离 DNA（cell free fetal DNA，cffDNA）检测为产前检测胎儿血型提供了一种无创手段。在孕中期的较早阶段，母体血浆中胎儿 DNA 浓度已达较高水平，可通过母体血浆中 cffDNA 来检测其 RhD 血型，准确率大于 99%。分析胎儿 DNA 预测胎儿血型的技术，可以对父亲为 Rh 阳性杂合子、母亲为 Rh 阴性的胎儿进行早期产前诊断，如果胎儿是 Rh 阴性就可避免进一步的侵袭性操作。基于 PCR 的 *RH* 基因分型技术对不同种族的检测准确性存在差异，逐渐被高通量测序取代。除了 RhD 基因型，cffDNA 检测还可分析 Kell 与人类血小板特异性抗原等其他血型的基因型。在我国，cffDNA 检测目前主要用于染色体非等倍体的筛查，2021 年《胎儿新生儿溶血病实验室检测专家共识》中推荐进行 cffDNA 检测以确定胎儿血型，预测 HDFN 风险。随着分子生物学技术的发展及检测成本的下降，同时由于贯彻二胎政策，HDFN 的发生风险增加，该技术未来在我国 HDFN 风险筛查与防治方面必将得到重视。

（三）羊水检查

估计宫内溶血程度和胎儿的全面情况，辅助胎儿血型鉴定，最好的方法是进行羊水检查。羊水可以在 B 超引导下通过羊膜穿刺获得。

1. 羊膜穿刺指征　①孕妇血清中有一种已知可能引起 HDFN 的意外抗体，效价≥32；②孕妇以往曾有血型免疫抗体引起 HDFN 的经历。

2. 检测羊水中胆红素含量　羊水随着胎儿月份的增加和 HDFN 的发展黄色加深。因此，在不同的妊娠阶段检测羊水胆红素的含量有一定的价值，可以协助判断疾病严重程度以便做出相应的处理。

3. 判断胎儿肺部成熟程度　可以检测羊水中的卵磷脂/鞘磷脂的比例，反映胎儿肺部成熟程度，可以对早产儿的存活能力做出判断。

4. 判断胎儿的 ABO 血型　通过检测羊水细胞 DNA，预测胎儿的 ABO 血型，可以协助判断胎儿发生溶血的可能性。

（四）医学影像学检查

发生 HDFN 的胎儿其 B 超检查可能会显示胎儿肝脾肿大，胸、腹腔积液。全身水肿胎儿 X 线摄片可见软组织增宽的透明带，四肢弯曲度较差。

二、新生儿溶血病的检测方法

新生儿溶血病检测的方法主要包括直接抗球蛋白试验、血清游离抗体试验和红细胞抗体释放试验。

这三项检查的优化组合，可以对新生儿溶血病做出诊断。其他试验如胆红素检测、血常规检查、血涂片显微镜检查、网织红细胞计数、ABO 和 Rh 血型也可提供有价值的信息。

1. 直接抗球蛋白试验（direct antiglobulin test，DAT） 检测新生儿红细胞膜上是否已被 IgG 抗体所致敏，一旦 DAT 阳性，即成为诊断 HDFN 的有力证据。 ⓔ 微课/视频2

2. 血清游离抗体试验 是在新生儿血清中检测是否存在能与红细胞结合的尚未致敏红细胞的不完全抗体，结果阳性可考虑新生儿溶血病。

3. 红细胞抗体释放试验 首先利用特殊方法将致敏在新生儿红细胞上的抗体放散下来，然后检测放散液中的抗体。若 A 型或 AB 型血的新生儿红细胞放散液中检测到抗 – A 血型抗体，结合其他检测的阳性结果，可以诊断患者存在 HDFN。通常 ABO 血型不合溶血病行 56℃ 热放散法，RhD 血型不合溶血病行乙醚或磷酸氯喹放散法。

上述三项试验中，DAT 和释放试验都是检测红细胞上致敏的血型抗体，但意义上有区别。通过 DAT，可以区分 ABO – HDFN 和其他血型系统的 HDFN。因为 ABO – HDFN 的直抗阳性程度均较弱，受 DAT 敏感性的限制，一般不会超过"1 +"，甚至可以为阴性；其他血型系统的 HDFN 尤其是 Rh 系统，其直抗强度一般超过"1 +"。仅此即可预判 HDFN 的类型。另外，直抗阳性程度越强，通常意味着 HDFN 的病情越重，而释放试验无法做出判断，但释放试验的优势是敏感性高。游离试验阳性说明病情持续，在 HDFN 诊断上具有辅助诊断价值。

（一）ABO – HDFN 的检测方法及特点

在 ABO – HDFN 的三项试验中，直抗呈弱阳性甚至阴性，这是与其他胎儿和新生儿溶血病的不同之处。游离抗体试验是用间接抗人球蛋白的方法检测新生儿血清分别与 A、B、O 红细胞的反应。释放试验首先是用加热放散法提取致敏于红细胞表面的抗体，然后用间接抗人球蛋白的方法检测放散液和酶处理 A、B、O 红细胞的反应情况。用酶处理红细胞，主要是为了提高试验的敏感度。此方法一旦出现阳性结果，即可明确诊断（表 8 –2）。

表 8 – 2 三项试验对 ABO 胎儿和新生儿溶血病的诊断（不包括 O 细胞阳性）

直接抗人 球蛋白试验	血清游离 抗体试验	红细胞抗体 释放试验	结果判断
–	–	–	不能证实为血型抗体引起的新生儿溶血病
+	–	–	可疑为血型抗体引起的新生儿溶血病
–	+	–	可疑为血型抗体引起的新生儿溶血病
–	–	+	可以证实为血型抗体引起的新生儿溶血病
+	–	+	可以证实为血型抗体引起的新生儿溶血病
+	+	–	可以证实为血型抗体引起的新生儿溶血病
–	+	+	可以证实为血型抗体引起的新生儿溶血病
+	+	+	可以证实为血型抗体引起的新生儿溶血病

（二）Rh – HDFN 的检测方法及特点

Rh – HDFN 的诊断方法与上述 ABO – HDFN 基本相同，但在操作上有一些独特之处需要引起注意。

1. DAT 新生儿 DAT 的强弱是区别 ABO 和 Rh – HDFN 的主要指标，Rh – HDFN 时一般直抗试验阳性结果均≥2 +。

2. 红细胞抗体释放试验 由于 Rh 抗体与新生儿红细胞的结合能力较强，热放散效果不佳，因此在诊断 Rh – HDFN 时需要改用乙醚释放或磷酸氯喹放散。放散液与一组谱细胞反应，必要时增加相应的 A、B 细胞排除 ABO - HDFN（例如 O 型孕妇分娩出 A 型且患有抗 - D 引起的 HDFN 的新生儿，则需要用 Rh 阴性的 A 型、B 型红细胞来排除患儿同时患有 ABO - HDFN）。

3. 血清游离抗体试验 由于新生儿体内所有的血型抗体均来自于母亲，且母亲血清中的抗体效价一般比新生儿血清中的抗体效价要高，母亲的血清来源也较多，故 Rh - HDFN 的游离试验需要用母亲的血清代替新生儿的血清做一组谱细胞。

（三）其他血型系统引起的新生儿溶血病

Kidd、Duffy 等其他血型系统引起的 HDFN，临床并不多见，实验室检查可参照 Rh - HDFN。

第三节　胎儿和新生儿溶血病的预防与治疗

PPT

预防与治疗 HDFN 的原则是减少抗体引起的损伤，纠正贫血，防治心力衰竭，降低血清胆红素水平，防止胆红素脑病的发生。

一、妊娠前的准备

1. ABO 血型不合的夫妇 对于 ABO 血型不合的夫妇，妊娠前没有特殊的准备。

2. Rh 血型不合的夫妇 过去曾经分娩过 Rh - HDFN 患儿的女性，体内 Rh IgG 抗体处于较高值时，不适合马上怀孕。治疗后使抗体效价下降至低值（最好在 4 以下），受孕比较适宜。

二、妊娠期孕妇的治疗

对于夫妇 ABO 血型不合者，主要是针对曾发生过死胎或重症新生儿溶血症的孕妇，若抗 - A（B）效价超过 64，可以使用黄疸茵陈冲剂做预防治疗。夫妇 Rh 血型不合者，既往有原因不明的死胎、流产、输血史，尤其是曾娩出重症新生儿溶血症的孕妇，本次妊娠，一旦确定有抗体存在，应该立即开始药物预防治疗，并定期检测 IgG 抗体效价，若服药期间抗体效价超过 128，需考虑用孕妇同型的血浆或白蛋白作为置换剂进行血浆置换治疗，以减轻胎儿受害程度。极少数 Rh 血型不合的胎儿，过早发生了溶血，为拯救胎儿，必须纠正严重的贫血，此时可以考虑宫内输血，以维持胎儿的生命，直至妊娠 33 周后，如果卵磷脂/鞘磷脂的比值 >2，提示胎儿肺发育成熟，可以终止妊娠，使胎儿娩出。

三、分娩时的处理

分娩时，及早钳住脐带，防止脐血过多流入胎儿体内。留取 3～5ml 脐血，用以检测血型、胆红素、直接抗球蛋白试验、游离抗体试验和释放试验。

四、新生儿溶血病的治疗

（一）药物治疗

出生后黄疸明显的患儿，总胆红素值在 171.0μmol/L 以上，应尽早治疗。药物治疗可促进肝脏对胆红素的摄取和代谢，减少游离胆红素与脑细胞的结合，降低胆红素脑病的发生。

（二）光照治疗

若总胆红素超过 205.2 μmol/L，或 Rh - HDFN 胎儿出生后黄疸进展较快，或换血治疗前后等均可考虑采用光照治疗，使未结合的胆红素转变成水溶性异构体，随胆汁和尿排出体外。但对结合胆红素增高并伴有肝功能损伤的患儿不宜使用光照疗法。

（三）静脉注射免疫球蛋白

抑制吞噬细胞破坏已被抗体致敏的红细胞，有助于控制溶血。

（四）换血治疗

主要用于重症母婴血型不合引起的 HDFN，是治疗高胆红素血症最迅速有效的方法。

1. 目的 降低血清胆红素浓度，防止胆红素脑病的发生；替代处于加速破坏阶段的已被致敏的红细胞，纠正贫血，防止严重缺氧及心力衰竭；去除新生儿血液中游离的 IgG 抗体，减少体内已致敏红细胞及抗体的量。

2. 血液制剂的选择

（1）ABO – HDFN 选用 O 型红细胞和 AB 型血浆混合后的血液。

（2）Rh – HDFN 单纯母婴血型不合 Rh 溶血病，选用 Rh 血型和母亲相同的血型，而 ABO 血型与婴儿同型或 O 型血进行输注；若同时合并 ABO 与 Rh 血型不合的溶血病，应选用 Rh 阴性 O 型红细胞和 AB 型血浆的混合血液输血。

为了快速提高患儿红细胞携氧能力，一般选用采集 5 天以内的新鲜悬浮红细胞输注，以确保红细胞 2,3 – 二磷酸甘油酸处于较高水平，减少无活力的红细胞释放出的血红蛋白和钾离子。

换血治疗时可以在红细胞悬液中添加血浆或 5% 白蛋白，减少游离胆红素与脑细胞的结合，降低胆红素脑病的发生；血细胞比容应维持在 55% 左右；若患儿有血液凝固障碍的临床表现和实验室检查证据，可以根据需要补充新鲜冰冻血浆、凝血因子制剂或血小板。

3. 换血量 一般是 150～180ml/kg 体重，约是全血量的 2 倍，可以置换出 70%～85% 的致敏红细胞和胆红素。

4. 配血 当新生儿红细胞直抗阳性时，只需主侧交叉配血，分别做盐水介质、酶介质、抗人球蛋白法。当母婴 ABO 血型配合时，尽量使用母亲血清代替婴儿血清配血。当母亲血清中存在冷抗体时，可以用 2 – Me 处理母亲血清后配血。当母婴 ABO 血型不配合时，应该用婴儿红细胞放散液代替血清配血。

五、Rh 阴性孕妇的预防 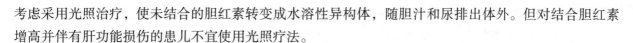 微课/视频 3

Rh 阴性孕妇产生 Rh 抗体，主要是分娩或流产过程中胎儿的 Rh 阳性红细胞进入母体血液循环，刺激母体免疫系统产生的。一旦被免疫，该妇女若再次妊娠仍然是 Rh 阳性胎儿，进入母体的胎儿 Rh 阳性红细胞就会促发母体回忆性免疫反应，产生大量 IgG 抗体并通过胎盘进入胎儿血液循环，导致 HDFN。为避免产生 Rh 抗体，在 Rh 阴性孕妇第一胎分娩后或流产后 72 小时内或妊娠中晚期羊水穿刺后立即注射 Rho（D）人免疫球蛋白，以清除进入母体的 Rh 阳性红细胞，避免其对母体的免疫刺激，进而避免下一胎发生 Rh – HDFN。

▶ 知识拓展 ◀--

"熊猫血"孕妇的福音——Rho（D）人免疫球蛋白

随着生育政策的全面放开，"熊猫血"女性孕育二胎以上风险增加。母婴 RhD 血型不合导致的 HDFN 发生率虽低，但其严重程度却远大于 ABO 血型不合导致的溶血。目前预防 RhD 血型不合新生儿溶血病最有效的方式是使用 Rho（D）人免疫球蛋白。Rho（D）人免疫球蛋白是从含有高滴度 Rho（D）

抗体的混合人血浆中，经低温乙醇等方法分离纯化，并经多步病毒灭活方法处理制成的。

我国 Rh 阴性人群稀少，由于 Rho（D）人免疫球蛋白在国内需求有限，用药要求极其严格，使得许多"熊猫血"孕妇很难在需要的时间内完成注射。近年来，"港澳药械通"政策正式落地后，打通了国际先进创新药械快速进入临床应用的通道，为"熊猫血"孕妇及其家庭带来了福音。该产品在国内已成功研发并即将上市，不仅可以大幅缓解市场压力，还填补了我国 Rho（D）人免疫球蛋白产品的空白。

答案解析

? 思考题

案例

主诉：患儿母亲，32岁，孕3产2；患儿，男，自然分娩，体重2.7kg，出生后第2天全身皮肤黄染，且进行性加重。

查体：患儿体温37.1℃，神志清楚，全身皮肤及巩膜中度黄染，无水肿，心肺未见异常，腹平软，肝脾轻度肿大。小便黄，患儿精神反应欠佳，拒乳，哭闹，但肌张力等正常。

实验室检查：血常规：RBC 3.5×10^{12}/L，Hb 95g/L，WBC 12.5×10^9/L，PLT 165×10^9/L，RET 11.6%；血液胆红素检查结果：总胆红素 216.5μmol/L，非结合胆红素 169.2μmol/L。

问题：

1. 新生儿出现黄疸的原因可能有哪些？

2. 如果血型鉴定结果为父亲 A 型、母亲 O 型、患儿 A 型，能否判断该患儿贫血为母婴 ABO 血型不合所致？为什么？如不能，还应做哪些检查？

3. 如果确诊该患儿症状为母婴血型不合所致，应如何治疗？

（禹 莉）

书网融合……

重点小结　　　　题库　　　　微课/视频1　　　　微课/视频2　　　　微课/视频3

第九章　自身免疫性溶血性贫血

1. 通过本章学习，掌握自身免疫性溶血性贫血的分类和实验室检查；熟悉自身免疫性溶血性贫血的诊断和鉴别诊断；了解自身免疫性溶血性贫血的治疗原则。

2. 具有自身免疫性溶血性贫血的实验室检测及检验结果初步分析判断的能力。

3. 树立终身学习理念，培养严谨求实的科学态度、创新意识和批判性思维，不断追求工作优质高效和专业卓越发展。

自身免疫性溶血性贫血是一组异质性疾病，需要进行全面的实验室检查，明确诊断并确定亚型后选择治疗方案。分析检测结果并指导临床合理使用血液制剂，是检验专业学生必须掌握的内容。

第一节　概　述

PPT

自身免疫性溶血性贫血（autoimmune hemolytic anemia，AIHA）是由于免疫功能异常导致 B 细胞功能亢进，产生抗自身红细胞的抗体，红细胞吸附自身抗体和（或）补体，致使红细胞破坏加速、寿命缩短的一组溶血性贫血。本病约占溶血性疾病患者总数的 1/3，以青壮年为多，女性多于男性。

一、自身免疫性溶血性贫血的分类

（一）根据自身抗体作用于红细胞时所需温度分类

根据患者自身抗体作用于红细胞时所需温度的不同，AIHA 可分为温抗体型、冷抗体型和温冷双抗体型。

1. 温抗体型自身免疫性溶血性贫血（warm active antibody autoimmune hemolytic anemia，WAIHA）　患者自身抗体与抗原反应的最适宜温度为 37℃，主要为 IgG，少数为 IgM 或 IgA，多数是不完全抗体。

2. 冷抗体型自身免疫性溶血性贫血　包括冷凝集素病（cold agglutinin disease，CAD）和阵发性冷性血红蛋白尿症（paroxysmal cold hemoglobinuria，PCH）两种。冷凝集素主要为 IgM，大多是完全抗体，可结合补体。冷凝集素与红细胞结合的最适宜温度是 2～4℃，温度上升则结合力减弱。PCH 的抗体是 IgG 型溶血素，又称为 D - L 抗体。后者在 0～4℃时与红细胞结合，并能结合补体，温度升高至 37℃时可以发生溶血。

3. 温冷双抗体型自身免疫性溶血性贫血　约 35% 的 WAIHA 兼有低效价的冷凝集素（4℃时≥64），在 20℃时可凝集红细胞，30℃时失去活性，对红细胞无明显破坏作用。但少数 AIHA 除温抗体外，还存在有活性的冷 IgM 抗体，在 4℃时效价高，且 30℃甚至 37℃时仍有活性。发病以 50 岁以上者居多。

（二）根据发病原因分类

1. 原发性　无基础疾病。

2. 继发性　常继发于淋巴细胞增殖性疾病（淋巴瘤、慢性淋巴细胞白血病）、风湿病、系统性红斑狼疮、感染（细菌、病毒、支原体）、肿瘤、炎症性肠病、慢性肝病、药物（青霉素、奎尼丁、甲基多巴）等。其中药物诱发的 AIHA 按发病机制可分为 4 种。

（1）半抗原/药物吸收机制（青霉素型）　药物与红细胞膜蛋白牢固结合后具有抗原性，诱发抗体产生。经典范例为用大剂量青霉素（＞1000 万 U/d）后产生抗青霉素的青霉噻唑酰决定簇 IgM 和 IgG 抗体，IgM 抗体不引起溶血，IgG 抗体结合到已与红细胞膜蛋白结合的青霉素分子上引起溶血。除青霉素外，以同样机制溶血的药物还有半合成青霉素、头孢霉素族、四环素、卡溴脲和甲苯磺丁脲等。

（2）新抗原型或药物抗体靶细胞三元复合物型（奎宁型）　药物与药物抗体（多为 IgG 或 IgM）在血循环中形成免疫复合物附着于红细胞（尤其是 RhD 阳性）上激活补体破坏红细胞。抗体对药物和红细胞形成的新抗原起作用。三元复合物结合松散，抗体常自红细胞膜上脱落，游离于血中再与其他红细胞膜结合。少量药物即可于数日内引发溶血，主要由补体介导，故为血管内溶血。本型除红细胞受损伤外，血小板和粒细胞也可被损伤。此型药物除奎宁外，还有奎尼丁、氯磺丙脲、利福平、丙磺舒、头孢霉素、安他唑啉、硫喷妥钠、己烯雌酚、两性霉素 B、托美丁、多塞平、双氯芬酸钠等药物。

（3）自身免疫机制（α-甲基多巴型）　药物引致的自身抗体与自身或同质的红细胞在无药物的情况下反应。本型发病缓慢，抗体多为 IgG，也可是 IgM 和补体。除 α-甲基多巴外，替尼泊苷、甲芬那酸、诺米芬新、普鲁卡因酰胺、左旋多巴、头孢霉素、托美丁、双氯芬酸钠等药物都通过这种机制导致溶血。

（4）机制未明者　布洛芬、对乙酰氨基酚、非那西丁、氯丙嗪、马法兰、异烟肼、链霉素、红霉素、萘啶酸、舒林酸、氨苯蝶啶、氟尿嘧啶、奥美拉唑等药物能引起红细胞免疫性损伤，但机制不明。

（三）根据红细胞自身抗体检测结果分类

1. 自身抗体阳性型　AIHA 患者产生抗红细胞自身抗体的机制至今仍未阐明。一般情况下，在免疫系统的发育和发挥功能的过程中，机体可通过免疫耐受机制（包括中枢耐受和周围耐受）使免疫系统不对自身细胞或组织发生免疫反应。倘若某些因素促使这种免疫耐受遭到破坏，其免疫系统可对自身细胞或组织产生体液或细胞免疫介导性破坏，造成自身免疫性疾病。由病毒、药物等使红细胞膜抗原变性，刺激机体产生相应自身抗体；或某些微生物刺激机体产生的抗体，可与红细胞膜抗原发生交叉反应；或机体免疫调节功能紊乱，将红细胞膜抗原识别为非己抗原而产生抗体。

2. 自身抗体阴性型　临床症状符合溶血性贫血，除外其他溶血性贫血而免疫抑制治疗有效时可以诊断。

二、自身免疫性溶血性贫血红细胞破坏的方式

（一）血管外破坏

引起血管外红细胞破坏者主要见于 WAIHA。红细胞膜上吸附 IgG 等不完全抗体或补体致敏。单核巨噬细胞系统的巨噬细胞，胞膜上具有大量的 IgG Fc 受体（FcR），后者分为 FcR Ⅰ、FcR Ⅱ和 FcR Ⅲ三型。FcR Ⅰ几乎都与血浆内单体 IgG 结合，FcR Ⅱ和 FcR Ⅲ则主要与致敏红细胞上的 IgG 相结合。其中，FcR Ⅲ对 IgG3 及 IgG1 有重要作用，而对 IgG2 及 IgG4 无反应。体外实验观察到，FcR Ⅱ与 IgG1 结合后主要表现为吞噬作用，而与 IgG3 结合后主要表现为细胞毒作用，使红细胞在脾脏溶解破坏。具有 IgG3 的患者都有溶血情况，而单独 IgG1 阳性的患者仅 65% 有溶血反应。由此可见，IgG3 对致敏红细胞的破坏作用远较其他亚型严重。巨噬细胞表面也有 C3b 受体，若红细胞同时被 IgG 和 C3 致敏，则可加速对其的破坏。

巨噬细胞的吞噬过程主要包括"识别""附着"和"摄入"三个阶段，其中"识别"主要是由巨噬细胞表面 IgG Fc 受体和 C3b 受体共同介导的；"附着"主要依赖 C3b 受体；"摄入"主要依赖 IgG Fc

受体。C3 的"附着"作用加上 IgG 的促进"摄入"，大大增加了破坏效应而导致在脾脏发生严重的溶血。肝脏因其体积大、血量丰富、巨噬细胞数量多于脾脏，也是红细胞破坏的重要场所之一。

（二）血管内破坏

引起血管内破坏常见于 PCH，较少见于 CAD。抗体与红细胞膜上的抗原结合后其构象发生改变，使原来被掩盖的补体结合位点暴露，与 C1q 相结合并使之构象发生改变，暴露出酶活性中心部分，导致 C1 和 C3 相继活化。一系列的激活和裂解使 C5b 和 C6～9 结合成复合物，使红细胞发生损伤，导致细胞内 K^+ 外流，Na^+ 内流，红细胞肿胀，以致发生血管内溶血。CAD 的 IgM 冷凝集素抗体在末梢循环温度低于 30℃时结合到红细胞膜上，激活补体后导致血管内溶血。

三、临床表现

AIHA 临床表现呈现多样性，发病速度、溶血程度和病程的变异性都很大。常出现贫血、溶血的临床表现，继发性 AIHA 常伴有原发疾病的临床表现。

（一）典型症状

1. 溶血征象　可有如乏力、贫血、黄疸、尿色改变、脾肿大等溶血征象。患者发生溶血危象时，可出现腰背痛、寒战、高热、晕厥、血红蛋白尿等。

2. 皮肤黏膜苍白及黄疸　约见于 1/3 患者。

3. 肝脾肿大　半数以上 AIHA 患者有脾肿大，一般为轻至中度肿大，中等硬度，不伴疼痛。原发性 AIHA 患者中，约 1/3 有轻度肝大，中等硬度而不伴疼痛，明显肿大者极少见。

4. 淋巴结肿大　原发性 AIHA 患者仅有 23%，而继发于淋巴网状系统疾病的 AIHA 患者有 37%。

（二）伴随症状

1. 温抗体型　多继发于其他疾病，常在典型溶血征象的基础上，伴原发疾病的征象。一般起病缓慢，有头晕、乏力等症状，数月后可能才发现贫血。少数可急性发病，以小儿伴病毒感染者多见，可有贫血、高热、寒战、腰背酸痛、呕吐、腹泻，贫血明显时可有头痛、烦躁、昏迷等症状。

2. 冷抗体型　CAD 患者较多见于女性，常于冬季发作。常表现为末梢肢体发绀，甚至发生冻疮、坏疽，可有雷诺现象，遇冷加重，遇暖好转。个别患者可有一过性溶血和血红蛋白尿。肝、脾、淋巴结肿大不明显。PCH 患者于全身或局部受冷刺激后数分钟或数小时后突然发病，出现血红蛋白尿。急性发作时可有寒战、高热、全身无力、腹部不适、背部及下肢肌肉疼痛、恶心、呕吐，持续时间数小时或数天。可伴有脾大、高胆红素血症，反复发作可有含铁血黄素尿。梅毒患者可伴随雷诺现象，个别还会出现荨麻疹。

第二节　实验室检查

PPT

实验室检查对本病的确诊有重要价值。

一、抗球蛋白试验

抗球蛋白试验（antiglobulin test）又称 Coombs 试验（Coombs test），按检测的抗体位于红细胞表面还是游离于血清之中分为直接抗球蛋白试验（direct antiglobulin test，DAT）和间接抗球蛋白试验（indirect antiglobulin test，IAT）两类。

（一）直接抗球蛋白试验 🅔 微课/视频 1、2

温抗体能与表面附有相关抗原的红细胞结合，使红细胞致敏而不发生凝集，加入抗球蛋白血清后，与红细胞上黏附的免疫球蛋白（immunoglobulin, Ig）结合，使红细胞串并在一起而发生凝集反应，即 DAT 的阳性反应。经典的 DAT 采用含有抗 - IgG 和抗 - C3d 的抗球蛋白血清。由于其主要用于检测红细胞表面的 IgG 系列和（或）补体成分，对于 IgM 和 IgA 型的自身抗体，抗 - IgG DAT 试验常为阴性；而对于 IgM 型自身抗体，抗 - C3 DAT 试验常为阳性。

改良的 Coombs 试验采用的是含有抗 - IgG、IgM、IgA 和抗 - C3 的广谱抗球蛋白试剂，而且方法也有所改进，故不仅可检测 IgG 和 C3 型自身抗体，还可检测 IgM 和 IgA 型自身抗体。如果改良 Coombs 试验阳性，还要将红细胞上结合的成分进行分型，有 IgG、C3、IgM、IgA 等单纯型以及 IgG + C3、IgG + IgM、IgM + C3、IgG + IgM + C3、IgM + IgA、IgG + IgM + IgA、IgG + IgM + IgA + C3 等复合型。复合型抗体患者溶血程度较单纯型者重，以 IgG + IgM + C3 型最重，单纯 C3 型最轻，故分型可作为临床判断疾病严重程度的依据。更进一步可应用单克隆抗体 Coombs 分型试验将 IgG 型温抗体进一步分为 IgG1、IgG2、IgG3 及 IgG4 等多种亚型，从而可检测到低致敏状态的红细胞。经典 DAT、改良 Coombs 试验和单抗 Coombs 分型试验的灵敏度分别是 75.0%、90.0% 和 97.5%。单抗 Coombs 分型试验可以作为改良 Coombs 试验的补充试验，当临床高度怀疑 AIHA 而尚不能排除其他溶血时可帮助确诊。临床上有少数患者具有 AIHA 的典型临床特征，但 Coombs 试验呈阴性。其原因除试剂或操作技术因素外，还由于红细胞上结合的抗体和（或）补体分子过少，未达到 Coombs 试验所能检测的阈值所致。用试管法 DAT 需要每个细胞表面达到 150～200 个 IgG 分子，才会出现 Coombs 试验阳性。采用新的检测手段可使细胞表面的 Ig 和补体检出率更为灵敏，如应用自动增强凝集技术、自动分析仪法或抗 IgG 抗体消耗试验检测，每个红细胞表面有 8 个 IgG 分子可发生 5% 的凝集；如果同时用菠萝蛋白酶处理正常人"O"型红细胞，每个红细胞表面仅有 1 个 IgG 分子即可发生 5% 的凝集；有 3 个 IgG 分子则可发生 50% 的凝集。值得注意的是，DAT 阳性对诊断 AIHA 有重要价值，但不一定提示红细胞寿命缩短。临床上有 10% 的住院患者或极少数供血者，DAT 呈现阳性但临床上未出现溶血。除 AIHA 外，DAT 阳性还可见于：①输血反应，受血者同种抗体致敏输入的供血者红细胞即血型不合的输血；②母亲体内抗体通过胎盘致敏胎儿红细胞发生的新生儿溶血性贫血；③药物或药物抗体复合物与红细胞相互作用；药物诱导的自身抗体，其血清学特征与 AIHA 往往很难区分；④移植器官中的淋巴细胞产生一过性致敏抗体作用于红细胞，即所谓的过客淋巴细胞综合征（passenger lymphocyte syndrome, PLS）；⑤高丙种球蛋白血症，血循环中红细胞非特异性吸附 Ig。

有 AIHA 临床表现的患者，DAT 阳性时，通常需要进行红细胞抗体放散试验，以明确红细胞表面吸附的 IgG 抗体是否为自身抗体。常用于检测 AIHA 患者抗体的放散试验见表 9 - 1。由于操作方便和降低了暴露于潜在毒性化学试剂的危害性，商品化的酸放散试剂盒目前被广泛应用。通常采用抗球蛋白介质检测放散液中的抗体。当放散液和所有细胞都发生反应时，自身抗体是最可能的解释，尤其是无近期输血史的患者。同时，这种放散液中的反应可以在使用酶处理红细胞或增强剂如聚乙二醇（PEG）的 Coombs 试验中得到增强。若患者接受过曾报道的导致药物性溶血性贫血的药物治疗时，还必须排除药物所致溶血性贫血的可能性。

表 9 - 1　检测 AIHA 抗体的常用放散方法及其评价

方法	用途	评价
热放散（56℃）	IgM 型抗体	简便，但对 IgG 型自身抗体效果差
酸放散	温同种和温自身抗体	简便，可能有假阳性*

续表

方法	用途	评价
化学/有机溶剂	温同种和温自身抗体	化学危害性，如可燃性、毒性，或致癌性

注：*文献报道，高效价抗体的标本用低离子溶液洗涤可能存在假阳性。

（二）间接抗球蛋白试验

当体内自身抗体大量合成，红细胞上抗原位点都被占用或致敏红细胞在体内大量崩溃，血清中出现游离抗体时，可采用 IAT 检测血清中的游离抗体。IAT 的检测方法是以正常人"Rh"基因型的"O"型红细胞标准试剂，分别与患者血清孵育，然后将吸附抗体的"O"型红细胞作直接抗球蛋白试验。阳性结果说明患者血清中存在游离抗体或补体。这类患者溶血往往较严重。因温抗体在红细胞与血浆间有可逆性动态平衡，WAIHA 如 IAT 阳性，则 DAT 亦阳性。IAT 阳性，DAT 阴性者不一定是自身免疫过程所致，可能是既往输血或妊娠引起的同种抗红细胞抗体。换言之，只有 DAT 阳性才能提供免疫性溶血的明确依据。在考虑给患者输红细胞时，IAT 检测血清抗体能否与正常红细胞结合较为重要。IAT 试验阳性者，可将患者血清分别在 20℃及 37℃与胰蛋白酶处理过的红细胞进行溶血及凝集试验，以与冷抗体相区别。即 WAIHA 仅在 37℃时溶血试验呈弱阳性而凝集试验则为强阳性反应；而 CAD 者仅在 20℃时，溶血及凝集试验均为强阳性。因此，可利用 IAT 和酶处理红细胞凝集以及溶血试验来鉴定自身抗体的性质。使用 IAT 检测血清中的自身抗体时，往往出现和所有红细胞均反应的格局。约60% WAIHA 患者血清中存在和普通红细胞反应的抗体；若使用酶处理红细胞、增强剂 PEG、柱凝胶等更敏感的 IAT 方法，超过 90% 的上述血清中会检出自身抗体。总之，DAT 阳性的 AIHA 的血清学特征不同，了解其各自的特征，对于疾病的诊断与鉴别诊断具有重要意义（表 9-2）。

表 9-2 DAT 阳性的 AIHA 患者血清学特征

	WAIHA	CAD	混合型 AIHA	PCH	药物诱发性 AIHA
患者（%）	48~70	16~32	7~8	成人少见，儿童32	12~18
免疫球蛋白类型	IgG	IgM	IgG，IgM	IgG	IgG
放散液	IgG	没反应	IgG	没反应	IgG
血清	57%在 IAT 中反应；90% 在 IAT 中凝集酶处理的红细胞	IgM 红细胞凝集性抗体；4℃滴度通常＞1000	IgG 反应性抗体；IgM 红细胞凝集性抗体，通常30℃~37℃盐水里有反应；滴度常＜64	IgG 双相溶血素（DL 抗体）	IgG 抗体类似于 WAIHA
特异性	与 Rh 相关	通常为抗-I，也可是抗-i；极少抗-Pr	通常不清，可能是抗-I、i 或其他冷凝集素特异性	抗-P	与 Rh 相关

（三）骨髓 Coombs 试验

不同发育阶段的红细胞上结合的抗体量有所不同，有些 AIHA 患者可能有针对有核红细胞的自身抗体。这些患者因溶血发生在红细胞的早期阶段，常规 DAT 试验常不能检出。骨髓单个核细胞 DAT 试验可弥补外周血 DAT 试验（仅检测成熟红细胞自身抗体）的不足，其以骨髓单个核细胞取代外周血红细胞作 Coombs 分型试验，检测吸附在骨髓红细胞及骨髓单个核细胞上的抗体。此方法的敏感度要高于常规 DAT 试验。因此，对外周血 DAT 阴性疑为 AIHA 的患者，同时进行 Coombs 试验及骨髓单个核细胞 DAT 试验，具有重要的诊断价值。

二、冷凝集素试验

在 CAD 患者体内，可产生特异性冷凝集素，此抗体通常为 IgM，为完全抗体，可使自身红细胞、

"O"型红细胞或与受检者同型红细胞发生凝集。而凝集反应常需温度低于30℃，冷凝集素在4℃时滴度最高，随着温度上升，凝集现象逐渐消失。正常人冷凝集素在4℃时滴度小于64，反应温度小于20℃。病理性冷凝集素在4℃时滴度一般≥256，甚至高达1000到16000，多见于继发性CAD者。因冷凝集素缺乏补体结合活性，4℃时冷凝集素效价增高，并不一定提示有溶血反应；当温度升达30℃，在白蛋白或0.9%氯化钠溶液内，如冷凝集素效价仍然较高，即有诊断意义。慢性原发性CAD，血清电泳中可见到单克隆免疫球蛋白。

约1/3的WAIHA患者血浆中存在室温下反应的冷凝集素，这些冷凝集素在4℃时滴度在正常范围，在30℃和37℃时不反应。因此，这些冷凝集素没有致病性，患者也不能由此诊断为WAIHA合并CAD。在少数情况下，WAIHA患者血浆中会检出37℃反应的IgM凝集素。这类患者通常溶血严重而且预后较差，其红细胞常有自凝现象；DAT中通常补体阳性，可伴有或没有IgG阳性；放散液中常检出IgM凝集素。这些IgM凝集素不同于CAD中的冷凝集素，其4℃滴度较低，通常小于64。

三、吸收试验

（一）自身红细胞吸收

对无近期输血史的患者，使用自身红细胞进行血清中抗体的吸收，是检测温自身抗体存在下的同种抗体最好的方法。可先将患者红细胞置于56℃进行热放散以去除部分吸附于红细胞上的IgG抗体；随后采用蛋白酶处理红细胞，使之更易吸附自身抗体。当血清中自身抗体滴度较高时，可能需要多次吸收来达到较好的吸收效果。吸收后的血清即可用于同种抗体鉴定。

（二）异体红细胞吸收

对有近期输血史或自身红细胞不足的患者，可使用异体红细胞进行自身抗体吸收。由于同种抗体的特异性未知，因此通常需要将患者血清分成多份，选择表型不同的红细胞分别进行吸收试验。可以根据患者自身红细胞表型和临床常见血型抗体种类来推测需要重点排除的同种抗体特异性，由此选择相应的异体红细胞。

四、酶处理红细胞凝集试验

酶处理红细胞凝集试验是用于检测血清中游离自身抗体的实验方法。将酶（胰蛋白酶、木瓜蛋白酶等）处理过的Rh基因型的"O"型红细胞分别与患者血清孵育，发生凝集反应为阳性结果。酶处理红细胞的作用机制可能是由于蛋白水解酶能水解红细胞表面的唾液酸，降低了红细胞膜的Zeta电位，缩短了红细胞之间的正常间距，提高了不完全抗体致敏细胞凝集的敏感性。温抗体尤其是IgM，可使酶处理红细胞直接溶解。

五、冷热溶血试验

冷热溶血试验（Donath－Landsteiner test，D－L test）是诊断PCH的重要实验室依据。D－L抗体是一种IgG冷反应性抗体，此抗体在37℃时不能与红细胞牢固结合，当温度降低至20℃以下时可结合在红细胞膜上；温度再次升高后，抗体与细胞分离，补体却作用于致敏红细胞，致使红细胞膜破损而发生溶血。

六、红细胞相关Ig检测

对于反复DAT检测阴性的患者，目前有些学者应用红细胞相关Ig（erythrocyte associated immunoglobulin，EAIg）检测。葡萄球菌蛋白 A（staphylococcusprotein A，SpA）是 IgG 的配位体，性能稳定，特异性强。亲和素 – 生物素化酶复合物 – 酶联免疫吸附试验（avidin biotin complex enzyme linked immu-noabsordent assay，ABC – ELISA）定量测定 EAIgG，诊断敏感度为 100%。此外，应用流式细胞术（flow cytometry，FCM）测定 EAIg 也是一种精确、可靠、灵敏度高的方法，不仅可以测定带有自身抗体的"阳性红细胞百分率"，还可以对结合在红细胞上的自身抗体进行分型，尤其适用于 Coombs 试验阴性的 WAIHA 患者的诊断。

七、其他实验室检查

（一）外周血细胞检查

外周血象表现为不同程度的血红蛋白减少，贫血一般为正细胞、正色素性贫血，网织红细胞的比例及绝对值明显增高，外周血涂片中红细胞碎片易见，可见到球形红细胞及有核红细胞。白细胞计数正常或轻度升高，血小板正常或升高。患者相继或同时出现 AIHA 和免疫性血小板减少性紫癜的综合征即 Evans 综合征（Evans syndrome，ES），可有明显的血小板和（或）中性粒细胞减少。

（二）骨髓细胞形态学检查

骨髓呈现幼红细胞增生，粒/红比例倒置，偶见红细胞系统轻度巨幼样变。发生再障危象时，骨髓增生低下，全血细胞及网织红细胞减少。

（三）生化检查

1. 游离血红蛋白 正常血浆中仅有微量的游离血红蛋白，为 $10 \sim 40$ mg/L；血管内溶血时游离血红蛋白可增高。

2. 血清结合珠蛋白 正常为 $0.5 \sim 1.5$ g/L，血管内溶血时血清结合珠蛋白降低。急性溶血停止 $3 \sim 4$ 天后，血浆中结合珠蛋白才复原。

3. 胆红素 血管外溶血时常伴有高胆红素血症，总胆红素增高，其中以血清游离胆红素增高为主，结合胆红素少于总胆红素的 15%。慢性溶血性贫血患者由于长期高胆红素血症导致肝功能损害，因此可合并肝细胞性黄疸。

4. 乳酸脱氢酶（LDH） 红细胞内无线粒体，能量代谢通过无氧糖酵解途径来实现，所以红细胞破坏时血清 LDH 等无氧糖酵解酶会升高。

5. 高铁血红素白蛋白 出现严重血管内溶血时，产生的游离血红蛋白量超过结合珠蛋白所能结合的量，游离血红蛋白分解成珠蛋白和血红素，有一部分血红素会被氧化成高铁血红素，高铁血红素和血浆白蛋白结合生成高铁血红素白蛋白。

（四）尿液检查

1. 血红蛋白尿 尿常规示隐血阳性，尿蛋白阳性，红细胞阴性。

2. 含铁血黄素尿 尿常规镜检时发现脱落上皮细胞内有含铁血黄素，主要见于慢性血管内溶血。

（五）24 小时粪胆原和尿胆原排出量检查

血管外溶血时，患者 24 小时粪胆原和尿胆原排出量均增加。

八、诊断与鉴别诊断

（一）AIHA 的实验室诊断

（1）血红蛋白水平降低达贫血标准。

（2）检测到红细胞自身抗体。

（3）至少符合以下一条：网织红细胞百分比 >4% 或绝对值 >120×10⁹/L；结合珠蛋白 <100mg/L；总胆红素≥17.1μmol/L（以非结合胆红素升高为主）。

（二）AIHA 的诊断

1. WAIHA 的诊断 ①符合溶血性贫血的临床和实验室表现，如乏力、苍白、黄疸、脾大等临床症状体征及血清间接胆红素增高，血清乳酸脱氢酶增高，结合珠蛋白降低，网织红细胞绝对值增高等实验室依据；②直接 Coombs 试验阳性，通常为 IgG、IgG + C3 型，偶尔为 IgA 型；③如广谱 Coombs 试验阴性（包括 IgG、IgM、C3），但临床表现符合，肾上腺皮质激素等免疫抑制治疗有效，又能除外其他溶血性贫血，可考虑为 Coombs 试验阴性的 AIHA；④需除外系统性红斑狼疮、类风湿关节炎、溃疡性结肠炎等自身免疫性疾病或其他疾病如淋巴系统肿瘤（包括慢性淋巴系统肿瘤包含慢性淋巴细胞性白血病）、淋巴瘤等；支原体、巨细胞病毒感染引起的继发性 AIHA。

2. CAD 的诊断 ①符合溶血性贫血的临床和实验室表现：寒冷环境下出现耳郭、鼻尖及手指发绀，加温后消失，可有贫血或黄疸的体征；实验室检查发现胆红素升高，反复发作者有含铁血黄素尿等。②冷凝集素试验阳性。③直接 Coombs 试验几乎均为补体 C3 型。

3. PCH 的诊断 ①符合溶血性贫血的临床和实验室表现：如患者受凉后血红蛋白尿发作，发作时出现贫血且进展迅速，实验室检查发现胆红素升高，反复发作者有含铁血黄素尿等。②冷热溶血试验阳性。③直接 Coombs 试验为补体 C3 型阳性。

（三）鉴别诊断

1. 阵发性睡眠性血红蛋白尿 也会出现贫血以及血尿，与阵发性冷性血红蛋白尿相似，但前者多发生在睡眠后，且与寒凉刺激无关，冷溶血实验为阴性，酸溶血试验、糖水试验呈阳性，可与后者鉴别。

2. 血栓性血小板减少性紫癜 属于微血管病性溶血，其抗球蛋白试验阴性，且血涂片除有周缘不规则的小球形细胞外，尚有大量裂殖细胞存在，可与 WAIHA 鉴别。

3. 遗传性球形红细胞增多症 是红细胞膜有先天缺陷的一种溶血性贫血。主要表现为贫血、黄疸、脾肿大，与 AIHA 相似，但抗球蛋白试验阴性，自身溶血试验增强，加入葡萄糖后明显纠正；而 AIHA 多数不被纠正，再结合糖皮质激素治疗反应，有助于二者的鉴别。

4. 其他 可引起雷诺现象的疾病与 AIHA 有相似之处，均会有四肢末端发绀等现象，但是前者发绀与寒冷无关，且冷凝集试验为阴性。

PPT

第三节 治疗原则

AIHA 治疗的重点在于控制原发病，若后者得以缓解，往往溶血也得以缓解。输血治疗的目的是维持患者足够的供氧，而非为绝对升高血红蛋白含量。

一、一般治疗原则

积极治疗原发病，如系统性红斑狼疮导致的 AIHA，治疗时可以加大泼尼松剂量；淋巴瘤、慢性粒细胞性白血病患者导致的 AIHA，经化疗原发病纠正后，溶血也缓解。类固醇激素是 WAIHA 的首选治疗药物。CAD 患者不宜使用皮质类固醇、非特异性免疫抑制剂或脾切除术。补体抑制剂和靶向 B 细胞的治疗已显示出较好疗效。PCH患者最常应用的治疗药物是皮质类固醇，其他治疗包括IVIG、利妥昔单抗、补体抑制剂和血浆置换。药物引起的溶血，停用相应药物后溶血往往停止。由青霉素引起者一般在超大剂量用药5~10天后，表现为血管外溶血，停药后溶血可以持续数周后消失。甲基多巴诱发贫血者症状较轻，且常有自限倾向，停药后溶血于1~2周内明显减轻。

二、输血治疗

输血治疗在AIHA时需要格外谨慎，应尽量避免或减少输血。AIHA由于存在自身抗体，增加了交叉配血难度，增大了发生同种抗体致溶血性输血反应的风险。输血时机应根据贫血程度、有无明显症状、发生快慢而定。对于急性溶血性贫血患者出现严重症状时，能排除同种抗体须立刻输注红细胞。对于慢性贫血患者，血红蛋白在70g/L以上可不必输血；血红蛋白在50~70g/L时，如有不能耐受的症状，可适当输血；血红蛋白在50g/L以下时应输血。输血治疗应针对不同类型的抗体制定不同的输血策略，以提高输血安全性。

（一）WAIHA患者的输血

对于存在急性溶血表型的WAIHA患者，输血可能会加剧溶血，输入的红细胞可能比患者自身红细胞更快被破坏。这是由于输血导致血容量增加和红细胞破坏的动力学增加。输入红细胞的破坏可能加重游离血红蛋白症和胆红素血症。严重输血后溶血的患者可能出现DIC。

部分没有明显的溶血表现，且存在重度贫血的WAIHA患者，通常能较好地耐受输血。输入红细胞的存活期几乎和患者自身红细胞相同。然而这些患者可能由于输血前检测的困难，导致输血风险增加。当AIHA患者体内存在的自身抗体能与所有的正常红细胞发生反应时，通常难以找到相容的血液。而且自身抗体可以掩盖红细胞同种抗体的存在，后者可导致溶血性输血反应的发生。在排除同种抗体存在的前提下，若自身抗体仅表现为对单一抗原具有明显的特异性（如抗-e），可以选择缺乏该抗原的血液给患者输注；若自身抗体的特异性不明确，即患者的血清与不同红细胞均发生反应。此时可以选择反应最弱的红细胞给患者输注。应缓慢滴注，密切观察有无输血反应。若有同种抗体存在，输血应该选择缺乏对应抗原的血液。由于Rh系统抗体是临床最为常见的同种抗体，对于有输血史的患者，在无法明确排除同种抗体情况下，给予患者输注RhC/c、E/e同型或抗原特异性较少的血液，可以很大程度地降低发生红细胞同种免疫反应的可能性。当患者的血型鉴定发生困难，患者又需要紧急输注红细胞时，可以输注O型红细胞。

AIHA患者的输血是一个需要在风险与临床需要之间寻求平衡点的临床决策，不应仅因为输血前血清学检测的不配合而拒绝给患者输血。对于自身免疫性溶血性贫血输注红细胞制剂的选择，既往国内传统使用洗涤红细胞，认为血浆中的补体可能导致溶血加剧，故洗涤红细胞以去除血浆补体。事实上，悬浮红细胞中血浆含量很少，并没有循证医学数据表明悬浮红细胞中的血浆成分如补体会加剧溶血反应。2019年卫生行业标准《全血和成分使用》及《内科输血》中均明确规定了洗涤红细胞的适应证，并未包括自身免疫性溶血性贫血。《自身免疫性溶血性贫血诊疗指南》（2022年版）中明确提出抢救时不强调应用洗涤红细胞。输血量通常为维持足够输氧所需的最少量，而不需要达到某个指定的血红蛋白数值。常规治疗效果欠佳时可行血浆置换术或者免疫抑制治疗。输血前加用糖皮质激素可减少和减轻输血反应的发生。另外，注意碱化利尿、利胆去黄，并注意电解质平衡。整个输血过程中，患者必须受到严密监控。

（二）CAD患者的输血

CAD患者必须输血时，应先进行配合性实验，尽量减少冷反应性自身抗体的干扰，检出具有临床意义的同种抗体，选择相应抗原阴性的血液进行输注。推荐在37℃进行 IAT 操作，并且不使用白蛋白或 PEG 等增强剂，因为其可能增加自身抗体结合补体的能力。CAD 患者输血时，必须保温输注，并严密监控。

（三）PCH 患者的输血

除非溶血非常严重，PCH 成年患者极少需要输血。PCH 患儿抗体的反应温幅要比成年患者宽得多，溶血也更明显，因此输血可能成为挽救生命的治疗手段。D－L 抗体是一种 IgG 抗－P 抗体，与 PCH 直接相关。而 P 抗原是几乎表达于所有人（超过99%）的红细胞表面，P 抗原阴性的血液较难获得，罕见的 p 红细胞应仅在对随机献血者血液输注无效的患者中考虑。在紧急情况下不应拒绝给危急的 PCH 患者输血。

? 思考题

答案解析

案例：患者，女，64岁。

主诉：反复头晕乏力1月余，发热伴尿色加深。

现病史：入院查体：体温39.4℃，心率110次/分，呼吸22次/分，血压86/52mmHg。实验室检查：白细胞计数 $168.75 \times 10^9/L$，血红蛋白39g/L，血小板计数 $83 \times 10^9/L$，中性粒细胞计数 $2.2 \times 10^9/L$。网织红比例0.4%。尿隐血＋＋＋，尿胆原阳性。CRP 241.59mg/L，PCT 4.030μg/ml。红细胞沉降率＞120mm/h，总胆红素26.1μmol/L，非结合胆红素21.1μmol/L，LDH 618U/L。骨髓象分析显示：增生Ⅰ级，以成熟淋巴细胞占98%，粒系、红系增生严重受抑。直接抗人球蛋白试验（Coombs）阳性，间接抗人球蛋白试验阴性。B超显示全身浅表淋巴结无肿大，胆囊内胆汁郁积，脾肿大（55mm×155mm）。胸部 CT 示两肺上、下叶炎症。上腹部 CT 示腹膜后淋巴结稍肿大，脾脏增大。

既往史：慢性淋巴细胞白血病（CLL）病史，无输血史。

基本检查：重度贫血貌，皮肤黏膜黄染，浅表淋巴结未及肿大。双下肺呼吸音低，两肺可闻及散在湿啰音。心律齐，未及杂音。腹软，右下腹可及压痛，无反跳痛，肝脾肋下2cm。双下肢无水肿。

问题：

1. 该患者可初步诊断为什么疾病？

2. 该疾病的诊断依据是什么？

3. 该患者是否可以输血治疗？输血治疗的原则是什么？

（曹　岩）

书网融合……

重点小结

题库

微课/视频1

微课/视频2

第十章 血液成分的临床应用

通过本章学习，掌握不同血液制剂（包括红细胞、血小板、血浆和冷沉淀等）输注的适应证、禁忌证及方法；熟悉输血的原则、成分输血的优点；了解其他血浆蛋白制品输注。

具有正确识别临床输血适应证、综合评估输血指征、制订输血治疗方案、分析血液输注疗效的能力，为临床输血治疗提供相应的成分血或指导其用血。

树立以患者为中心的思想、高度的责任心和服务意识，激发职业自豪感，培养敢于探索的科研精神以及勇于担当的职业素养。

第一节 概 述

PPT

血液是不可再生资源，其高效利用至关重要。为确保临床输血安全，世界卫生组织提出三项核心策略：筛选合适献血者、执行严格血液筛查检测及推动科学用血和成分输血。

一、树立科学合理用血理念

科学合理用血的关键是仅对真正具备输血指征的患者进行输血，避免所有非必要的输血行为，以减少输血不良反应和感染风险。

（一）临床输血通则

参考 2019 年颁布的中华人民共和国卫生行业标准《全血和成分血使用》（WS/T 623—2018），临床输血有六个原则。

1. 不可替代原则 只有通过输血才能缓解病情和治疗患者疾病时，才考虑输血治疗。

2. 最小剂量原则 临床输血剂量应考虑输注可有效缓解病情的最小剂量。

3. 个体化输注原则 临床医生应针对不同患者的具体病情制定最优输血策略。

4. 安全输注原则 输血治疗应以安全为前提，避免对患者造成额外伤害。

5. 合理输注原则 临床医生应对患者进行输血前评估，严格掌握输血适应证。

6. 有效输注原则 临床医生应对患者输血后的效果进行分析，评价输注的有效性，为后续的治疗方案提供依据。

（二）全血输注的局限性

1. 全血保存的局限性（全血不"全"） 血液保存液主要是针对红细胞进行设计，其在（4±2）℃的条件下仅能有效维持红细胞的保存，对于白细胞、血小板以及不稳定的凝血因子均不具备保存效果。血小板需要在（22±2）℃的环境下振荡保存，4℃静置不利于其保存；中性粒细胞在4℃的条件下保存时间不得超过 8 小时；F V、F Ⅷ不稳定，需要在 −18℃ 以下的环境中保存。全血保存后，除红细胞外的其他成分数量均不足 1 个治疗剂量，因此疗效相对较差。

2. 全血输注的不良反应 全血中的血浆成分可以扩充血容量，因此对于血容量正常的贫血患者，输注全血过多或过快时，可能会出现输血相关循环超负荷（transfusion-associated circulatory overload，TACO）。此外，全血中含有多种血型抗原，这些抗原进入体内可能会刺激机体产生抗体，导致再次输注全血时容易引发输血不良反应。

（三）临床输血风险

尽管血液在输血前会经过严格的筛查和检测程序，但输血传播疾病及其他不良反应的风险依然存在。血液病毒标志物检测存在窗口期，处于窗口期的感染者无法检出，其血液输入后可能导致感染。此外，人类血型系统极为复杂，即便是 ABO 和 Rh 同型输血，也存在异型血输入的风险，可能引发不规则抗体的生成，导致输血不良反应。

在现代输血实践中，减少白细胞输入已成为一种新的趋势。这是因为白细胞被认为是血源性病毒传播的主要媒介，例如 CMV、HIV、HTLV 等。临床上输注含有白细胞的全血或血液成分，可能会引起多种输血不良反应，包括发热性非溶血性输血反应（FNHTR）、血小板输注无效（PTR）和输血相关移植物抗宿主病（TA-GVHD）等。目前普遍认为，白细胞含量 $<5 \times 10^6$／袋时，能有效防止非溶血性输血反应的发生。

（四）临床输血策略

1. 输注保存血较新鲜血更安全 首先，保存血有充分的时间进行血液检测。其次，某些病原体在保存血中不能存活，如（4±2）℃保存的血液，梅毒螺旋体会在 36 天内失去活力，疟原虫在 2 周后可部分灭活。

2. 输血目的不同，新鲜血的定义也不同 ①输注全血，ACD 保存 3 天内、CPD 或 CPDA 保存 7 天内的全血视为新鲜血；②输注凝血因子，当天的全血视为新鲜血；③输注血小板，12 小时内的全血视为新鲜血；④输注粒细胞，8 小时内的全血视为新鲜血。

3. 综合评价输血指征，实施科学输血策略 国际患者血液管理指南明确指出，每次输血均构成一项独立的临床决策。确保输血安全有效，必须遵循输血适应证，全面评估患者状况，包括生理、病理、生化指标及其他风险。

（1）美国血液与生物治疗促进协会（AABB）建议采取限制性输血策略 对于包括重症患者在内的血流动力学稳定成人住院患者，推荐采用 Hb 70g/L 作为限制红细胞输注值（强推荐，证据质量中等）；对于接受骨科手术、心脏手术或者存在心血管疾病的患者，推荐采用 Hb 80g/L 作为限制红细胞输注值（强推荐，证据质量中等）。上述红细胞输注值推荐不适用于急性冠脉综合征（ACS）、严重血小板减少症（因血液病或者肿瘤接受治疗、具有出血风险）和依赖输血的慢性贫血患者，仍可采用宽松输注阈值（Hb 100g/L），不推荐的原因是证据不足。

（2）我国 2022 年发布的《围手术期患者血液管理指南（WS/T 796—2022）》 出血量、组织器官灌注和氧合情况、Hb 及 Hct 等是红细胞输注决策时需要考虑的重要因素。Hb > 100g/L 的患者不宜输注红细胞；Hb < 70g/L 的患者建议输注红细胞；Hb 70~100g/L 时，应根据患者的年龄、出血量、出血速度、心肺功能以及有无缺氧症状等因素综合判断是否输注。

4. 未来输血策略 将不再局限于限制性或"宽松"分类，而是将依据不同疾病类型和患者个体差异，结合具体的临床状况和实验室检测的结果，权衡利弊制定更为个性化的输血方案，并对输血后的临床疗效进行分析评估，以制定后续输血治疗方案，最大程度地促进患者的长期预后改善。

二、成分输血

成分输血（blood component therapy）是通过物理或化学方法分离、提纯全血中的各种细胞成分、血浆及其蛋白成分，制成高浓度、高纯度、高疗效、低体积、副作用小的制剂，临床根据患者病情需要，选择适宜的血液成分输注，以实现治疗目的。

（一）成分输血的原则

成分输血的基本原则是"缺什么补什么"，即只给患者输注其需要的血液成分，以避免或减少不必要的血液成分输入，从而降低输血相关风险。

1. 补充血容量　血容量减少一般分为失血性和非失血性血容量减少。

（1）失血性血容量减少　主要由手术、外伤、消化道出血、妇产科疾病等因素引起。当失血量不超过血容量的20%（800～1000ml）时，可通过晶体液和胶体液进行补充。若失血量超过20%，除了输注晶体液和胶体液外，还需要根据患者的病情，综合考虑输注红细胞制剂、血小板、血浆等。

（2）非失血性血容量减少　主要指不伴有贫血的烧伤早期以及某些内科、儿科疾病引起的血容量减少，主要表现为水分或血浆的丧失，应根据情况补充晶体液、代血浆、血浆和白蛋白溶液等。

2. 提高携氧能力　在纠正贫血或提高机体携氧能力时，应选择红细胞制剂进行输注。全血的减少并非输注全血的适应证。

3. 补充凝血因子，纠正出血　凝血因子和（或）血小板缺乏所致的出血患者不宜输注全血，特别是不建议使用采集超过24小时的全血，因为此时全血中的有效成分已部分丧失，白细胞、血小板以及部分凝血因子的活性亦会降低。应依据患者具体情况，考虑输注血小板、新鲜冰冻血浆、冷沉淀凝血因子、FⅧ浓缩剂、纤维蛋白原、凝血酶原复合物等血液成分。

4. 调节免疫功能，提高机体抵抗力　在临床上，对于免疫功能缺陷的患者，通常采用输注干扰素、免疫球蛋白等方法进行纠正。

5. 维持胶体渗透压　血浆胶体渗透压主要由血浆蛋白维持，若含量过低会引起胶体渗透压下降。低血浆蛋白血症患者（如大面积烧伤、肝硬化、慢性肾炎、肠瘘患者）以及大出血、大手术后的患者，必须补充蛋白质以防止组织水肿，确保血浆总蛋白浓度在50g/L以上。推荐输注20～25%浓缩白蛋白液，100ml浓缩白蛋白液提供的渗透压作用相当于500ml血浆或1000ml全血。尽管血浆输注能够在一定程度上补充白蛋白，但白蛋白水平下降并非血浆输注的适应证。

6. 排除有害物质（换血或血浆置换）　治疗一氧化碳、有机磷农药中毒时，可采用换血法移除无法运送或者释放氧气的红细胞，并输入正常红细胞及适量的血浆或白蛋白或晶体液等。此疗法也适用于溶血性输血反应与新生儿溶血病（HDFN），通过血浆置换术清除血液中的致病性自身抗体、免疫复合物等大分子物质，同时输注正常血浆、白蛋白或晶体液，并将分离的红细胞回输。

7. 禁忌证　无明确输血适应证即为禁忌证，尤其是在急性肺水肿、肺栓塞、充血性心力衰竭、恶性高血压和真性红细胞增多症等情况下，输血应严格禁止。对于肾功能不全患者，输血也应谨慎进行。

（二）成分输血的优点

成分血具有疗效好、副作用少、便于保存和运输及节约血液资源等优点。

1. 制剂容量小，浓度和纯度高，治疗效果好　血液成分在制备过程中经过提纯和浓缩，体积小、浓度和纯度高，有助于提升临床治疗效果。以血小板为例，从200ml全血可以分离制备1个单位浓缩血小板，血小板含量为≥2.0×10^{10}/袋20～25ml，仅占全血体积的1/12，却富集了全血60%以上的血小板。采用血细胞分离机可以从单个献血者循环血液中采集得到一个治疗剂量、纯度更高、储存期5天的单采血小板，含量≥2.5×10^{11}个/袋，250～300ml。与全血输注相比，以上两种方法的血小板纯度和含量更高，可有效降低输血相关循环超负荷的风险。

2. 减少不良反应，降低输血传播疾病风险　全血的血液成分复杂，可引起各种输血不良反应。使用单一血液成分可减少这些反应。鉴于病毒在血液各成分中的分布并不均衡，因此，不同血液成分传播病毒的风险存在差异。具体而言，白细胞传播病毒的风险最高，血浆次之，而红细胞和血小板则相对较为安全。对于贫血患者而言，通过输注红细胞而非全血，可以避免输入大量不必要的白细胞和血浆，从而降低感染病毒的风险。

3. 便于保存，使用方便　各种血液成分具有其特定的适宜保存条件，能够实现较长时间的保存。例如，机采血小板可在特制的血小板专用血袋中，在（22±2）℃连续轻缓水平振荡保存 5 天；新鲜冰冻血浆和冰冻血浆在 ≤ -18℃ 的环境下可分别保存 1 年和 4 年。

4. 一血多用，节约资源　每一份全血可制备成多种血液成分，以满足不同患者的需求，从而最大化地利用宝贵的血液资源。

综上所述，在临床输血时，必须确保对象准确、时间适宜、指征恰当、成分正确和剂量精确。应遵循"非必要不输血"原则，避免非必要的输血，尽可能减少输血量，并优先使用药物治疗贫血。推广自体输血和强化患者血液管理，使用 EPO、G-CSF、GM-CSF 等药物促进自身造血、减少输血需求。实行成分输血，仅补充患者所缺乏的血液成分，优先使用去白细胞血液成分，在条件允许的情况下使用辐照处理的红细胞或血小板，以提高输血安全性。

第二节　全血输注

PPT

全血（whole blood，WB）是采用特定的方法将献血者体内一定量外周静脉血采集至血袋内，与一定量的血液保养液混合而成。全血通常在 2~6℃ 保存，主要用于提高血液携氧能力，增加血容量。全血成分与体内循环血液成分基本一致，随着保存期的延长，全血中血小板及不稳定凝血因子逐渐失去生物学活性。其缺点主要有成分活性不稳定性、循环负荷过重、代谢负担增加、免疫反应产生机会增加、有效成分含量不足等。

一、适应证和禁忌证

适用于大量失血及血液置换的患者。不适用于符合成分血输注指征的患者；也不宜用于治疗凝血障碍、单纯性扩充血容量、促进伤口愈合或是改善人体状态。

二、剂量及用法

全血输注按照 ABO 及 Rh 同型且交叉配血相合的原则进行输注，输注剂量取决于失血量、失血速度、组织缺氧情况等。我国规定 200ml 全血为 1 个单位。目前，全血主要作为分离、制备血液成分的原料，成分输血已基本取代传统的全血输注。回输自体全血不受本指征限制，根据患者血容量决定。

第三节　红细胞输注

PPT

红细胞输注（red blood cell transfusion）是根据患者具体病情，选择不同类型红细胞制剂进行输血治疗，是临床输血最常用的血液成分。其主要功能是纠正贫血，增强血液携氧能力，满足组织供氧需求，缓解缺氧引起的临床症状。红细胞输注被视为是现代成分输血水平的最主要标志之一，在输血事业发达的国家和地区，红细胞输注率通常在 95% 以上。

一、基本原则

红细胞输注适用于改善慢性贫血或急性失血导致的缺氧症状，也可用于血液置换，如严重的新生儿溶血病、寄生虫感染（疟疾、巴贝西虫病等）、镰状细胞贫血等。不适用于药物治疗有效的贫血；也不应作为扩充血容量、促进伤口愈合或是改善人体状态的治疗手段。鉴于患者对氧气的需求存在显著的个体差异，输注决策必须基于全面的临床评估，而不能仅仅依赖于实验室数据。目前尚无完全可靠的参数指导红细胞输注，应根据病因、临床症状、创伤程度、代偿能力及患者意愿等多种因素，综合评估是否需要输注红细胞并选择合适类型的红细胞制剂，进行个体化输血治疗而不是公式化输血。

1. 针对病因治疗 必须查明贫血的根源，积极治疗原发病，优先选择非输血疗法，红细胞输注仅作为辅助治疗方法用于改善组织供氧，而非根治方法或盲目用于提高血红蛋白水平。美国 AABB 强调，红细胞输注不应用于药物（铁剂、叶酸、维生素 B_{12} 或重组人促红细胞生成素等）治疗可以纠正的贫血。

2. 临床症状 对于慢性贫血患者，皮肤黏膜苍白、乏力、气短、呼吸困难等临床症状仍具有指导意义。此外，大脑缺氧可影响精神状态，即使症状轻微，也应予以关注。活动性出血患者由临床医生根据出血情况及止血效果决定是否输注红细胞。

3. 血红蛋白（Hb）浓度 血红蛋白浓度在输血决策中虽有重要参考价值，但不是决定性指标。大量研究发现，由于存在机体血氧代偿机制，20 世纪 80 年代提出的"10/30 规则"（即患者 Hb≤100g/L 或者红细胞比容 Hct≤0.30 都需要输血）已不适用临床。应结合患者的一般状况、创伤程度、手术过程、预计失血量和速度、对贫血的耐受力及是否存在心肺功能障碍等因素进行综合评估。通常情况下，当 Hb 降至60g/L 以下或 Hct 低于 0.20 且伴有明显贫血症状时，可考虑进行红细胞输注；对于遗传性血液系统疾病的患儿，应将血红蛋白水平提高到不影响其正常生长发育的标准；对于活动性出血患者，应根据出血情况及止血效果决定是否输注红细胞。此外，研究发现，对冠脉搭桥手术患者，将指导红细胞输注的血红蛋白阈值定为 80g/L 或 90g/L 具有同等的安全性；而对重症患者，血红蛋白阈值定为 70g/L 相较于 100g/L 更安全且效果可能更好。血流动力学稳定的患者红细胞输注指征见表 10-1。

4. 患者知情权和选择权 在输血前，患者应被明确告知输血的利弊及可选择的其他输血方式如自体输血等，并签署输血治疗知情同意书，患者也有权拒绝输血。

5. 急性失血处理 急性失血时，应首选晶体液或胶体液快速扩容以尽快恢复血容量，而不是立即输血。对于失血量超过 50% 的急性失血患者，普遍认为需立即输注红细胞，但同时需合理使用代用品以减少红细胞的用量。

表 10-1 血流动力学稳定的患者红细胞输注指征

Hb 水平（g/L）	建议	临床表现
>100	不推荐输注	特殊情况（例如心肺功能重度障碍等患者）由临床医生根据患者病情决定
80~100	一般不需要输注，特殊情况可考虑输注	术后或患有心血管疾病的患者出现临床症状时（胸痛；体位性低血压或液体复苏无效的心动过速；贫血所致的充血性心力衰竭等）；重型地中海贫血；镰状细胞贫血患者术前；急性冠状动脉综合征等
70~80	综合评估各项因素后可考虑输注	术后；心血管病等
<70	考虑输注	重症监护等

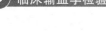

Hb 水平（g/L）	建议	临床表现
<60	推荐输注	有症状的慢性贫血患者 Hb<60g/L 可考虑通过输血减轻症状，降低贫血相关风险；无症状的慢性贫血患者宜采取其他治疗方法，如药物治疗等

注：高海拔地区及婴幼儿患者可依据病情适当提高 Hb 阈值。
资料来源：中华人民共和国卫生行业标准《全血和成分血使用》WS/T 623—2018。

二、各种红细胞制剂及其适应证

临床常用的红细胞制剂包括浓缩红细胞、洗涤红细胞、冰冻解冻去甘油红细胞、悬浮红细胞、去白细胞悬浮红细胞、辐照红细胞等。

（一）浓缩红细胞

浓缩红细胞（concentrated red blood cells）旧称压积红细胞（packed red blood cells），即采用特定的方法将采集到多联塑料血袋内的全血中的大部分血浆分离出后剩余部分所制成的红细胞成分血。含有全血中全部的红细胞、几乎全部的白细胞、大部分血小板和少量血浆，携氧能力与全血相当，但体积仅为其一半，可以最小限度扩充血容量，减轻受血者循环负荷。此外，它含有较低水平的抗凝剂、乳酸、钾和氨，可减少血液添加剂对患者的潜在影响，对心、肾和肝功能不全的患者更为安全。联袋制备在（4±2）℃可保存 21～35 天；单袋制备或加入 0.9% 氯化钠溶液后应尽快输注，保存时间不得超过 24 小时。

适应证：适用于存在循环超负荷高危因素的患者，如充血性心力衰竭患者及婴幼儿患者等。

（二）洗涤红细胞

洗涤红细胞（washed red blood cell）是采用特定的方法将保存期内的全血、悬浮红细胞用大量等渗溶液洗涤，去除几乎所有血浆成分和部分非红细胞成分，并将红细胞悬浮在氯化钠注射液或红细胞添加液中所制成的红细胞成分血。该制剂已去除80%以上的白细胞和99%的血浆，保留了至少70%的红细胞，同时清除钾、氨、乳酸、抗凝剂和微小凝块及血小板，可显著降低过敏、非溶血性发热反应等输血不良反应。红细胞在洗涤过程中可能会损失并改变脆性，建议有适应证的患者使用。保存条件和周期同悬浮红细胞。

适应证：适用于改善慢性贫血或急性失血引起的缺氧症状。①对血浆成分过敏的患者；②IgA 缺乏的患者；③非同型造血干细胞移植的患者；④高钾血症及肝肾功能障碍的患者；⑤新生儿输血、宫内输血及换血等。

（三）冰冻解冻去甘油红细胞

冰冻解冻去甘油红细胞（frozen thawed deglycerolized red blood cells），是利用高浓度甘油作为冷冻保护剂，从采集 6 天内的全血或悬浮红细胞中分离红细胞，按比例与甘油混合后，通过速冻设备快速冷冻或在 −65℃ 以下保存，使用前需解冻并洗涤去除甘油，并将红细胞悬浮在一定量的氯化钠注射液中的红细胞成分血。冰冻红细胞保存期长（最长可达 10 年）；解冻、洗涤过程去除了绝大多数白细胞及血浆。

适应证：适用于稀有血型患者及有特殊情况患者的自体红细胞保存与使用等。该制剂解冻后应在 24 小时内尽快输注。

（四）悬浮红细胞

悬浮红细胞（suspended red blood cells）是采用特定的方法将采集到多联塑料血袋内的全血中的大

部分血浆分离出后，向剩余物加入红细胞添加液制成的红细胞成分血。红细胞添加液用于保存和稀释浓缩红细胞，保证悬浮红细胞 Hct 在 0.50 ~ 0.65 之间，以便临床输注顺畅。悬浮红细胞的保存期限依据所采用的红细胞添加液配方的差异而有所不同，通常可达到 21 ~ 42 天。

适应证：适用于以上患者之外的慢性贫血或急性失血患者。

（五）去白细胞悬浮红细胞

去白细胞悬浮红细胞（suspended leukocyte reduced red blood cells）是使用白细胞过滤器清除悬浮红细胞中几乎所有的白细胞，确保残余白细胞数量低于特定值的红细胞成分血；或使用白细胞过滤器清除全血中几乎所有的白细胞，并移除大部分血浆后，向剩余成分中加入红细胞添加液制成的红细胞成分血。白细胞清除率和红细胞回收率都很高（可达 90%），输血不良反应少，可以降低由白细胞引起的免疫性输血反应及白细胞携带病毒相关疾病的传播，是目前最理想的红细胞制剂，在发达国家已逐渐替代悬浮红细胞。然而，它不能预防输血相关移植物抗宿主病（transfusion - associated graft versus host disease，TA - GVHD），因此在条件允许下应进行辐照处理。

适应证：①由于反复输血已产生白细胞抗体或血小板抗体，引起非溶血性发热反应（FNHTR）等输血不良反应的患者；②准备做器官移植的患者，防止产生白细胞抗体；③需要反复输血的患者，如再生障碍性贫血、白血病等，首次输血即可选用本制剂。

（六）辐照红细胞

辐照红细胞（irradiated red blood cells）不是单独的红细胞制剂，而是指经过辐照处理的各类红细胞制剂，即用一定剂量的放射线（X 或 γ 射线）照射使 T 淋巴细胞失去增殖活性，从而预防输血相关性移植物抗宿主病（TA - GVHD）。

适应证：适用于有免疫缺陷或免疫抑制患者的输血、新生儿换血、宫内输血、选择近亲供者血液输血等。

三、剂量及用法

（一）剂量

根据患者的具体病情决定红细胞的输注剂量。原则上，无需将血红蛋白提升至正常水平，能够改善并满足组织器官的氧供即可。

《全血和成分血使用》（WS/T 623—2018）推荐如下。

（1）患者未出现活动性出血时，红细胞使用剂量根据病情和预期 Hb 水平而定。输注 1U 红细胞可使体重 60kg 的成年人 Hb 水平提高约 5g/L（或使 Hct 提高约 0.015）。婴幼儿每次可输注 10 ~ 15ml/kg，Hb 水平提高 20 ~ 30g/L。

一般情况，可按红细胞输注量计算公式粗略计算所需输注红细胞的单位数。

$$所需红细胞剂量（U）= \frac{期望\,Hb\,值（g/L）- 输血前\,Hb\,值（g/L）}{24} \times 体重（kg）\times 0.08$$

（2）患者处于活动性出血时，红细胞输注剂量取决于失血量、失血速度及组织缺氧情况。

（3）洗涤红细胞、冰冻解冻去甘油红细胞等在加工过程中会损失部分红细胞，用量可适当增加。

（二）用法

浓缩红细胞、悬浮红细胞按照 ABO 同型且交叉配血相容性原则进行输注。洗涤红细胞、冰冻解冻去甘油红细胞按照交叉配血主侧相容性原则输注，优先选择 ABO 同型输注。

红细胞输注的初始速度通常为 1 ~ 2ml/min，15 分钟后若无不良反应，可增至最大耐受速度 4ml/min。

成人输注 1U 红细胞制剂一般不应小于 1 小时，或按 1~3ml/（kg·h）计算速度。对心、肝、肾功能不全、老年、新生儿及儿童患者输注速度应更慢，不超过 1ml/（kg·h），以预防输血相关循环超负荷（transfusion – associated circulatory overload，TACO）。

（三）注意事项

在输注红细胞制剂时，除必要时可以加入 0.9% 氯化钠溶液外，不允许加入任何药物或物质。如需同时输注其他药物，应使用不同的血管通道，最好在输血侧肢的对侧进行。红细胞制剂的输注通道可用于分阶段输注其他血液制剂，例如依次输注血小板、红细胞和血浆，但不得混合不同血液成分同时输注，或使用 Y 型管同时输注两种血液制剂。

四、疗效评价

临床评估红细胞输注效果主要是依据有无输血不良反应、患者贫血症状和体征改善以及输血前后血红蛋白浓度的变化。影响红细胞输注疗效的因素主要包括红细胞的储存及运输时间、其中的白细胞含量，受血者输血和（或）妊娠次数，以及发热、药物和疾病等因素。红细胞输注后 24 小时内复查，如血红蛋白升高未达预期，排除输血反应、继续失血、输液稀释等情况，视为红细胞输注无效。可通过特定公式对 Hb 升高预期值进行评估，通常成人输注 1 单位红细胞，血红蛋白应增加约 5g/L。

$$Hb\ 升高预期值（g/L）=\frac{供者\ Hb\ 值（g/L）\times 输血量（L）}{患者血容量（L）}\times 90\%$$

注：输血量以全血量为标准，各种红细胞制剂折算为对应全血量；患者血容量（L）= 患者体重（kg）×系数，成人按 0.085 L/kg，儿童按 0.09 L/kg；90% 为检验误差。

第四节　血小板输注

PPT

血小板输注（platelet transfusion）是将血细胞分离机采集的单采血小板回输给患者的方法，适用于血小板数量减少或功能异常伴有出血或出血倾向的患者。

一、血小板制剂常见种类及特点

现行国标《全血及成分血质量要求（GB 18469—2012）》将血小板制剂常见种类分为 3 种。

1. 浓缩血小板　从全血中分离制备的血小板，浓度及纯度高，来源于 200ml 全血中分离制备的血小板含量≥2.0×10^{10}个；一般需多袋联合使用。

2. 混合浓缩血小板　两袋及两袋以上的浓缩血小板汇集在同一血袋内的血小板制剂，血小板含量≥$2.0\times10^{10}\times$混合单位数。

3. 单采血小板　采用血细胞分离机从单个献血者循环血液中采集，纯度高，血小板含量≥2.5×10^{11}个/治疗剂量；与混合浓缩血小板相比，可降低同种免疫反应的发生率。

二、适应证和禁忌证

临床上，血小板输注可分为预防性血小板输注（prophylactic platelet transfusion）和治疗性血小板输注（therapeutic platelet transfusion）。预防性血小板输注可显著降低血小板计数低下患者出血的概率和程度，特别是减少颅内出血和内脏大出血的危险性，降低死亡率，具有显著的临床疗效。治疗性血小板输注用于治疗因血小板减少或功能异常导致活动性出血的患者。AABB 调查指出，大多数血小板输注（超过 70%）是出于预防目的，仅有不到 30% 是用于治疗性止血。尽管预防性血小板输注在临床上占主导地位，但应仅限于出血风险高的患者，切不可滥用。

（一）适应证

1. 常规输注指征 ①PLT≤100×10^9/L，神经外科或眼科手术；心胸外科手术患者凝血指标异常，并伴随大量微血管出血。②PLT≤80×10^9/L，椎管内麻醉。③PLT≤50×10^9/L，急性失血或有创操作（择期诊断性腰椎穿刺和非神经轴索手术等）。④PLT≤20×10^9/L，中心静脉导管置入；病情不稳定（如伴有发热或感染等）的非出血患者。⑤PLT≤10×10^9/L，病情稳定的非出血患者，预防自发性出血。

2. 疾病相关输注指征 ①体外循环心脏手术：血小板计数和功能正常的手术患者，不推荐常规预防性输注血小板。若患者存在血小板减少症和（或）血小板功能异常，围手术期出血时建议输注血小板。②使用抗血小板药物的患者：血小板功能正常时不推荐常规预防性输注血小板；有创操作前可考虑预防性输注；出血危及生命时应输注。③先天性或获得性血小板功能障碍的患者：关键部位出血或重大手术前，无论血小板计数水平如何均应进行血小板输注。血小板功能障碍与血小板本身无关时（例如尿毒症、血管性血友病、高球蛋白血症等）一般不输注血小板。

3. 其他特殊情况 ①存在其他止血异常（如遗传性或获得性凝血障碍等）或存在高出血风险因素（如发热、败血症、贫血、肿瘤放化疗后等），PLT <30×10^9/L 时，应输注。②急性大出血后大量输血和（或）大量输注晶体液或人工胶体液导致稀释性血小板减少；伴有明显出血和体外循环、膜肺等情况下引起的急性血小板减少，PLT <50×10^9/L 和（或）血小板功能异常时，应输注。③血栓弹力图（TEG）显示最大振幅（MA）值降低伴有明显出血，应输注。④内科系统疾病患者实施各种有创操作前血小板计数应达到下列安全参考值，否则应输注，包括：轻微有创操作时，PLT >20×10^9/L；留置导管、脑膜腔穿刺（腰穿）、胸腔穿刺、肝活检、经支气管活检时，PLT >50×10^9/L；成人急性白血病患者 PLT >20×10^9/L，大多可承受腰穿而无严重出血并发症；骨髓穿刺和活检操作前一般无需输注血小板。

（二）禁忌证

血小板输注不适用于与血小板数量减少或功能异常无关的出血，也不适用于自身免疫性血小板减少症、血栓性血小板减少性紫癜（thrombotic thrombocytopenic purpura, TTP），或肝素诱导的血小板减少症（heparin induced thrombocytopenia, HIT），除非出血危及生命。

TTP 患者血小板计数极低，可能是微血栓造成血小板大量消耗所致，输注血小板可能加重 TTP，主要依赖血浆输注、血浆置换和药物治疗。HIT 是药物诱导的免疫性血小板减少症，常引起严重血栓，输注血小板可能引发急性动脉栓塞，也应避免。此外，输注血小板对提高特发性血小板减少性紫癜（idiopathic thrombocytopenic purpura, ITP）或输血后紫癜（posttransfusion purpura, PTP）患者的血小板计数效果不显著，应谨慎或避免使用。因此，在决定是否进行血小板输注治疗之前，必须查明引起血小板减少的原因，综合考虑后再作出决定。

三、剂量及用法

（一）剂量

患者无活动性出血时，输注剂量取决于患者输注前血小板数及预期达到的血小板数。通常成人每次输注一个治疗剂量（≥2.5×10^{11}个）。

患者处于活动性出血时，血小板的输注剂量取决于患者的出血情况及止血效果。在不出现血小板输注无效的情况下，输注一个治疗剂量血小板，成人（70kg）可升高 $4 \sim 8 \times 10^9$/L 血小板，儿童（18kg）大约可升高 17×10^9/L；婴幼儿输注血小板 5~10ml/kg，血小板可升高 $40 \sim 80 \times 10^9$/L。若患者有脾肿大、感染、DIC 等导致血小板减少的非免疫因素存在，输注剂量可适当加大。

（二）用法

1. 常规血小板输注　①按照 ABO 同型原则，紧急情况下可输注次侧相容性血小板。血小板输注无效时，可开展血小板配型选择相容性血小板。②Rh 阴性患者应输注 Rh 阴性血小板。③血小板应一次性足量输注，使用标准输血器（滤网直径 170μm）。④严禁向血小板中添加溶液和药物。⑤输注前要轻摇血袋、混匀，检查血小板状态。⑥以患者耐受的最快速度输注，一般 15~30 分钟，最长不超过 60 分钟。⑦未及时输注的血小板不宜冷藏，应室温短暂放置或于血小板振荡箱保存。⑧及时监测出血改善情况，通过血小板计数增量校正值（CCI）和（或）血小板回收率（PPR）和（或）血栓弹力图（TEG）等实时调整输注剂量。

2. 特殊情况的血小板输注　①需反复输血的患者宜选择输注去白细胞单采血小板。②由于免疫因素导致血小板输注无效的患者宜输注 HLA/HPA 配合型单采血小板。③先天性或后天性（如肿瘤放化疗后等）免疫功能严重低下的患者宜输注辐照或去白细胞单采血小板。④造血干细胞移植的患者宜输注 HLA 配合型辐照单采血小板。⑤由于免疫因素导致血小板输注无效并可能伴危及生命的出血时，在无 HLA/HPA 配合型单采血小板情况下，可适当放宽一次性输注未经 HLA/HPA 配型的血小板成分剂量。⑥血栓性血小板减少性紫癜和肝素诱导血小板减少症等应慎用血小板成分。

3. 血小板的半衰期　为 3~4 天，对于因发热、脾大、感染、DIC 等非免疫因素导致血小板输注无效的患者，可以采取缩短输注周期的策略，例如每隔 2~3 天或隔天进行输注，并根据患者的具体血小板计数，适当增加输注的血小板数量。一般成人一次输注通常为 1 人份的机采血小板，也可适当增加至 2 人份。

四、特制血小板制剂的临床应用

1. 移除大部分血浆的血小板（plasma reduced platelets）　该制剂适用于不能耐受过多液体负荷的儿童和心功能不全患者，以及对血浆蛋白过敏者。去除大部分血浆可减少输注时的液体负荷和血浆蛋白相关过敏反应。

2. 洗涤血小板（washed platelets）　是通过 0.9% 氯化钠溶液或其他等渗溶液将机采血小板中的血浆蛋白、血小板表面吸附的可溶性抗原等成分洗涤去除，以减少过敏反应并降低同种免疫反应风险。此方法适用于对血浆蛋白（如存在 IgA 抗体）过敏的患者。如果在洗涤液中加入血小板添加剂，还可以延长血小板的保存期，便于临床使用。

3. 去白细胞血小板（leukocyte reduced platelets）　在单采血小板过程中、血小板储存前或输注时进行白细胞过滤，能显著减少血小板制剂中的白细胞含量。当每单位血小板中白细胞残留量少于 5×10^6 时，可显著降低血细胞 HLA 抗原引起的同种免疫反应和白细胞引起的发热等输血反应。

4. 辐照血小板（irradiated platelets）　使用 25~30Gy 的 ^{60}Co、^{137}Cs 或 X 线照射血小板，可以灭活免疫活性淋巴细胞，适用于有严重免疫损害的患者。控制射线剂量可抑制细胞抗原性，不影响血小板功能，从而显著降低 TA-GVHD 的发生率。结合白细胞过滤和射线照射，可预防大多数因血小板输注引起的同种免疫反应。

5. 冰冻血小板（frozen platelets）　主要用于保存自体血小板，适用于自体输血。例如，急性白血病患者在化疗缓解期可采集血小板进行冰冻保存，用于后续化疗导致血小板减少并引起出血时的回输治疗。少数血站也冻存同种异体血小板以备急诊。

通过上述特制血小板制剂的临床应用，可以更好地满足不同患者的治疗需求，提高血小板输注的安全性和有效性。

五、疗效评价 📱微课/视频

多种因素可影响血小板输注效果，应正确评价、分析原因并制定相应对策。治疗性血小板输注与预防性血小板输注的评价方法有所不同，但都涉及临床表现和实验室指标。治疗性血小板输注应密切监测输注前后出血速度和程度的变化；预防性血小板输注则应确认不会出现血小板减少性出血。可根据临床症状和体征是否改善、血小板计数是否上升、血小板计数增量校正值（CCI）、血小板回收率（PPR）和血栓弹力图（TEG）作为判断依据。

（一）判定项目

1. 血小板增加值（PI）

$$PI = (P2 - P1)$$

式中，P1 表示输血前 PLT 计数/L；P2 表示输血后 PLT 计数/L。

血小板计数/L = N（5 个中方格内的血小板数）$\times 25/5 \times 10 \times 20 \times 10^6$ = $N \times 10^9$/L

止血需消耗血小板，因此血小板计数升高与否不作为疗效判断的唯一指标。

2. 血小板计数增量校正值（corrected count increment，CCI）

$$CCI = \frac{PI（10^9/L）\times BSA（m^2）}{PD（10^{11}）}$$

式中，PD 表示输注血小板量，一般每 10U 或每治疗量单采血小板的血小板数量 $\geq 2.5 \times 10^{11}$；BSA 表示体表面积，参考许文生氏（Stevenson）公式计算：

$$BSA（m^2）= 0.0061 \times 身高（cm）+ 0.0128 \times 体重（kg）- 0.1529$$

输后 1 小时的 CCI 用于了解输入血小板量是否足够，判断是否存在输注无效的情况。输后 24 小时的 CCI 用于评估血小板的寿命（存活率），决定血小板输注的频率。

3. 血小板回收率（percentage platelet recovery，PPR）

$$PPR（\%）= \frac{PI（10^{11}/L）\times BV（L）}{PD（10^{11}）}$$

式中，PD 表示输注血小板量，一般 10U 或每治疗量单采血小板的血小板数量 $\geq 2.5 \times 10^{11}$；BV 表示血容量，参考 Nadler 公式计算：

$$男性血容量（L）= 0.3669 \times 身高^3（m）+ 0.03219 \times 体重（kg）+ 0.6041$$
$$女性血容量（L）= 0.3561 \times 身高^3（m）+ 0.03308 \times 体重（kg）+ 0.1833$$

4. 血栓弹力图（TEG） 血小板计数只是反映数量的指标，并不能反映血小板的功能，可应用血栓弹力图进行血小板功能的有效性判定。MA 值是血栓弹力图的最大振幅，反映了正在形成的血凝块的最大强度或硬度及血块形成的稳定性，参考区间为 50 ~ 60mm。MA 值 < 50mm，提示患者血小板功能减弱。

（二）疗效判定

1. 显效（须同时符合） ①出血明显减轻或出血停止。②输注血小板后 1 小时 PI > 5×10^9/L 或 24 小时 PI > 10×10^9/L；输后 0.1 ~ 1 小时 CCI > 7.5×10^9/L 或 20 ~ 24 小时 CCI < 4.5×10^9/L；输后 1 小时 PPR < 30% 或 20 ~ 24 小时 PPR < 20%；MA 值明显升高或恢复正常。

2. 有效（须同时符合） ①出血症状明显好转。②血小板计数无上升，MA 值未增加或增加。

3. 无效（符合下列任何一项） ①出血症状无好转。②血小板计数无上升，MA 值未见增加。

4. 血小板输注无效（platelet transfusion refractoriness，PTR） 是指患者至少连续两次输注 ABO 相合的血小板后，未达到预期治疗效果。例如，一名体表面积为 $1.7m^2$ 的患者，接受一单位含至少 2.5×10^{11} 个血小板的机采血小板输注，血小板计数由 5000 个/μl 至 15000 个/μl。根据 CCI 计算公式，计算得到 CCI 值为 6.8，连续两次输注后 CCI 值仍为 6.8，表明该患者的血小板输注无效。

（三）影响血小板输注的因素

血小板的数量和质量对输注效果至关重要。采集不足、制备过程中的离心损伤、保存温度不当、振荡频率不适宜、容器通透性差以及运输和输注操作失误都可能降低血小板输注效果。免疫因素导致血小板输注无效，主要由同种免疫反应引起，其中 HLA 抗体占 80%，HLA 和 HPA 共存抗体占 15%~18%，HPA 抗体占 2%~5%。非免疫因素如发热、感染、DIC、肝脾肿大及某些药物（如两性霉素 B 和抗生素）也会影响输注效果。临床经验表明，若输后 1 小时 CCI 下降，说明患者可能存在血小板抗体或脾肿大；若 20~24 小时内 CCI 下降，可能是由于发热、感染、败血症、DIC 等因素。

六、应用前景

（一）慎重决定预防性血小板输注

尽管预防性血小板输注能减少血小板计数低下患者的出血风险，但盲目进行预防性输注不仅会加剧血小板供应的压力和患者的经济负担，还可引发长期输注后血小板输注无效及输注相关感染的风险。近年来，国内外均倡导限制性输血策略，严格掌握血小板输注指征，避免不必要的输血。

（二）机采单个供者血小板应用为主

优先使用单采血小板，避免输注多人份混合的浓缩血小板。机采血小板具有高产量、高纯度，以及低白细胞和红细胞污染，有助于迅速增加患者血小板计数，降低免疫反应和输注无效的风险。其数量可精确控制，便于科学输注，且保存时间长，无需临时召集献血者。

（三）去除血小板 HLA 抗原

使用氯喹或枸橼酸技术去除血小板表面 HLA 抗原可减少其免疫反应，但不同方法的抗原去除效果差异较大，且可能使血小板质量受损。

（四）建立血小板分型供者库

反复输血可能导致患者产生多种抗体，增加输注难度。血小板输注无效主要由同种免疫引起，主要是 HLA 抗原，其次是 HPA 和 ABO 抗原。为解决此问题，国内外均已建立 HPA 和 HLA 已知型单采血小板供者资料库，为患者提供匹配血小板，取得良好疗效。

（五）配合型血小板输注

鉴于 HLA 抗原种类繁杂，HLA 完全匹配困难，可采用交叉反应组（cross reactive group，CREG）相同的配型策略，优先选择位点最匹配的供者单采血小板进行输注。临床实践证明，在 CREG 水平上进行 HLA 配型，结合 HPA 同型输注，能显著提高血小板输注后 1 小时或 24 小时的血小板回收率，并降低同种免疫反应风险。

某些 HLA 抗原分子结构接近，具有公共抗原决定簇，可与某一抗体发生交叉反应，这些抗原称为交叉反应组（CREG）。输注属于同一 CREG 内的不同 HLA 抗原，不会引起针对公共抗原决定簇的免疫反应，也称为 HLA 可接受错配。目前常规检测的 100 种 HLA 抗原分为 10 个 CREG（表 10-2）。此外，还可以使用 HLA Matchmaker 软件，依据 HLA 可接受错配原则，寻找 HLA 表位匹配（HLA epitope matching）的血小板供者，为已致敏患者提供相容血小板。

表 10 - 2 交叉反应组（CREG）抗原

CREG	包含的抗原
A1	A1、3、11、29、30、31、36、80
A2	A2、A9（23、24）、A28（68、69）、B17（57、58）
A10、19	A10（25、26、34、66）、A19（29、30、31、32、33、42、74）
B12	B12（44、45）、B13、B21（49、50）、B40（60、61）、41、B47
B5、18	B5（B51、52）、18、35、53、78
B8	B8、B16（38、39）、B14（64、65）
B15	B62、63、71、72、75、76、77
B7	B7、13、B22（54、55、56）、27、42、47、67、73、81
BW6	B7，[a]8，[a]14、15，[a]16、18、22、35、39、40，[a]41、42、45、46、48、50、54、55、56，[a]60、61、62、64、65、67、70、71、72、75、76、78、79、81、82
BW4	A9、23、24、25、32、B13，[b]27，[b]37、38、44，[b]47，[b]49、51、52、53、57、58、59、63

HLA 匹配等级优先顺序为 A、B1U、B1X、B2UX、C、D 和 R。A 级表示供受者在四个 HLA 抗原上完全匹配。B1U 级指供者或受者有一个 HLA 抗原未知或缺失。B1X 级表示有一个 CREG 抗原匹配。B2UX 级指有一个抗原缺失和一个 CREG 抗原匹配。C 级表示有一个错配抗原；D 级表示有两个或以上错配抗原；R 级表示随机选择供者。表 10 - 3 为供受者 HLA 抗原 CREG 配合等级。在 A、B1U 或 B2U 匹配等级下，血小板输注后预期有较好的 CCI。此外，一些在血小板上表达较少的抗原错配（如 B44，B45），也可能取得较好的血小板输注效果。

表 10 - 3 供受者 HLA 抗原 CREG 配合等级

	HLA 抗原举例	描述	配合等级
患者	A1、31；B7、62	/	/
献血者 1	A1、31；B7、62	4 个抗原配合	A
献血者 2	A1、-；B7、62	1 个抗原空白	B1U
献血者 3	A1、31；B7、75	1 个抗原交叉反应	B1X
献血者 4	A1、-；B7、75	1 个抗原空白，1 个抗原交叉反应	B2UX
献血者 5	A1、31；B7、38	1 个抗原错配	C
献血者 6	A2、31；B7、38	2 个抗原错配	D
献血者 7	A2、26；B8、39	随机	R

需要注意的是，进行配合型血小板输注时应严格掌握适应证，排除 DIC、发热、感染、活动性出血、脾肿大及脾功能亢进等临床非免疫性因素。因为这些因素会导致 PTR 患者输入的血小板被消耗或破坏，使配合型血小板输注效果不佳。

┤ 知识拓展 ├--

血小板替代产品

血小板替代产品包括冷藏血小板（cold - stored platelets，CSP）（14 天）和低温保存或冻干血小板（freeze - dried platelets）（3 年），越来越受到关注。

冷藏血小板是 1 ~ 6℃保存的单采血小板，其保存期为自采集之日起最长 14 天。冷藏血小板产品输注后血小板计数增量较低，但止血能力较强。为满足公众健康需求和活动性出血患者的血小板紧急输注需求，美国 FDA 发布了行业指引《冷藏血小板生产替代程序》，允许在活动性出血治疗没有传统血小板可供使用及或其使用不切实际的情况下，采用 CSP，并提供其制备、贴签、保存、运输、细菌污染控制、过程验证和质量监测抽样的具体要求和建议。

冻干血小板的制备主要包括预处理、预冷冻、干燥和复溶，每一步骤都会对血小板的功能和活性造成损害，如何最大限度地减少损伤是成功制备冻干血小板的关键。此外，人们开发了各种冷冻干燥的血小板产品，如固定冻干血小板、冻干富血小板血浆、冻干富血小板纤维蛋白、冻干血小板裂解物和冻干血小板衍生因子浓缩物。由于冻干血小板衍生物易于储存和运输、使用便捷、利于灭菌、不用静脉注射可直接应用于患处等特点，被广泛应用于骨科、口腔科和医疗美容等方面。

第五节　血浆输注

PPT

血浆输注是一种临床上常用的替代性治疗手段，用于补充凝血因子，预防或治疗凝血因子缺乏引起的出血或出血倾向。血浆制品主要有新鲜冰冻血浆（fresh frozen plasma，FFP）和冰冻血浆（frozen plasma，FP）两种。其主要区别是 FFP 中保存了不稳定的凝血因子 V、Ⅷ活性。

一、适应证和禁忌证

无相应凝血因子浓缩制剂应用时，血浆输注可用于多种原因导致的凝血因子缺乏，也可用于大量输血、大面积烧伤、创伤、血浆置换等。

不适用于单纯扩充血容量和升高蛋白浓度，也不适用可通过其他方式（如维生素 K、冷沉淀凝血因子、凝血因子浓缩制剂等）治疗的凝血障碍。绝对禁忌证为对血浆蛋白过敏患者。血容量正常的年老体弱患者、重症婴幼儿、严重贫血、心功能不全患者易发生循环超负荷，血浆输注应慎用。

二、血浆制剂常见种类

（一）新鲜冰冻血浆

新鲜冰冻血浆是全血采集后 6 小时（ACD 保养液）或 8 小时（CPD 保养液）内，在全封闭的条件下分离血浆并速冻呈固态的成分血。保留了血浆中的各种有效成分，含有全部凝血因子，包括不稳定的 F V 和 FⅧ。一般 200ml FFP 含有血浆蛋白 60～80g/L，纤维蛋白原 2～4g/L，其他凝血因子 0.7～1.0IU/ml。

FFP 是目前临床上较为常用的血浆输注类型，适用于补充体内先天性或获得性凝血因子缺乏引起的出血或出血倾向。具体如下。

（1）先天性凝血因子缺乏症或多种凝血因子获得性缺乏症，且没有特定凝血因子浓缩制剂时　如肝硬化患者、逆转华法林等药物引起的凝血障碍、急性 DIC 伴活动性出血、大量输血的创伤患者、大面积烧伤患者、单个凝血因子缺乏。

（2）治疗性血浆置换（therapeutic plasma exchange，TPE）　如严重中毒、自身免疫性疾病、结缔组织疾病、肝衰竭、神经系统疾病等。根据美国单采技术协会 TPE 应用指南（2023 年 4 月发布），治疗性血浆置换共涉及 91 个疾病及 166 个分级和分类适应证，其中重症肌无力、格林-巴利综合征等被列为 I 类适应证，白蛋白联合 TPE 被认为是治疗阿尔兹海默症的新方法。

（3）其他少见疾病治疗 血栓性微血管病（thrombotic microangiopathy，TMA）包括血栓性血小板减少性紫癜（TTP）和溶血尿毒综合征（HUS），遗传性血管性水肿、传染性病原体感染者以及其他原因导致的凝血功能异常。

（二）冰冻血浆

冰冻血浆（frozen plasma，FP）主要包括从保存已超过 6～8 小时的全血中分离出来的血浆、全血有效期以内分离出来的血浆、保存期满 1 年的 FFP。FP 在 −18℃以下保存，保存期自血液采集之日起 4 年。与 FFP 相比，FP 缺乏不稳定的Ⅴ因子、Ⅷ因子，主要用于因子Ⅴ和Ⅷ以外的凝血因子缺乏患者的替代治疗。

（三）病毒灭活血浆

病毒灭活冰冻血浆是将新鲜制备的新鲜冰冻血浆、冰冻血浆在速冻前，采用亚甲蓝光化学法病毒灭活技术进行病毒灭活并速冻成固态的成分血，分为病毒灭活新鲜冰冻血浆和病毒灭活冰冻血浆。病毒灭活血浆可降低经输血传播疾病的风险，但会损失部分凝血因子，尤其是不稳定凝血因子（Ⅴ和Ⅷ），因此临床应用时需在 FFP 或 FP 原定用量基础上适当增加用量。

（四）去冷沉淀血浆

去冷沉淀血浆又称冷上清，是新鲜冰冻血浆提取过冷沉淀凝血因子后的上清液，缺少Ⅷ因子、ⅩⅢ因子、vWF（血管性血友病因子）、纤维蛋白原、纤维结合蛋白等，但白蛋白和其他凝血因子与新鲜冰冻血浆含量相当。−18℃以下保存，保存期自血液采集之日起 4 年。适用于血栓性血小板减少性紫癜（TTP）患者的输注或血浆置换。

三、剂量及用法

血浆输注宜参考凝血功能检测结果及临床出血情况。血浆凝血酶原时间（PT）大于正常范围均值的 1.5 倍和（或）血浆活化部分凝血活酶时间（APTT）大于正常范围上限的 1.5 倍，或国际标准化比值（INR）大于 1.7，或血栓弹力图（TEG）显示 R 值延长且伴有出血，应输注血浆。凝血试验结果不易获取时，由临床医生根据患者出血情况决定是否输注血浆。华法林治疗患者发生颅内出血时建议给予血浆输注。

按交叉配血次侧相容性原则输注，献血者不规则抗体筛查阴性的血浆可直接进行 ABO 相容性输注。优先选择 ABO 同型血浆。输注剂量由临床状况和患者体重决定，通常成人为 10～20ml/kg，婴幼儿 10～15ml/kg。

四、疗效评价

血浆输注的疗效评价主要是观察患者输注血浆后临床出血症状和体征的改善情况。符合下列其中一项即为有效：①出血症状和体征减轻或停止；②PT、APTT、INR 值改善或恢复正常；③TEG 的 R 值缩短或恢复正常；④抗凝血酶Ⅲ活性上升至 70% 以上。

PPT

第六节 冷沉淀凝血因子输注

冷沉淀凝血因子（cryoprecipitated antihemophilic factor）是保存期内的新鲜冰冻血浆（FFP）在低

温下（1~6℃）解冻后沉淀的白色絮状物，又称冷沉淀（cryoprecipitate，Cryo）。冷沉淀是 FFP 的部分凝血因子浓集制剂，一般来说，400ml 全血分离所得的新鲜冰冻血浆（约 200ml）可以制备 2 个单位（2U）的冷沉淀，大约 25±5ml，含有 ≥80IU FⅧ、≥150mg 纤维蛋白原（fibrinogen，Fg）、血管性血友病因子（Von Willebrand factor，vWF）、纤连蛋白（fibronectin，Fn）和 FⅩⅢ等成分。

一、适应证和禁忌证

主要适用于纤维蛋白原缺乏引起的出血，也可用于无特异性浓缩制剂使用时的Ⅷ因子缺乏症、ⅩⅢ因子缺乏症、血管性血友病、纤维蛋白异常及纤维蛋白原缺乏症；也可用于大量输血、DIC 以及其他治疗方法无效的尿毒症出血。

由于冷沉淀制备过程中未灭活病毒，且长期使用可能产生抗体，降低输注效果。因此，使用时应遵循适应证，除适应证以外的其他凝血因子缺乏症或有特异性浓缩制剂可供使用时，均不推荐使用。

二、剂量及用法

冷沉淀应在 -18℃ 以下保存，有效期自血液采集之日起 1 年。冷沉淀使用前需 37℃ 水浴完全融化，融化后在 20~24℃ 保存不超过 6 小时，不得再次冻存，应及时快速输注。冷沉淀的主要作用是补充 FⅧ、vWF、纤维蛋白原、FⅩⅢ等。输注指征为：①大量输血或 DIC 伴纤维蛋白原水平 <1.0g/L 时，可输注冷沉淀凝血因子；②创伤、产科和心脏手术患者纤维蛋白原维持在 1.5~2.0g/L。

输注剂量和频率取决于纤维蛋白原消耗速度、恢复时间和半衰期。纤维蛋白原在无其他消耗（如出血、DIC 等）的情况下半衰期大约是 4 日。通常成人每 5~10kg 输注 2U，婴幼儿输注 2~4U/kg。按照交叉配血次侧相容性原则输注，献血者不规则抗体筛查阴性的冷沉淀凝血因子可直接进行 ABO 相容性输注。

注意事项如下。①冷沉淀融化时温度不宜超过 37℃，以免 FⅧ失活。若经 37℃ 加温后，冷沉淀仍未完全融化，提示纤维蛋白原已转变为纤维蛋白，此时不能使用。②冷沉淀应在融解后尽快使用，避免室温下放置过久导致 FⅧ活性丧失。若未能及时输注，不宜重新冷冻。③冷沉淀中不含 FⅤ，一般不单独用于治疗 DIC。④治疗凝血因子缺乏症，应首选使用相应的凝血因子浓缩制剂。对于遗传性凝血因子缺乏症患者需要终身接受相应因子的替代治疗，如血友病 A 患者首选使用 FⅧ浓缩剂、纤维蛋白原缺乏患者首选纤维蛋白原制品，以避免输注次数过多、多个供者血浆来源、长期反复输注引起的输血传播疾病风险。

三、疗效评价

冷沉淀输注的疗效评价主要是观察患者输注冷沉淀后临床出血症状和体征的改善情况，同时结合 PT、APTT 或其他凝血相关实验室检查，必要时可再次输注。

第七节　粒细胞输注

PPT

粒细胞输注（granulocyte transfusion）是输注浓缩粒细胞制品（concentrated granulocyte），即使用血细胞分离机制备得到单采粒细胞（apheresis granulocyte）进行输注。输注单采粒细胞的目的是提高机体抗感染能力。临床上有治疗作用的粒细胞是中性粒细胞。我国《临床输血技术规范》规定每袋（150~

500ml）单采粒细胞中中性粒细胞不少于 1.0×10^{10} 个，血细胞比容不多于 0.15。研究发现，预防性粒细胞输注对中性粒细胞过低的患者并无作用，现已被淘汰。此外，随着对输注粒细胞可能引发的不良反应和疾病传播风险认识的提升，以及抗生素和升粒细胞药物治疗水平的提高，治疗性粒细胞输注也在逐渐减少。

一、适应证和禁忌证

适用于出现感染、抗生素治疗 48 小时无效且中性粒细胞绝对值小于 $0.5 \times 10^9/L$ 的患者及先天性粒细胞功能障碍患者（如慢性肉芽肿病等）。

不适用于抗生素治疗有效的感染，也不适用于骨髓移植后粒细胞的重建。

二、剂量及用法

单采粒细胞在 (22 ± 2)℃ 保存不得超过 24 小时，使用时需足量输注，尽快使用。推荐成人和年龄较大的儿童每次输注剂量为 $4 \sim 8 \times 10^{10}$ 个粒细胞，婴幼儿每次输注 $1 \sim 2 \times 10^9$ 个粒细胞/kg。粒细胞输注频率宜参考患者病情，一般每日 1 次，严重感染时可 1 日 2 次，输注 $4 \sim 6$ 天，直到感染得到控制。单采粒细胞输注后宜及时观察患者感染缓解情况，实时调整输注剂量。

按照 ABO 同型原则输注；如患者发生同种免疫反应或输注无效时，可输注白细胞抗原相合的献血者单采粒细胞。为预防发生输血相关移植物抗宿主病，单采粒细胞制剂应辐照后输注。在治疗过程中，需要预防和密切关注粒细胞输注可能引起的不良反应，比如输血相关性急性肺损伤、同种异体免疫反应和发热反应。

三、疗效评价

粒细胞输入体内后迅速离开血管，到达感染区域或先至肺部再进入肝脾。因此，评估粒细胞输注效果应关注输血反应、体温变化及感染改善情况，而非仅看白细胞计数。粒细胞输注的疗效受多个因素影响，如粒细胞活性、输注剂量、供受者匹配度、输注后的监测和副作用等。在临床实践中需要进行细致评估和个体化决策，以提升疗效和减少风险。

第八节 血浆蛋白制品输注

PPT

血浆蛋白制品（plasma derivatives/plasma products）通称为"血液制品"，是从健康人血液、血浆或特异免疫人血浆中分离、提纯或由重组 DNA 技术制备的，用于治疗和预防的蛋白或细胞组分。主要包括白蛋白、免疫球蛋白、凝血因子、纤维蛋白原和抗凝血酶等。血浆蛋白制品是属于生物制品范畴的特殊药品，在医疗救治、抢救生命和某些特定疾病的预防和治疗中发挥不可替代作用，被视为国家战略资源。

大部分血液制品来源于人血浆蛋白，人体血液中血浆占比 55%，而血浆蛋白又占血浆的 6%~7%。根据血浆蛋白成分构成，血液制品可分为白蛋白类、免疫球蛋白类和凝血因子类，其原料分别在血浆蛋白中占比 60%、15% 和 4%（图 10-1）。

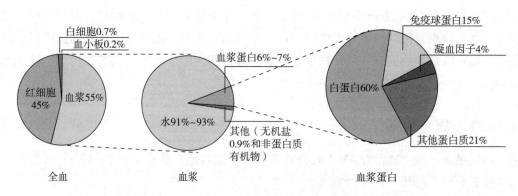

图 10 – 1 人体血液、血浆及血液制品原料的关系

血浆的来源分两种,一种是全血采集分离,仅用于临床输注;另一种是血浆单采,即利用单采技术从供浆者(健康人或经特殊免疫的健康人)身上采集血浆,其他血细胞成分仍然回输给供浆者。血浆单采只能由单采血浆站执行,且采集的血浆仅限于生产血浆蛋白制品。

一、白蛋白制品输注

白蛋白(albumin)又称清蛋白,是人体血浆中最主要的蛋白质,维持机体营养与渗透压。白蛋白制品是临床常用的血浆容量扩张剂,来源于健康人血浆,经低温乙醇蛋白分离法或经批准的其他分离法分离纯化,并经 60℃ 10 小时加温灭活病毒后制成,含适宜稳定剂,不含抑菌剂和抗生素。白蛋白制品极其稳定,在 2~6℃ 条件下保存,有效期为 5 年。输注白蛋白的主要作用是维持胶体渗透压。

(一)适应证

1. 扩充血容量 是应用白蛋白制品的主要临床指征。常用于失血、创伤性休克、外科大手术或创伤后的低蛋白血症倾向、大面积烧伤等的患者。

2. 补充白蛋白丢失 如烧伤、急性白蛋白丢失(如肾病、腹水、蛋白丢失性肠病等)患者,短期应用白蛋白有一定疗效。

3. 体外循环 在体外循环中,使用晶体液和白蛋白作为泵的底液比全血更安全,尤其是在血液稀释时,可减少术后肾衰竭风险。临床常用方案是在体外循环术中,将人血白蛋白和晶体溶液的剂量调整至患者血细胞比容为 0.2,白蛋白浓度为 25~30g/L。

4. 治疗性血浆置换 在去除含病理性成分血浆的同时也去除了白蛋白。临床上大容量血浆置换常使用一定量的人血白蛋白作为补充,特别是伴有严重肝、肾疾病的患者。

5. 其他疾病 可用于脑水肿、急性呼吸窘迫综合征、溶血病(高胆红素血症)、急性肝衰竭、某些药物中毒等情况。

(二)禁忌证

对白蛋白制品有过敏或降压反应的患者应慎用。患有心脏病、血浆白蛋白水平正常或偏高的患者应慎用白蛋白。白蛋白制品不能用于静脉补充营养,不能用于补充氨基酸。

(三)剂量及用法

选择静脉输注白蛋白制品的浓度时,应考虑患者的液体和蛋白需求。血容量正常或轻度减少的患者适宜使用 5% 的白蛋白制品,输注速度为 2~4ml/min。对于长期低血容量和低蛋白血症的患者,建议使用 20% 或 25% 的白蛋白制品,输注速度为 1ml/min。儿童剂量为成人剂量的 1/4~1/2。输注时间应根据患者反应调整,在无急性出血情况下,输注剂量不应超过正常血浆中白蛋白的理论含量。

注意事项：①白蛋白溶液应单独静滴，或用0.9%氯化钠溶液稀释后滴注，不宜与氨基酸或其他药品、血液成分混合静脉注射，以避免蛋白沉淀的发生；②防止滥用以避免高渗状态和并发症。偶有发热、荨麻疹等反应，应按常规处理。

二、免疫球蛋白制品输注

免疫球蛋白（immunoglobulin，Ig）是机体受到抗原（如细菌、病毒或异种蛋白质等）刺激后，由浆细胞产生的一类具有免疫作用的蛋白质。免疫球蛋白能特异地与刺激其产生的抗原结合形成抗原抗体复合物，从而阻断抗原对机体的有害作用。免疫球蛋白制品是不含血细胞成分的血液制品，目前，作为血液制品生产和应用的免疫球蛋白是IgG，主要分为三类：正常免疫球蛋白（丙种球蛋白）、静脉注射免疫球蛋白和特异性免疫球蛋白。

（一）正常免疫球蛋白制品

正常免疫球蛋白也称为丙种（γ）球蛋白，是从一般人群的健康供浆者的合并血浆中提取的，主要含有IgG，具有抗病毒、抗细菌和抗毒素作用，而IgA、IgM含量较低。仅用于肌内注射，禁止静脉注射，因此也被称为肌内注射用人免疫球蛋白（IMIG）。适用于麻疹、白喉、百日咳、伤寒、风疹、脊髓灰质炎、猩红热、病毒性肝炎及其他细菌或病毒感染的非特异性被动免疫和针刺伤等职业暴露时的紧急被动免疫措施。

（二）静脉注射免疫球蛋白制品

静脉注射免疫球蛋白（intravenous immunoglobulin，IVIG）是经过胃蛋白酶、纤维蛋白溶酶和化学修饰等技术处理后制备的适宜静脉输注的免疫球蛋白，多为冻干粉剂，可用5%葡萄糖注射液配制成5%或10%的溶液使用。其适应证主要是对免疫球蛋白缺乏的补充（抗感染）和自身免疫病的免疫调节。临床上主要用于原发性体液免疫缺陷、继发性免疫缺陷和联合性免疫缺陷等丙种球蛋白缺乏和体液免疫功能低下患者的细菌或病毒感染性疾病、川崎病等的治疗。

（三）特异性免疫球蛋白制品

特异性免疫球蛋白是用相应抗原免疫后从含有高效价特异性抗体的血浆中提纯制备的。其特异性抗体已浓缩且含量较高，在某些疾病的治疗上优于正常人免疫球蛋白，可较长时间稳定保存。

其主要适应证包括：①预防某些病毒感染，如牛痘苗免疫球蛋白、乙型肝炎病毒免疫球蛋白、狂犬病病毒免疫球蛋白；②预防细菌感染，如破伤风免疫球蛋白；③抑制原发性免疫反应，如RhD同种免疫预防可用抗RhD免疫球蛋白；④其他用途，如抗胸腺免疫球蛋白治疗急性再生障碍性贫血，多价抗铜绿假单胞菌IVIG和抗内毒素IVIG治疗烧伤后的感染等。

（四）免疫球蛋白制品输注的禁忌证

对免疫球蛋白或有其他严重过敏史者禁用。免疫球蛋白制品不得与其他药物混合，开瓶后应一次性用完，不得分次使用。

三、凝血因子类制品输注

在某些病理状态下，机体因缺乏特定的凝血因子或功能异常而导致出血。治疗凝血因子缺陷病应根据具体缺乏的凝血因子选择相应的浓缩剂。目前，凝血因子可通过血浆分离纯化或DNA重组技术生产。基因工程的进步使得FVIII、FIX、FVIIa、白蛋白、抗胰蛋白酶等蛋白质能在大肠埃希菌、酵母、动植物细胞或转基因生物中实现大批量生产。

（一）凝血因子Ⅷ浓缩剂和重组凝血因子Ⅶ

凝血因子Ⅷ（coagulation factor Ⅷ，FⅧ）是机体内源性凝血系统的重要成分，缺乏或异常会导致血友病A（hemophilia A），故也称抗血友病球蛋白（antihemophilia globulin，AHG）。FⅧ浓缩剂是从冷沉淀凝血因子中制备并经病毒灭活，是一种安全的冻干制品，其半衰期为8~12小时。重组凝血因子Ⅷ（recombinant coagulation factor Ⅷ，rFⅧ）是基因工程制品，非血源性，可从根本上避免血源性感染性疾病。两者均可用于治疗因FⅧ缺乏引起的出血和创伤（如血友病A、血管性血友病和DIC等）。有血栓形成倾向或曾有栓塞性血管疾病的患者禁用。

（二）凝血因子Ⅸ浓缩剂和重组凝血因子FⅨ

凝血因子Ⅸ（coagulation factor Ⅸ，FⅨ）由人体肝脏合成，是正常凝血途径中的重要因子之一。FⅨ缺乏可见于多种疾病，如血友病B、肝衰竭等，表现为明显的出血倾向。FⅨ浓缩剂是在先制得凝血酶原复合物的基础上利用单抗进一步提纯。重组凝血因子FⅨ（recombinant coagulation factor Ⅸ，rFⅨ）是一种基因工程产品，具有单位纯度高、特异性活性强、不含其他凝血因子和血浆成分等优点，具有较高的安全性。但是rFⅨ在体内的最大活性略低于血浆来源的FⅨ，所以在临床使用时，其剂量需要比血浆来源的FⅨ增加20%。两者均适用于血友病B、维生素K缺乏症、严重肝功能不全和DIC等。对有血栓性疾病和栓塞高危患者禁用，对存在FⅨ抗体的患者应慎用。

（三）凝血酶原复合物浓缩剂

凝血酶原复合物浓缩剂（prothrombin complex concentrate，PCC）是从健康供浆者的混合血浆中制备并经病毒灭活的浓缩品，主要含有4种维生素K依赖性凝血因子FⅡ、FⅦ、FⅨ和FⅩ。PCC的凝血因子含量以血浆中的单位计算，即以1ml血浆中FⅨ的含量作为1U。例如国产PCC，每瓶含200U FⅨ，相当于200ml血浆中的FⅨ含量。

PCC主要用于治疗血友病B、先天性或获得性FⅡ、FⅦ、FⅨ、FⅩ缺乏症、严重创伤或外科手术中出血过多和肝功能障碍导致的凝血功能紊乱等。使用前需用30ml注射用水溶解后，立即快速静脉滴注。使用期间应避免使用纤溶抑制剂，以防发生血栓性栓塞并发症。因其中含有多种凝血因子，输注PCC可引起血栓和DIC，需注意剂量和输注方法。加入肝素可预防血栓。剂量通常为10~20IU/kg体重，应根据缺乏的凝血因子类型和病情调整输注频率和剂量。

（四）纤维蛋白原制品和重组纤维蛋白原

纤维蛋白原（fibrinogen，Fg）即凝血因子Ⅰ，主要由肝脏合成，参与凝血过程中纤维蛋白凝块的形成。目前应用的Fg制品分为注射用和外用两种，其中注射用Fg制品主要为冻干人Fg，它是用健康供浆者的血浆，经分离、提纯、病毒灭活处理并冻干制得。目前，利用基因重组技术已生产出重组纤维蛋白原（recombinant coagulation fibrinogen，rFg）。纤维蛋白原制品的适应证主要有：①先天性无或低Fg血症；②继发性Fg缺乏；③DIC；④原发性纤维蛋白溶解症等。然而，由于冷沉淀凝血因子可替代注射用Fg制品，其临床应用受限。

外用纤维蛋白原制品包括纤维蛋白膜、纤维蛋白泡沫或纤维蛋白海绵、纤维蛋白胶（fibrin sealant，FS）等。FS产品通常由病毒灭活的纯化人纤维蛋白原、人凝血酶和氯化钙溶液组成，含有一定量的凝血因子ⅩⅢ，因其具有不透气、不透液、可生物降解、促进血管生长和局部组织修复等特性，被广泛应用于外科止血、封合伤口和促进愈合。FS不能直接注入血管或组织，以免发生血管内栓塞而危及生命；含有牛抑肽酶的FS制品不适用于对异种蛋白过敏的患者。

（五）凝血酶制品

凝血酶（thrombin）即活化的凝血因子Ⅱ（FⅡa），由凝血酶原激活形成，能将纤维蛋白原转化为纤维蛋白，加速血液凝固以止血。临床使用的凝血酶制品主要是通过从动物血浆中提取凝血酶原并激活得到的冻干粉剂。人凝血酶是从健康供浆者的混合血浆中提纯分离凝血酶原，再经凝血活酶活化、除菌、病毒灭活、冷冻、干燥而获得的无菌制剂。冷冻干燥的凝血酶制品稳定性好，2~8℃下可保存3年，高温、酸碱环境、重金属盐类及溶液状态易使其失活，故凝血酶溶液应即配即用。凝血酶在止血过程中无需其他凝血因子，常用于局部止血，适用于难以结扎的小血管出血、毛细血管出血，如消化道、呼吸道出血及实质性器官出血；口腔、耳鼻喉等部位出血；以及外科手术、烧伤、外伤和骨性出血的止血。对凝血酶过敏者禁用。

（六）抗凝血酶浓缩剂和重组抗凝血酶Ⅲ

抗凝血酶（antithrombin，AT）由 Morawitz 于 1905 年发现，主要由肝脏合成，也可由血管内皮细胞和巨核细胞合成。AT 浓缩剂可从正常健康人的混合血浆中制备。AT 浓缩剂抗凝作用强、监测简便、剂量易控、出血等不良反应小，是临床上非常有效的抗凝制品。其适应证包括先天性或遗传性 AT 缺乏、外科手术和围产期、DIC 和获得性 AT 缺乏症等。血浆 AT 水平正常和高于正常时，不必使用 AT 浓缩制剂，对 AT 制剂过敏者也应慎用。

重组抗凝血酶Ⅲ（recombinant coagulation antithrombin – Ⅲ，rAT – Ⅲ）已被美国 FDA 批准用于先天性 AT 缺乏症或遗传性 AT 功能缺陷症患者围手术期和围产期血栓栓塞事件的治疗和预防用药。纯化的 rAT – Ⅲ 与人血浆来源的 AT – Ⅲ 具有相同的氨基酸序列，但半衰期更短，仅 24 小时左右。适应证与抗凝血酶浓缩剂相同。

四、其他血浆蛋白制品输注

（一）α_2 巨球蛋白

α_2 巨球蛋白（alpha – 2 macroglobulin，$\alpha_2 M$）是血浆中的一种大分子糖蛋白，具有多种生物活性，其在血浆中的浓度为 2.2~3.8g/L，半衰期为 135 小时。$\alpha_2 M$ 能抑制多种蛋白水解酶（如纤维蛋白酶、尿激酶、弹性酶、激肽释放酶和胶原酶等），并通过结合凝血酶抑制其凝固作用，其抗凝作用约占总抗凝血酶活性的 1/3。它还参与抗凝血、促进组织再生、清除酶蛋白复合物、维持凝血平衡和抑制肿瘤生长。$\alpha_2 M$ 常用于肌内注射，治疗皮肤和鼓膜损伤、创口崩裂、角膜溃疡和创伤等。

（二）纤维结合蛋白

纤维结合蛋白（fibronectin，Fn）是一种重要的高分子糖蛋白，能结合多种物质并促进其被巨噬细胞吞噬。血浆中 Fn 含量为 0.3g/L，半衰期 72 小时。Fn 注射液可耐受 60℃ 10 小时加热且无肝炎传播风险，临床上用于治疗多种疾病，包括败血症、DIC、严重烧伤等，以及用于治疗疱疹性角膜炎和异体骨髓移植。

（三）α_1 抗胰蛋白酶

α_1 抗胰蛋白酶（alpha – 1 antitrypsin，$\alpha_1 AT$）是一种相对分子量为 52000Da 的糖蛋白，主要作用是抑制中性粒细胞弹性酶。主要用于治疗 $\alpha_1 AT$ 缺乏症，通常通过静脉注射给药，也可采用喷雾治疗。

（四）其他血浆蛋白制品

其他血浆蛋白制品包括：①蛋白 C 浓缩液，用于治疗先天性和获得性蛋白 C 缺乏症；②转铁蛋白，用于病毒性肝炎支持性治疗和恶性贫血；③C1 酯酶抑制剂，用于治疗相关缺乏症；④结合珠蛋白，用于支持性治疗；⑤vWF 浓缩物，用于治疗血管性血友病及相关疾病；⑥Gelathrombin，一种止血剂；⑦巨细胞病毒免疫球蛋白，用于暴露于巨细胞病毒后的被动免疫。

答案解析

? 思考题

[思考题 1]

案例：患者，女，34 岁。

现病史：剖宫产后胎盘残留，宫腔持续出血，失血性休克入院，行刮宫术时继续出血 2500ml，输注晶体液 1000ml、悬浮红细胞 16U、冷沉淀 20U、FFP 1800ml，输血 20 分钟后出现发热、畏寒、寒战、出汗并伴有恶心、心悸和头痛等症状，Hb 96g/L，PLT 30×10^9/L，PT、APTT 正常。

既往史：近期有输血史。

问题：

(1) 该患者须立即输注的血液成分是什么？请说明理由。

(2) 如患者再次输注红细胞制剂，应选择哪种制剂试剂，为什么？

[思考题 2]

案例：患者，男，15 岁。

主诉：外伤入院，无法止血。

现病史：实验室检查发现 Hb 102g/L，RBC 3.5×10^{12}/L，PLT 80×10^9/L，APTT 100 秒，BT、PT 正常。

既往史：甲型血友病患者。

问题：

(1) 该患者体内缺乏哪种成分？

(2) 该患者若输血治疗，可选择哪种成分？

（张　婷）

书网融合……

重点小结

题库

微课/视频

第十一章　特殊输血

　　📝 **学习目标**

　　1. 通过本章学习，掌握 ABO 血型不合造血干细胞移植、弥散性血管内凝血患者的输血治疗原则以及大量输血的定义；熟悉老年人、新生儿及儿童患者的输血治疗原则；了解肝移植患者的输血治疗原则。

　　2. 具有能够指导和处理在特殊情况下输血治疗的能力。

　　3. 树立以患者为中心的思想，在特殊情况下能正确指导患者个体化治疗的意识。

第一节　造血干细胞移植患者输血

PPT

　　造血干细胞移植（hematopoietic stem cell transplantation，HSCT）是指对患者进行放疗、化疗和免疫抑制预处理后，静脉输入从骨髓、外周血或脐带血中分离出的同种异体或自体造血干细胞，以使其重建正常的造血和免疫功能。HSCT 主要包括骨髓造血干细胞移植、外周血造血干细胞移植和脐血造血干细胞移植。HSCT 患者在造血功能恢复之前，贫血、出血、感染是导致移植后死亡的主要原因，而输血是重要的治疗措施，其输血原则为尽量减少不相容红细胞的输入、不必要血型抗体的输入以及输血不良反应的发生。

一、应用成分输血

　　HSCT 的特点：①供受者之间 HLA 配型要求严格，HLA 相合者 ABO 血型不一定相合；②供受者红细胞血型（ABO、Rh 等血型系统）不相同不是移植禁忌，但对受者输血及移植疗效有一定影响；③移植患者因接受放/化疗预处理，在造血和免疫系统重建前，需要输注血液成分进行支持治疗；④患者需输入经过一定照射强度的 X 线或 γ 射线照射后的血液，以灭活其中淋巴细胞的活性，从而预防输血相关移植物抗宿主病（TA-GVHD）的发生。为纠正贫血，提高携氧能力，可输注红细胞制剂；当血小板计数减少或血小板功能低下，有出血风险时，可输注单采血小板。在行 HSCT 前，为避免因组织配型抗原产生同种免疫反应而影响移植效果，应避免输注与之有血缘关系且 HLA 相合的供血者血液。

　　（一）红细胞输注

　　输注红细胞的目的是提高血液携氧能力，缓解缺氧引起的临床症状，原则为相合性或相容性输注。红细胞输注应根据《临床输血技术规范》及《内科输血指南》进行评估后输注。HSCT 患者可能需要长期输血支持，特别是发生了移植物排斥反应的患者。

　　（二）血小板输注

　　血小板输注的原则为输入的血浆中不应含有破坏受者红细胞的抗体，目前建议根据患者的临床实际情况进行血小板输注。为避免多次输注血小板产生血小板抗体，必要时输注 HLA 和（或）HPA 相合或部分相合的血小板。预防性血小板输注可用于骨髓抑制性治疗所致的血小板数量减少。多数情况下，血小板计数低于 10×10^9/L 需预防性输注血小板。已产生同种免疫抗体的患者，要求输注 ABO 同型或相容、配型（HLA 和/或 HPA 相合）相合的血小板。

二、应用辐照血液成分

由于移植前应用强烈免疫抑制剂预处理，受者的免疫系统已基本被破坏。为防止 TA – GVHD，移植后受者输注含细胞的血液成分需进行 X 线或 γ 射线辐照，新鲜冰冻血浆、冰冻血浆、冷沉淀凝血因子则不需辐照处理。淋巴细胞是对辐照处理最为敏感的细胞，最佳的辐照剂量是在不损伤有效血液成分的前提下能够完全抑制淋巴细胞的有丝分裂能力。血液辐照剂量选择和质量保证详见本书第十九章第二节内容。

三、应用巨细胞病毒血清阴性的血液成分

对于 HSCT 患者，输注巨细胞病毒（cytomegalovirus，CMV）阳性的血液成分，可能引起 CMV 感染，而后可出现发热、咽痛、淋巴结肿大、间质性肺炎、肠炎、心肌炎、脑膜炎、肝炎、脉络膜炎等，并可增加细菌和真菌感染的机会，严重者可导致死亡。

预防 CMV 感染的两种方法：①输注 CMV 阴性的血液成分；②输注去除白细胞的血液成分。

四、ABO 血型不合 HSCT 的输血治疗原则

HLA 基因与红细胞血型基因属于独立遗传基因，HLA 相合者血型不一定相合。红细胞血型系统对异基因 HSCT 有影响，其中影响最大的是 ABO 血型系统。在 HLA 相合的异基因造血干细胞移植中存在 25%~50% 的 ABO 血型不相容，对临床输血及移植疗效有一定影响。供 – 受者 ABO 血型不合 HSCT 的分类见表 11 – 1。ABO 血型不合 HSCT 可能引起红系的一系列并发症，包括急性及迟发性溶血、红系造血延迟、纯红细胞再生障碍性贫血等。ABO 和 Rh 血型不合 HSCT 中存在的潜在问题见表 11 – 2。

表 11 – 1　供 – 受者 ABO 血型不合 HSCT 的分类

移植血型不合类型	受者血型	供者血型
ABO 血型主要不合	O	A/B/AB
	A	AB
	B	AB
ABO 血型次要不合	A	O
	B	O
	AB	A/B/O
ABO 血型主次要均不合	A	B
	B	A

表 11 – 2　ABO 和 Rh 血型不合 HSCT 中存在的潜在问题

移植血型不合类型	举例		潜在的问题
	供者血型	受者血型	
ABO 血型主要不合	A	O	受者体内存在针对供者红细胞抗原的抗 – A，使来源于供者干细胞悬液中的红细胞溶血，或导致新植入的干细胞分化来的红细胞溶血
ABO 血型次要不合	O	A	供者体内存在针对受者红细胞抗原的抗 – A，因而供者干细胞悬液中或移植后供者淋巴细胞产生的抗 – A 导致受者红细胞溶血

续表

移植血型不合类型	举例		潜在的问题
	供者血型	受者血型	
Rh 血型不合	Rh 阴性 （曾被免疫产 生抗–D）	Rh 阳性	移植后供者的抗–D 导致受者的红细胞溶血
Rh 血型不合	Rh 阳性	Rh 阴性 （无抗–D）	供者干细胞中的红细胞致敏受者使其产生抗–D，导致新植入的 干细胞分化来的红细胞溶血

ABO 血型不合 HSCT 时，当干细胞植活后，受者血型动态转变为供者血型，造成移植后体内复杂的免疫学状态，干扰输血前检查的判定（如正、反定型不一致和混合凝集现象），影响输血治疗及时、安全、有效地实施。ABO 血型不合 HSCT 可分为：ABO 血型主要不合（major ABO incompatibility）、ABO 血型次要不合（minor ABO incompatibility）、ABO 血型主次要均不合（major plus minor ABO incompatibility）。

（一）ABO 血型主要不合

ABO 血型主要不合是指造血干细胞移植供者具有受者不具备的血型抗原，受者血浆中存在针对供者红细胞 ABO 抗原的抗体，可引起交叉配血主侧不相容。ABO 血型主要不合的 HSCT 方式有 5 种：A 型供 O 型、B 型供 O 型、AB 型供 O 型、AB 型供 A 型和 AB 型供 B 型。

1. ABO 血型主要不合的处理　若受者血浆中存在高效价抗体时，可能引起移植物中的红细胞发生溶血，因此供者干细胞悬液中的红细胞应予减少，而受者的抗体应通过血浆置换或免疫吸附法来移除。研究发现：当受者的血型抗体效价≤16 时，输注未经处理的移植物通常是安全的。直到受者体内抗供者血型的抗体不能测出为止，以后所输的血液成分可参照供者血型。国外研究发现：在 ABO 血型主要不合 HSCT 中，为减少受者血浆抗体接触移植物中不相合供者红细胞的风险，在供者干细胞采集过程中红细胞比容（Hct）应控制在 2% 以下。

2. 输血治疗的血型选择　移植前给予的血液成分血型应首选受者血型。对于移植后所给予的血液成分，红细胞为受者型或 O 型；单采血小板、血浆、冷沉淀凝血因子为供者血型或 AB 型。直到受者体内抗供者血型的抗体不能测出为止，以后所输的血液成分可参照供者血型。

（二）ABO 血型次要不合

ABO 血型次要不合是指造血干细胞移植供者具有受者不具备的血型抗体。供者血浆中存在针对受者红细胞 ABO 抗原的抗体，可引起交叉配血次侧不相容。ABO 血型次要不合的 HSCT 方式有 5 种：O 型供 A 型、O 型供 B 型、O 型供 AB 型、A 型供 AB 型和 B 型供 AB 型。

当供者干细胞悬液中含有抗受者红细胞的血型抗体效价 >64 时，就应移除供者干细胞中血浆。移植期内宜选择与供者血型相同的洗涤红细胞输注，选择与受者 ABO 血型相同的单采血小板、血浆、冷沉淀凝血因子输注；移植后宜选择供者型或 O 型红细胞输注，选择受者型或 AB 型血小板输注，直到受者型红细胞不能测出为止。

（三）ABO 血型主次要均不合

ABO 血型主次要均不合指兼具 ABO 血型主要和次要不合的特征。受者、供者血浆中均存在针对对方红细胞 ABO 抗原的抗体，并引起交叉配血主侧与次侧均不相容，ABO 血型主次要均不合的 HSCT 方式有 2 种：A 型供 B 型和 B 型供 A 型。

ABO 血型主次要均不合的 HSCT 应通过血浆置换移除受者体内抗供者红细胞抗原的抗体，当供者体内存在高效价抗受者红细胞抗原的抗体时，也需要移除供者干细胞悬液中的血浆。对于 ABO 血型主次要均不合的 HSCT，一般选择 O 型洗涤红细胞输注，选择 AB 型血浆、冷沉淀凝血因子、血小板输注。移植成功后，当受者血型完全转变为供者型，输血可参照供者血型选择相应血液成分。

总之，ABO 血型不合 HSCT 输血治疗的血型选择原则为相容性输血、避免溶血反应。ABO 血型不合 HSCT 各阶段的输血方案见表 11 - 3。

表 11 - 3　ABO 血型不合 HSCT 各阶段输血治疗的血型选择

移植血型不合 类型	移植阶段	ABO 血型的选择		
		红细胞	血小板	血浆/冷沉淀 血因子
ABO 血型主要 不合	预处理期	受者	供者	供者
	移植开始后	受者	供者	供者
	仍可检测到受者抗体	受者	供者	供者
	检测不到受者抗体	供者	供者	供者
ABO 血型次要 不合	预处理期	供者	受者	受者
	移植开始后	供者	受者	受者
	循环中仍有受者红细胞	供者	受者	受者
	循环中无受者红细胞	供者	供者	供者
ABO 血型主次 要均不合	预处理期	O	AB	AB
	移植开始后	O	AB	AB
	检测到受者抗体/循环中仍有 受者红细胞	O	AB	AB
	检测不到受者抗体/循环中无 受者红细胞	供者	供者	供者

第二节　肝移植患者输血

PPT

肝移植（liver transplantation）是将供体健康的肝脏移植到受体体内的手术，是目前包括急性肝功能衰竭、慢性终末期肝病、肝脏肿瘤等肝脏疾病的有效治疗方法。终末期肝病患者术前一般情况较差，凝血、抗凝血和纤溶系统都受到不同程度的影响。该手术时间长，过程复杂，创伤性大，术中容易出现大量失血，术前需要综合评估，备足血液成分，一般需要准备红细胞 10 ~ 20U，血浆 2000 ~ 4000ml，单采血小板 1 ~ 2 治疗量。安全、及时、有效的血液输注是保证手术成功的重要因素。

一、肝移植术中凝血功能特点

肝移植术不仅包括病肝切除，还包括经受冷、热缺血再灌注损伤的新肝植入并逐步恢复功能的过程。术中凝血功能的改变过程具有下列特点。①无肝前期时，因原有肝病致凝血因子合成减少，部分患者内源性肝素化严重；手术本身的创伤，病肝切除时失血导致凝血相关物质减少，血液处于低凝状态。②进入无肝期，由于没有肝脏合成与降解功能，凝血因子含量降低明显，术中大量出血及输液等导致血液被稀释，门静脉完全阻断后因脾脏的隔离作用使血小板数量与功能均降低，内毒素增加可导致血管内凝血，进一步加重凝血功能障碍，且类肝素样物质增多出现明显纤溶亢进。③新肝期，由于新肝的恢复需要一个过程，加上低温、低氧等刺激，凝血功能进一步恶化，在此期最为严重，纤维蛋白溶解最强。新肝功能随手术进行慢慢恢复，凝血状态也逐渐改善，供肝产生的血小板生成素也会促进血小板的产生，并使其缓慢恢复。但随着患者自身凝血功能逐步改善，又常表现为高凝状态，因此需要注意采取相关措施以预防术后高凝和血栓形成。

二、指导输血的实验室指标

肝移植患者围手术期指导输血的实验室监测指标主要如下。①血常规：血红蛋白（Hb）、红细胞比容（Hct）检测结果指导红细胞输注；PLT 检测结果指导血小板输注。②凝血功能：凝血酶原时间（prothrombin time，PT）、活化部分凝血活酶时间（activated partial thromboplastin time，APTT）指导血浆输注；纤维蛋白原（fibrinogen，Fg）指导冷沉淀凝血因子输注；凝血酶时间（thrombin time，TT）、D - 二聚体、纤维蛋白降解产物（fibrin degradation product，FDP）、激活全血凝固时间（activated clotting time of whole blood，ACT）等综合分析患者凝血情况。③动态凝血检测：血栓弹力图（thrombelastography，TEG）、凝血及血小板动态功能监测，对凝血因子活性（指导血浆输注）、纤维蛋白原功能（指导冷沉淀凝血因子输注）和血小板功能（指导血小板输注）进行评估。④术中低体温、酸中毒、低钙血症和柠檬酸中毒均可导致凝血功能障碍。肝移植术中常于开腹前、无肝前期、无肝期、新肝期及关腹前根据患者情况及时测量上述指标指导凝血功能的调控。

三、合理应用成分输血

多种血液成分的组合应用是肝移植输血的最佳选择，其数量视患者的临床状况、手术难易而定。在肝移植围手术期，若血小板计数在 50×10^9/L 以上，血红蛋白在 80g/L 以上，PT、APTT 在正常对照的 1.5 倍之内，Fg 在 1.0g/L 以上，无需进一步输血处理。

（一）新鲜冰冻血浆（FFP）输注

接受肝移植的受体，常伴有多种凝血因子的缺乏，根据个体不同情况予以补充 FFP。APTT 和 PT 大于正常对照值的 1.5 倍或血栓弹力图显示 R 值延长，提示凝血因子活性降低且创面渗血严重时可输入 FFP，剂量为 10 ~ 20ml/kg 体重。

（二）单采血小板输注

对于肝移植患者，在纠正其他因素（低体温、低血容量等）引起出血的基础上，若血小板数量 < 50×10^9/L、血栓弹力图 MA 值降低提示血小板功能不足则需输注血小板，要求快速、一次性足量输注。

（三）红细胞输注

一般 Hb < 70g/L 以下时，应考虑输血。患者 Hb 在 70 ~ 100g/L，应根据患者是否伴有其他心肺疾病（肺气肿、缺血性心脏病），综合评估缺氧状况，再决定是否需要进行输血。

（四）冷沉淀凝血因子输注

冷沉淀凝血因子中主要含有 Fg、FⅧ、FⅩⅢ、Fn、vWF 等五种成分，其输注在纠正因纤维蛋白溶解功能亢进造成的严重渗血有较好疗效。当 Fg < 1.0g/L，血栓弹力图显示 K 值增高，Angle 值降低提示纤维蛋白原功能不足时，可以根据情况进行冷沉淀凝血因子输注，必要时可以重复使用。

（五）凝血酶原复合物（PCC）输注

PCC 主要含有依赖维生素 K 的凝血因子即 FⅡ、FⅦ、FⅨ、FⅩ，其输注可改善患者血液的低凝状

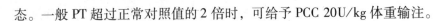
态。一般 PT 超过正常对照值的 2 倍时，可给予 PCC 20U/kg 体重输注。

（六）纤维蛋白原（Fg）输注

由于合成减少及消耗增多，肝移植患者多有血浆 Fg 水平降低。Fg 含量低于 1.0g/L 时，应开始给予补充纤维蛋白原制剂，一般每输入 2g 的 Fg，可提高血浆 Fg 浓度 0.5g/L。

（七）重组活化凝血因子Ⅶ（rFⅦa）的应用

rFⅦa 在肝移植术中的应用被大量报道，其机制是血管损伤局部组织因子暴露，rFⅦa 可以与其形成复合物，该复合物在活化的血小板表面通过激活 FX 和 FIX 产生凝血酶。主要用于难控性、难治性出血，但应用 rFⅦa 需要警惕静脉血栓的形成。

四、肝移植输血的注意事项

1. 免疫性溶血　肝移植患者可发生免疫性溶血，是由受者体内的抗体与所输红细胞抗原，或受者红细胞抗原与供者器官来源的抗体之间发生反应所致。后者可发生于 ABO 血型不合的肝移植，其中最常见的是接受 O 型肝脏的 A 型患者，供体来源的淋巴细胞可产生抗 - A 而导致移植后 7~10 天发生溶血。因此，学者们推荐：对于这类肝移植患者，在外科手术期间或以后的输血支持中，应使用和器官供者 ABO 血型相同的红细胞，即 O 型红细胞。

2. 应用自体输血　为加强患者血液管理，自体血回输是减少异体血的输注、降低异体输血风险、提高输血安全的有效措施。可根据患者实际情况采取不同的自体输血方式。对于良性肝病且无腹腔感染的患者，可以自体血回输。大量输入经洗涤去除血浆、血小板、凝血因子的自体血会引起凝血功能异常，因此当回输血量大于 1200ml 时，需要采取相应干预措施，及时补充 FFP、血小板等。

3. 肝移植生存率与输血的关系　肝移植手术创伤大、持续时间长，加之终末期肝病患者多存在代谢紊乱、凝血机制异常，因此术中出血量大、输血量多，容易引起一系列的术中、术后并发症，影响患者移植后存活率。对肝移植患者异体血用量对比，异体输血量大的肝移植患者术后更容易引起并发症，恢复慢，住院时间长，存活率降低。因此，减少异体血输注是改善肝移植术预后的重要手段。

4. 肝移植期间需适当补钙　肝移植期间需要大量输血，在无肝期枸橼酸代谢能力大大减弱；枸橼酸堆积和钙离子络合物增加，从而引起离子性低钙血症，血液动力学改变和心肌抑制，因此在肝恢复功能前，需适当补钙以避免低血钙发生。

5. 肝移植围手术期定期监测实验室指标　术前、术中、术后定期监测血常规、血气分析，电解质、凝血指标及中心静脉压。特别是术中依据病情可分别在病肝切除期、无肝期及新肝期等完成快速凝血相关检测，以指导临床调整凝血功能。

6. 肝移植术中应注意体温、酸碱平衡和电解质紊乱　无肝期患者体温下降，应防止冷藏血液制剂温度过低输入加重低体温，而导致发生不良并发症如心律紊乱等。体温过低可减慢凝血速度和凝血因子的合成、加快纤维蛋白的溶解，引起可逆的血小板功能障碍并延长出血时间；低钙血症、酸中毒均可影响凝血功能。因此术中应注意维持体温和电解质平衡。

第三节　急性失血患者输血

PPT

急性失血多见于严重外伤出血、术中及术后大出血、产后大出血、消化道大出血、宫外孕破裂腹腔内出血和创伤性肝、脾破裂出血等。其共同的特征是短时间内失血多，导致红细胞快速丢失，红细胞计数和 Hb 浓度迅速降低。在急性失血中，快速扩容应首选晶体液和胶体液，而不是输血。为了保证血液的合理使用，需尽量优化血制品和代用品的使用比例以减少红细胞的用量。在确定输血方案时，须评估急性失血患者的失血量。

一、评估患者的失血量

尽管评估急性失血患者的失血量可能比较困难，但这对指导输血是非常有用的。①当失血量 < 15%（成人约 750ml）时，常常不需要输血，除非患者已存在贫血或有严重的心脏或呼吸系统疾病等不能代偿；②当失血量为 15%～30%（成人 750～1500ml）时，需要输注晶体液和胶体液扩容，而当患者已存在贫血且心肺储备功能降低或有继续失血，应输注红细胞；③当失血量为 30%～40%（成人 1500～2000ml）时，应立即输注晶体液和胶体液以快速扩容，及时输注适量的红细胞以保证组织得到足够的氧供应，但不是以纠正贫血和单纯提高 Hb 浓度为目的；④当失血量 > 40%（成人 > 2000ml）时，在积极应用晶体液和胶体液扩容、输注红细胞的同时，应注意到患者不但丢失红细胞，还可能丢失或损耗大量的凝血因子、血小板，因此应根据具体临床情况和有关实验室指标，合理搭配、适量补充新鲜冰冻血浆、冷沉淀凝血因子、血小板等血液成分。

另外，需要注意的是，在应用晶体液进行复苏之前，尽早送血样进行以下实验室检查：①血型鉴定；②抗体筛查；③交叉配血试验；④血常规；⑤凝血筛查包括 PT、APTT、血浆凝血酶时间（TT）、Fg 定量和 TEG 检测；⑥生化检查（血气分析、电解质等）。

二、急性失血患者输血策略

急性失血患者输血策略包括：①当预计和实际的 Hb 浓度均大于 100g/L，常不需要输血；②当 Hb 浓度为 70～100g/L 时，宜根据患者的年龄、出血量、出血速度、心肺功能以及有无缺氧症状等因素综合判断是否输注；③当 Hb 浓度 < 70g/L 时，应考虑输注红细胞，输注量可参照进行性失血的速度而定，如果是病情稳定的成年患者，输注一定量的红细胞后需重新评估病情，并复查 Hb 浓度；④对于贫血耐受能力差的患者，如年龄 > 65 岁、有心血管或呼吸系统疾患的患者，应提高红细胞输注的 Hb 阈值水平，如 Hb 浓度为 80g/L；⑤评估凝血功能异常导致进一步出血的危险性。根据凝血功能相关检测指标来输注血浆或血小板或冷沉淀凝血因子以纠正其功能。

知识拓展

血库前移

血库前移是整合互联网的闭环智能化输血全流程管理模式及无线射频识别智能冰箱相关物联网技术，将血库储血冰箱前移至急诊科、手术室。在严重创伤患者救治中，工作人员可快速从急诊科前移冰箱取用低效价 O 型通用型红细胞进行异常紧急输血救治，实现患者紧急用血"零"等待，提高患者抢救成功率。

在手术室，血库前移通过智慧型血液贮存冰箱和无人值守自助发血冰箱确保临床用血全程可追溯和冷链监测。输血科工作人员将完成交叉配血后的血液存入智能冰箱，输血科通过对用血科室医务人员培训考核后分配指定取血权限，自助完成发血领血；同时在输血科统筹调配下，手术室可作为流动储血点，保证血液资源的就近合理共享，实现术中用血"零等待"。

PPT

第四节　大量输血

大量输血（massive transfusion）是指在短时间内连续、快速输注大量血液。常见于大创伤、大出血及大手术，患者快速失血超过机体代偿机制可导致失血性/低血容量性休克。

一、大量输血的定义

关于大量输血的定义，不同的国家略有不同。我国卫生行业标准《输血医学术语》（WS/T 203—2020）将大量输血定义为：短时间内连续、快速输注大量血液，通常是指 24 小时内输入的血液总量等于或超出患者全身血容量，或 3 小时内的血液输注量达到受血者自身血容量的 50% 以上。目前，也有学者研究认为大量输血包括以下情况：①以 24 小时为周期计算，输注血液量达到患者总血容量以上；②3 小时内输注血液量达到患者总血容量的 50% 以上；③成人 24 小时内输注 20U 以上红细胞制剂；④输血速度 >1.5ml/（kg·min）。临床上，患者急性失血量达自身血容量的 30%~50% 时，往住需要大量输血。

二、严重创伤救治中的损伤控制性复苏策略

严重创伤患者常伴有大量失血，导致失血性休克，而失血性休克是创伤死亡的第一位可预防原因。传统复苏方法以快速大量输液为根本，旨在维持重要器官的灌注，但液体超负荷不可避免地造成器官损伤，直接影响患者预后。损伤控制性复苏（damage control resuscitation，DCR）是针对创伤患者大出血为治疗靶点的新型复苏策略，强调复苏与手术同等重要，应早期和全程对严重创伤患者进行非手术性复苏。DCR 与其他复苏方案相比，可明显提高复苏成功率，减少并发症。DCR 的实施包括 3 个关键环节，即允许性低压复苏、止血性复苏和损伤控制性手术。

大量研究证实，休克早期快速大量液体输注可导致出血量增加、稀释性凝血病、多脏器损伤以及死亡率升高。DCR 强调在复苏期间控制液体输注量和速度，维持血压于适当低水平，以满足机体基本组织灌注而不增加出血为目的，即所谓允许性低压液体复苏策略。

止血性复苏是指在休克早期应以血液制剂输注为主，控制晶体液输注，避免使用胶体液。建议使用高比例新鲜冰冻血浆、PLT 联合低比例红细胞输注，以遏制和纠正创伤性凝血病。在 DCR 实施过程中，当纤维蛋白原不足而不需额外液体负荷的情况下使用冷沉淀凝血因子。同时，为降低输血相关并发症，在 DCR 复苏时可选择血液制品。目前可使用的凝血因子制品有浓缩纤维蛋白原、浓缩凝血酶原复合物、浓缩 FXⅢ因子、重组激活 FⅦ因子等。对大失血患者使用浓缩纤维蛋白原可有效、快速控制失血相关凝血病，且减少 FFP、PLT、RBC 的输注。但是，当纤维蛋白原浓度极高时可能会有相反效果，在 DCR 实施时应引起注意。此外，凝血酶原复合物、止血药氨甲环酸在减少失血方面也广泛应用。

在创伤发生初期，对严重创伤患者应以清创止血为主的简化手术，同时采取合理复苏措施以调整患者内环境稳定，待患者生命体征相对平稳再行二期确定性手术。一般建议，将中心体温 >35℃、血乳酸 <2.5mmol/L、碱剩余 > -4mmol/L、国际标准化比值（INR）<1.25、纤维蛋白原 >1g/L、PLT >100×10⁹/L 作为二次手术的指征。手术期间应采取保温措施，避免体温过低引发恶性循环，同时动态监测血乳酸、电解质等，注意血液制剂、血液制品输注时引起相关并发症的出现。

DCR 实施过程中应及时进行快速动态凝血监测，如血栓弹力图、POCT 床旁凝血和血小板功能分析可减少血液制剂、血液制品用量，降低过度复苏风险。

三、大量输血方案

（一）大量输血方案的启动

在持续性失血没有被急诊手术控制的时候，需考虑启动大量输血方案（massive transfusion protocol，MTP），即：①出现严重休克和进行性出血；②成人在复苏治疗的头 1 小时内需要输入 4U 以上红细胞或儿童在复苏治疗的头 1 小时内需要输入 >20ml/kg 红细胞；③成人在复苏抢救的头 12 小时内极有可能需要输入 10U 以上红细胞或儿童在复苏抢救的头 12 小时内极有可能需要输入 >0.1U/kg 红细胞。MTP 由多个科室联合制定，例如红细胞∶血浆∶血小板的比例为 1∶1∶1 方案（10U 红细胞∶1000ml 血浆∶1 治疗量血小板）。

（二）合理搭配成分输血

大量输血时要求合理搭配成分输血，并根据实际情况进行调整。其治疗的优先顺序为：补足血容量，以维持组织灌注和供氧；分析失血原因，使用适当的血液制品纠正凝血紊乱，控制出血。

大量输血的处理原则一般为：①在抗休克治疗的基础上，同时紧急输注 2~4U 红细胞，以快速缓解组织供氧不足；②临床输血的同时进一步进行更详细的输血相关指标检查，根据检查结果及患者情况综合分析选择更合适的血液制剂，但不能延迟输血；③根据临床出血、止血情况和有关实验室检查，确定需要输注的血小板、冷沉淀凝血因子、FFP 或其他凝血因子制品的时间和剂量。血小板、冷沉淀凝血因子一般要求以患者可以耐受的速度快速输注，FFP 要求在 37℃ 解冻后尽快输注；④术中有大量出血时，如符合自体血液回输条件，进行回收式自体输血；⑤若需要输注异体红细胞成分，多数情况下要进行复温处理，以减少库存低温对患者的影响；⑥在条件允许的情况下，可选用能满足临床输血速度要求的可过滤微聚体的输血器；⑦在大量输血中，使用 rFⅦa 具有明显的止血作用。rFⅦa 与组织因子结合，在血小板的磷脂表面激活 FⅨ和 FⅩ，在损伤出血的部位形成血栓，控制局部出血。

对于大量输血，其关键的处理建议见表 11-4。

表 11-4　大量输血的关键处理建议

目标	具体措施	注意事项
维持循环血容量	建立大的静脉通道	监测中心静脉压
	需要时，输注预热的晶体液或胶体液	维持患者体温
	避免低血压或尿量 <0.5ml/（kg·h）	评估隐性失血
止血	早期外科手术或产科干预	
进行实验室检查	包括血常规、PT、APTT、TT、TEG、生化检查、血气分析、输血前相容性实验检查等	输入的胶体液可能影响检查结果
	确保正确采样	确认患者身份
	血液成分输入后重复上述检查	血液成分可能需要在检查结果出来之前就输注

续表

目标	具体措施	注意事项
维持 Hb > 80g/L	评估紧急程度	
	尽可能进行自身输血减少异体输血	在 < 10 分钟内建立回收
	输注红细胞	
	①在极度紧急情况下先给予 O 型通用型红细胞紧急抢救	
	②随后给予经交叉配血相合的同型红细胞	
	③如果时间允许,给予经交叉配血相合的红细胞	
	④ 如果成人失血速度 > 50ml/kg/h,加温血液和(或)应用快速输入装置	
	⑤ 如果复合外伤或中枢神经系统损伤或血小板功能异常时,维持血小板 > 100×10^9/L	
维持 PT 和 APTT 在 1.5 倍正常对照以内	参考实验室检查结果,给予 FFP 12～15ml/kg 当 1～1.5 倍血容量被替代时,考虑输注 FFP	PT/APTT > 1.5 倍正常对照与微血管出血增加相关 维持钙离子 > 1.13mmol/L
维持 Fg > 1.0g/L	输注冷沉淀凝血因子	
避免 DIC	治疗潜在原因(休克、低体温、酸中毒等)	虽然 DIC 很少,但其死亡率高

PPT

第五节　围手术期患者血液保护与输血

　　根据我国卫生行业标准《围手术期患者血液管理指南》(WS/T 796—2022),围手术期(perioperative period)指的是从患者和医生决定手术治疗之日始到术后 28 天(基本康复)止的一段时间。临床上需要加强围手术期患者血液管理,以患者为中心,遵守预防为主和循证医学的原则,应用多学科技术和方法,使可能需要输血的患者,获得最佳治疗和良好结局。

一、术前评估和血液管理

　　术前应详细询问病史(妊娠史、输血史、出血史和用药史等)和进行体格检查及实验室检测(心、肺、肝、肾功能、血常规、凝血筛查等),准确评估患者贫血状态、止凝血功能、预计出血量、评估并选择适宜的自体输血方式和是否需要输异体血等。

　　术前贫血是手术患者输血和不良转归的重要影响因素,应查明贫血原因并有效治疗。对择期手术的贫血患者,应在术前采取非输血措施纠正贫血。对急诊手术和限期手术的贫血患者,在病情允许时宜积极治疗贫血。

　　对术前服用抗凝药、抗血小板药和其他可能影响止凝血功能药物的患者,应根据手术类型、手术出血风险和药物特点采取相应的防治方案。对择期手术患者,应根据病情和止凝血功能状态决定是否停药或采用替代治疗方案。对急诊手术和限期手术患者,应全面权衡手术出血风险与紧急逆转药物作用后的风险,并采取相应对策。

二、术中减少手术失血及血液保护

　　术中减少失血的一般措施包括:①采用微创外科手术以及局部止血技术和方法;②精细地进行外

科止血；③维持体温在36℃以上；④抬高手术部位和避免手术部位静脉回流受阻；⑤应用个体化的术中控制性降压技术方案，保障重要组织和器官灌注；⑥维持正常的钙离子水平；⑦保障组织灌注，避免酸中毒；⑧采用其他措施减少医源性失血。

对有自体输血适应证的患者积极开展自体输血。自体输血的适应证详见本书第十二章第一、二、三节内容。

三、术后减少失血及血液保护

减少手术后失血的措施包括：①对手术后出血，应查明出血原因，及时采取针对性治疗措施；②对术后外科因素出血，适用时，宜再次手术止血；③适用时，宜应用介入技术阻断出血区域的主要血管；④应加强术后患者的情绪及疼痛管理，减少机体氧耗量。

四、围手术期患者的输血

红细胞输注适用于血容量基本正常或低血容量已被纠正的贫血患者，以提高其血液携氧能力。出血量、组织器官灌注和氧合情况、Hb 及 Hct 等是红细胞输注决策时需要考虑的重要因素。根据《临床输血技术规范》，对于手术及创伤患者，Hb < 70g/L，应考虑输注红细胞成分；Hb 在 70 ~ 100g/L，宜根据患者的贫血程度、心肺代偿功能、有无代谢率增高以及年龄等因素决定；Hb > 100g/L，不宜红细胞输注。

血小板适用于血小板数量减少或功能异常伴有出血或出血倾向的患者。血小板输注阈值为：血小板计数 > 100×10^9/L，不宜输注；血小板计数 < 100×10^9/L，拟实施眼科或神经外科手术时，宜输注；血小板计数 < 80×10^9/L，拟实施椎管内神经阻滞时，宜输注；血小板计数 < 50×10^9/L，拟实施较大手术或有创操作、急性出血时，宜输注；血小板计数 $(50 ~ 100) \times 10^9$/L，伴有大量微血管出血时，宜输注；当患者出血且伴有血小板功能异常时（如血栓弹力图提示血小板功能低下），输注血小板不受上述输注阈值的限制。

新鲜冰冻血浆适用于凝血因子缺乏或活性不足引起的出血或出血倾向。新鲜冰冻血浆输注指征为：患者出血，排除低体温、酸中毒等病情后，当 PT 和（或）APTT 大于正常值范围均值的 1.5 倍、INR大于 1.7、血栓弹力图提示凝血因子缺乏时；严重出血、大量输血时；无凝血酶原复合物时，紧急对抗华法林的抗凝作用，用量为 5 ~ 8ml/kg；无抗凝血酶制品时，治疗抗凝血酶缺乏性疾病（如肝素耐药）。

冷沉淀凝血因子适用于补充纤维蛋白原、Ⅷ、ⅩⅢ和 vWF 因子。冷沉淀凝血因子输注指征为：血浆纤维蛋白原 < 1.0g/L、血栓弹力图提示纤维蛋白原功能低下；严重出血、大量输血时，血浆纤维蛋白原 < 1.5g/L；产科严重出血时，血浆纤维蛋白原 < 2.0g/L；Ⅷ因子严重缺乏患者拟实施手术或出血；vWF 和ⅩⅢ因子缺乏导致出血。

第六节　新生儿及儿童输血

PPT

决定新生儿和婴幼儿输血应十分谨慎，原因是：①新生儿及婴幼儿的循环血容量少，对血容量的变化和低氧血症等的调节功能尚未完善，因此控制患儿出入量平衡、掌握输血剂量是临床输血或换血治疗的关键；②新生儿循环血液中可能含有母体来源的某些 IgG 类血型抗体，除常见的 IgG 类抗 - A、抗－B 等抗体外，还可能有意外抗体；③婴幼儿体温调节差，即使较小剂量的输血也不能忽视控制输血温度；④婴幼儿对高钾血症、高血氨、低钙血症、代谢性酸中毒等十分敏感；⑤婴幼儿免疫机制不健全，发生 TA－GVHD 概率高，特别是选择近亲供者血液时风险更高。

一、新生儿输血

新生儿红细胞上血型抗原较弱，血液中的天然血型抗体效价往往不够高，因此判定血型时要用高效价的标准血清，交叉配血也应特别注意。患儿输血的一次输入量及速度必须根据患儿年龄、体重、一般状况、病情、输血目的及心、肺、肝、肾功能等因素决定。婴幼儿的表达能力有限，要密切观察患儿的体温、脉搏、呼吸、尿色和一般情况，注意临床输血反应的症状。由于患儿的输血量少，可将一名献血者的血分装为几袋，分次输给同一患儿，以减少输血不良反应和不必要的浪费。当患儿既需要补充红细胞又需要补充凝血因子、血浆蛋白时，可选择红细胞制剂、冷沉淀凝血因子、FFP 和白蛋白制品等合理搭配，分阶段输注。

（一）红细胞输注

大多数新生儿输血是小量输注（10～20ml/kg）。在选择红细胞制剂时，应尽可能选择库存时间短、去除白细胞的红细胞制剂，必要时应增加洗涤、辐照处理；还应尽可能选择能滤除微聚体的输血器，输注红细胞前应进行复温处理；不宜选用全血。根据我国卫生行业标准《儿科输血指南》（WS/T 795—2022），建议超低出生体重贫血患儿红细胞输血阈值见表 11－5。注意：危重患儿包括下列病情：有创机械通气；持续正压通气吸入氧分数 >0.25，持续时间 >12h/d；需要治疗的动脉导管未闭；即使已使用甲基黄嘌呤类药品和持续正压通气，患儿在 24 小时内依然出现需要刺激才能缓解的呼吸暂停 >6 次，或者低氧发作 >4 次（血氧饱和度 SpO_2 <60%）；急性脓毒症或坏死性小肠结肠炎，出现循环衰竭，需要强心和（或）升压支持治疗。对于其他新生儿，宜根据健康状况，包括胎龄、出生日（周）龄、心肺功能、大脑和内脏血液循环的血氧状态、失血（包括医源性失血）状态、其他疾病等，综合分析和权衡贫血的危害、输血的益处及潜在风险，采用比超低出生体重儿贫血更为严紧的红细胞输血阈值。

表 11－5　超低出生体重贫血患儿红细胞输血阈值

出生日龄（天）	严紧输血阈值				宽松输血阈值			
	危重		非危重		危重		非危重	
	Hb（g/L）	Hct（%）	Hb（g/L）	Hct（%）	Hb（g/L）	Hct（%）	Hb（g/L）	Hct（%）
≤7	115	34	95	28	140	41	120	35
8～21	100	30	80	24	125	37	105	31
>21	90	27	70	21	115	34	95	28

（二）血小板输注

通常将新生儿的血小板计数 $<100 \times 10^9/L$ 定义为血小板减少症，常见的病因包括免疫因素、败血症、出生前后的窒息、血液稀释等。对足月儿，当血小板计数 $>20 \times 10^9/L$，一般不会发生出血；但对低体重早产儿或合并凝血性疾病的患儿，通常需要相应提高输注阈值。但如患儿目前正在出血，在血小板低于 $50 \times 10^9/L$ 时就应考虑使用。我国儿科输血指南建议：对于极重度血小板减少症（PLT $<25 \times 10^9/L$）的早产儿，在针对病因治疗的同时，宜给予输注血小板；对于 PLT $\geq 25 \times 10^9/L$、无出血表现的新生儿，不宜常规给予血小板输注。

新生儿期血小板输注的建议：①宜选择 ABO 和 RhD 血型完全相同的单采血小板，如无法获取

RhD 阴性血小板，则 RhD 阴性患儿在使用 RhD 阳性血小板的同时，应立即肌内注射抗 – RhD 免疫球蛋白；②宜首选单采血小板，单采血小板中血小板纯度高，白细胞和红细胞残余量低，可避免因 HLA 不相合所致的输血反应，可将同一供者的血小板根据患儿需求分装，分次输给同一患儿以减少输血风险。

(三) 胎儿新生儿溶血病患儿输血治疗

1. ABO 血型不合的胎儿新生儿溶血病患儿输血 在输注红细胞时，不论新生儿的 ABO 血型是否为 O 型，都宜首选 O 型洗涤红细胞，同时要注意排除有关意外抗体的影响；选择新鲜冰冻血浆或冷沉淀凝血因子输注时，宜首选 AB 型。

2. RhD 血型不合的胎儿新生儿溶血病患儿输血 输注红细胞时，宜首选 O 型 RhD 阴性洗涤红细胞，但往往血源不容易保证，因此要结合母体的 ABO 血型和孕期产生的 IgG 血型抗体进行选择。例如：新生儿血型为 AB 型 RhD 阳性，母体为 A 型 RhD 阴性，则新生儿适宜选择 O 型或 A 型的 RhD 阴性洗涤红细胞，不宜选择 B 型或 AB 型的 RhD 阴性洗涤红细胞，因为新生儿体内可能存在来自母体的 IgG 类抗 – B 和抗 – D。洗涤处理红细胞并不能取代白细胞过滤、血液辐照处理的作用。进行宫内输血选择红细胞制剂时，不能孤立地针对胎儿红细胞血型，应参照新生儿胎儿溶血病的处理原则进行选择，并增加白细胞过滤、血液辐照处理。

二、儿童输血

儿童血液成分的输注指征与成人类似。但是在制定输血方案时，还需要考虑患儿的总血容量及其对失血耐受能力的差异，以及年龄对 Hb 和 Hct 水平的影响。正常情况下，儿童 Hb 和 Hct 的水平较成人低。若贫血发展缓慢，患儿常不出现明显的临床症状。因此，决定是否需要输血时，在参考 Hb 浓度的同时，还要考虑患儿的病因、有无症状、代偿能力等以及是否有其他可行的选择。

儿童预防性血小板输注的指征如下。①血小板计数 $< 10 \times 10^9/L$。②血小板计数 $< 20 \times 10^9/L$，伴有以下 1 个或多个条件：严重黏膜炎；DIC；抗凝治疗；在下一次评估前，血小板计数可能降至 $10 \times 10^9/L$ 以下；由于局部肿瘤浸润引起的出血危险。③血小板计数 $(20 \sim 40) \times 10^9/L$，伴有以下 1 个或多个条件：与白血病诱导化疗相关的 DIC；极度白细胞过多；腰椎穿刺或中心静脉插管前。

第七节 老年人及心、肝、肾功能不全患者输血

PPT

由于老年人、心、肝、肾功能不全患者的代偿能力下降，输血前评估、输注速度、输血过程中需要严密观察。

一、老年患者输血

老年患者输血应尽量少用库存血，宜用新鲜血或近期血为好。输入库存血，可使原有代谢紊乱更加严重。每次输血量需根据病情、输血目的和心功能而定。严格掌握老年患者的输血适应证，原则上能不输者则不输；能少输者不多输；能多次输注者不一次输，以多次少量为原则。每日输血量以不超过 $300 \sim 350ml$ 为宜。输血速度宜慢，以 $1ml/min$ 为宜或 $< 1.5ml/(kg \cdot h)$。在输注过程中要严密观察老年患者的症状、心率、呼吸、颈静脉充盈及肺部啰音等变化。

老年患者伴心功能不全如出现下列情况可考虑输血：①合并各种原因引起的消化道大出血、呼吸道大咯血、术中或心血管检查后失血，需紧急输血以防止休克发生、保护重要脏器功能；②合并严重

慢性贫血（Hb<60g/L）；③冠心病、心绞痛合并严重贫血；④贫血性心脏病；⑤各种心脏外科手术。根据病情，选择输注合适的红细胞制剂，以减少心脏负担。

二、心功能不全患者输血

有心功能不全的贫血患者输注红细胞的指征与其他贫血患者不同。对于这类患者输血，需要考虑如何解决输血增加循环负荷与不输血或少输血会影响心肌供氧、加重心功能不全之间的矛盾，因此慎重处理输血与心功能不全之间的矛盾。对病情稳定的心血管疾病患者，维持Hb浓度在80g/L以上，可满足患者的需氧量。

血容量不足的心功能不全患者，在有明确的输血指征时，应在使用晶体液、胶体液充分扩容的基础上，适当输注红细胞，以改善组织器官的供氧。长期慢性贫血的患者，贫血加重时可能出现心功能不全，应适当输注红细胞以改善贫血、组织供氧和心功能状况，但输血指征应从严掌握。

三、严重肝病患者输血

库存时间较长的红细胞类血液制剂输入严重肝病患者体内，可能加重患者已存在的高钾血症和酸中毒；输入的红细胞若在体内被破坏，可进一步加重患者肝脏对胆红素处理的负担；大量输血时，凝血因子可能被进一步稀释，加重凝血障碍。因此，合并贫血的严重肝病患者输血宜选用库存时间较短的新鲜红细胞制剂，必要时进行洗涤处理，以减少血液制剂中的保存液以及库存血液的代谢产物，避免加重肝脏负担。另外，严重肝病患者易并发心、肾功能不全，决定输血方案时应综合考虑。

四、肾功能不全患者输血

肾性贫血输血治疗主要是改善肾功能、减少血液中的毒素、补充外源性的促红细胞生成素（erythropoietin，EPO）。通常当Hb水平≤60g/L才考虑输注红细胞，伴有心肌缺血、脑组织缺血、心功能不全等其他表现时应根据具体情况调整输血方案。对将来有可能进行肾移植的患者，所输的血液成分还应进行白细胞去除，减少HLA同种免疫机会，降低将来移植和输血配型的困难。应用重组人促红细胞生成素（rhuEPO）时，应首先纠正影响疗效的因素，如严重感染、持续性少量失血、营养不良、铁及维生素B$_{12}$缺乏等。

第八节 溶血性贫血患者输血

PPT

对于溶血性贫血，溶血的速度和患者对贫血的耐受能力，对决定是否需要输注红细胞以及输血量十分重要，许多情况可以避免输注红细胞。需要输注时，也不应以使Hb浓度达到正常水平为目的。对需要长期依赖红细胞输注替代治疗的患者，应充分权衡输血利弊，尽可能减少输血次数，减少输血不良反应，延缓或避免红细胞输注无效的发生。红细胞膜病变和红细胞酶缺陷引起的溶血性贫血，主要的防治措施是确定诱因、对症处理，多数情况下不需要输血。自身免疫性溶血性贫血患者输血详见本书第九章第三节内容。

一、珠蛋白生成障碍性贫血患者输血

珠蛋白生成障碍性贫血按受累的珠蛋白链命名，分为α、β、γ、δ、δβ和εγδβ珠蛋白生成障碍性贫血，临床上以前两种最为常见。其中 β 珠蛋白生成障碍性贫血可分为杂合子（轻型）β 珠蛋白生成障碍性贫血、纯合子（重型）β 珠蛋白生成障碍性贫血、中间型 β 珠蛋白生成障碍性贫血共三型。

轻型患者如杂合子 β 珠蛋白生成障碍性贫血一般不需要治疗。Hb > 75g/L 的轻或中型患者如发育无明显障碍，也无需长期输血治疗。重症患者需长期依赖红细胞输血替代治疗，视贫血的程度和治疗效果来确定输血疗法，宜尽量选择与患者 ABO、RhD 同型，且与其 C、c、E、e 抗原表型匹配的去白悬浮红细胞输注，以避免患者产生针对这些抗原的同种免疫，减少输血不良反应。当 Hb 低于 60g/L 时，大部分患者应输血。

根据我国卫生行业标准《儿科输血指南》（WS/T 795—2022），建议对于长期依赖红细胞输血替代治疗的患儿，出现以下任何一种病情，宜为其启动输血方案。①隔 2 周以上的 2 次血常规均为 Hb < 70g/L，且排除存在引起 Hb 下降的其他病情（如感染等）。②出现以下任何一种临床表现：严重的贫血症状、生长发育迟缓、过度骨髓内造血引起的并发症（如病理性骨折和面容改变）、明显的髓外造血。

启动输血方案后，患儿通常需要每 2~5 周输血 1 次。宜根据患儿 Hb 水平的下降趋势、本次输血后和下次输血前宜达到或维持的 Hb 水平，估算所需输血量。本次输血后的 Hb 水平宜达到 130~150g/L；下次输血前的 Hb 水平宜维持在 95~105g/L。输血时应预防骨髓增生、骨骼变形和器官增大。反复输血可引起铁负荷过重，当输血次数超过 10 次时，应考虑铁螯合剂（常用去铁胺）去铁治疗，一旦铁蛋白 > 1000ng/ml，则应开始治疗。

二、阵发性睡眠性血红蛋白尿患者输血

阵发性睡眠性血红蛋白尿（paroxysmal nocturnal hemoglobinuria，PNH）是一种获得性造血干细胞基因突变引起红细胞膜缺陷所致的溶血病。由于红细胞膜获得性缺陷，对激活的补体异常敏感而被破坏，导致慢性持续性血管内溶血。其临床表现以与睡眠有关的、间歇发作性血红蛋白尿为特征，可伴有全血细胞减少和反复血栓形成。PNH 治疗可通过血浆置换去除游离血红蛋白，防止栓塞及肾功能衰竭。

在 PNH 患者的输血中，可输注去白细胞的悬浮红细胞及去白细胞的血小板。

第九节　弥散性血管内凝血患者输血 微课/视频

弥散性血管内凝血（disseminated intravascular coagulation，DIC）是一种发生在许多疾病基础上，由致病因素损伤微血管体系，激活凝血、抗凝、纤溶系统，导致全身微血栓形成，凝血因子大量消耗并继发纤溶亢进，引起全身出血及微循环衰竭为特征的临床综合征。它不是一个独立的疾病，而是多种疾病均可产生的一种严重并发症。临床上常表现为出血、休克、血栓、微循环障碍、溶血和多器官功能衰竭。

DIC 是多种严重疾病的一个中间病理环节，其基本病理过程是在某些致病因素作用下，血管内生成或进入血流的促凝物质过多，超过了机体防护和代偿能力，使人体内凝血与抗凝血过程出现病理性失衡，发生弥散性微血管内血小板聚集和纤维蛋白沉积，导致凝血因子与血小板过度消耗，以及纤维蛋白继发性溶解亢进。

DIC 的治疗原则如下。①病因治疗，消除诱因：临床上对 DIC 的治疗关键在于 DIC 原发病的治疗，积极治疗原发病、消除诱发因素是终止 DIC 病理生理过程的关键措施，对 DIC 治疗措施的正确选择有赖于对 DIC 原发病及其病理过程的正确认识。②抗凝治疗：阻止血管内凝血，抑制微血栓形成，肝素

是当前最主要的抗凝治疗药物，适用于 DIC 早期、中期，禁用于晚期及原有出血性疾病。③支持治疗。④替代治疗：即当病情需要时，可给予血液成分替代输注治疗，包括输注血小板、新鲜冰冻血浆、冷沉淀凝血因子、纤维蛋白原等。输血替代疗法不能单纯依据实验室检查结果，而要看患者是否存在活动性出血；应使 PT 控制在正常对照组的 2～3 秒内，纤维蛋白原浓度应 >1.0g/L。是否输注血小板需要依据患者临床情况。一般当患者血小板计数 <（10～20）×10⁹/L，或血小板计数 <50×10⁹/L、有明显出血症状或高出血风险（如术后或病情恶化）者，可输注血小板。DIC 病因未去除尤其是在早期，补充血小板及凝血因子必须在充分抗凝的基础上进行。如果凝血因子及抑制物过度消耗，PT 时间延长超过正常对照的 1.3～1.5 倍，应输入 FFP 或冷沉淀凝血因子，FFP 的推荐初始剂量为 15ml/kg。当纤维蛋白原浓度低于 1.0g/L，应输入冷沉淀凝血因子或纤维蛋白原制剂以补充纤维蛋白原。

一、输血在 DIC 临床分期中的应用原则

通常将 DIC 分为 3 期：高凝期、消耗性低凝期、继发性纤溶亢进期。

1. 高凝期　处于高凝期的 DIC 患者，通过有效的病因治疗和抗凝处理，通常可以有效控制 DIC，多不需要输血。如果患者贫血严重并存在组织供氧不足的表现，可输注红细胞以改善组织供氧。一般情况下，暂时不宜输注血浆、血小板制剂，以免加重微血管血栓形成；如果确有必要，也必须在充分抗凝治疗的基础上进行输注。

2. 消耗性低凝血期　此期特点为出血倾向显著，PT 显著延长，血小板及凝血因子水平低下，此期持续时间较长。处于消耗性低凝血期而病因短期内不能去除的患者，继续在抗凝治疗基础上，补充一定量的血小板和凝血因子。抗凝治疗以起到阻止微血管血栓继续形成的作用，补充血小板和凝血因子以起到改善因血小板或凝血因子减少引起的出血。由于血小板和凝血因子消耗或破坏增多，输注剂量应适当增加。血小板输注适用于血小板计数 <50×10⁹/L，疑有颅内出血危险或其他危及生命出血倾向的 DIC 患者。急性白血病并发 DIC 者的血小板生成减少，更有必要输血小板。

3. 继发性纤溶亢进期　纤溶亢进期的输血应十分慎重。如果 DIC 的病理过程仍在继续，输注含有纤维蛋白原的血浆、血小板及冷沉淀凝血因子等制剂，其中的纤维蛋白原可能加重纤溶，其降解产物可干扰止血机制、加重出血和血栓形成。

二、DIC 患者输血的注意事项

临床上判断 DIC 的不同分期存在一定困难，在决定输血方案时，可参照以下原则。

（1）DIC 病因和病理过程得到控制，输注各种需要的血液成分都相对安全。

（2）DIC 病因未得到有效控制，输注各种血液成分的疗效差，可能加重病情。

（3）DIC 病因得到控制，但病理过程尚未得到控制，输血应十分慎重，输注不含血浆或少浆红细胞、血小板及浓缩凝血因子制品相对较安全。

（4）DIC 病因得到控制，经抗凝治疗后仍有出血，其出血原因可参考抗凝血酶水平加以判断：①抗凝血酶水平恢复正常，结合其他实验室指标，提示可能是由血小板、凝血因子等血液成分减少引起，可及时补充所需的血液成分；②抗凝血酶水平 <50%，应使用抗凝血酶浓缩制剂，提高抗凝血酶活性，并慎用含血浆的各种血液成分制品。

答案解析

[思考题1]

案例：患者，男，20岁。

主诉：咳嗽、咳痰伴发热2天。

现病史：患者2天前淋雨后出现发热，最高体温达39.3℃，发热无明显规律，伴畏寒、寒战，有咳嗽，咳少许白痰，偶感胸闷、乏力、肌肉酸痛，无胸痛、气促。全身有出血点。

既往史：2年前因急性淋巴细胞白血病行造血干细胞移植术，患者术前血型A型，供者血型为O型。

基本检查：T 38.9℃，P 84次/分，R 20次/分，BP 132/78mmHg。Hb 55g/L，Hct 28%，PLT 3 × 10^9/L。胸部CT：①双肺下叶炎症；②右肺中叶小结节影，较大者约6m × 8m，建议抗炎治疗后复查。ABO血型鉴定：正定型：抗–A（–），抗A_1（–），抗–B（–），抗–D（4+）；反定型：Ac（–），Bc（3+），Oc（–），自身（–）。

问题：

(1) 请分析患者ABO血型正、反定型不符的原因。

(2) 该患者申请输血小板，如何选择？

(3) 该患者申请输红细胞，如何选择？

[思考题2]

案例：患者，男，57岁。

主诉：2小时前因犁土不慎被"旋耕机"绞，致身体多处损伤。

现病史：2小时前因犁土不慎被"旋耕机"绞，致身体多处损伤，沉重的旋耕机和双下肢紧紧绞在一起，现场未能分离，患者只能趴在椅子上将身体悬空。急救人员及消防人员将患者连同旋耕机一起护送到急诊科。无患者家属陪同。

既往史：既往体健，无输血史，无手术史。

基本检查：T 35.8℃，P 148次/分，R 34次/分，BP 72/46mmHg，呼吸急促，面色苍白，骨盆挤压征（+），左髋部及左大腿畸形，活动性出血，患者处于失血性休克状态，估测急性失血达血容量＞40%，休克指数≥1.5。

问题：

(1) 根据案例分析，对严重创伤患者异常紧急情况下，如何第一时间进行输血急救？

(2) 严重创伤患者，往往涉及大量输血抢救，请简述大量输血启动指征。

(3) 简述大量输血的处理原则。

（黄美容　张　伶）

书网融合……

重点小结

题库

微课/视频

第十二章　自体输血

1. 通过本章学习，掌握自体输血的定义、类型、适应证和禁忌证；熟悉自体输血的采集、处理、保存和回输流程及注意事项；了解自体输血在现代医学中的应用及其优势和潜在风险。

2. 具备评估患者自体输血适应性、制定自体输血计划以及处理自体输血过程中可能遇到的问题的能力。

3. 树立以患者生命安全为最高准则的职业精神，培养对输血安全的高度重视和对血液资源的节约意识。

自体输血（autologous transfusion）是指在一定条件下采集患者自身的全血或血液成分，经保存和处理后，在需要时再回输给患者本人的一种输血疗法。自体输血不仅可以节约宝贵的异体血液资源，还可以避免因输血传播疾病和免疫反应带来的风险。在实施自体输血前，患者应签署自体输血知情同意书，了解自体输血的相关信息和可能存在的风险。通过医患沟通，确保患者对自体输血有充分的认识和信任，为输血治疗的顺利进行提供保障。自体输血具有以下优点：①避免输血传播疾病，如HBV、HCV、HIV、梅毒、CMV、疟疾等；②避免同种异体输血所致的免疫性输血不良反应，如FNHTR、HTR、过敏反应、TRALI、TA-GVHD等；③避免异体血液对受血者免疫功能的抑制，降低围手术期感染率；④节约血液，缓解血源紧张；⑤解决特殊群体的输血，如稀有血型、因宗教信仰而拒绝使用他人血液、血液供应困难地区患者等；⑥反复放血可刺激红细胞增生，使患者术后造血速度加快。

根据血液来源和保存方法，自体输血主要可分为预存式、稀释式和回收式三种，临床上根据患者病情可选择一种或多种联合应用。广义上，自体外周血干细胞移植、自体血小板输血、自体冰冻红细胞保存、自体血浆输注、自体富血小板血浆、自体淋巴细胞过继免疫治疗等均属于自体输血的范畴。

第一节　预存式自体输血

PPT

预存式自体输血（preoperative autologous blood donation，PAD）又称术前自体血储存或储存式自体输血，是指将自己的血液预先贮存起来，以备将来自己需要时应用的输血方式，即术前一次或多次采集患者自体全血或血液成分并储存起来，根据患者情况在术中或术后将其回输患者体内。目前应用最为广泛的就是择期手术患者术前预存自己的血液，以备手术时使用。预存式自体输血具有操作简便、适用面广、费用低等优点。PAD适用于大部分外科择期手术，如心血管外科、胸外科、泌尿外科、急救创伤科、妇科、产科、神经外科、整形外科、骨科尤其是全髋关节置换术及脊柱侧弯矫形术等。

一、适应证

一般来说，患者一般情况良好，外周血血红蛋白（Hb）≥110g/L、血细胞比容（Hct）≥0.34，且患者签署自体输血知情同意书后，即可实施PAD。特殊情况下，经慎重权衡利弊，可适当放宽Hb

和 Hct 的要求。PAD 的适应证如下。

（1）择期手术患者，全身状况良好，准备行心胸血管外科、整形外科、骨科等择期手术而预期术中出血多需要输血者。

（2）有输血反应史者，如多次输血后产生红细胞不规则抗体者、血小板输注无效者、IgA 缺乏患者等。

（3）孕妇，预计分娩过程、剖宫产术中或产后可能需要输血情况。

（4）稀有血型患者。

（5）血型鉴定和（或）交叉配血困难者。

（6）拒绝异体血液者，因宗教或个人信念拒绝接受他人血液的患者。

（7）同种异体骨髓移植的供者实施骨髓采集前的备血。

（8）存在多种红细胞抗体或针对高频抗原的同种抗体所致交叉配血不合者。

二、禁忌证

（1）充血性心力衰竭、主动脉瓣狭窄、房室传导阻滞、心律失常、严重高血压患者。

（2）服用抑制代偿性心血管反应药物的患者，如 β-受体阻断药等。

（3）菌血症患者，因循环血液中存在致病菌，体外保存时自体血液中的细菌可繁殖，不仅可能破坏红细胞产生溶血，回输时还可再次导致严重的败血症。

（4）既往有严重献血反应者，如献血后迟发性昏厥。

（5）造血功能障碍及贫血性疾病患者。

（6）凝血功能异常者。

（7）心、肺、肝、肾等重要脏器功能障碍者。

（8）有疾病发作史而未被完全控制的患者，采血可能诱发疾病发作。

（9）有严重高脂血症、肝肾功能障碍、心血管疾病、精神心理障碍等疾病以及不能耐受多次采血的患者。

（10）产科先兆子痫和胎儿发育迟缓以及其他增加患者风险的情况。

三、自体血液采集

1. 采血量　应根据患者耐受性及手术需要综合考虑，可按患者的体重核定，每次采血量不宜超过自身循环血量的 10%。老年及身体较虚弱患者，每次采血量应酌情减少。可根据手术需要单采患者的红细胞、血浆及血小板等血液成分。

2. 采血频次　对于择期手术患者，每次采血 200~400ml，一般每周不超过 1 次采血，最好采至手术前 3~5 天，置 4℃ 保存，并于术中或术后分批返输。术前基础血红蛋白浓度较高且对采血耐受性较好的患者，所需采血备血的时间可酌情缩短，儿童及老年患者则应酌情延长。

3. 保存　全血保存温度为（4±2）℃。对于需要 -80℃ 冰冻保存的血液样本，可每月采血 400ml。某些不能耐受高频采血或某些手术需要延到 6 个月后的患者，以及需要保存不稳定的凝血因子或其他血浆蛋白时，可将血液采入四联袋内进行血液成分分离，将血浆、冷沉淀置 -18℃ 以下冰冻保存，冰冻红细胞置 -120℃（含 20% 甘油的冰冻红细胞）或 -65℃（含 40% 甘油的冰冻红细胞）以下冰冻保存，冷冻保存的血液成分在输用前融化或去甘油。单采/浓缩血小板置（22±2）℃连续轻缓震荡保存。

4. 方法

（1）蛙跳式采血　适用于预计术中出血量较大的患者。蛙跳式采血日程表见表 12 - 1。对于择期手术患者应用这种采血方式最大限度 30 天内可采集 2000ml 血液。

表 12 - 1　蛙跳式采血日程表

采集时间	采血	回输	回输后再采血	储存血
术前第 32 天	第 1 袋	–	–	–
术前第 25 天	第 2 袋	第 1 袋	第 3 袋	第 2 ~ 3 袋
术前第 18 天	第 4 袋	第 2 袋	第 5 袋	第 3 ~ 5 袋
术前第 11 天	第 6 袋	第 3 袋	第 7 袋	第 4 ~ 7 袋
术前第 3 天	第 8 袋	第 4 袋	第 9 袋	第 5 ~ 9 袋

注：每袋采集量 200 ~ 400ml。

（2）单纯式采血　适用于预计出血量和需要备血量较小的患者。在手术前 7 ~ 21 天采血 400 ~ 1200ml，每次采血 200 ~ 400ml，间隔 7 天。手术中或手术后需要时进行回输。

四、注意事项

（1）预存式自体输血前须周密计划，估计手术用血量与储血量、制定采血方案、决定是否需要应用促进红细胞生成的药物等。

（2）一般情况下，每次采血前患者的外周血血红蛋白浓度应保持在 110g/L 以上。特殊情况可酌情调整对血红蛋白的要求。

（3）采血前 1 周应补充铁剂至最后一次采血后几周或几个月。有条件者可同时应用铁剂、维生素 B_{12}、叶酸及重组人促红细胞生成素（rHu - EPO）等治疗。rHu - EPO 的效果与机体铁的贮存有关，铁缺乏时必须补铁。

（4）自体血液采集严格遵守采血操作规程，严防污染。

（5）自体血液采集必须做好各种登记和标签，血袋标签与异体血液标签应有醒目的区分，标有"仅供患者本人输注"警示信息，并填写上患者姓名、性别、年龄、住院号、病区、床号、采血日期和失效日期，以及采血医护人员的签名；神志清楚的患者可在自身血液采血袋上签字确认。

（6）自体血液应在输血科或血库的专用自体储血冰箱保存，并做好标识。

（7）自体血液仅供患者本人使用，若采集后，根据患者病情不需要回输自体血，需患者签字确认，由医院输血科对不能或超过保存期的血液按医疗废物处理。严禁转让给他人使用。

（8）预存式自体输血也有不足之处，如延长等待手术时间、血液污染等。

五、不良反应及处理

预存式自体输血的不良反应，主要有采血阶段的不良反应和回输过程的不良反应两类。

1. 采血阶段的不良反应　在采血阶段，患者可能会经历类似献血时的不适，包括低血压、心动过速和昏厥等。若患者出现这些症状且恢复时间超过 15 分钟，可能预示着潜在风险，应引起重视。对情绪紧张者，应进行科学宣教以缓解其顾虑；出现上述症状时，应立即采取平卧、抬高下肢等措施，必要时可肌内注射地西泮 5 ~ 10mg。对于神志不清及呼吸困难者，应禁用此药物，并密切监测其生命体征。

2. 血液回输过程的不良反应　回输血液时，可能存在因体外保存红细胞受损引起的溶血反应、体外保存血液中含较多微聚物所致的微血管栓塞，以及因大量输血、回输速度过快引起的循环超负荷、枸橼酸中毒等输血不良反应。因此，自体血液回输时，应严格遵循临床输血技术操作规程，密切观察患者病情变化，并及时妥善处理任何可能出现的自体输血不良反应。

第二节　稀释式自体输血

PPT

稀释式自体输血（hemodilutional autologous transfusion，HAT）是指患者手术当日实施麻醉后，在手术主要出血步骤开始前，预先采集一定量血液短暂体外保存，同时输入晶体液和胶体液维持血容量，使血液适度稀释，患者处于血容量正常的血液稀释状态下施行手术，最大限度地减少了手术出血时血液有形成分的丢失。根据术中失血量及患者情况，于术中或术后将自体血回输给患者本人。HAT 按稀释方式可分为急性等容血液稀释（acute normovolemic hemodilution，ANH）和急性高容血液稀释（acute hypervolemic hemodilution，AHH），前者更为常用。ANH 是有效、经济、方便的自体输血方法，可以直接采集全血，也可通过专用设备单采红细胞。采用低温麻醉、体外循环辅助等手术患者，更适合实施 ANH。ANH 具有适应证广；术中失血流出的是稀释血、血细胞成分损失少；相对安全、避免人为错误；成本低、不需要特殊设备、简单、耗费低等优点。

稀释式自体输血最初在心脏直视手术中应用获得成功。结果发现：患者在麻醉状态下，通过血液被稀释处理，不仅可获得足量的自体血液体外短暂保存用于自体输血，避免或减少了同种异体输血；还可为实施手术创造更为有利的条件，使手术效率及成功率均得以提高。此后，稀释式自体输血广泛应用于各类手术。临床实践提示，实施稀释式自体输血后，心脏手术中肺动脉高压、肺淤血等症状减轻；术中、术后的肺、骨、脑并发症的发生率降低；髋关节成形术患者术后静脉栓塞发生率降低；对于各类手术均有助于防止术后血栓形成或局部水肿的发生。

一、适应证

一般认为，预计手术期间失血较多、可能需要输血的患者术前外周血血红蛋白（Hb）≥110g/L、血细胞比容（Hct）≥0.33、血小板计数≥100×10^9/L，凝血功能正常，在患者签署稀释式自体输血知情同意书后，即可实施 HAT。其适应证如下。

（1）需要进行体外循环辅助的心脏直视手术。

（2）全身情况良好，无缺血性心脏病、无严重脱水和贫血的择期手术患者。

（3）估计术中出血量超过 800ml 或超过全身血容量20%的成人手术。

（4）一般情况良好的肝细胞肿瘤患者的肝移植手术。

（5）稀有血型备血困难者。

（6）体内存在多种红细胞同种抗体导致交叉配血困难、很难找到相容血液的手术患者。

（7）血液黏滞度高、红细胞增多的手术患者，术中需降低血液黏稠度、改善微循环灌注时，也可采用 ANH。

（8）因宗教信仰或其他原因拒绝输注同种异体血的患者。

（9）其他适合血液稀释处理的情况。

二、禁忌证

（1）凝血功能障碍、血小板计数低或血小板功能异常的患者。

（2）严重心、肺、肝、肾功能不全患者。

（3）严重贫血或脓毒血症患者。

（4）严重高血压患者。

（5）不具备监护条件和快速静脉通路时。

（6）冠心病、心功能不全、脑血管疾病及轻度贫血属相对禁忌证，部分症状较轻者可由临床医师酌情、选择性接受稀释式自体输血。

（7）其他不适合实施血液稀释处理的情况。

三、自体血液采集

1. 采血量 根据患者体重、Hct 以及预期失血量确定。一般按总血容量的 10%~15% 计算；身体情况较好的患者则可达 20%~30%。通常成人采血量不超过 1200~1500ml。

2. 采血速度 宜先慢后快。采血同时，应从远离采血静脉的输液通道，按预定计划，动态静脉输注晶体液、胶体液，保持有效循环血量和出入平衡。为保证失血后患者循环血液的氧饱和度，应注意充分有效的吸氧辅助。

3. 采血时间 一般采血 1500ml，Hct 降至 0.25，历时至少 20 分钟。

4. 动态监测 操作时一定要确保血容量正常或稍高于正常，尿量≥50ml/h 是血容量补足的简单、直接指标，还可观察浅表静脉充盈情况、皮肤温度与色泽、血压来判断，还应结合 Hb、Hct 变化及心电图情况、中心静脉压等情况来综合判断。

5. 血液保存 ANH 采集的血液在患者床旁、室温下保存，6 小时内输注完毕。

四、血液稀释管理

在 ANH 的实施过程中，精确控制循环血液的稀释度对于维持患者组织器官的氧合能力和凝血功能至关重要，主要从以下几方面进行血液稀释的把握与管理。

1. 血液稀释度的精准调控 适度的血液稀释，对手术实施有利；稀释不足，则储备血液不足；稀释过度，则对手术实施和患者健康不利。循环血液稀释度越高，可采集和储备的自身血液就越多，但患者术中发生组织细胞缺氧、水肿及出血的风险也随之增加。相反，循环血液稀释度越低，发生组织细胞缺氧、水肿及出血的风险减小，但可采集储备的自体血液也越少。

2. 个体化血液稀释策略 根据患者的具体情况，确立适宜的血液稀释度和自体血采集量，是确保 ANH 技术成功实施的关键。这要求医疗团队综合评估患者的生理状态、手术需求和血液学参数，制定出个性化的血液管理方案。

3. 持续生理监测与及时调整 进行采血和血液稀释处理时，应密切监测患者的心率、脉搏、呼吸、血压、肢体温度、尿量、皮肤黏膜色泽、血氧饱和度、血红蛋白浓度、中心静脉压等重要指标的动态变化，及时调整补液速度、晶体液与胶体液的比例，也是血液稀释技术操作的关键控制点。

4. 深入分析与评估 在必要时，应及时采集患者的动脉血和静脉血，进行血气分析，以评估血液稀释处理是否达到适宜的程度。

五、自体血液回输

1. 回输时机 应根据手术及临床情况综合考虑决定，尽可能在手术出血基本控制后输血。当手术大的出血结束或出现输血指征时，通常是在手术后期或手术结束后，就可将自体血回输给患者。如病情需要，可及时调整计划进行回输，酌情灵活处理。

2. 回输次序　原则上应采用倒序法，回输的顺序同采血顺序相反，即先回输最后采集的血液，最先采集的血液可留在手术即将结束时输注。

3. 回输速度　应充分考虑到循环负荷。回输血液时，通常患者仍处于麻醉状态，密切监测中心静脉压、心率、呼吸、双肺啰音、尿量等指标的动态变化极其重要。一定要避免出现循环超负荷，必要时可在回输前注射速效利尿剂。血液透析技术，可作为肾功能受损及其他紧急状态下减轻循环负荷的应急手段。

六、注意事项

（1）血液稀释程度应以维持生命体征平稳为原则，一般 Hct 不宜低于 0.25，血容量要维持正常或稍高于正常，Hb 维持在 80～100g/L。

（2）术中必须密切监测血压、心率、脉搏、血氧饱和度、Hct 和尿量等的变化，必要时监测中心静脉压。

（3）输注顺序与采血顺序相反，即将最后采集的血液先回输给患者，最先采集的血液则最后回输。

（4）应在储血袋上标明患者姓名、血型、病案号、采集时间等信息，标有醒目的"仅供患者本人输注"警示信息。

（5）ANH 方法简单、耗费低、适应证广。除了明显贫血及严重心肺疾病外，几乎对大部分手术患者均适用。有些不适合进行 PAD 的患者，可在麻醉医师严密监护下安全地进行 ANH。疑有菌血症的患者不能进行 PAD，而 ANH 不会造成细菌在血内繁殖。肿瘤手术不宜进行回收式自体输血，但可应用 ANH。

（6）为减少输异体血，应尽可能与其他技术一起应用，即术前 PAD、术中 ANH、术中和术后回收式自体输血可以联合应用。

（7）要使 ANH 产生预期的效果，血流动力学监测以及严格维持正常血容量十分重要。

七、不良反应及处理

稀释式自体输血过程中，包括采血、血液稀释处理和自体血液回输过程中，要随时警惕可能伴随出现的不良反应。

1. 血容量失衡　如果循环血容量不能保持良好的动态平衡，可能导致低血容量、失血性休克、循环超负荷、充血性心力衰竭、急性肺水肿等不良反应。

2. 凝血功能障碍　循环血液稀释过度，则可能导致稀释性凝血功能障碍，进而引起广泛出血等不良反应，应注意与 DIC 鉴别。

为预防和减少这些不良反应，必须严格监控循环血容量，合理调整血液稀释策略。因此，动态保持循环血容量稳定和对血液稀释度的合适把握，是顺利实施 ANH 和减少不良反应的关键所在。

第三节　回收式自体输血

PPT

回收式自体输血（salvaged – blood autologous transfusion，SAT）是用血液回收机在无菌操作技术下

将患者在手术中或创伤后流失在术野或体腔内无污染的血液回收，经机器过滤、洗涤、浓缩等处理后，于术中或术后回输给患者自体。SAT 的前提为丢失的自身血液中红细胞基本正常，没有被破坏、污染，回收后可重新利用。SAT 按回收时间可分为术中回收式（intraoperative blood salvage，IBS）和术后回收式（postoperative blood salvage，PBS），按处理方式则可分为非洗涤回收式自体输血和洗涤回收式自体输血。目前多采用洗涤回收式自体输血，已成为临床手术或创伤救治的重要治疗手段。IBS 是目前应用最广泛的自体输血技术，在术中大出血时可回收多达数升的血液，在心脏、骨科、肝脏及创伤等手术中广泛应用。

一、适应证

SAT 能及时提供完全相容的常温同型血液，大幅降低了输血相关不良事件的发生，特别适合预计出血量较大的外科手术。其适应证主要如下。

（1）预计失血量超过其血容量 10% 或预期失血量超过 500ml 的手术患者。

（2）某些突然发生的体腔内大量出血，如大动脉瘤破裂、肠系膜血管破裂、宫外孕、脾破裂等。

（3）胸腔外伤性出血。

（4）某些择期手术，如心内直视手术、骨关节置换术、大血管外科手术、肝肾移植术及其他失血较多的手术。

（5）稀有血型、血型鉴定和（或）交叉配血困难。

（6）存在红细胞不规则抗体。

（7）拟实施手术的平均异体输血率超过 10%。

（8）由于宗教信仰等原因拒绝接受输异体血的患者。

二、禁忌证

（1）恶性肿瘤、手术中癌细胞污染血液的患者。

（2）血液中混有脓液、胆汁、羊水、胃肠内容物、尿液、消毒液等。

（3）胃肠道疾病、管腔内脏穿孔。

（4）超过 4 小时的开放性创伤。

（5）菌血症或败血症。

（6）血液流出血管外超过 6 小时。

（7）流出的血液中含有难以清除的物质如表面止血剂、消毒剂等。

（8）血液系统疾病如镰状细胞贫血、珠蛋白生成障碍性贫血等。

三、血液回收技术

SAT 是一种高效的血液保护策略，其在临床上的应用日益广泛。该技术通过全自动回收式自体输血设备来实施，确保了血液回收过程的精确性和安全性。

1. 血液回收流程 全自动回收式自体输血设备体积小、易操作、回收血液及处理质量高，其工作原理如下。

（1）自动化控制与负压吸取 在回收血液的过程中，设备采用全自动控制技术，通过动态负压系统吸取丢失的自身血液，同时自动按比例混合抗凝剂，确保血液的适宜抗凝状态。

（2）血液洗涤与成分分离 经抗凝处理的自体血液被输送到自动洗涤处理装置部分，进行自动洗涤、分离和汇集处理。这一过程采用的洗涤技术与全自动洗涤红细胞制备相似，通过使用 0.9% 氯化钠溶液进行高效洗涤，去除了 90% 以上的血浆成分、血小板、细胞碎片、游离血红蛋白和激活的凝血因子等，最终获得高纯度的浓缩红细胞，用于自体回输。

2. 不同类型手术中的血液回收

（1）心脏手术中的血液回收　心血管外科手术多采用体外循环，肝素化、创伤面积大，手术野污染最小，红细胞回收率高，是最适合开展 SAT 的手术类型；自体血回收不仅节约用血，避免红细胞碎片及游离血红蛋白造成的损害，回收血洗涤后减少了肝素，因而可减少鱼精蛋白用量。

（2）骨科手术中的血液回收　骨科手术则常从组织表面收集出血，失血是间断性吸出，血液和空气的接触较多，红细胞的损伤比较严重，因此红细胞的回收率相对较低，血液中含有许多碎屑如骨、脂肪和骨水泥碎片等。应用 SAT，可自动慢速，大量 0.9% 氯化钠溶液反复洗涤；清洗后的血液在输血袋内静置 10~20 分钟，在回输前通过 40μm 的滤器。

四、回收血液的回输

（1）回收处理后的浓缩红细胞悬浮于 0.9% 氯化钠溶液中保存并应尽快输用。美国 AABB 建议室温（20~24℃）保存不超过 6 小时，（4±2）℃冷藏保存要在 24 小时之内使用。

（2）回输时，宜先慢后快，密切观察病情变化。

（3）由于洗涤后的回收血丢失了凝血因子和血小板，输注洗涤后红细胞超过 15 单位时，须补充血小板、凝血因子。

（4）回收的自体血液应在患者床旁、室温下保存，4 小时内输注完毕。

（5）充分评估产科和肿瘤患者病情后慎重开展回收式自体输血。

五、注意事项

（1）回收血液易发生细菌污染，必须严格无菌操作。

（2）应在回收血储血袋上标明患者姓名、血型、病案号和回收时间等信息，标记醒目的"仅供患者本人输注"警示信息。

（3）自体血回输机滤网最好使用 <40μm，有利于红细胞通过。

（4）冲洗的 0.9% 氯化钠溶液中应加入肝素，以防止回收血液凝固。

（5）少用干纱布，多用吸引器尽可能回收术野中的血液，但吸引器负压应 <200mmHg，多采用 80~100mmHg 负压吸引，以减少对红细胞的损伤。

（6）术中常规回收处理的血液因经洗涤操作，其血小板、凝血因子、血浆蛋白等基本丢失，故应根据回收血量（或出血量）考虑是否予以补充。

（7）术中回收处理的血液不得转让给其他患者使用。

（8）输注过程中应严密观察患者的反应，及时监测凝血功能。

（9）术中 ANH 和 SAT 可以联合应用。

六、不良反应及处理

采用全自动回收式自体输血设备，回收血液经过洗涤、过滤处理，能有效清除回收血液中混合的各种物质，最后获得高纯度的洗涤红细胞，发生不良反应的风险较低，但仍可能存在血液被污染、过滤不彻底而引起感染、微栓塞等不良反应。产科手术中应用 IBS，已有血液回输时发生低血压性输血反应的相关报道，这可能与应用带负电荷的白细胞滤器或加压输血有关，因此避免加压回输自体血是很重要的。

◀ **知识拓展** ▶

自体输血技术在恶性肿瘤患者中的应用 微课/视频

自体输血技术在恶性肿瘤治疗中的应用不断进步。分子过滤技术能有效清除血液中的肿瘤细胞，降低回收式自体输血中肿瘤细胞传播的风险。基因编辑技术为血液细胞的改造提供新思路，未来可能实现对肿瘤细胞的精准去除或标记。细胞疗法与自体输血的结合，特别是在白血病和淋巴瘤治疗中，为患者提供个性化的治疗方案。纳米技术和生物信息学的应用，提高对肿瘤细胞的检测灵敏度和对自体输血效果的评估能力。免疫调节研究探索利用自体输血增强患者的抗肿瘤免疫反应。人工智能推动个性化医疗，优化输血方案。这些前沿性进展不仅提高了自体输血的安全性和有效性，还为恶性肿瘤患者的治疗带来新希望。

? **思考题**

答案解析

[思考题1]

案例：患者，男，50岁。

主诉：因车祸导致多发性创伤，包括大量出血和骨折，需要紧急手术治疗。

既往史：患者有高血压病史，药物控制良好。无心脏病史，无已知血型不兼容性。无输血史，血型为 A 型 Rh 阳性。

现病史：患者在车祸中遭受严重外伤，导致股骨开放性骨折和腹部损伤，需要紧急手术止血和修复。

实验室检查：血红蛋白（Hb）120g/L，红细胞计数 4.0×10^{12}/L，白细胞计数 8.0×10^9/L，血小板计数 150×10^9/L，凝血功能检查指标均在正常范围内。

手术计划：计划进行手术修复股骨骨折和腹部损伤，预计术中出血量较大。

问题：

（1）该患者是否适合在术前进行预存式自体输血（PAD）？为什么？

（2）在手术中，如何利用稀释式自体输血（ANH）来减少患者的失血？

（3）考虑到该患者的腹部损伤和股骨骨折，手术中可能需要回收流失的血液。如何实施回收式自体输血（SAT）？

（4）如果该患者的手术中预计会有大量失血，如何联合应用三种自体输血方式？

（5）该患者在术后恢复期间出现了输血相关的不良反应，应如何处理？

[思考题2]

案例：患者，男，58岁。

主诉：上腹部不适和体重下降。

现病史：患者近3个月来感觉上腹部有持续性隐痛，伴随食欲减退和体重下降约5kg。

既往史：有高血压和糖尿病，长期服用抗高血压药物和胰岛素治疗，无过敏史或输血史。

查体：实验室检查显示血红蛋白水平为110g/L，白细胞计数正常，血小板正常，肝功能和肾功能指标在正常范围内。胃镜检查发现胃底部有一处3cm的溃疡性病变，活检结果提示为胃腺癌。初步诊断为胃癌，分期为 $T_2N_1M_0$。

治疗方案：考虑到患者的年龄、健康状况及肿瘤的分期，医生建议进行胃癌根治性手术。患者对异体输血有所顾虑，询问自体输血的可能性。

问题：

（1）根据患者的现病史和实验室检查结果，评估患者是否适合进行预存式自体输血，并说明理由。

（2）在手术中，如果预计术中出血量较大，患者是否适合进行稀释式自体输血？为什么？

（3）对于这位胃癌患者，回收式自体输血是否存在潜在风险？如果有，应如何评估和管理这些风险？

（4）结合患者的具体情况，制定一个综合的自体输血方案，包括术前、术中和术后的输血计划。

（5）在制定自体输血方案时，需要考虑哪些伦理和法律问题？患者如何提供知情同意？

（张晴雯）

书网融合……

重点小结　　　　　题库　　　　　微课/视频

第十三章 治疗性单采与细胞治疗

✎ 学习目标

1. 通过本章学习，掌握治疗性单采技术，细胞治疗方法；熟悉治疗性单采指南、治疗性单采方法及其临床应用，细胞治疗的细胞类型；了解治疗性单采不良反应，细胞治疗临床应用。

2. 具有利用治疗性单采技术开展治疗性输血技术以及为细胞治疗采集细胞的能力。

3. 树立治疗性输血技术也是输血医学重要组成的学科意识。

2016 年国家标准化委员会批准了 GB/T13745—2009《学科分类与代码》国家标准第 2 号修订单，其中输血医学（32032）作为独立的二级学科首次纳入到了临床医学（320）一级学科下。输血医学下设 6 个三级学科，分别为基础输血学（3203210）、献血服务学（3203215）、输血技术学（3203220）、临床输血学（3203225）、输血管理学（3203230）和输血医学其他学科（3203299）。随着输血医学的发展，输血技术学在常规的检验性输血技术的基础上，发展出以血浆置换术、富血小板血浆疗法等为代表的多种治疗性输血技术，并已广泛应用于临床，治疗性输血技术已然成为输血医学学科的重要组成部分。单采与细胞治疗相关技术是治疗性输血技术的主要内涵。

第一节 治疗性单采

PPT

单采（apheresis）是指将血液中的某种成分单独采集出来的一种输血医学技术，是从全血采集进化而来，与全血采集相比，单采所采集的血液成分单一，最大限度地防止了对其他血液成分的影响。根据所采集的血液成分类型，将单采分为血浆单采术（plasmapheresis）与血细胞单采术（cytapheresis），血细胞单采术可进一步分为红细胞单采术、白细胞单采术与血小板单采术。在单采的基础上补充输注特定的溶液或血液成分以替换被采集的血液成分，则称为置换术（exchange），常见的置换术包括血浆置换术（plasma exchange）与红细胞置换术（erythrocyte exchange）。

根据采集的目的，单采可分为捐献性单采与治疗性单采（therapeutic apheresis，TA）。捐献性单采的采集对象为健康供者，采集成分为正常的血液成分。常见的捐献性单采有血浆单采、血小板单采以及干细胞单采。而治疗性单采的采集对象为患者，采集的血液成分为病理性血液成分，治疗性血细胞单采术最为常见。置换术的实施对象往往为患者，单采出病理性血液成分，并补充输注正常血液成分或替代性溶液，治疗性血浆置换术（therapeutic plasma exchange，TPE）最为常见。捐献性单采相关内容详见本教材第十七章，血液成分的制备和储存。本章重点阐述治疗性单采与置换术相关内容。

一、治疗性单采指南

美国单采协会（American Society for Apheresis，ASFA）于 1982 年成立，致力于治疗性单采指南的发布与更新。第一版单采指南于 1986 年诞生，当前最新版本指南为 2023 年发布的第九版指南（表 13 – 1），纳入了 91 种疾病 166 种适应证。

表 13-1　ASFA 治疗性单采指南（2023 版）

疾病	TA 方法	适应证	推荐等级	证据等级
急性弥散性脑脊髓炎	TPE	甾体类药物拮抗	Ⅱ	2C
急性炎症性脱髓鞘性多发性神经病	TPE	基础治疗	Ⅰ	1A
	IA	基础治疗	Ⅰ	1B
急性肝衰竭	TPE	急性肝衰竭	Ⅲ	2B
	TPE - HV	急性肝衰竭	Ⅰ	1A
	TPE	急性肝衰竭，孕期	Ⅲ	2B
急性毒素	TPE - HV	蕈类中毒	Ⅰ	1A
	TPE	动物毒素中毒	Ⅲ	2B
	TPE	其他	Ⅲ	2B
干性老年性黄斑变性	DFPP	高风险	Ⅲ	2B
阿尔茨海默病	TPE	中轻度	Ⅲ	2A
系统性淀粉样变	β2 微球蛋白吸附	透析相关性淀粉样变性	Ⅱ	2B
抗肾小球基底膜抗体病	TPE	弥漫性肺泡出血	Ⅰ	1C
	TPE	不依赖透析	Ⅰ	1B
	TPE	依赖透析、无弥漫性肺泡出血	Ⅲ	2B
顽固性特应性皮炎	ECP/IA/TPE/DFPP		Ⅲ	2B
自身免疫性神经异常	TPE		Ⅲ	2C
自身免疫性溶血性贫血	TPE	重症温抗体型自身免疫性溶血性贫血	Ⅲ	2C
	TPE	重症冷凝集素病	Ⅱ	2C
巴贝虫病	红细胞置换	重症	Ⅲ	2C
烧伤性休克复苏	TPE		Ⅲ	2B
新生儿心脏狼疮	TPE		Ⅲ	2C
恶性抗磷脂综合征	TPE		Ⅰ	2C
慢性获得性脱髓鞘多神经病变	TPE	IgG/IgA/IgM 相关	Ⅰ	1B
	TPE	抗髓鞘糖蛋白	Ⅲ	1C
	TPE	CANOMAD/CANDA	Ⅲ	2C
慢性局灶性脑炎	TPE/IA		Ⅲ	2C
慢性炎症性脱髓鞘性多发性神经根神经病	TPE/IA		Ⅰ	1B
凝血因子抑制物	TPE		Ⅲ	2C
	IA		Ⅲ	2B
复杂的局部疼痛综合征	TPE	慢性	Ⅲ	2C
冷球蛋白血症	TPE/DFPP	重症	Ⅱ	2A
	IA	重症	Ⅱ	2B
皮肤 T 细胞淋巴瘤	ECP	红皮病型	Ⅰ	1B
	ECP	非红皮病型	Ⅲ	2B
特发性扩张性心肌病	IA	NYHA Ⅱ~Ⅳ	Ⅱ	1B
	TPE	NYHA Ⅱ~Ⅳ	Ⅲ	2C

疾病	TA 方法	适应证	推荐等级	证据等级
红细胞增多症	红细胞单采	真性红细胞增多症	I	1B
	红细胞单采	继发性红细胞增多症	III	1C
红细胞生成性卟啉症，肝脏疾病	TPE/RBC 置换		II	2C
家族性高胆固醇血症	LA	纯合子	I	1A
	LA	杂合子	II	1A
	TPE	纯合子/杂合子	II	1B
局灶节段性肾小球硬化	TPE/IA	肾移植复发	I	1B
	LA	所有类型	II	2C
	TPE	原发性肾脏激素抵抗	III	2C
移植物抗宿主病	ECP	急性	II	1B
	ECP	慢性	II	1B
噬血细胞性淋巴组织细胞增多症	TPE		III	2C
肝素诱导的血小板减少症	TPE/IA	体外循环前	III	2C
	TPE	血栓症	III	2C
遗传性血色素沉着症	红细胞单采		I	1B
高白细胞血症	白细胞单采		III	2B
高甘油三酯血症胰腺炎	TPE/LA	重症	III	1C
	TPE/LA	预防复发	III	2C
高黏滞单克隆丙种球蛋白症	TPE	对症治疗	I	1B
	TPE	预防性应用利妥昔单抗时	I	1C
IgA 肾病	TPE	新月体型	III	2B
	TPE	慢性进行性	III	2C
特发性炎症性肌病	TPE	抗合成酶抗体综合征	III	2B
	TPE	临床无肌炎皮肌炎	III	2B
	TPE	免疫介导的坏死性肌病	III	2B
免疫检查点抑制剂，免疫相关不良事件	TPE		III	2C
免疫性血小板减少症	TPE	难治性	III	2C
	IA	难治性	III	2C
炎症性肠病	吸附性细胞单采术	溃疡性结肠炎	II	1B
	吸附性细胞单采术	克罗恩病	III	1B
	ECP	克罗恩病	III	2C
兰伯特 - 伊顿肌无力综合征	TPE		II	2C
高脂蛋白血症	LA	进展性动脉粥样硬化性心血管疾病	II	1B
疟疾	红细胞置换	重症	III	2B

续表

疾病	TA 方法	适应证	推荐等级	证据等级
多发性硬化	TPE	急性发作或复发	Ⅱ	1A
	IA	急性发作或复发	Ⅱ	1B
	TPE	慢性或进展型	Ⅲ	2B
	IA	慢性或进展型	Ⅲ	2B
重症肌无力	TPE/IA/DFPP	急性，短期治疗	Ⅰ	1B
	TPE/IA/DFPP	长期治疗	Ⅱ	2B
骨髓瘤管型肾病	TPE		Ⅱ	2B
肾源性系统性纤维化	ECP		Ⅲ	2C
	TPE		Ⅲ	2C
视神经脊髓炎	TPE	急性发作或复发	Ⅱ	1B
	IA	急性发作或复发	Ⅱ	1C
	TPE	维持	Ⅲ	2C
抗 N－甲基－D－天冬氨酸受体抗体型脑炎	TPE/IA		Ⅰ	1C
副肿瘤自身免疫性视网膜病变	TPE		Ⅲ	2C
副癌神经综合征	TPE		Ⅲ	2C
	IA		Ⅲ	2C
儿童自身免疫性神经精神疾病	TPE	PANDAS 加重	Ⅱ	1B
	TPE	重症 Sydenham 舞蹈病	Ⅲ	2B
寻常型天疱疮	TPE	重症	Ⅲ	2B
	ECP/LA/DFPP	重症	Ⅲ	2C
外周血管疾病	LA		Ⅱ	1B
植烷酸贮积病	TPE		Ⅱ	2C
	LDL 单采		Ⅱ	2C
输血后紫癜	TPE		Ⅲ	2C
纳他珠单抗相关进行性多灶性脑白质病变	TPE		Ⅲ	1C
肝胆疾病所致瘙痒症	TPE	治疗抵抗	Ⅲ	1C
银屑病	ECP	弥散性脓疱	Ⅲ	2B
	吸附性细胞单采术	弥散性脓疱	Ⅲ	2C
红细胞同种免疫、妊娠并发症	TPE	弥散性脓疱	Ⅳ	2C
	红细胞置换	输血后 RhD 同种异体免疫预防	Ⅳ	2C
	TPE	胎儿和新生儿的溶血性疾病	Ⅲ	2C
多器官衰竭败血症	TPE		Ⅲ	2A
急性镰刀形红细胞病	红细胞置换	急性休克	Ⅰ	1C
	红细胞置换	急性胸部综合征，重症	Ⅱ	1C
	红细胞置换	其他并发症	Ⅲ	2C

续表

疾病	TA 方法	适应证	推荐等级	证据等级
非急性镰刀形红细胞病	红细胞置换	中风的预防	I	1A
	红细胞置换	复发血管闭塞性痛危象	II	2B
	红细胞置换	手术前处理	III	2A
	红细胞置换	妊娠	II	2B
自身免疫性甲状腺炎相关的激素反应性脑病	TPE		II	2C
僵人综合征	TPE		III	2C
突发性耳聋	LA/DFPP/TPE		III	2A
系统性红斑狼疮	TPE	重症并发症	II	2C
系统性硬化症	TPE		III	2C
	ECP		III	2A
血小板增多症	血小板单采	有症状的	II	2C
	血小板单采	继发性的或预防	III	2C
凝血介导的血栓性微血管病	TPE	*THBD*、*DGKE* 和 *PLG* 突变	III	2C
补体介导的血栓性微血管病	TPE	补体基因突变	III	2C
	TPE	H 因子自身抗体	I	2C
药物相关的血栓性微血管病	TPE	噻氯匹定	I	2B
	TPE	氯吡格雷	III	2B
	TPE	吉西他滨	IV	2C
	TPE	奎宁	IV	2C
感染相关的血栓性微血管病	TPE/IA	重症志贺毒素大肠杆菌溶血性尿毒综合征	III	2C
	TPE	产后溶血性尿毒症	III	2C
妊娠相关的血栓性微血管病	TPE	妊娠相关，重症	III	2C
	TPE/IA	极早产子痫前期，重症	III	2C
血栓性血小板减少性紫癜，血栓性微血管病	TPE		I	1A
移植相关的血栓性微血管病	TPE		III	2C
甲状腺功能亢进危象	TPE		II	2C
中毒性表皮坏死松解症	TPE	难治性	III	2B
心脏移植	ECP	细胞性或复发性排斥反应	II	1B
	ECP	排斥反应的预防	II	2A
	TPE	排斥反应的预防	II	1C
	TPE	脱敏作用	II	1C
	TPE	抗体介导的排斥反应	III	2C

疾病	TA 方法	适应证	推荐等级	证据等级
ABO - 血型不合的造血干细胞移植	TPE	ABO 主侧不合的骨髓造血干细胞移植	Ⅱ	1B
	TPE	ABO 主侧不合的动员外周血造血干细胞移植	Ⅱ	2B
	红细胞置换	ABO 次侧不合的动员外周血造血干细胞移植	Ⅲ	2C
	TPE	ABO 主侧/次侧不合造血干细胞移植导致的纯红细胞再生障碍性贫血	Ⅲ	2C
造血干细胞移植 HLA 脱敏作用	TPE		Ⅲ	2C
小肠移植	TPE	排斥反应/脱敏作用	Ⅲ	2C
肝移植	TPE	脱敏作用（ABO 血型不合，活体供肝）	Ⅰ	1C
	TPE	脱敏作用（ABO 血型不合，死体供肝）/抗体排斥反应（ABO 和 HLA）	Ⅲ	2C
	ECP	脱敏作用（ABO 血型不合）	Ⅲ	2C
	ECP	急性排斥反应/免疫抑制消退	Ⅲ	2B
肺移植	ECP	细支气管闭塞综合征/慢性同种异体肺移植功能障碍	Ⅱ	1C
	TPE	抗体排斥反应	Ⅲ	2C
	TPE	脱敏作用	Ⅲ	2C
ABO - 血型相合肾移植	TPE/IA	抗体排斥反应	Ⅰ	1B
	TPE/IA	脱敏反应，活体供者	Ⅰ	1B
ABO - 血型不合肾移植	TPE/IA	脱敏反应，活体供者	Ⅰ	1B
	TPE/IA	抗体排斥反应	Ⅱ	1B
疫苗诱导的免疫性血栓性血小板减少症	TPE	难治性	Ⅲ	2C
ANCA 相关性脉管炎	TPE	显微镜下多发性血管炎	Ⅲ	1B
	TPE	肉芽肿性多血管炎	Ⅲ	1B
	TPE	嗜酸性肉芽肿伴多血管炎	Ⅲ	2C
IgA 相关性脉管炎	TPE	新月形急进性肾小球肾炎	Ⅲ	2C
	TPE	严重的肾外临床表现	Ⅲ	2C
其他相关脉管炎	TPE	川崎病	Ⅲ	2C
	TPE	乙型肝炎结节性多动脉炎	Ⅱ	2C
	TPE	儿童多系统炎症综合征	Ⅲ	2C
电压门控钾通道抗体相关疾病	TPE/IA		Ⅱ	1B
爆发性 Wilson 病	TPE		Ⅰ	1C

注：CANOMAD, chronic ataxic neuropathy, ophthalmoplegia, immunoglobulin M paraprotein, cold agglutinins and disialosyl antibodies syndrome, 慢性共济失调神经病变、眼麻痹、免疫球蛋白 M 副蛋白、冷凝集素和二苯甲醚抗体综合征；CANDA, chronic ataxic neuropathy with disialosyl antibodies syndrome，慢性共济失调神经病变伴二苯甲醚抗体综合征；DAH，diffuse alveolar hemorrhage，弥漫性肺泡出血；DFPP，double filtration plasmapheresis，双重过滤血浆置换；ECP，extracorporeal photopheresis，体外光化学疗法；IA，immunoadsorption，免疫吸附；LA，lipoprotein apheresis，脂蛋白单采；NYHA，New York Heart Association，纽约心脏协会；TPE，therapeutic plasma exchange，治疗性血浆置换；TPE – HV，therapeutic plasma exchange – high volume，高血容量治疗性血浆置换。

根据临床疗效，ASFA 将治疗性单采的适应证推荐等级分为Ⅰ、Ⅱ、Ⅲ、Ⅳ级。Ⅰ级表示治疗性单采单独作为该疾病的基础一线治疗方案或联合其他治疗方法作为一线治疗方案；Ⅱ级表示治疗性单采单独作为该疾病的二线治疗方案或与其他治疗方法联合作为二线治疗方案；Ⅲ级表示治疗性单采对该疾病的治疗效果并不明确，需制定个性化治疗方案；Ⅳ级则表示治疗性单采对该疾病是无效或有害的，不建议使用，如需使用，则需经所在机构审查委员会严格审议通过后方可实施。

ASFA 治疗性单采指南是基于循证医学证据建立，根据临床研究类型与病例数量等将证据等级分为 1A、1B、1C、2A、2B、2C 六个等级。数字 1 代表强推荐，2 代表弱推荐；字母 A 代表高质量证据，即无重要限制的随机对照实验（randomized controlled trial，RCT）或十分明确的观察性研究，B 代表中等质量证据，往往是有重要限制的 RCT 或较为明确的观察性研究，C 代表低质量证据，包含观察研究或病理报告。

值得注意的是，即使是相同的疾病类型，因为适应证的不同，治疗性单采的推荐等级与证据等级也可能完全不同。例如，在药物相关的血栓性微血管病中，噻氯匹定相关疾病为治疗性血浆置换术的Ⅰ类适应证，而吉西他滨和奎宁相关疾病则为治疗性血浆置换术的Ⅳ类适应证；IgG/IgA/IgM 相关的慢性获得性脱髓鞘多神经病变是Ⅰ类适应证，但抗髓鞘糖蛋白相关的慢性获得性脱髓鞘多神经病变是Ⅲ类适应证。除了具体的适应证差异，治疗性单采的方法对推荐等级与证据等级也有影响。例如，利用大血容量治疗性血浆置换治疗急性肝衰竭是Ⅰ类适应证，但常规的治疗性血浆置换治疗急性肝衰竭则是Ⅲ类适应证。因此，在对患者的疾病进行评估时需要特别注意患者具体的疾病状态与适应证类型，并选择合适的治疗性单采技术方法。

二、治疗性单采方法

治疗性单采术最早由手工法实施，人工采集抗凝全血，离心后去除病理性血液成分，回输正常血液成分。由于操作繁杂易污染，手工法已被自动化机械法所替代。根据病理性血液成分去除的工作原理，自动化机械法分为离心式、膜滤式与吸附式三种。

1. 离心式血液成分分离法 其原理与手工法相同，基于不同血液成分密度差异，全血经离心后各成分会分层，选择性去除对应分层即可实现对病理性血液成分的去除。与手工法不同的是，全血采集、离心、病理血液成分去除与正常血液成分回输所有流程均由机器完成，使用无菌密闭的一次性塑料管道系统，杜绝了血液污染。离心式血液成分分离法又分为间断流动离心式和连续流动离心式两种。间断流动离心式血液成分分离法的全血采集与正常血液成分回输均使用同一条静脉通路，采集、分离与回输只能序贯间断进行，效率较低，且体外循环血量较大，易导致患者血容量的剧烈波动，对儿童及低体重者影响较大。连续流动离心式血液成分分离法使用两条静脉通路，采集与回输可同时进行，效率高，体外循环血量小，可避免血容量的剧烈波动，现已广泛应用于临床。

2. 膜滤式血液成分分离法 应用通透性与生物相容性强的高分子材料制成膜滤器，当血液流经膜滤器时，施加一定压力，将血浆与血细胞分离。与离心式血液成分分离法相比，膜滤式血液成分分离法速度快，操作简便；但易引起轻度溶血，且只能单采血浆，不能单采血细胞，也不能有选择性地去除血浆中的特定致病物质。为了实现对血浆致病物质的选择性去除，工程师研发了双重膜滤式过滤器，利用第一层孔径较大的膜，将血浆与血细胞分离，再利用第二层具有独特化学与表面结构的小孔径膜去除血浆中特定的病理性大分子，最后混合清洁血浆与血细胞回输患者体内。与普通膜滤式血液成分离法相比，双重膜滤式血液成分分离法对血浆致病物质有一定的选择性，但特异性仍不高，且增加了操作的复杂性，在临床推广应用较少。

3. 吸附式血液成分分离法 为了进一步提高对血浆致病物质的选择性，吸附式血液成分分离法在普通膜滤式过滤器之后，通过串联吸附柱/盘对血浆中的致病物质进行选择性吸附。利用免疫亲和层析的原理，选用活性炭、硫酸葡聚糖纤维素、葡萄球菌蛋白 A、抗体等有特殊吸附作用的物质作为吸附材料，制成活性炭吸附柱与免疫吸附柱等。不同吸附柱可治疗不同类型疾病，如葡萄球菌蛋白 A 吸附柱可吸附 IgM 抗体和免疫复合物，用于治疗自身免疫性疾病患者；胆红素吸附柱可去除胆红素，用于治疗肝衰竭患者；低密度脂蛋白吸附柱可去除血脂，用于治疗高脂血症患者。吸附式血液成分分离法不用去除全部血浆，也无需使用置换液，但耗材价格昂贵，尚未在临床普遍推广应用。

三、治疗性单采技术

基于 ASFA 指南，根据患者疾病适应证类型，选择合适的治疗性单采技术与方法。在正式进行治疗性单采前，需进一步开展患者评估，根据体格检查与实验室检查结果，结合病史与用药史确定合适的治疗时机，并签署知情同意书。选择合适的抗凝剂、置换液以及静脉通路，确定科学的置换量与频次。这些单采技术要点对治疗过程的安全性以及疗效具有决定性作用。

（一）患者评估与处置

患者在进行治疗性单采前，均应进行充分评估并签署知情同意书。评估内容包括但不限于体格检查、实验室检查、病史、用药史、心肺功能等。通过评估，明确患者所患疾病是否为治疗性单采的有效适应证，患者身体条件是否能够耐受单采治疗，患者在单采时可能的风险因素，并制定对应的风险防范措施。

1. 体格检查 通过评估患者症状和体征，明确疾病所处的阶段，准确判断患者适应证，从而判断其是否适合应用治疗性单采进行治疗，毕竟即使相同的疾病，不同的发展阶段或适应证类型，其在指南中的推荐等级与证据等级也可能是不同的。

2. 实验室检查 包含血常规检查与凝血功能检查等。通过血常规检查评估患者所能耐受的合适体外循环容量，并判断是否需要在单采治疗前输注特定血液成分以稳定血流动力学；通过凝血功能检查评估患者在单采治疗过程中出现出（凝）血功能障碍的风险，并为置换液的选用提供依据。如纤维蛋白原缺乏（<1.0g/L）时，应采用血浆而不是白蛋白作为置换液。

3. 病史评估 主要针对单采治疗史、输血史与妊娠史。通过单采治疗史与输血史可了解患者是否曾发生过不良反应，如有过敏性输血反应的患者，在单采治疗前需用抗组胺药或小剂量糖皮质激素进行预防。通过妊娠史可评估患者发生同种免疫反应的风险，有妊娠史的患者体内可能存在针对红细胞、白细胞或血小板抗原的同种免疫抗体，发生同种免疫反应的风险更高。

4. 用药史评估 患者当前或近期使用的药物可能会与治疗性单采相互影响。如在治疗性血浆置换的过程中，结合蛋白的药物比游离或脂溶性药物丢失更为严重；血管紧张素酶抑制剂的使用会增加治疗性单采执行过程中患者发生低血压反应的风险，应在治疗前至少 24 小时停止给药；单抗类治疗药物疗程内，不宜进行治疗性单采，因单采可去除治疗性抗体，降低其疗效，最好在单采治疗之后使用单抗类药物。

5. 特殊患者处置

（1）贫血患者 单采治疗体外循环的红细胞量占比一般低于15%，不会影响机体氧供，但对于贫血患者而言，可能无法耐受"快速失血"导致的机体缺氧。因此，贫血患者应在治疗前补充一定量的红细胞，或将异体红细胞预充在采集管路中。针对有明显贫血症状（胸痛、呼吸急促、心动过速、头痛、头晕、意识模糊等）的患者，应在单采治疗前输注红细胞。针对血红蛋白水平不稳定的患者，如活动性出血、血栓性血小板减少性紫癜、溶血性尿毒症综合征、急性白血病、镰刀形红细胞病等，应在单采治疗过程中适时监测血红蛋白水平，并根据变化情况给予补充。贫血患者伴有异常蛋白、白细胞增多导致的高黏血症时，在血浆置换、白细胞单采降低血液黏稠度之前不主张输注红细胞，严重贫血并伴高黏血症患者在血浆置换、白细胞单采开始之后可另建通道缓慢输注红细胞。

（2）心血管疾病患者　常出现血流动力学不稳定的情况，他们对单采治疗过程中血容量变化的耐受能力相对较差，风险较高。因此，应充分评估患者接受单采治疗的紧迫性，最好是推迟到患者血流动力学稳定后再实施。如果迫切需要进行单采治疗，也应在心电监护的条件下进行，在心肺功能支持治疗条件下实施单采治疗一般是安全的。如果在单采治疗过程中出现与单采治疗无关的病情恶化，应立即停止单采治疗，待患者病情好转后再完成治疗。服用升压药物的低血压患者接受单采治疗一般比较安全，因为升压药物的半衰期一般较短，治疗过程中的药物去除不会造成严重影响，但需要调整药物剂量。

（3）妊娠患者　单采治疗对妊娠患者是安全的，但其血容量的计算与单采程序设置与常人不同。妊娠患者的血容量比常人增加约40%，血浆容量增加45%~55%，红细胞容量增加20%~30%。体位是影响妊娠患者单采治疗的另一个重要因素，左侧体位可能压迫下腔静脉，导致静脉回流减少，降低治疗效果，甚至引起低血压。

6. 知情同意　在单采治疗前应取得患者本人或者监护人书面知情同意，内容包括单采治疗目的、风险、预期疗效、其他治疗风险和益处、不治疗的风险和益处等。

（二）抗凝剂选择

在治疗性单采术或置换术中，为防止血液凝固，体外循环的血液必须抗凝。酸性枸橼酸盐葡萄糖溶液（acid citrate dextrose solution，ACD）分为ACD-A与ACD-B两种处方，A方是B方的浓缩液。ACD-A方是单采和置换术最常用的抗凝剂。肝素常用于血液透析，却很少单独用于治疗性单采和置换术。对于有高凝状态、枸橼酸盐过敏以及施行大量白细胞单采术的患者可使用肝素抗凝。例如，肝肾功能衰竭患者以及应用新鲜冰冻血浆作为置换液的儿童患者，易发生低钙血症，选用肝素抗凝更加安全。有些膜滤式血液成分分离机也要求用肝素抗凝。在大剂量白细胞单采术与儿童外周血干细胞单采术中，还可以联合应用ACD-A方和肝素进行抗凝。

抗凝剂的最佳剂量标准是能够维持血液不凝固的最小剂量。剂量过大会增加患者发生不良反应的风险，剂量过小则会导致血液在体外循环发生凝固。抗凝剂的剂量受到单采治疗方法、设备、患者疾病状态与个体差异的影响。在治疗之前与治疗过程中进行凝血功能监测，如活化凝血时间（activated coagulation time，ACT），有利于对抗凝剂用量的调整做出实时指导。ACD-A方单独使用时，其用量与全血的比例是1:8~1:12，红细胞压积越高者ACD-A用量越少，一般按照机器操作手册规定的比例使用。单独使用肝素时，成人首次静脉注射肝素2000~5000U，并持续静脉滴注肝素300~1200U/h；儿童首次静脉注射肝素40U/kg，再以小剂量肝素静脉滴注维持。治疗期间，每30分钟测定一次ACT，保持ACT值在150~300秒（正常值90~120秒）。如无法测定ACT，可测定凝血时间（clotting time，CT），将其维持在20~30分钟（正常值4~12分钟）为宜。肝素与ACD-A联合使用时，ACD-A方与全血的比例应维持在1:20~1:30，常用1:24或1:26。肝素的剂量为术前静脉注射50mg/（kg·h），术中用20~30mg/（kg·h）维持（肝素1mg为125U）。

（三）置换液选择

在治疗性单采或置换术中，尤其是血浆置换术，为了维持患者血容量的动态平衡，需要补充一定量的溶液替代已被去除的血浆或细胞成分，称为置换液。常用的置换液有晶体溶液、血浆代用品和蛋白质溶液，多组合使用。

1. 晶体溶液　包括平衡盐溶液、0.9% 氯化钠溶液、葡萄糖氯化钠溶液和林格液。晶体溶液价格低廉，过敏反应少，无传播疾病的危险；但其扩张血容量的效果差，输入量过多会引起组织水肿，无凝血因子和免疫球蛋白。平衡盐溶液中钠和氯的含量与血浆成分近似，液体组成更接近细胞外液，大量输注不会破坏机体的电解质平衡，不仅可以有效补充血容量，还可补充细胞外液丢失，保证有效组织灌注，维持血液循环稳定，为首选的置换液，主要副作用是大量输注可导致组织水肿。0.9% 氯化钠溶液氯含量比血浆高 50mmol/L，对于肾功能不全患者，用量大时会导致高氯性酸中毒。葡萄糖氯化钠溶液一般用作维持液，在缺乏平衡盐溶液和 0.9% 氯化钠溶液情况下可做置换液。林格液的氯含量明显高于血浆含量，大量输入将导致血氯过高，增加肾脏负担，目前普遍认为林格液不宜作为置换液。

2. 血浆代用品　包括右旋糖酐、羟乙基淀粉与明胶等，是一组分子量接近血浆白蛋白的人工胶体溶液。血浆代用品扩张血容量的效果好于晶体溶液，价格比蛋白质溶液便宜，且无传播疾病危险。但其不含凝血因子和免疫球蛋白，大量使用会导致出血倾向，偶有过敏反应，如皮疹、瘙痒、血管神经性水肿等。右旋糖酐还会干扰交叉配血试验结果，出现假凝集现象。血浆代用品作为置换液的用量不能过大，晶体溶液与血浆代用品总用量不宜超过 40% 患者总血容量。

3. 蛋白质溶液　包括白蛋白、普通冰冻血浆、新鲜冰冻血浆、冷沉淀、冷沉淀上清以及静脉注射用的免疫球蛋白。国外最常用白蛋白作为置换液，而国内常用血浆。白蛋白扩张血容量效果好，不含炎症介质，亦无传播疾病的危险，但其价格昂贵，且无凝血因子和免疫球蛋白。血浆扩张血容量效果也很好，且含有免疫球蛋白、凝血因子与补体，但其有传播输血相关感染性疾病的风险，因含有枸橼酸盐，用量过大会引起低钙血症，还可引起过敏反应。新鲜冰冻血浆与普通冰冻血浆相比，含有更丰富的凝血 V 因子与Ⅷ因子，更适合肝衰竭患者。值得一提的是，冷沉淀上清是制备冷沉淀后残余的血浆上清，虽然其凝血因子与纤维蛋白原的含量大为减少，但其去除了血管性血友病因子（vWF）多聚体大分子，含有 vWF 单体和 ADAMTS13 酶，适合作为治疗血栓性血小板减少症的置换液。

（四）置换量与频次

置换量通常用血浆容量的倍数表示，血浆容量一般为 40ml/kg 体重，或 75ml/kg ×（1 – Hct）。身材高大患者的血浆容量与身材矮小患者差别较大，切不可盲目套用。使用连续流动离心式血细胞分离法，置换一个血浆容量可去除 63.2% 原有血浆，置换 2 个血浆容量可去除原有血浆 86.5%，置换 3 个血浆容量可去除原有血浆 95%。决定置换量与频次的主要因素是病理性血浆成分的性质，包括其合成速度及其在血管内外的分布情况。对于合成速度快且在血管内外均有分布的病理性成分（如 IgG 抗体），宜小量高频置换，需给血管外致病物质进入血管内留一些时间；而对于合成速度慢且以血管内分布为主的病理性成分（如 IgM 抗体），宜大量低频置换。ASFA 指南（2023 版）针对急性肝衰竭以及蕈类中毒，均推荐使用高血浆容量血浆置换进行治疗。此外，针对疾病急性期患者，如急进型肾炎、重症肌无力危象等，一般采用大量高频方案。而对于慢性疾病患者，采用小量低频方案。

（五）静脉通路建立

良好的静脉通路关系治疗性单采与置换术的成败。一般首先选用外周静脉穿刺，其次是中心静脉插管。前臂肘正中静脉粗大、充盈度好、不易滑动，是最为理想的外周静脉选择。静脉穿刺时务必一针见血，避免出现凝血。对于缺少良好外周静脉血管的患者，可选择中心静脉插管。操作者在插管之前要仔细选择导管类型和插管部位，插管后还应认真对待抗凝问题。

静脉导管分为普通静脉导管与单采/透析专用静脉导管两类。普通静脉导管一般能够满足单采或置换术的血液成分回输要求，但不满足快速的血液抽出要求；而单采/透析专用导管的管径比较大，管壁比较厚，不会在抽吸血液时发生导管瘪陷。硬质聚氨基甲酸酯导管（如 Quinton – Mahurkar 导管）适合短期使用，单采或置换术完成后需拔除；软质硅胶导管（如 PermCath 导管和 Hickman 导管）可安全地留置较长时间，适合需要反复单采或置换术的患者。采用连续流动离心式血液成分分离法时，需要建立两条静脉通路，常利用外周静脉穿刺作为血液采集，普通中心静脉导管回输血液。

锁骨下静脉与颈内静脉是目前最常用的插管部位。将导管尖端置于上腔静脉下 1/3 可减少血栓并发症。针对有锁骨下静脉插管史的化疗患者，需超声探查锁骨下静脉是否存在血栓堵塞，防止插管失败。经皮下腔静脉插管并发症少，但技术要求高。股静脉插管比较简便易行，但血栓形成及感染的发生率比较高，适合只进行单次治疗的儿童患者。

导管堵塞是维持静脉通路的临床常见问题，约 50% 的导管堵塞由血栓形成导致，另一半由机械原因（导管曲折、结扎太紧或导管尖端位置不当）导致。为鉴别血栓与机械性原因，可经导管注入尿激酶 10000~50000U，作用半小时后观察导管是否恢复通畅，35%~60% 血栓所致的导管堵塞可恢复功能；如果失败，需在导管内注入造影剂进行 X 线检查。一旦证实堵塞的原因是血栓，则应每小时静脉滴注尿激酶 40000U，连续 6 小时，可解除 90% 以上的血栓堵塞。若导管堵塞是机械性原因，应调整导管尖端位置以解除堵塞。

四、临床应用

治疗性单采与置换术目前已广泛应用于多种疾病的治疗。现列举几个最具代表性的临床应用做简要介绍。

（一）治疗性血浆置换术 e 微课/视频1

治疗性血浆置换术（therapeutic plasma exchange，TPE）是应用最广泛的治疗性输血技术，ASFA 指南（2023 版）纳入的 166 种疾病适应证中有 115 种采用 TPE 进行治疗。

1. 血栓性血小板减少性紫癜（thrombotic thrombocytopenic purpura，TTP） 为一种少见而严重的血栓性微血管病，表现为微血管病性溶血性贫血和血小板减少等症状。本病发病急，治疗不及时易导致患者死亡，故临床上在中度或高度怀疑本病时即应尽快开始相关治疗。对高度疑似和确诊病例输注血小板应十分谨慎，血浆置换后如出现危及生命的严重出血时才考虑使用。

TTP 主要因 ADAMTS13 酶活性缺乏所致，可分为免疫性 TTP 和遗传性 TTP。免疫性 TTP 首选 TPE 治疗，并酌情联合使用糖皮质激素。普通冰冻血浆、新鲜冰冻血浆和冷沉淀上清均含有 ADAMTS13 酶，均可作为置换液使用；不宜用冷沉淀，因其含有大量 vWF，易加重血栓形成。置换量常采用 40~60ml/kg 体重，每日 1~2 次，直至症状缓解、血小板计数恢复正常连续 2 天后可逐渐延长间隔时间直至停止。对连续 TPE 治疗 5 次仍未取得临床反应的患者不建议过早停止 TPE，并应积极寻找去除诱因（如感染等）。针对无 TPE 条件患者，可每日输注血浆 20~40ml/kg 体重，以暂时性替代治疗。遗传性 TTP 以替代治疗为主，临床常用血浆输注，重组生物工程人 ADAMTS13 酶尚处于临床试验阶段。

2. 重症肌无力（myasthenia gravis，MG） 是抗乙酰胆碱受体的自身抗体所致免疫性疾病。因神经肌肉接头传递阻滞，导致眼肌、吞咽肌、呼吸肌以及四肢骨骼肌无力。临床常见症状有眼睑下垂、吞咽困难、呼吸困难、全身无力等。

胆碱酶抑制剂为传统的一线临床用药，其通过增加乙酰胆碱浓度，恢复神经肌肉接头传递功能，但其并未去除致病性自身抗体，对严重和进行性 MG 疗效差，不宜长期单独使用。TPE 可以迅速降低血液中的抗乙酰胆碱受体的抗体滴度，缓解相关症状。TPE 应与免疫抑制剂联合应用，以避免抗体水平反跳而加重病情。TPE 一般针对常规治疗无效患者，每周 2~3 次，通常 3~5 次即可取得明显疗效。与普通 TPE 相比，双重过滤血浆置换术，特别是免疫吸附术去除致病性自身抗体的选择性更强，可避免大量使用血浆所带来的副作用。

3. 家族性高胆固醇血症（familial hypercholeslerolemia，FH） 是一种常染色体显性遗传疾病，其特征为低密度脂蛋白（LDL）与胆固醇水平明显升高，伴肌腱黄色瘤和早发冠心病。FH 是由于 LDL 在肝脏代谢有关的基因发生致病性突变所致，包含 LDLR、APOB、PCSK9 和 LDLRAP1 等基因，其中以 LDLR 基因突变最为常见。纯合子 FH 患病率为 1/100 万～3/100 万，但症状重，进展快，大多数患者在 40 岁前就有严重而广泛的动脉粥样硬化；杂合子 FH 患病率为 0.20%～0.48%，男性患者通常在 40～50 岁出现冠心病症状。

饮食控制与降脂类药物是 FH 一线治疗方案。但该方案对纯合子 FH 患者疗效不佳。脂蛋白单采（lipoprotein apheresis，LA）是纯合子 FH 的 I 类适应证，但杂合子 FH 为 LA 的 II 类适应证；FH 为 TPE 治疗的 II 类适应证，无论纯合子还是杂合子。LA 通过硫酸葡聚糖吸附柱特异性吸附 LDL，去除特异性高，但去除效率不如 TPE。无论 LA 还是 TPE，疗效均是暂时的，往往需要连续治疗，通常每 2 周一次，可显著提高生存期 5～10 年。

4. 抗肾小球基底膜抗体病 是一种自身免疫综合征，由抗肾小球基底膜抗体引起肺泡出血和肾小球肾炎，又称肺出血肾炎综合征，或 Goodpasture 综合征。该病与遗传、吸烟以及病毒感染等因素有关。症状为呼吸困难、咳嗽、乏力、咯血和血尿。

在出现呼吸或肾脏衰竭之前开始治疗预后较好。治疗手段包括 TPE、糖皮质激素、免疫抑制剂等。以弥漫性肺泡出血为特征的急性发作期，或不依赖透析的抗肾小球基底膜抗体病为 TPE 的 I 类适应证；依赖透析或无弥漫性肺泡出血的抗肾小球基底膜抗体病为 TPE 的 III 类适应证。TPE 应每天进行一次，每次置换 1.5 个血浆容量，持续 2～4 周，可根据血清中不能测出抗肾小球基底膜抗体和临床症状改善程度确定。

（二）治疗性红细胞单采术 🄴 微课/视频2

真性红细胞增多症（polycythemia vera，PV）是一种以红系细胞异常增殖为主的慢性骨髓增殖性疾病。患者红细胞明显增多，常伴白细胞与血小板增多，导致血液黏度增加，血流缓慢，心输出量降低，组织缺氧，出现头晕、头痛、眩晕、目眩、耳鸣、心悸、气短、上腹饱胀、呼吸困难、肢体麻木等症状，常被误诊为相应器官疾病。血栓是 PV 患者死亡的主要原因。

避免初发或复发血栓形成、控制疾病相关症状、预防骨髓纤维化与急性白血病转化是 PV 治疗目标。血栓预防首选口服低剂量阿司匹林（70～100mg/d），不能耐受阿司匹林的患者可选用口服氯吡格雷 75mg/d 或双嘧达莫 25～50mg 每日 3 次。静脉放血可使头痛等症状得到改善，但对皮肤瘙痒和痛风等症状无效，开始阶段为每次 300～450ml，每周 1 次或 2 次，血细胞比容降至正常（<45%）后可延长放血间隔时间，以维持红细胞数正常的状态。该病是治疗性红细胞单采术的 I 类适应证，可迅速降低 HCT 和血液黏度，改善临床症状，减少血栓形成。单采浓缩的红细胞 200ml 可使血红蛋白下降平均 10g/L。单采术后用少量化疗药物治疗即可长期维持血红蛋白在正常范围。

（三）治疗性白细胞单采术

高白细胞血症（hyperleukocytosis，HL）是指外周血白细胞计数 >100×10⁹/L，常发生于急性白血病患者，又称急性高白细胞性白血病。患者很容易发生白细胞淤滞，引起颅内出血、脑梗死、成人呼吸窘迫综合征、肿瘤细胞溶解症等危及生命的并发症，易导致早期死亡。

诱导化疗是 HL 的重要治疗环节，常用羟基脲或阿糖胞苷。治疗性白细胞单采术可迅速减少白细胞，从而缓解白细胞淤滞状态，可避免因化疗杀伤大量白细胞而引起的肿瘤溶解综合征。施行治疗性白细胞单采术后，体内残存的白血病细胞显著减少，从而有可能用较小剂量的化疗药物杀灭，使患者尽早获得缓解。一般认为，伴有脑或肺部并发症的 HL 患者应紧急进行治疗性白细胞单采术。对于没有严重并发症的患者，若白细胞计数 >200×10⁹/L 也应及时进行白细胞单采术，作为化疗前的准备治疗。

（四）治疗性血小板单采术

原发性血小板增多症（essential thrombocythemia，ET）是一种骨髓增殖性肿瘤，以血小板数目增多（≥450×10^9/L）、巨核细胞增生并伴有出血或微血管痉挛倾向为特征。有症状 ET 是治疗性血小板单采术的 Ⅱ 类适应证，但其仅是一种对症治疗，需联合药物治疗才能维持长期缓解。继发性或反应性血小板增多症，例如脾切除术后常呈一过性血小板增多症，绝大多数患者无症状，往往无需预防性血小板单采术治疗。

五、不良反应

治疗性单采和置换术相对是比较安全的，但因涉及患者血容量的改变、血管穿刺、抗凝剂以及血液制品的使用，仍然有约5%的不良反应发生率。其中，静脉穿刺部位血肿、过敏反应、枸橼酸盐中毒与心血管反应是最常见的几种不良反应。在治疗过程中，患者一旦出现任何预期外的或无法解释的症状时，应立刻暂停治疗程序，并告知治疗组医师和患者主管医师，评估患者情况，启动输血反应处理预案，采集样本（血液/尿液）进行进一步检查。根据评估结果，判断继续或终止治疗程序。

1. 静脉穿刺部位血肿　静脉穿刺不当很容易出现血肿。一旦出现血肿应立即撤掉止血带，拔出针头。用消毒棉球或无菌纱布覆盖好穿刺孔，并用手指压迫 7～10 分钟。如果有冰块可放到血肿处冷敷 5 分钟。处理得当不会引起不良后果。

2. 过敏反应　在使用血液制品作为置换液时，易发生过敏反应。轻者皮肤瘙痒、荨麻疹，重者喉头水肿、呼吸困难、过敏性休克，甚至死亡。详见第十四章输血反应与输血传播疾病。

3. 枸橼酸盐中毒　单采或置换术应用 ACD－A 的剂量过大时，易导致枸橼酸盐中毒，又称低钙血症。轻者表现为嘴角和指尖发麻，重者出现不自主肌肉震颤、手足搐搦与心动过速，术前电解质紊乱患者可发生心室颤动甚至死亡。暂停单采或置换术、减慢抗凝剂滴速或血浆置换速度，可减轻症状。口服钙剂或牛奶可预防枸橼酸盐中毒。置换过程中予以葡萄糖酸钙 1～1.5g/L 血浆置换液比例，持续静滴维持补充，可大大降低枸橼酸盐中毒发生概率，根据患者基础疾病和电解质情况调整用量。紧急情况下，及时静脉注射 5% 葡萄糖酸钙，注射速度需非常缓慢，常 5～10 分钟注射 5ml，如果症状持续，可追加 5ml，直至总量 20ml。

4. 心血管反应　在 TPE 治疗过程中，应保持去除量与回输量的动态平衡，否则会出现血容量过低或过高的心血管反应。血容量过低表现为胸闷、心悸、面色苍白、出冷汗、恶心呕吐、心动过速、低血压，甚至昏厥或休克；血容量过高表现为头晕头痛、血压升高、心律失常，甚至发生急性肺水肿。年老体弱、贫血、水肿、低蛋白血症及心肺功能障碍患者易发，应注意预防。在保持进出液体量平衡的基础上，还应注意保持血浆胶体渗透压的稳定。一旦出现心血管反应症状，必须及时处理。针对低血容量反应，应减慢去除血浆的速度，适当补充胶体液；针对高血容量反应，应减慢置换液的输入速度，适当加快去除血浆的速度，或使用快速利尿剂。

5. 出凝血异常　除了免疫吸附等新型单采治疗手段外，常规治疗性单采与置换术的选择特异性低，在去除病理性血液成分的同时，也会去除部分正常血液成分，特别是凝血相关成分，如果不进行补充，则会导致患者出（凝）血异常。如 1 个血浆容量的单采会导致凝血因子减少 25%～30%，纤维蛋白原减少 63%，血小板减少 25%～30%。患者术前凝血功能指标是制定单采与置换术治疗方案（置换液选择、置换量与频次）的重要评估内容。针对术前凝血功能本就不佳的患者（如出血性疾病、消耗性凝血病、骨髓抑制以及肝功能损害等），应选用血浆作为置换液。针对每天均进行 TPE 治疗患者，要注意其血小板水平，一般在 3～4 天达到最低值，根据患者出凝血表现酌情补充血小板。但值得注意的是，针对血栓性微血管病患者，要结合疾病发病机制，谨慎选择血浆与血小板，如 TTP 患者输注血小板是禁忌。

6. 反跳现象 是指在治疗性单采或置换术后，患者病情短暂缓解，但随后进一步严重，甚至比原发病更重的现象。其发生机制，一方面是术后血液病理性成分大量减少解除了机体的反馈抑制，另一方面是单采或置换术在去除病理性成分的同时，也去除了治疗药物，特别是与血浆蛋白结合的药物。因此，在术后要及时补充治疗药物，尤其是免疫抑制剂，维持必要的血药浓度，以防反跳现象的发生。

7. 其他 经血传播病原体感染、静脉穿刺部位感染、体内留置导管感染、分离机引起的轻度机械性溶血、输入大量温度过低的置换液所致的心律失常等并发症并不常见，如果发生则应及时作相应处理。

第二节 细胞治疗

PPT

细胞治疗（cell therapy）是指利用特定的细胞来治疗疾病的一种治疗方法。随着基因工程技术的发展，基因修饰细胞治疗得到极大发展，如嵌合抗原受体 T 细胞（chimeric antigen receptor T cells，CAR－T 细胞）治疗，目前已广泛应用于血液系统恶性肿瘤患者。细胞治疗已成为现代医疗领域最具潜力和革命性的治疗手段，总体市场规模已超百亿美元。我国在细胞治疗领域发展迅猛，已与美国形成并驾齐驱之势。作为"生命科学"产业代表，细胞治疗被写入政府工作报告，是我国新质生产力。

一、细胞类型

根据供体来源，用于细胞治疗的细胞可分为自体细胞与异体细胞，前者来自患者自己，后者来自于其他人体，甚至是其他物种。除自体细胞和来自同卵双胞胎的异体细胞之外，其他异体细胞的应用均面临免疫排斥问题的限制。根据细胞分化潜能，用于细胞治疗的细胞又可分为干细胞（stem cells）和体细胞（somatic cells）。

1. 干细胞 是一类具有自我更新和多向分化潜能的未分化细胞，可分为多能干细胞（pluripotent stem cells，PSCs）与成体干细胞（adult stem cells，ASCs）。

多能干细胞是具有向各种组织器官细胞分化潜能的一类干细胞，具有自我更新、多向分化和无限增殖的特性。多能干细胞包括胚胎干细胞（embryonic stem cells，ESCs）、外胚层干细胞（epiblast stem cells，EpiSCs）、胚胎生殖细胞（embryonic germ cells，EGCs）以及诱导多能干细胞（induced pluripotent stem cells，iPSCs）。ESCs、EpiSCs 与 EGCs 均来源于胚胎组织，在用于细胞治疗时面临伦理等诸多挑战；iPSCs 则是通过将 Oct－3/4、Sox2、KLF4 和 c－Myc 四个转录因子导入成体细胞诱导而成，因其存在细胞基因结构变异和致瘤风险，目前主要应用于疾病建模、药物筛选与动物实验，离人体细胞治疗应用仍有较远距离。

成体干细胞是指存在于某种已经分化组织中的未分化细胞，具有自我更新以及向该类型组织细胞分化潜能的特性。但与多能干细胞相比，成体干细胞的自我更新与分化潜能有限。成体干细胞包括造血干细胞（hematopoietic stem cells，HSCs）、皮肤干细胞（skin stem cells，SSCs）、神经干细胞（neural stem cells，NSCs）与间充质干细胞（mesenchymal stem cells，MSCs）等。HSCs 可分化为多种血液细胞；SSCs 包含表皮干细胞和毛囊干细胞等，可分化为表皮细胞与毛囊细胞，维持皮肤的完整性；NSCs 可分化为神经细胞、少突胶质细胞和星形胶质细胞；MSCs 则可分化为骨细胞、软骨细胞和脂肪细胞等，MSCs 还具有强大的免疫调节功能。HSCs 与 MSCs 均已大量应用于临床，如 HSCs 移植治疗血液系统恶性肿瘤或遗传性血液病，MSCs 移植预防移植物抗宿主病等。

2. 体细胞　是除了生殖细胞与干细胞之外的其他类型细胞，用于细胞治疗的体细胞主要为免疫细胞和其他细胞。免疫细胞是指参与免疫应答或与免疫应答相关的细胞，是机体维持免疫稳态的主要力量。免疫细胞包括 T 淋巴细胞、B 淋巴细胞、单核巨噬细胞、树突状细胞（dendritic cells，DCs）、自然杀伤（nature killer，NK）细胞等；其他细胞有成纤维细胞、软骨细胞、角质细胞、肝细胞以及胰岛细胞等。免疫细胞可直接杀伤肿瘤细胞治疗恶性肿瘤；其他体细胞可作为酶、细胞因子和生长因子等的来源，用于先天代谢疾病、溃疡、烧伤或软骨病的治疗。

二、治疗方法

广义上，红细胞或血小板等血细胞成分血液输注亦属于细胞治疗范畴，在人类发现血型的奥秘后便广泛应用于临床，现已超百年。造血干细胞移植始于 20 世纪 60 年代，已广泛应用于临床超半个世纪。而组织工程细胞疗法、富血小板血浆疗法以及以 CAR－T 细胞疗法为代表的过继细胞疗法等则是近二十年来新兴的细胞治疗方法。

（一）造血干细胞移植 微课/视频3

造血干细胞移植（hematopoietic stem cell transplantation，HSCT）是指对患者进行全身放疗、化疗和（或）免疫抑制预处理，以清除体内肿瘤细胞或缺陷造血干细胞后，回输正常造血干细胞，重建其正常造血与免疫功能的一种治疗方法。骨髓造血干细胞、外周血造血干细胞与脐带血造血干细胞均可用于造血干细胞移植，经动员单采的外周血造血干细胞应用最为广泛，其造血重建速度最快。造血干细胞移植是白血病、重型再生障碍性贫血、淋巴瘤、急性放射综合征以及部分遗传病与代谢性疾病患者的终极救治手段，全球每年实施病例数超 10 万例，移植成功患者 3 年生存率可达 60%。近年来，利用基因修饰的自体造血干细胞移植治疗遗传性疾病的尝试也逐渐增多，但尚未广泛应用于临床。

（二）过继细胞疗法

过继细胞疗法（adoptive cell therapy，ACT）是指从肿瘤患者体内分离免疫活性细胞，在体外进行扩增、修饰和功能鉴定，然后回输患者以杀伤肿瘤细胞的一种治疗方法。过继细胞疗法最常见的免疫细胞为 T 细胞，其中 CAR－T 细胞疗法最为成功。

1. 肿瘤浸润淋巴细胞（tumor－infiltrating lymphocytes，TILs）疗法　需从肿瘤组织分离自然浸润的淋巴细胞，经体外扩增后将这些细胞与高剂量白介素（IL－2）回输患者，以识别和杀灭肿瘤细胞。在输入 TILs 前，患者需进行淋巴清除以确保回输的 TILs 能在体内大量扩增。该疗法在转移性黑色素瘤患者中表现出不错的疗效，作为二线治疗进行了大量临床试验。2024 年 2 月，美国食品药品监督管理局（FDA）批准了 Iovance Biotherapeutics 公司开发的 TILs 疗法 Amtagvi（lifileucel）上市，用于治疗晚期黑色素瘤。这是全球首款获批上市的 TILs 疗法，同时也是首款获批治疗实体瘤的 T 细胞疗法，具有里程碑意义！TILs 由多克隆 T 细胞组成，能够更好应对肿瘤异质性，且无需基因修饰，具有较低的毒性；但肿瘤中是否存在具有抗肿瘤活性的效应 T 细胞，以及细胞的活性和数量是 TILs 的限制性因素。

2. 肿瘤特异性受体修饰 T 细胞（tumor－specific T－cell receptor modified T cells，TCR－T cells）疗法　基于高通量测序获得肿瘤细胞非同义突变的信息，结合预测算法识别潜在的肿瘤抗原，并对肿瘤浸润淋巴细胞进行筛选，获得反应性 TCR 序列，之后利用慢病毒载体在患者自体 T 细胞中过表达反应性 TCR 序列，再将能靶向肿瘤抗原的工程化 T 细胞回输到患者体内启动抗肿瘤免疫。与 TILs 相比，TCR－T 抗原特异性更强，因此在较轻的副作用下就可以取得较好的抗肿瘤活性。目前已在黑色素瘤的临床实验中取得了较好的疗效,但其发展还处于起始阶段,仍有许多问题亟待解决,例如肿瘤抗原与组织自身抗原的交叉反应性问题,且不同个体人类白细胞抗原(HLA)的显著差异使得 TCR - T 只能作为个性化治疗,无法规模化生产。

3. 嵌合抗原受体 T 细胞疗法 嵌合抗原受体(chimeric antigen receptor,CAR)是指由可结合抗原的单链抗体可变区、铰链跨膜区和胞内信号传导结构域构成的重组跨膜分子,是一种人工构建的可识别特异性抗原的受体。通过基因工程技术在体外将 CAR 基因转入 T 细胞中所制备的表达 CAR 分子的 T 细胞称为嵌合抗原受体 T 细胞(CAR - T cells)。CAR 分子识别肿瘤抗原不依赖 HLA 分子,直接与肿瘤抗原结合并活化 T 细胞,通过释放穿孔素、颗粒酶 B 等对肿瘤细胞进行特异性杀伤。CAR - T 细胞疗法在人类抗肿瘤斗争史中具有里程碑意义。1993 年第一代 CAR - T 细胞诞生;2002 年,在 CAR - T 细胞中加入共刺激信号(CD28)制备了第二代 CAR - T 细胞;2009 年,包含 CD28 和 4 - 1BB 双共刺激信号的第三代 CAR - T 细胞面试;第四代 CAR - T 细胞新增了活化 T 细胞核因子转录相应原件,可以使 CAR - T 细胞在肿瘤区域分泌特定的转基因蛋白,如细胞因子 IL - 12、IL - 18、趋化因子等,第四代 CAR - T 细胞又被称为 TRUCK T 细胞(T cells redirected for universal cytokine killing)。

CAR - T 细胞疗法针对血液系统肿瘤治疗的疗效目前已经有目共睹,实现了突破性进展。目前,美国有 6 款 CAR - T 细胞药物上市,其中 Carvykti 原研为南京传奇生物。我国也已有 5 款 CAR - T 细胞药物上市,靶点都包含 CD19、BCMA 靶点(表 13 - 2)。可见,我国细胞治疗行业发展已与美国形成并驾齐驱之势。CAR - T 细胞在实体肿瘤治疗的进展虽然相对缓慢,但诸如针对 HER2、CEA、FBP 和 GPC - 3 等抗原的 CAR - T 细胞在实体瘤中的应用也在不断尝试,从血液肿瘤延伸至实体肿瘤是 CAR - T 细胞研究的大趋势。 ⓔ 微课/视频 4

表 13 - 2 中美已上市 CAR - T 细胞药物

商品名	研发公司	靶点	上市时间	上市地区
Kymirah	诺华	CD19	2017.08	美国
Yescarta	吉利德/凯特	CD19	2017.01	美国
Tecartus	吉利德/凯特	CD19	2020.07	美国
Breyanzi	BMS	CD19	2021.02	美国
Abecma	Celgene/BMS	BCMA	2021.03	美国
Carvykti	强生/传奇生物	BCMA	2022.02	美国
奕凯达(阿基仑赛注射液)	复星凯特	CD19	2021.06	中国
倍诺达(瑞基奥仑赛注射液)	药明巨诺	CD19	2021.09	中国
福可苏(伊基奥仑赛注射)	信达生物	BCMA	2023.06	中国
源瑞达(纳基奥仑赛注射液)	合源生物	CD19	2023.11	中国
赛恺泽(泽沃基奥仑赛注射液)	科济药业	BCMA	2024.02	中国

4. 其他过继细胞疗法 淋巴因子激活杀伤细胞(lymphokine - activated killer cells,LAK cells)疗法是最早的过继细胞疗法。利用 IL - 2 刺激肿瘤患者或者健康人外周血单个核细胞(peripheral Blood Mononuclear Cell,PBMC)诱导出 LAK 细胞,其可以杀伤对自然杀伤细胞(natural killer cells,NK cells)不敏感的肿瘤细胞。在黑色素瘤患者的治疗中初见成效。

细胞因子诱导杀伤细胞(cytokine - induced killer cells,CIK cells)疗法是通过细胞因子 IL - 2、CD3 单抗以及干扰素 γ(interferon - γ,IFN - γ)共同诱导 PBMC 而获得。动物实验显示 CIK 细胞具有较 LAK 更强的抗肿瘤活性,其主要效应细胞是 NKT 细胞、NK 细胞和杀伤性 T 细胞。在血液系统肿瘤及肝癌、肺癌等实体肿瘤的治疗中有一定的疗效。

γδT 细胞是指其 T 细胞受体（TCR）为 γ 链和 δ 链异二聚体的一类 T 细胞，与常规的 αβT 细胞不同，γδT 细胞不表达共受体 CD4 和 CD8，不受 HLA 限制。γδT 细胞主要通过颗粒酶 B 和穿孔素对感染细胞和肿瘤细胞产生的细胞毒作用杀伤靶细胞。在肺癌和肾癌中有不少的临床实验进行疗效评价。

NK 细胞是一种先天免疫细胞，具有多种细胞毒性机制。NK 细胞疗法通过提取分离 NK 细胞，体外扩增培养后再次回输人体进行抗肿瘤治疗。

以上几种过继细胞疗法均不依赖 HLA 分子，因此也不具有肿瘤抗原特异性，其抗肿瘤疗效不如 CAR-T 细胞，在临床应用发展较慢。但过继细胞疗法是发展最为迅猛的细胞治疗领域，近年来，出现了将 CAR 与 NK 细胞组合的 CAR-NK 细胞新疗法，可提升细胞的特异性并利用 NK 细胞的强细胞毒性。

（三）组织工程细胞疗法

组织工程细胞疗法是指从机体组织分离出少量种子细胞，并在体外进行培养，将扩增的细胞与具有良好生物相容性、可降解性和可吸收的生物材料混合形成细胞-材料复合物，植入机体病损部位，随着生物材料在体内逐渐被降解和吸收，植入的细胞在体内不断增殖并分泌细胞外基质，最终形成相应的组织或器官，从而达到修复创伤和重建功能的一种治疗方法。目前已有相关细胞治疗产品获得 FDA 批准，如治疗糖尿病足溃疡的 Apligraf 和 Dermagraft，以及治疗烧伤的 OrCel 和 Epicel 等。

（四）富血小板血浆疗法 微课/视频 5

富血小板血浆（platelet-rich plasma，PRP）是通过离心的方法从全血中提取的血小板浓缩物（platelet concentrate）。其本质与临床输注的单采血小板相同，但不同的是，单采血小板是以提升血小板数量、修复凝血功能为目的，而 PRP 则是通过激活血小板后释放的多种生长因子以及血浆蛋白对组织进行修复。单采血小板均来自于异体，而异体 PRP 则面临免疫排斥、血液资源合理使用、以及伦理问题，因此，PRP 主要来源于自体。单采血小板的使用方式为静脉输注，PRP 一般外用于局部创口或损伤组织局部注射。

血小板源性生长因子（platelet-derived growth factor，PDGF）、转化生长因子-β（transforming growth factor-beta，TGF-β）、胰岛素样生长因子（insulin-like factor-beta，IGF）、血管内皮生长因子（vascular endothelial factor-beta，VEGF）和表皮生长因子（epidermal factor-beta，EGF）等是 PRP 的主要效应因子。这些生长因子可促进软组织创面，特别是难治性创面的修复，修复软骨组织、肌腱韧带，减轻关节或肌腱炎症，修复神经组织，促进子宫内膜增生。近 20 年来，PRP 已被应用于多学科疾病治疗，如骨科、口腔颌面外科、心胸外科、妇产科等，对治疗骨关节炎、糖尿病足、肌腱韧带损伤、子宫内膜薄导致的不孕不育等均有显著疗效，甚至被用于抗皱纹、毛发再生、微整形等医疗美容领域。

（五）其他细胞治疗方法

血管基质组分（stromal vascular fraction，SVF）是从患者自体抽取的脂肪组织，经过滤、离心去除成熟脂肪细胞后得到的混合细胞制剂，其主要成分为脂肪来源的间充质干细胞，因其具有多向分化潜能，并可分泌多种细胞因子，在组织再生及修复中具有重要作用。辅助脂肪移植、面部年轻化、瘢痕及脱发治疗等整形美容应用是 SVF 的主要应用领域。但 SVF 的制备与使用缺乏标准化，临床应用安全性与疗效仍需进一步验证。

骨髓浓缩物（bone marrow concentrate，BMC）是将骨髓经过离心、分离后获得的有核细胞的浓缩物，其含间充质干细胞、造血干细胞、祖细胞。主要应用于骨关节炎的治疗。

三、临床应用

细胞治疗种类繁多，不同细胞类型与不同治疗方法的特点各异，发展的阶段与前景也不尽相同。已有大量商业化应用的细胞治疗产品，但仍有很大一部分尚处于研发阶段。该领域发展日新月异的背后是因为有广大的临床应用需求。

1. 再生医学（regenerative medicine） 是利用人体自身的细胞和生长因子，通过恢复组织失去的功能来修复组织。在再生医学领域，胶质细胞与成纤维细胞制备的皮肤类似物已获 FDA 批准，用于糖尿病足溃疡、烧伤以及颌面外科手术创口的治疗。成纤维细胞皮内注射改善鼻唇沟皱纹、软骨细胞支架植入治疗膝关节软骨缺损等，均已应用于临床。但值得注意的是，上述细胞治疗目前只能起到促进组织修复的作用，并不能实现真正意义的"再生"。当前，有大量临床试验对 PRP、ESCs、iPSCs、SVF、MSCs 以及 BMC 在再生医学领域应用的安全性与有效性进行评价。如 PRP 治疗肌腱损伤、肩袖撕裂、膝关节或髋关节骨关节炎及肌肉损伤；ESCs 治疗黄斑变性和黄斑营养不良、心衰；iPSCs 治疗黄斑变性（iPSCs 更多作为疾病模型构建与药物筛选研究应用）；SVF 治疗放疗诱导损伤、膝关节炎、慢性伤口愈合、泌尿生殖系统疾病及系统性硬化症；MSCs 治疗成骨不全症、克罗恩病、深度烧伤、牙周缺损、软骨/骨缺损及糖尿病足；BMC 治疗骨关节炎等。

2. 免疫系统疾病 大部分免疫系统疾病是由于过度的免疫反应或自身免疫。常规药物治疗主要通过免疫抑制来改善症状。HSCT 则可以重置机体免疫，达到治愈效果。HSCT 在多发性硬化症与系统性红斑狼疮的治疗中显示出较好疗效，但在风湿性关节炎、血管炎和克罗恩病的治疗中疗效有限。MSCs 在治疗免疫疾病中也显示出巨大的潜力，如移植物抗宿主病、肌萎缩性侧索硬化症及克罗恩病等。PRP 也可减轻风湿性关节炎的炎症程度。此外，调节性 T 细胞（Treg 细胞）与树突状细胞均具有免疫调节功能，相关治疗应用有待进一步开发。

3. 恶性肿瘤 恶性肿瘤治疗已经从传统的化疗/放疗发展到更具靶向性的生物治疗，包括单克隆抗体、溶瘤病毒和细胞治疗。HSCT 一直是血液系统恶性肿瘤的终极治疗手段。CD19 与 BCMA 靶向的 CAR－T 细胞治疗对 B 细胞淋巴瘤的疗效十分显著，靶向 BCMA 的 CAR－T 细胞治疗在复发难治的多发性骨髓瘤患者临床试验中显示出高效抗肿瘤活性。但是，靶向 PD－L1 和前列腺特异性膜抗原 PSMA 的 CAR－T 细胞在实体瘤中的治疗效果则因肿瘤微环境的免疫抑制而并不理想。TCR－T 细胞治疗黑色素瘤与滑膜细胞肉瘤；TILs 与 LAK 细胞治疗黑色素瘤；CIK 细胞治疗肝细胞癌等临床实验均取得一定的疗效。在抗癌疫苗中，以树突状细胞为基础的抗癌疫苗（通过将树突状细胞与患者源性肿瘤细胞融合，或用肿瘤细胞裂解物刺激，或转染编码肿瘤相关抗原 mRNA），已在 B 细胞淋巴瘤、多发性骨髓瘤、急性髓系白血病、胶质母细胞瘤及转移性黑色素瘤的临床试验中初步表现出令人欣喜的疗效。

▶ 知识拓展 ┈┈

单采在细胞治疗中的应用

用于细胞治疗的细胞很大一部分是来自于外周血，如动员外周血造血干细胞、T 细胞、PRP 等。上述细胞采集的数量和质量直接关系着细胞治疗的疗效。例如，外周血造血干细胞移植所需的细胞需满足单个核细胞 $\geqslant 5 \times 10^8$/kg 的标准，且其含有的 CD34＋细胞数量需 $\geqslant 2 \times 10^6$/Kg。故而对靶细胞的采集需尽量精准，减少其他细胞的污染。单采技术的优点恰好在于对目标细胞的精准采集，因而其广泛应用于细胞治疗的靶细胞采集。但值得注意的是，在采集不同类型靶细胞的时候，需注意耗材类型的选择，干细胞采集耗材与常规的白细胞采集耗材有所不同，且应根据靶细胞的密度选择不同的采集程序，甚至手动调节细胞采集位置的深浅，这对靶细胞采集的精准程度至关重要。

? 思考题

答案解析

[思考题1]

案例：患者，女，54岁。

主诉：双下肢紫癜伴乏力3天。

现病史：患者3天前搬家劳累后出现双下肢紫癜，伴乏力，查体除双下肢紫癜外无明显异常，血常规 PLT 11×10^9/L↓，手工计数复查 PLT 10×10^9/L↓，生化 TBIL 88.9μmol/L↑，凝血 D - 二聚体 3380μg/L↑，血涂片见破碎红细胞。

既往史：有"阑尾切除、甲状腺结节切除"手术史，无输血史。

问题：

（1）该病例初步诊断为血栓性血小板减少性紫癜，应选用哪种单采技术进行治疗？

（2）该患者进行单采治疗前还需进行哪些患者评估与处置流程？

（3）该患者进行单采治疗的抗凝剂与置换液应如何选择？

[思考题2]

案例：患者，男，33岁。

主诉：淋巴结肿大2年，加重4个月。

现病史：查体示颌下、颈部、腹股沟等多处淋巴结肿大，质硬，活动度差，无痛；病理示淋巴结结构破坏，异型淋巴细胞弥漫成片，多为中小细胞，核轻度不规则；免疫组织化学示异常细胞为 B 细胞，CD19 +，CD20 -。

既往史：无遗传史，无输血史。

问题：

（1）该病例初步诊断为弥漫大 B 细胞淋巴瘤，可选用哪种细胞治疗手段进行治疗？

（2）所选细胞治疗的肿瘤靶抗原可选择？

（3）所选细胞治疗是否受到 HLA 的限制？

（陈　立）

书网融合……

重点小结

题库

微课/视频1

微课/视频2

微课/视频3

微课/视频4

微课/视频5

第十四章　输血反应与输血传播疾病

✏ 学习目标

1. 通过本章学习，掌握常见的非感染性输血风险（输血反应）的病因、临床特点及预防措施；熟悉常见的感染性输血风险（即输血传播疾病）的病原体及其预防与控制策略。

2. 具备对临床常见输血反应的鉴别能力。

3. 树立以患者为中心、输血有风险、科学合理安全有效用血的观念，关爱患者，维护患者的健康利益。

尽管献血者血液经过严格的筛查、检测等处理程序，但输血仍有风险，包括感染性输血风险（即输血传播疾病）和非感染性输血风险（即输血反应）。输血的最大风险为非感染性输血风险，其中输血相关循环超负荷（transfusion‑associated circulatory overload，TACO）、输血相关急性肺损伤（transfusion‑related acute lung injury，TRALI）和溶血性输血反应（hemolytic transfusion reaction，HTR）是三种最常见的输血相关死亡的病因。多种输血反应可表现为相同的症状和体征。早期识别、及时停止输血，并进一步评估病情是成功处理输血反应的关键。

第一节　输血反应

PPT

输血反应（transfusion reactions）又称输血不良反应（adverse transfusion reactions），是指与输血具有时序相关性的不良反应，即在输血过程中或输血后受血者出现用原来疾病不能解释的新的症状和体征，是输血的非感染性并发症（noninfectious complication）。发生输血反应的原因可能是不良事件，也可能是受血者机体与所输入血液相互作用的结果。对输血反应的调查是血液安全监测的关键环节。

输血反应根据发病时间不同，分为急性输血反应（acute transfusion reactions）和迟发性输血反应（delayed transfusion reactions），前者是指输血过程中、输血后即刻至输血后24小时内发生的输血反应，后者是指输血后24小时至28天内发生的输血反应；根据病因不同，可分为免疫性和非免疫性输血反应（表14-1）。

表14-1　输血反应分类

发生机制	急性输血反应（<24小时）	迟发性输血反应（>24小时）
免疫性	急性溶血性输血反应（AHTR）	迟发性溶血性输血反应（DHTR）
	过敏性输血反应（ATR）	迟发性血清学输血反应（DSTR）
	发热性非溶血性输血反应（FNHTR）	输血后紫癜（PTP）
	输血相关急性肺损伤（TRALI）	输血相关移植物抗宿主病（TA‑GVHD）
		血小板输注无效（PTR）
		输血相关免疫调节（TRIM）
		同种免疫

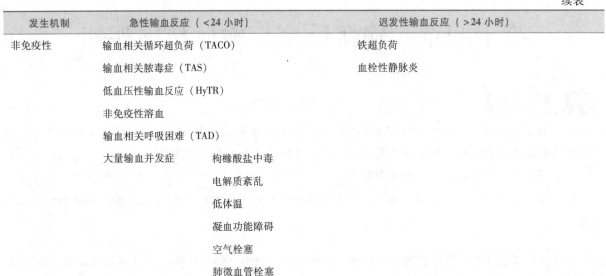

发生机制	急性输血反应（<24 小时）		迟发性输血反应（>24 小时）
非免疫性	输血相关循环超负荷（TACO）		铁超负荷
	输血相关脓毒症（TAS）		血栓性静脉炎
	低血压性输血反应（HyTR）		
	非免疫性溶血		
	输血相关呼吸困难（TAD）		
	大量输血并发症	枸橼酸盐中毒	
		电解质紊乱	
		低体温	
		凝血功能障碍	
		空气栓塞	
		肺微血管栓塞	

美国 AABB 报道，在各种类型输血反应中，轻度过敏性输血反应（allergic transfusion reaction，ATR）即荨麻疹的发生率最高，为 1%~3%；其次是发热性非溶血性输血反应（febrile non - hemolytic transfusion reaction，FNHTR），输注滤除白细胞的血液制剂 FNHTR 发生率为 0.1%~1%；而其他类型输血反应的发生率相对较低。美国 FDA 报道 2017—2021 年输血相关死亡的前四位病因依次为 TACO、TRALI、HTR 和输血相关脓毒症（transfusion - associated sepsis，TAS）。

致命性输血反应多发生于输血早期，因此输血过程中应仔细观察受血者的反应，特别是输血刚开始的时候。常见的输血反应症状和体征包括：①发热，体温升高≥1℃，且体温≥38℃；②寒战；③呼吸窘迫，包括呼吸困难、哮喘、咳嗽等；④输血部位疼痛，胸部、腹部、腰部疼痛；⑤血压变化，包括血压升高或降低；⑥恶心/呕吐；⑦尿色加深，尿色改变可能是全麻受血者急性溶血时最早的临床表现；⑧异常出血；⑨皮肤表现，包括荨麻疹、皮疹、脸红、瘙痒和局部水肿等；⑩少尿或无尿。

不同的输血反应可表现出相同的症状和体征，如 FNHTR、HTR、TAS 和 TRALI 等输血反应均可有发热，应注意鉴别。急性输血反应的分类及处理见表 14 - 2。发热、皮疹和呼吸困难相关的输血反应见表 14 - 3。输血反应的诊断和治疗必须以临床状况（包括症状、体征和实验室检查）为依据，特别是在非典型情况下。若在输血过程中有疑似输血反应发生，应立即停止输血，用 0.9% 氯化钠溶液维持静脉通道，并通知输血科。

表 14 - 2　急性输血反应分类及处理

反应名称	发病机制	临床表现	鉴别诊断	实验室检查	治疗原则
AHTR	①大多数为献血者红细胞被受血者体内天然存在的抗体所破坏；②输入有同种抗体的献血者血浆，使受血者红细胞发生溶血；③抗原抗体反应激活补体而引起的快速血管内溶血；④多由 ABO 血型不相容输血引起，人为差错是其主要原因	发热、腰痛、血尿、低血压、休克、DIC 等，甚至死亡	①FNHTR ②TAS ③TRALI ④非免疫性溶血	①直接抗球蛋白试验（DAT）阳性 ②血浆和尿液中有游离血红蛋白 ③复查输血前、后标本血型 ④复查意外抗体筛查 ⑤复查交叉配血试验 ⑥检测溶血指标（如 LDH、胆红素等）	①立即停止输血，输注 0.9% 氯化钠溶液维持静脉通路 ②应用利尿剂，维持尿量 >1ml/（kg·h） ③应用止痛药 ④治疗低血压 ⑤根据需要输血等

反应名称	发病机制	临床表现	鉴别诊断	实验室检查	治疗原则
轻度ATR	可能是由受血者体内存在的IgE抗体与输入的血液成分中的过敏原发生抗原抗体反应,导致Ⅰ型超敏反应,致使肥大细胞和嗜碱性粒细胞释放组胺等,引起荨麻疹等	荨麻疹、面部潮红等	①严重ATR ②TRALI ③TACO	无	①立即停止输血 ②抗组胺药可改善症状 ③如果30分钟内症状缓解,可继续输血,并严密观察
重度ATR	发病机制尚不明确	急速发生的休克、低血压、血管性水肿和呼吸窘迫等	①轻度ATR ②TRALI ③TACO	适宜条件下可检测IgA和结合珠蛋白浓度,IgA抗体,IgE水平	①立即停止输血 ②给予肾上腺素 ③保持气道通畅,吸氧 ④维持血流动力学稳定状态(静脉输液、升压药等)
TRALI	①与输入含有血浆的血液制剂中存在白细胞抗体或生物活性脂质密切相关 ②导致肺毛细血管通透性增加、肺组织损伤	低氧血症、呼吸衰竭、发热、低血压、急性非心源性肺水肿等	①TAS ②TACO ③严重ATR ④心源性肺水肿 ⑤肺炎等	①排除溶血反应 ②献血者HLA/HNA抗体筛查 ③胸部X线检查 ④检测BNP(可能有用)	①立即停止输血 ②呼吸支持,吸氧或机械通气 ③维持血流动力学稳定状态(静脉输液、升压药等)
FNHTR	①可能是由于储存的血液成分尤其是血小板制剂产生和累积的细胞因子所致 ②由于受血者体内抗体与血液制剂白细胞抗原发生反应所致	①发热、寒战、畏寒、头痛、呕吐等 ②发生于输血过程中或输血结束后4小时内	①AHTR ②TAS ③TRALI ④原发病引起的发热 ⑤药物引起的发热	①排除溶血等其他类型输血反应 ②HLA抗体筛查	①立即停止输血 ②解热药对症治疗
TAS	由于血液制剂中污染的细菌所致,这些细菌来源于: ①献血者皮肤(静脉穿刺部位) ②献血者已受细菌感染但无临床症状 ③采集/储存期间污染	高热、寒战、低血压等	①AHTR ②FNHTR ③ATR	①剩余的血液制剂革兰染色和细菌培养 ②受血者血液革兰染色和细菌培养 ③排除溶血反应	①立即停止输血 ②静脉输液 ③应用广谱抗生素
低血压性输血反应(HyTR)	①发病机制尚不清楚,可能与产生缓激肽及其活性代谢产物相关 ②大多数发生于应用带负电荷的过滤器输注成分血或受血者者应用血管紧张素转换酶(ACE)抑制剂期间	①低血压、呼吸困难、荨麻疹、面部潮红、瘙痒、胃肠道症状等 ②大多数发生在输血开始几分钟内,停止输血和支持治疗后可迅速缓解	①AHTR ②TAS ③TRALI ④ATR ⑤原发病引起的低血压	①无特异性检查 ②排除其他类型输血反应	①立即停止输血 ②维持血流动力学稳定状态(静脉输液、升压药等)
TACO	中心静脉压升高、肺循环血量增加和肺顺应性降低导致的继发性充血性心力衰竭和肺水肿	颈静脉压怒张、双肺布满湿啰音、高血压、咳嗽、端坐呼吸、下肢水肿等	①TRALI ②严重ATR	①胸部X线检查 ②BNP ③排除TRALI	①立即停止输血 ②采取坐位 ③吸氧 ④利尿 ⑤必要时行静脉放血治疗
高钾血症	①多见于婴幼儿和接受大量输血的个体 ②储存的红细胞制剂中的钾离子浓度升高	①肌无力 ②心电图改变 ③心律失常、心跳骤停,甚至死亡		①电解质 ②心电图	下列措施可能有预防作用:低速输注、输注库存时间短的血液或洗涤红细胞等

续表

反应名称	发病机制	临床表现	鉴别诊断	实验室检查	治疗原则
低钾血症	①可能与大量输血相关（特别是输注大量新鲜冰冻血浆）②可能与枸橼酸盐中毒继发的代谢性碱中毒有关	①心电图改变②肌无力③心律失常		①电解质②心电图	补钾
低钙血症	①其发生可能与大量输血相关②可能发生于肝衰竭患者大量输血时，正常肝脏可快速代谢枸橼酸盐，若枸橼酸盐输入速率超过了肝脏清除枸橼酸盐的能力，枸橼酸盐则可能结合钙离子，从而导致低钙血症	心电图改变、左心室功能不全、神经肌肉兴奋性升高、低血压等		①测血钙②测血镁	当钙离子浓度小于正常的50%，并且伴随低钙血症症状时，考虑补钙
低体温	常发生于快速输注大量低温血（尤其是红细胞制剂）	①核心体温降低②低体温可能与代谢紊乱相关（高钾血症、乳酸增加等）③凝血功能障碍等			当需要大量快速输血时，可应用血液加温仪加温血液以预防低体温

表 14-3　发热、皮疹和呼吸困难相关的输血反应

分类	伴随症状	可能的输血反应
发热	体温＜39℃无其他症状	可疑 FNHTR
	高热（≥39℃）或伴寒战、恶心、呕吐、腹痛、血压下降等	可疑 TAS 或 HTR
	伴其他症状	可疑 TRALI 或 TA-GVHD
皮疹	轻度皮疹伴瘙痒	轻度 ATR
	重度皮疹、瘙痒伴呼吸困难、低血压、咽喉肿胀等	严重 ATR
	特征性皮疹伴发热、腹泻、肝功能异常等	TA-GVHD
呼吸困难	伴血压升高	TACO
	伴血压下降	TRALI、TAS、AHTR、严重 ATR
	不伴其他症状	TAD

一、发热性非溶血性输血反应

发热性非溶血性输血反应（febrile non-hemolytic transfusion reaction，FNHTR）又称非溶血性发热反应，是指在输血中或输血后 4 小时内体温升高≥1℃和体温≥38℃，并以发热、寒战等为主要临床表现，且能排除 HTR、TAS、TRALI 等引起发热的一类输血反应。

（一）病因和发病机制

受血者对白细胞产生同种免疫抗体是 FNHTR 的主要原因，最常见的是 HLA 抗体，少数受血者血液中发现 HNA 抗体或 HPA 抗体。受血者在多次输血以及妊娠或移植过程中，由异体白细胞抗原致敏产生白细胞抗体，当体内已经产生白细胞抗体的受血者再次输血时，输入的白细胞与体内白细胞抗体发生抗原抗体反应并激活补体，导致白细胞破坏和致热原释放，从而引起 FNHTR。

FNHTR 的另一个原因就是输入的贮存血中含有 IL-1、IL-6、IL-8、TNF-α 等细胞因子，这些细胞因子随着血液成分保存时间延长而不断积累增多；血液制剂中白细胞的含量越高，这些细胞因子

的浓度也越高，特别是（22±2）℃保存的血小板制剂。有研究发现，浓缩血小板中的白细胞可释放细胞因子，引起发热反应，其发生率随血小板贮存时间延长而增高，并与血小板制剂中残存的白细胞数量有关。

（二）临床特点

FNHTR 是比较常见的输血反应，其发生与血液制剂类型、输血及妊娠的次数等有关。FNHTR 常见于多次输血或多次妊娠患者，并有反复发生 FNHTR 病史。输注去白细胞血液制剂发生 FNHTR 的概率为 0.1%~1.0%。

FNHTR 表现为输血中或输血后 4 小时内体温升高 1℃ 以上且体温 ≥38℃，伴有寒战、出汗、恶心呕吐、皮肤潮红、心悸、头痛；发热时间少则数分钟，多则 1~2 小时，但很少超过 8~10 小时。外周血白细胞计数可轻度升高，部分患者血清中可检出白细胞抗体。

（三）诊断

FNHTR 采用排除法诊断，应排除其他输血反应如 HTR、TAS 和 TRALI 等所致的发热。其他输血反应的临床表现和相关的实验室检查均有助于鉴别 FNHTR。

（四）治疗与预防

受血者发生发热反应时应立即寻找原因，排除 HTR 和 TAS 等，如不能排除，则应立即停止输血，确定为 FNHTR 可用解热药如对乙酰氨基酚对症治疗，严重时可用糖皮质激素，哌替啶能缓解严重的寒战。由于 FNHTR 过程中没有组胺释放，抗组胺药物无效。

FNHTR 的预防措施包括：①对反复发生 FNHTR 者可预服解热镇痛药等，但是不提倡对所有输血患者常规给予解热镇痛药，以免影响对 HTR、TAS 或其他致命性输血反应的识别和及时处理；②输注去白细胞血液可减少 FNHTR 发生率，研究提示血液储存前滤除白细胞可减少储存过程中产生的细胞因子，比输血前滤除白细胞能更有效地预防 FNHTR；③累积的细胞因子可通过去除血浆或洗涤等方式去除，以预防 FNHTR。

二、过敏性输血反应

过敏性输血反应（allergic transfusion reaction，ATR）是指由于输注含有血浆的血液成分而引起的一种轻重不等的变态反应性输血反应。轻者只出现荨麻疹，重者可发生过敏性休克，甚至死亡。ATR 是比较常见的输血反应，以荨麻疹最为多见，AABB 报道轻度 ATR（荨麻疹）发生率为 1%~3%，严重 ATR 发生率为 1∶50000~1∶20000。

（一）病因和发病机制

ATR 的病因尚不明确，可能是由受血者体内存在的 IgE 抗体与输入的血液成分中的过敏原发生抗原抗体反应，导致 I 型超敏反应，致使肥大细胞和嗜碱性粒细胞脱颗粒，释放出过敏毒素，如组胺、白三烯、前列腺素 D_2、血小板活化因子、细胞因子等，引起皮肤、呼吸道、心血管、胃肠道过敏表现。

ATR 的发生与献血者和受血者均有关：①过敏体质如对花粉、尘埃、牛奶及鸡蛋等过敏的患者，输入含有过敏原的血浆可引起 ATR；②缺乏结合珠蛋白、抗胰蛋白酶、转铁蛋白、IgA、C3、C4 等的受血者可能产生相应血浆蛋白抗体，输入含有相应血浆蛋白的血液可引起 ATR；③可能引起 ATR 的因素还包括献血者血液中含有受血者过敏的药物或其他成分、受血者被动输入 IgE 抗体，以及献血者血浆中 C3a、C5a 升高并激活受血者肥大细胞等。

（二）临床特点

轻度 ATR 常见，输注各种类型成分血和自体血均有可能导致。ATR 一般发生在输血开始数分钟后，也可在输血中或输血后立即发生。轻者可出现全身皮肤瘙痒、红斑、荨麻疹、血管神经性水肿等，多见于颈部及躯干上部，无其他系统症状体征。

严重 ATR 除了有轻度 ATR 的典型症状外，还表现出心血管不稳定，包括低血压、心动过速、意识丧失、心律失常、休克和心脏骤停。严重 ATR 只需要输注很少量如 10ml 的血液制剂，几秒钟到 10 分钟内即可发生，为突然发生的严重反应，表现为红斑皮疹、发绀、瘙痒、恶心、呕吐、腹泻、腹痛、低血压、心动过速、支气管痉挛、喉头黏膜水肿、呼吸困难、哮喘，甚至过敏性休克等，后果严重，需要及时识别、立即停止输血并给予积极治疗，不得再继续输入任何含有血浆的血液制剂。

（三）诊断

ATR 诊断可根据输血后短时间内出现过敏的症状和体征，严重 ATR 需与 TACO、TRALI、HTR、TAS 等相鉴别，这些输血反应除表现为呼吸困难或血压下降外，还有其特殊的临床表现或实验室检查特点。

（四）治疗与预防

ATR 治疗措施包括：①对轻度 ATR 者可以暂停输血，用抗组胺药物进行预防或治疗，如果 30 分钟之内症状缓解可继续输血；②发生严重 ATR 时，应立即停止输血，用 0.9% 氯化钠溶液维持静脉通道，吸氧，给予肾上腺素、氨茶碱及抗组胺药物，反应严重者给予糖皮质激素，喉头水肿严重者应及时行气管插管或气管切开。严重 ATR 即使症状缓解，也不能继续输血。

ATR 预防措施包括：①对于有中度或严重 ATR 史的受血者，预防性应用抗组胺药可能有助于降低ATR 的发生率或严重程度；②通过洗涤、减少血浆量或应用血小板添加剂溶液稀释的方法减少或去除血液成分中的血浆蛋白，可降低 ATR 的发生率和严重程度，对于输注含血浆的红细胞或血小板曾发生严重 ATR 的受血者，去除大部分血浆或对其进行洗涤后输注可能有效；③输注经溶剂/去污剂处理的汇集血浆也可降低 ATR 发生的风险。

三、溶血性输血反应

溶血性输血反应（hemolytic transfusion reaction，HTR）是指因输入不相容红细胞或含有对受血者红细胞不相容抗体的血液，导致献血者或受血者自身红细胞即刻或输血后数天发生溶血所引发的反应。HTR 的严重程度取决于输入不相容红细胞的量、血浆中抗体浓度（效价）和激活补体的能力、补体浓度、抗原特性、抗体特性、单核巨噬细胞系统功能以及输血速度等。识别和控制输血引起的红细胞破坏，对于及时处理和减少溶血并发症至关重要。

根据溶血发生缓急，可分为急性溶血性输血反应（acute hemolytic transfusion reaction，AHTR）和迟发性溶血性输血反应（delayed hemolytic transfusion reaction，DHTR）。按溶血部位可分为血管内溶血与血管外溶血。受血者输入不相容的血液可能引起 AHTR、DHTR 或迟发性血清学输血反应（delayed serologic transfusion reaction，DSTR）。DSTR 是指患者输血后体内出现具有临床意义的红细胞意外抗体，常可维持数月至数年，外周血 Hb 浓度变化可不明显。

（一）急性溶血性输血反应 微课/视频 1

急性溶血性输血反应（AHTR）发生于输血 24 小时内，多于输血后立即发生，大多为血管内溶血，多由 ABO 血型不相容输血所致。AABB 报道 ABO AHTR 的发生率约为 1∶80000，致死性 ABO AHTR 的风险为 1∶1800000。另外溶血也可由献血者血浆中抗体引起受血者红细胞破坏所致，如 O 型血浆或单采血小板输给非 O 型患者，血浆中抗 – A 或抗 – B 可能引起受血者红细胞破坏。AHTR 症状的严重程度与输入不相容血液的量有关，多数严重 AHTR 常超过 200ml，也有输入 30ml 致死的报道。导致 AHTR 最常见的原因是样本或患者身份识别错误。

1. 病因和发病机制　AHTR 的发生机制是抗体和红细胞膜上血型抗原结合，激活补体，形成膜攻击复合物 C5 ~ 9，使细胞膜上形成小孔，细胞外水分由小孔进入细胞，造成细胞溶解，血浆及尿中出现游离血红蛋白。引起 AHTR 的抗体大多为 IgM，少数为补体结合性 IgG。急性溶血反应过程中产生的过敏毒素 C3a、C5a 以及其他炎症介质如组胺、5 – 羟色胺、细胞因子如 IL – 1β、IL – 6、IL – 8、TNF – α、单核细胞趋化蛋白（MCP – 1）等引起血压下降、休克、支气管痉挛、发热等临床表现。抗原抗体反应可引起血小板释放反应，释放出血小板第 3 因子，激活 FXII 启动内源性凝血系统；TNF – α 和 IL – 1 等可诱导内皮细胞产生组织因子，激活外源性凝血系统；同时，TNF – α 和 IL – 1 作用于血管内皮细胞，使其表面血栓调节蛋白表达减少，血管内溶血时，白细胞也出现促凝活性，最终导致 DIC 及消耗性凝血障碍。

急性溶血时发生肾功能衰竭的机制还不完全清楚，可能由缺血所致，缺血的原因包括低血压、肾脏血管收缩及肾脏小动脉内微血栓形成、抗原抗体复合物沉积于肾脏，造成肾脏损害。

2. 临床特点　①多数 AHTR 起病急，在输入 10 ~ 30ml 不相容血即可出现 AHTR 的症状；少数也可在输血 24 小时内出现溶血表现。②典型的 AHTR 表现为寒战、发热、恶心、呕吐、头痛、腰背痛、腹痛、胸前压迫感、呼吸困难、心动过速、低血压、紫癜、血红蛋白尿及黄疸等。③严重者可出现休克、DIC 及急性肾功能衰竭等，甚至死亡。当患者处于麻醉或无意识的状态时，血红蛋白尿可能是血管内溶血最早的表现。

3. 实验室检查　①核对血液制剂的标签、发血记录单、血标本与受血者的信息是否一致；②肉眼检查输血前、后标本，观察血清中有无游离血红蛋白释放；③复核血型，检测输血前后受血者血标本、献血者标本的血型；④意外抗体筛查及鉴定；⑤重做交叉配血试验；⑥直接抗球蛋白试验；⑦测定血浆游离血红蛋白；⑧测定尿血红蛋白、尿常规；⑨溶血的其他实验室检查如 LDH、胆红素等；⑩查找有无导致非免疫性溶血的原因。AHTR 的实验室检查结果包括血红蛋白尿、血红蛋白血症、乳酸脱氢酶（LDH）升高、高胆红素血症和结合珠蛋白降低；若发生肾损伤，血尿素氮和肌酐升高；若循环中还存在不相容红细胞，则直接抗球蛋白试验（DAT）阳性并伴随混合凝集；红细胞意外抗体鉴定结果取决于抗体的特异性和血清中抗体的含量。

4. 诊断　根据患者的临床表现和实验室检查，应与 TRALI、TAS、患者原发疾病如自身免疫性溶血性贫血（AIHA）、葡萄糖 –6 – 磷酸脱氢酶（G – 6 – PD）缺乏症、镰状细胞贫血等鉴别。

5. 治疗与预防　AHTR 的治疗原则包括：①立即停止输血，保持静脉通道；②抗休克，立即补液以维持循环；③纠正低血压，防治急性肾功能衰竭；④防治 DIC；⑤严重病例应尽早换血；⑥配合型输血治疗。早期及时治疗低血压、DIC，改善肾脏血供有助于 AHTR 预后转归。

准确识别输血前受血者身份和血液样本是预防 AHTR 的关键。AHTR 的预防措施如下。①必须制定和实施患者身份识别和标本采集的规范和流程：严格执行核对制度，采集输血相容性检测样本前应认真核对患者身份（通常是腕带），应全少包含两个唯一标识信息，如姓名和住院号，确认患者和标本正确无误，严防任何差错；可用电子识别系统，以机读信息方式进行标本标识核对和患者身份识别等，可显著降低标本管内血液错误（wrong blood in tube，WBIT）风险。②规范进行输血相容性检测：包括 ABO 和 RhD 血型鉴定、意外抗体筛查与鉴定以及交叉配血试验。③输血前：床旁核对、确认患者和输血信息的正确无误。④输血中和输血后：密切观察患者病情。

（二）迟发性溶血性输血反应 🖳 微课/视频 2

迟发性溶血性输血反应（DHTR）发生于输血后 24 小时至 28 天，多由 ABO 以外血型不相容输血所致。大多数 DHTR 是受血者对红细胞抗原的回忆性反应，由于输血前意外抗体浓度太低而漏检。DHTR 以血管外溶血为主，但也可能发生血管内溶血。DHTR 一般较轻，远不如 AHTR 严重。DHTR 比 AHTR 更常见，但临床上极易漏诊。美国 AABB 报道 DHTR 发生率约为 1∶5400。

1. 病因和发病机制 DHTR 几乎都是回忆性抗体反应，机体第一次通过输血、移植、妊娠接触自身缺乏的红细胞抗原后致敏，初次抗体形成较迟，如抗–D 出现于输血后至少 4~8 周，也可能 5 个月，此时大多数输入的红细胞已代谢，一般不会发生溶血。随后，抗体水平逐渐下降，意外抗体筛查及交叉配血试验可能阴性。再次输血接触到相应抗原后，受血者对先前致敏的红细胞抗原产生回忆反应，在几天内产生大量抗体，使献血者红细胞溶解。

DHTR 多由 Rh、Kidd、Duffy、Kell、MNS、Lutheran、Diego 等血型系统抗体引起，有些抗体如抗–Jk^a 水平下降很快，已致敏患者输血相容性检测可能漏检。抗体性质多为 IgG，一般不激活补体，或者只能激活 C3，所产生的炎性介质水平很低，因此 DHTR 症状通常较 AHTR 轻。

2. 临床特点 ①DHTR 常发生于输血后 3~10 天，表现为发热、贫血、黄疸等。②多数患者症状不明显。一些受血者可能仅表现为不明原因的贫血。DHTR 其他临床症状包括发热、寒战、黄疸、疼痛、呼吸困难等，但很少发生肾功能衰竭。③直接抗球蛋白试验（DAT）阳性。患者血液中可能出现输血前没有的意外抗体，DAT 阳性，随着不相容红细胞从循环中的清除，DAT 转为阴性。④由于 DHTR 临床表现不典型，有时难以诊断，为纠正贫血可能再次输入不相容血液，而引起 AHTR。⑤DHTR 实验室检查结果包括贫血、乳酸脱氢酶（LDH）升高、高胆红素血症、结合珠蛋白水平降低、白细胞增多、出现新的红细胞意外抗体以及 DAT 阳性。高胆红素血症的严重程度取决于溶血的速度和量以及肝功能情况。通常非结合胆红素水平在溶血时升高。

3. 治疗与预防 发生 DHTR 大多无需治疗，如出现类似 AHTR 症状，则按 AHTR 处理。发生溶血反应后，应鉴定血液中的意外抗体特异性，以后输血时应避免输入相应抗原阳性的红细胞。

预防 DHTR 发生的关键之一在于准确规范地进行输血相容性检测，包括 ABO 正（反）定型、RhD 定型、意外抗体筛查与鉴定以及交叉配血试验。另一方面，若已知引起 DHTR、DSTR 的意外抗体特异性，可通过输注相应抗原阴性且交叉配血相合的红细胞以预防。获取患者既往输血记录非常重要，因为其体内意外抗体水平可能逐渐降低。

> **知识拓展**

> ### 超溶血性输血反应
>
> 在极少数情况下，DHTR 伴有高溶血（hyperhemolysis），其被称为超溶血性输血反应（hyperhemolytic transfusion reaction，HHTR）或超溶血综合征（hyperhemolysis syndrome）。HHTR 是一种严重的、危及生命的溶血性输血反应，患者输注的外源性红细胞和自身红细胞均被破坏，输血后发生发热、贫血加重，血红蛋白（Hb）水平较输血前明显下降，并且在溶血期间通常伴网织红细胞计数减少。HHTR 多发生于镰状细胞贫血患者，亦可发生于地中海贫血、骨髓纤维化、骨髓增生异常综合征、淋巴瘤以及其他无基础血液系统疾病的患者。HHTR 可能的发病机制包括同种异体免疫、旁观者溶血与补体过度激活、巨噬细胞过度活化以及红细胞"自杀式"死亡等，具体机制有待进一步研究。对于已发生 HHTR 的患者，输血治疗反而会加重溶血，甚至可能引起多器官功能衰竭，进而危及患者生命。因此，早期识别 HHTR 并及时对其进行预防和治疗，具有重要临床意义。HHTR 主要采用免疫调节剂治疗，包括静脉注射免疫球蛋白、糖皮质激素以及单抗类药物等。

四、输血相关循环超负荷 微课/视频 3

输血相关循环超负荷（transfusion – associated circulatory overload，TACO）是指由于输血速度过快和（或）输血量过大或患者潜在心肺疾病不能有效接受血液输注容量等所致的急性心力衰竭或急性肺水肿的一种输血反应，患者可出现发绀、气急、心悸、听诊闻及湿啰音或水泡音等表现。AABB 报道的 TACO 发生率为 1%~2.7%。TACO 最常见于红细胞输注，研究提示输注血浆也可引起 TACO。TACO 是目前国际上报道的输血相关死亡的首要病因。

1. 病因和发病机制 输血量过多或输血速度过快，导致患者血容量超过心脏负荷能力，导致中心静脉压升高、肺循环血容量增加和肺顺应性降低等，进而出现继发性的充血性心力衰竭和肺水肿，但具体的分子机制并不清楚。老年和婴幼儿、心肺功能不全、肾功能不全、大量快速输血等是 TACO 发生的危险因素。另外，研究提示可能还存在另外一种机制，涉及生物活性脂质和其他生物分子的参与。

> **知识拓展**
>
> ### TACO 的发生机制
>
> 关于 TACO 的发生机制，有学者提出了"二次打击模型"，其具体的分子机制尚不清楚。第一次打击为患者自身体液调节能力较差的临床状态，如心肾功能受损、液体正平衡（即液体入量大于各种途径排出液体量）等。第二次打击为容量管理不当或输注血液中的某些成分，导致患者体内 IL-6、IL-10 等炎性因子水平升高。

2. 临床特点 ①起病急骤，输血过程中或输血后 12 小时内突然发病；②突然出现呼吸困难、端坐呼吸、发绀、咳嗽、咳大量粉红色泡沫痰、心动过速等；③查体可见颈静脉怒张、两肺布满湿啰音、血压升高等；④胸部 X 线检查可见肺水肿影像；⑤中心静脉压升高、下肢水肿和头痛等，少数患者可并发心律失常。在大多数情况下，及早发现 TACO 有利于患者获得好的预后。TACO 处理不及时可危及生命。

3. 诊断 TACO 诊断标准：输血后 12 小时内新发或加重下列征象中的 3 种及以上（至少有 1 项为①或②）：①急性或逐渐加重的呼吸窘迫（排除其他原因引起的呼吸困难、呼吸急促、发绀和血氧饱和度下降）；②肺水肿的影像学证据或临床体征（肺部听诊湿啰音、端坐呼吸、咳嗽，严重时出现第三心音、咳粉红色泡沫痰）；③脑钠肽（BNP）或 NT-proBNP 相关生物标志物水平升高；④心血管系统变化（中心静脉压升高，心动过速、高血压，脉压增大，颈静脉怒张，心影增大和/或外周水肿），且不能用原来的基础疾病解释；⑤容量超负荷的证据，包括液体正平衡和对利尿剂治疗的反应。

当患者在大量输血中或快速输血后出现呼吸困难、发绀、咳嗽、咳粉红色泡沫痰等急性肺水肿表现，应考虑 TACO 的可能。TACO 需要与 TRALI、ATR 以及与输血无关的充血性心力衰竭如瓣膜性心脏病相鉴别。TACO 与 TRALI 的鉴别要点见表 14-4。

表 14-4 TRALI 与 TACO 的鉴别要点

特征	TRALI	TACO
起病	输血后 6 小时内，常发生于输血量少、输血速度不快的患者	输血后 12 小时内；输血中突然发病或输血后立即发生
体温	发热	无变化
血压	低血压	高血压

特征	TRALI	TACO
呼吸道症状	急性呼吸困难	急性呼吸困难
颈静脉	无变化	怒张
听诊	湿啰音	湿啰音
胸部 X 光片	双肺浸润，心脏正常	双肺浸润，心脏增大
射血分数	正常或降低	降低
肺动脉楔压	≤18mmHg	>18mmHg
肺水肿液性质	渗出液	漏出液
液体平衡	入量≤出量	入量>出量
对利尿剂的反应	极小	显著
白细胞计数	短暂白细胞减少	无变化
B 型利钠肽（BNP）	<250pg/ml	>250pg/ml
肌钙蛋白 I（TNI）	正常	升高
白细胞抗体	献血者有针对受血者的白细胞抗体，献血者与受血者交叉配型不相容	献血者一般无白细胞抗体，若有白细胞抗体提示 TRALI 合并 TACO 病例

4. 治疗与预防 TACO 的治疗原则包括：①立即停止输血；②采取坐位，减少回心血量；③吸氧；④利尿；⑤必要时行静脉放血治疗（每次放 250ml）。

TACO 是一种常见且可预防的输血反应。TACO 的预防措施包括：①输血前应根据患者年龄、体重、心功能状况、基础疾病、液体出入量平衡情况等确定输血量和输血速度；②对于易引起 TACO 的高危人群，如老年人、婴幼儿、严重慢性贫血以及贫血合并心血管疾病等患者，应缓慢输血，对于 4 小时内不能完成输注的血液成分，可将血液分装并分次输注；③在无进行性快速失血情况下，输血速度宜慢，可为 1ml/（kg·h）；④严密观察输血患者病情变化，监测液体出入量平衡。

五、输血相关急性肺损伤

输血相关急性肺损伤（transfusion - related acute lung injury，TRALI）是指受血者从开始输注含有血浆的血液制剂到结束后 6 小时内发生，表现为急性呼吸困难、低氧血症和非心源性肺水肿，是输血相关的严重并发症。AABB 报道 TRALI 发生率为 1：190000～1：1200。TRALI 可分为抗体介导和非抗体介导两种。由于多次妊娠妇女血中存在 HLA 抗体的概率高，输注来源于多次妊娠女性献血者血液的患者发生 TRALI 的概率增加。研究报道 TRALI 死亡率约为 10%，取决于肺损伤的严重程度和患者的临床状况。

（一）病因和发病机制

关于 TRALI 的发生机制有几种假说，目前认为，"二次打击模型"假说较为合理。外伤、手术创伤、吸烟、脓毒症等临床危险因素对患者造成第一次打击，引起肺内皮细胞活化和中性粒细胞聚集。输注血液中的抗体、炎性介质、细胞因子等对患者造成第二次打击，引起肺中性粒细胞激活及内皮细胞损伤，继而引起 TRALI。

TRALI 的发生与输入含有血浆的血液制剂中存在白细胞抗体或生物活性脂质密切相关。引起 TRA-LI 的抗体 90% 以上来自献血者，少数来自受血者。献血者往往是妊娠 3 次以上的妇女，白细胞抗体则包括 HLA - Ⅰ、HLA - Ⅱ类抗体和 HNA 抗体，大多数 TRALI 都与这些抗体相关。受血者 HLA、HNA 与献血者血浆中的 HLA 抗体、HNA 抗体结合，发生抗原抗体反应，激活补体，使中性粒细胞在肺毛细血管内聚集并被激活，从而导致毛细血管内皮细胞损伤、肺毛细血管通透性增加、肺泡间质水肿，严重影响气体交换并出现低氧血症。

另外，一些 TRALI 的发生可能是由于输入的血液制剂中含有的生物活性脂质，激活了受血者体内被手术、创伤或炎症预激的中性粒细胞，导致肺毛细血管损伤和渗漏。

（二）临床特点

①输血后 6 小时内出现急性呼吸窘迫伴发热；②出现与体位无关的突发性、进行性呼吸窘迫，且不能用输血前原发疾病解释；③低氧血症，$PaO_2/FiO_2 \leqslant 300mmHg$，$SpO_2 < 90\%$；④低血压，心脏不扩大，血管无出血；⑤胸部 X 线显示双侧肺门有渗透阴影，严重患者伴非心源性肺水肿。

（三）诊断

患者在输血过程中或输血结束后短时间内发生急性呼吸困难都应考虑是否存在 TRALI。TRALI 是一种排除性诊断，诊断时应首先排除 ATR、TACO、TAS 和 HTR 等其他原因导致的呼吸困难和肺水肿。TRALI 的诊断标准见表 14 - 5，同时符合基本标准和排除标准者可诊断为 TRALI。

表 14 - 5　TRALI 诊断标准

基本标准（SDP）：
①S：输血期间或输血后 6 小时内急性起病。
②D：主要表现为呼吸困难，$PaO_2/FiO_2 \leqslant 300mmHg$ 或不给氧时 $SpO_2 < 90\%$
③P：影像学显示双肺水肿（pulmonary edema）或双肺水肿病灶较输血前加重。
排除标准（noSLATHA）：
排除 TAS、左心房高压相关疾病、ATR、TACO、HTR 及 ARDS 等。

TRALI 分为 I 型和 II 型两种类型（表 14 - 6）。I 型 TRALI 与 ARDS 危险因素无时序相关性。II 型 TRALI 输血前 12 小时内患者呼吸状态稳定，但输血前已存在 ARDS 危险因素或有轻度 ARDS，且输血引起呼吸状况进一步恶化。

表 14 - 6　TRALI 分型

I 型 TRALI	II 型 TRALI
患者无 ARDS 高危因素且满足以下条件： ①低氧血症急性发作（自然呼吸情况下 $PaO_2/FiO_2 \leqslant 300mmHg$ 或 $SpO_2 < 90\%$）； ②影像学检查双侧肺水肿（胸片、胸部 CT 或超声检查）； ③无左心房高压（或合并左心房高压，但并非低氧血症的主要原因）； ④输血过程中或输血结束后 6 小时内出现； ⑤与 ARDS 危险因素无时间上的相关性。	患者有 ARDS 高危因素（但尚未被诊断为 ARDS）或有轻度 ARDS（PaO_2/FiO_2 为 200～300mmHg），但输血引起呼吸状况恶化： ①低氧血症急性发作，同 I 型 TRALI； ②影像学检查同 I 型 TRALI； ③输血前 12 小时内患者呼吸状况稳定。

（四）治疗与预防

TRALI 的治疗措施包括：①立即停止输血；②呼吸支持，吸入高浓度氧气，必要时行气管插管、机械通气；③如果低血压持续性存在，可给予升压药物，肾上腺皮质激素可能有疗效；④支持、对症治疗。如果得到迅速治疗，绝大多数 TRALI 患者在 48～96 小时内，肺损伤情况会得到改善。

TRALI 的预防措施包括：①慎用经产妇血浆，英国从男性献血者中采集新鲜冰冻血浆，美国 FDA 建议不使用多次妊娠的女性献血者血浆；②输注不含白细胞抗体的血液、输注滤除白细胞的血液、体外循环中加设白细胞过滤装置等。

六、大量输血相关并发症

大量输血相关并发症（complications of massive transfusion）是指输入大量血液引起的受血者的不良

反应，与血液保存液中的抗凝剂枸橼酸钠、血清钾及输入大量低温储存血液有关，包括低体温、凝血功能障碍、枸橼酸盐中毒、低钙血症、低镁血症、酸碱平衡失调（acid – base imbalance）、高钾血症、高血氨症和空气栓塞等。

大量输血的死亡四联症包括酸中毒、低体温、凝血功能障碍和低钙血症，它与严重出血、大量输血和输注的血液成分三者均相关，通常在输入 16U 血液后仍无法控制出血时出现。在大量输血时，输注未预热的晶体液、胶体液复苏患者，可造成血液及凝血因子稀释，进一步加剧出血、低体温和凝血功能障碍的危险性；同时受胶体液类型的影响，交叉配血试验和出血时间的检测也可受到干扰。这些因素共同导致了大量输血的死亡四联症。

在大量输血中，采用正确的输血方案可以降低死亡四联症。更重要的是，在输血过程中要对这些并发症保持警惕并及时处理，因为它们可能会导致后续的凝血功能障碍；从总体上权衡利弊进行治疗对于良好的预后非常关键。

1. 酸中毒（acidosis）　　大量输血患者出现酸中毒，一方面是由于存在失血性休克等病理生理过程，缺血、缺氧导致代谢性酸中毒；另一方面输注 pH 较低的血液制剂和 pH 为 6.5～7.0 的红细胞制剂时可进一步加重酸中毒。酸中毒是组织低灌注和供氧不足的标志。虽然酸中毒可以促进氧从血红蛋白中解离出来，但同时也可引起组织水肿而降低氧的弥散并破坏线粒体功能。酸中毒还可影响凝血功能，pH 7.0 对凝血功能的影响与体温 35℃ 对其的影响是相同的，如 FⅦa 活性降低 90%。持续性、进行性酸中毒常提示预后不良。

2. 低体温（hypothermia）　　是指由于快速大量输注温度低于患者体温的全血和血液成分，患者机体体温≤36℃，使血红蛋白与氧亲和力增加，从而影响氧在器官与组织中释放，最终导致器官与组织的缺氧状况。在急性失血中，机体启动代偿性生理活动包括心动过速、血管收缩、激活细胞因子与激素以及凝血级联反应等来维持血容量。为使代偿机制有效发挥功能，机体必须维持恒定的体温，以使凝血因子和血小板发挥正常活性，以代偿因组织低灌注所致的代谢性酸中毒。由于输注的大部分血液制剂都是低温的，而且在复苏时很难保证患者处于温暖状态，这些都易使患者发展为低体温。

低体温是大量输血的常见并发症，多发生于老年人及新生儿，如果通过靠近心脏传导系统的导管输血，更易发生低体温。低体温影响肝脏对枸橼酸盐的代谢，加重低钙血症对心脏的不良影响，大量输注冷藏血还可抑制心脏传导系统，引起心律失常甚至死亡。低体温还可能通过减慢酶反应速度导致凝血功能障碍、血小板功能异常。

由于低体温干扰止血过程，因此在下列情况下可使用专用的血液加温仪：①大量输血超过 10U；②输血速度大于 50ml/min；③换血疗法时，特别是对新生儿溶血病的换血治疗；④受血者体内存在强冷凝集素；⑤患者发生静脉痉挛，输血时针刺部位发生疼痛。

3. 凝血功能障碍（coagulation dysfunction）　　是由于患者在出、凝血过程中丢失或消耗大量血小板及凝血因子，和（或）血液成分中血小板及不稳定凝血因子含量随着保存期延长而下降，和（或）以枸橼酸盐为主要抗凝成分的血液制剂大量输注，和（或）抗休克扩容时大量静脉输注晶体液使患者机体残存的血小板与凝血因子含量更低所致。

大量输血所致的凝血功能障碍是一个多因素并发症，创伤、潜在酸中毒和持续性低体温的影响被输入冷的血液制剂或其他复苏用液体进一步加剧，非血制剂（晶体液和胶体液）所致的稀释效应也不容低估。如果存在颅脑损伤，将进一步增加凝血功能障碍的风险。

对于凝血功能障碍，需要进行常规凝血指标监测，纠正潜在的酸中毒和低体温，适当补充血小板及凝血因子等。常用的实验室监测指标包括血小板计数、APTT、INR、TT、Fg 和血栓弹力图（TEG）等。在低体温时，应注意凝血功能的筛查结果可能呈假性正常，因为实验室是在正常温度下进行测定。

凝血功能障碍时体温下降的最大限度是不能低于35℃，死亡率与低体温程度和凝血功能障碍所需的输血量直接相关。

早期控制出血是治疗的关键，可通过外科手术或血管内治疗来控制出血，以改善组织灌注和供氧、纠正酸中毒。另外，输入的液体应预热至37℃，还可通过体外加热装置来为患者保暖，如果确实需要也可通过体内加热或心脏旁路。研究发现：严重出血患者早期输入新鲜冰冻血浆（FFP）和单采血小板，止血效果更好，可将血浆、血小板与红细胞按1：1：1输注，目标是使INR维持在正常值的1～1.5倍以内、血小板计数≥50×10^9/L，有助于早期预防凝血功能障碍的发生。

4. 枸橼酸盐中毒（citrate toxicity）和低钙血症（hypocalcemia）　枸橼酸盐是血液采集和保存过程中应用的抗凝剂，其抗凝机制在于与血液中的钙离子螯合。在正常情况下，枸橼酸盐进入人体后主要在肝脏代谢并由肾脏排泄，不会发生枸橼酸盐中毒。在大量输血时，受血者往往伴有休克、组织灌注不足及肝肾功能不全等临床状态，机体对枸橼酸盐的代谢减慢，使枸橼酸堆积和钙离子络合物增加，易发生枸橼酸盐中毒和低钙血症。临床表现为不自主的肌震颤、手足搐搦、血压下降等，病情严重时可出现心室纤颤甚至心脏停搏。低血钙降低心肌收缩，导致血管舒张，进一步加剧出血和休克，其纠正措施为尽早静脉输入葡萄糖酸钙或氯化钙。

5. 血钾改变　大量输血时，患者血钾变化是由输血量、疾病状态以及机体代谢等情况决定，可出现高钾血症（hyperkalemia），也可出现低钾血症（hypokalemia）。

（1）高钾血症　库存血中钾、氨增高，pH降低，但成人输注一般不会发生高钾血症或酸中毒；婴儿血容量小，其电解质平衡和酸碱度易受输入血液中所含电解质和pH的影响，输入库存时间过久的血液，或因抗凝剂过量、抗凝剂分解等，均可引起机体的电解质及pH紊乱，尤其是婴儿肾脏保钠排钾和维持酸碱平衡的功能尚不成熟，可能出现高钾血症、低钙血症及酸中毒。输血患儿出现肌张力增高、震颤、手足抽搐等症状时，应及时进行血钾、血钙及pH检测或心电图检查，如有高钾血症、低钙血症，应及时处理，对于大量输血者应尽量选用储存时间较短的血液。

大量输血时因输入大量的储存红细胞悬液，导致细胞外钾离子增高，而休克所致的少尿和代谢性酸中毒进一步加重高钾血症，其纠正措施为：如果血钾>6mmol/L，应用葡萄糖和胰岛素治疗，同时结合碳酸氢钠纠正酸中毒。严重者，在出血停止后，可能需要尽早进行血液透析。

（2）低钾血症　大量输血时枸橼酸盐在肝脏代谢产生碳酸氢钠，引起代谢性碱中毒，一方面使血钾从细胞外转移到细胞内，另一方面又促进肾排钾增多，导致低钾血症。

治疗应针对病因，只要病因得以解除，一般不需要采取特殊措施预防或治疗高钾或低钾血症。对于病情较重的患儿，大量输血时应输入储存时间少于7～10天的血液，但如果输血量小，只需要减慢输血速度，有效期内的血液都可以用。

6. 空气栓塞（air embolism）　是由于输血过程中空气通过输血管路进入患者机体静脉系统所致。开放系统加压输血或更换输血器或液体时可能造成空气栓塞，术中、术后血液回收装置也可引起空气栓塞。其症状包括咳嗽、呼吸困难、胸痛、休克。成人发生致死性空气栓塞的最小体积约为100ml。怀疑空气栓塞时，应将患者置于左侧卧位头低位。随着输血、输液器具的改进，以及正确使用输液泵、血液回收设备、血液成分单采、处理管道连接处等，空气栓塞现在已经很少发生。

7. 肺血管微栓塞（pulmonary vascular microembolization，PVM）　是由于血液成分在储存过程中，白细胞、血小板与纤维蛋白等形成直径20～120μm的微聚物可通过标准孔径输血滤器（170～260μm），输入患者机体后引起肺血管栓塞导致急性肺功能不全等。大量输血时这些微聚物进入肺血管导致PVM，影响气体交换。其治疗包括氧疗、扩张支气管、纠正休克以及支持对症等。可采用孔径为20～40μm的微聚体滤器输血预防PVM。

七、输血相关脓毒症

输血相关脓毒症（transfusion-associated sepsis，TAS）又称脓毒症性输血反应（septic transfusion reactions，STRs），是指由于献血者血液成分被细菌污染（bacterial contamination）而造成的严重输血反应。TAS 是美国 FDA 报道 2017—2021 年输血相关死亡的第四位病因。

（一）病因和发病机制

血液被细菌污染受许多因素影响，如血液成分类型、储存温度及储存时间等。血小板细菌污染率相对于全血、红细胞等血液制剂高。因为血小板在（22±2）℃ 保存，适合细菌生长繁殖。据报道输注细菌污染血小板比输血传播 HIV、HCV、HBV、HTLV 感染的危险性高出 10~1000 倍。为减少输注血小板的 TAS 风险，2004 年起美国 FDA 要求所有的血小板制剂都必须进行细菌污染的检测。细菌培养阴性的单采血小板发生 TAS 的残余风险度约为 1∶75000。2009 年 AABB 认为，在一些国家如瑞士、法国和比利时应用于血小板的病原体去除技术（pathogen reduction technology，PRT）可替代细菌检测。

污染血小板制剂的细菌可能来源于采血器材、采血环境、献血者皮肤或无临床症状的菌血症者血液。采血器材可能在制作、消毒、运输或存储过程中，出现耗材损坏、细菌生长；采血环境消毒不严，空气中细菌超标；静脉穿刺部位皮肤消毒不彻底；极少数来自无临床症状的菌血症献血者。从血小板制剂中分离出的细菌多为正常皮肤菌群，说明血小板污染菌多来源于献血者皮肤，也可能来自无症状菌血症献血者，但后者较罕见。

据报道，在红细胞制剂中检出不动杆菌、埃希菌、葡萄球菌、耶尔森菌和假单胞菌；在浓缩血小板中发现革兰阳性球菌（如葡萄球菌和链球菌）、革兰阴性杆菌（如不动杆菌、克雷伯菌、沙门菌、埃希菌和沙雷菌），以及革兰阳性杆菌（如丙酸杆菌）。

（二）临床特点

TAS 临床表现取决于污染细菌的种类、进入人体的细菌数量、受血者免疫功能状况以及是否同时接受抗生素治疗等。输入革兰阴性菌污染的血液，通常在输血 30 分钟后出现症状，重者输入 10~20ml 血后即刻发生输血反应。TAS 的主要症状体征包括寒战、高热、低血压、烦燥不安、头痛、呼吸困难、发绀、面色潮红、心率加快等。其中，寒战、发热、低血压是最常见的症状，严重者可出现休克、急性肾功能衰竭及 DIC 等。部分患者输注细菌污染的血液制剂，由于在输血前应用了抗生素治疗，不一定出现严重输血反应，但少数患者可出现危及生命的严重反应。与 TAS 死亡率相关的危险因素包括革兰阴性杆菌的污染、老年患者以及输入血液成分中含有大量的致病微生物。

TAS 实验室检查主要包括直接涂片镜检和细菌培养。实验诊断 TAS 的关键是受血者和剩余的血液制剂中培养出相同的病原微生物。

（三）诊断

根据输血中或输血后短时间内出现高热、休克及皮肤黏膜充血等脓毒症的症状体征并结合实验室检查可诊断 TAS。轻度 TAS 需与 FNHTR 鉴别，重度 TAS 需与 AHTR 鉴别。

（四）治疗与预防

TAS 的治疗措施包括：①立即停止输血，保持静脉通道通畅；②应用广谱抗生素；③治疗急性肾功能衰竭、休克及 DIC 等。

TAS 的预防措施包括：①为避免献血者皮肤细菌污染血小板制剂，一方面静脉穿刺前采用经证实有效的消毒剂严格消毒皮肤，另一方面可将最初采集的 40ml 或更多的血液分离出、进入旁路转移袋（diversion pouch），旁路转移袋中的血液仅作检测用，不再输入人体；②加强对血小板制剂的细菌筛查；③血液制剂制备、储存、运输及输注过程中严格执行标准操作规程；④可疑存在细菌污染的血液制剂不得发出、不能输注；⑤有感染灶或上呼吸道感染的献血者应暂缓献血；⑥血小板输注前，仔细进行外观检查，观察是否存在细菌污染迹象；⑦一些国家采用批准用于血小板的病原体去除技术（PRT），可预防细菌繁殖，显著降低 TAS 风险。

八、低血压性输血反应

低血压性输血反应（hypotensive transfusion reaction，HyTR）又称输血相关性低血压（transfusion-associated hypotension，TAH），是指在输血过程中或输血结束后 1 小时内出现血压降低，并排除其他输血反应所致的低血压，且停止输血后低血压可迅速恢复。美国 AABB 制定的 HyTR 低血压标准：成人收缩压下降 30mmHg 以上，且收缩压不超过 80mmHg，儿童或青少年收缩压较基础值下降超过 25%。

（一）病因和发病机制

目前 HyTR 的病因和发生机制尚未完全清楚，缓激肽被认为在其中起着重要作用。研究表明 HyTR 的发生可能与应用带负电荷的床旁白细胞过滤器、血管紧张素转换酶抑制剂（ACEI）等有关，这些因素导致血液制剂中缓激肽浓度增加。

（二）临床特点

HyTR 通常发生于输血开始 15 分钟内，血压突然下降。与其他输血反应所致低血压不同的是，HyTR 一旦停止输血数分钟内低血压可迅速恢复，但可能需要静脉补液和血管加压素等进行循环支持。如果停止输血 30 分钟后低血压持续存在，则应考虑其他诊断。HyTR 可以伴随其他输血反应如 HTR、ATR、TRALI 等同时发生，也可以低血压为唯一临床表现或作为首发症状。所有患者无论输注何种类型血液成分都可能发生 HyTR，输注红细胞和（或）血小板的患者更为常见，但也有报道发生于自体输血的患者。

（三）治疗与预防

目前尚无预防 HyTR 的常规措施，但是对于受血者在输血开始尤其是 15 分钟内密切观察患者生命体征是十分重要的。一旦发生低血压症状，除外其他原因，应立即停止输血。对于择期手术患者，建议提前数天停止服用 ACEI 制剂。也有报道输注洗涤红细胞可预防 HyTR 复发。

九、非免疫性溶血

红细胞制剂储存、运输或输注操作不当都可能导致非免疫性溶血（nonimmune-mediated hemolysis）。机械瓣膜、体外循环、用小孔径输液针头快速输血；血袋中误加蒸馏水或高渗葡萄糖等非等渗溶液；不适当的加温、冷冻、加压、剧烈震荡等均可引起不同程度的溶血。受血者或献血者红细胞本身有缺损、膜缺陷，在血清中补体的参与下，发生红细胞破坏、溶血。

（一）临床特点

非免疫性溶血的临床表现通常为血红蛋白血症和血红蛋白尿，也可能出现高钾血症和发热。高钾血症常见于肾功能衰竭患者。据报道，非免疫性溶血的主要并发症为高钾血症所致的肾功能衰竭和心律失常。

（二）诊断

在输注的血液中发现其中的红细胞溶血，并排除其他原因如 HTR，即可诊断非免疫性溶血。

（三）治疗与预防

一旦发生非免疫性溶血，应立即停止输血并维持静脉通路。血袋连同输血器和静脉注射液应封存做进一步调查，同时排除溶血性输血反应。检查受血者血清钾水平和心电图以评估是否存在高钾血症。支持性治疗，治疗原则参照 AHTR。

非免疫性溶血的预防措施在于严格执行血液成分的制备、保存、运输和输注等全过程的标准操作规程（SOP）。例如执行输血操作时的预防措施包括：①输注前将血袋内的血液轻轻摇匀，避免剧烈震荡；②血液中不得加入其他药物，需要稀释时只能用静脉注射用 0.9% 氯化钠溶液；③对于需要快速输血以及体内存在冷凝集素的患者，血液制剂可加温后输注，但必须在专用的血液加温仪中进行；血小板不得加温，其他成分血可加温后立即输注；④快速输血时，若使用血液加压装置，需配套使用大号输注导管以防止溶血，但血小板输注禁止使用加压装置。及时识别非免疫性溶血，分析其根本原因，并实施纠正措施，持续改进输血全过程，有助于降低其发生率。

十、输血后紫癜

输血后紫癜（post‒transfusion purpura，PTP）是指患者输注含血小板的血液成分后 2 周，多见于输血后 5～10 天，主要是由于患者体内血小板抗体与献血者血小板上相应抗原结合形成免疫复合物，导致患者自身血小板大量破坏而引起的急性血小板减少和出血症状，多见于有输血史或妊娠史的患者。PTP 常与输注红细胞或全血有关，也可见于输注血小板或血浆。PTP 血小板减少的特点是突然发生、显著性减少及自限性，主要表现为皮肤瘀点瘀斑和黏膜出血，严重者有内脏、颅内出血等。PTP 是一种少见的输血反应，检测血小板抗体有助于诊断。

（一）病因与发病机制

PTP 发生与受血者产生针对血小板抗原的同种抗体有关，国外报道多为 HPA‒1a 抗体，另外还有 HPA‒1b、HPA‒2b、HPA‒3a、HPA‒3b、HPA‒4a、HPA‒5a 和 HPA‒5b 等的抗体。某些 HPA‒1a 阴性的患者，在多次妊娠或输血后产生抗‒HPA‒1a，当再次输入 HPA‒1a 阳性的血小板时，发生抗原抗体反应，破坏输入的血小板，也破坏自身 HPA‒1a 阴性的血小板，导致血小板减少。受血者自身血小板同时被破坏的机制尚不明确，可能原因包括：①受血者体内的血小板抗体与献血者血液中的可溶性抗原形成免疫复合物，此复合物与受血者血小板上的 Fc 受体结合引起自身血小板破坏；②献血者血液中的可溶性血小板抗原结合到受血者血小板上，致使受血者血小板被抗体破坏；③由自身抗体所致，输入不相容血小板后，受血者体内产生自身抗体，迅速破坏自身血小板。

（二）临床特点

①输血后 5～10 天突然出现寒战、高热。②出血：轻者皮肤黏膜瘀点、瘀斑，口、鼻黏膜出血或月经增多；重者可出现内脏器官出血甚至死于颅内出血。出血表现一般持续 2～6 周。③实验室检查：血常规检查血小板计数明显减少；血清学检测可检出 HPA 抗体。

（三）诊断

根据患者的输血史、妊娠史、临床表现及实验室检查诊断 PTP。PTP 患者一般有妊娠史或输血史；血小板计数常低于 $10 \times 10^9/L$；患者血清中可检测到 HPA 抗体，此外还可检测到 HLA 抗体。

PTP 需与其他导致血小板减少的疾病相鉴别，包括血栓性血小板减少性紫癜、自身免疫性血小板减少性紫癜、肝素诱导性血小板减少症、DIC 和药物诱导的血小板减少等。

（四）治疗与预防

PTP 患者应用静脉注射免疫球蛋白治疗，血小板多于 3～5 天后恢复，如无效，可行血浆置换。

PTP 多为自限性疾病，多在 2 周后开始恢复，2 个月内血小板计数恢复正常，一般不会复发。对于既往有 PTP 病史的患者，宜输注 HPA 抗体对应抗原阴性的血小板。

十一、输血相关移植物抗宿主病 微课/视频 4

输血相关移植物抗宿主病（transfusion – associated graft – versus – host disease，TA – GVHD）是指受血者输入含有献血者免疫活性淋巴细胞（主要是 T 淋巴细胞）的血液或血液成分后，不被受血者免疫系统识别和排斥，献血者淋巴细胞在受血者体内植活，增殖并攻击破坏受血者体内的组织器官及造血系统，是一种罕见的致命性的免疫性输血并发症。TA – GVHD 主要受损的靶器官是皮肤、肠道、肝脏和骨髓。TA – GVHD 发生率被认为低于百万分之一，但死亡率 > 90%，多死于感染。因此，TA – GVHD 重在预防。

（一）病因与发病机制

TA – GVHD 的发病机制较为复杂，至今尚未明确。发生 TA – GVHD 需要三个条件：①献血者与受血者 HLA 不相容；②献血者血液中存在免疫活性淋巴细胞；③受血者免疫"无能"，不具备排斥献血者免疫活性细胞的能力。

决定 TA – GVHD 发生风险的三个主要因素包括受血者细胞免疫缺陷程度、输入的献血者血液中活性 T 淋巴细胞的数量以及人群中遗传多样性程度。输注血液中活性淋巴细胞的数量受血液成分保存时间、白细胞去除和辐照等因素影响。导致 TA – GVHD 的最少 T 淋巴细胞数量尚无法确定，但血液成分的洗涤或白细胞去除等处理并不能预防 TA – GVHD。目前国际上推荐应用辐照血液的方法来预防 TA – GVHD。

显著细胞免疫缺陷的患者有发生 TA – GVHD 的风险，包括先天性细胞免疫缺陷（DiGeorge 综合征、重症联合免疫缺陷综合征）、免疫系统不成熟（宫内输血、极低体重婴儿）、疾病相关免疫缺陷（霍奇金淋巴瘤）以及治疗相关细胞免疫缺陷（造血干细胞移植、氟达拉滨治疗、抗胸腺细胞球蛋白）等。

免疫功能正常的患者也可能发生 TA – GVHD 的风险，当献血者为 HLA 单倍型的纯合子、受血者为其杂合子，两者间有一个相同的 HLA 单倍型，受血者免疫系统受到干扰，不能识别献血者 HLA 纯合子淋巴细胞为外来物而加以排斥，而输入的淋巴细胞则将宿主细胞识别为外来物并发动免疫攻击。这种情况多发生于直系亲属之间特别是 Ⅰ、Ⅱ 级亲属之间的输血，但也可能偶然发生。一级亲属间（父母与子女）输血后并发 TA – GVHD 的危险性较非亲属间高。

（二）临床特点

TA – GVHD 的临床表现较为复杂，症状极不典型，缺乏特异性。TA – GVHD 一般发生在输血后 2 天到 6 周，多数在输血后 7 ~ 14 天出现临床症状。①发热：多为高热。②皮肤损害：特征性皮疹，中心爆发性斑丘疹并向肢端扩散，严重病例可进一步发展成为红皮病与出血性大疱形成。③肝脏损害：肝细胞内酶释放、肝功能障碍、急性肝坏死等。④胃肠道损害：恶心、呕吐、腹痛、腹泻、便血等。⑤骨髓抑制：三系均受到抑制、粒细胞降低尤为显著。皮疹、发热、肝酶升高和全血细胞减少是 TA – GVHD 最具有特征性的四个临床特点。TA – GVHD 病程进展迅速，多于首次出现症状后 1 ~ 3 周内死亡。

（三）诊断

根据病史、输血史、临床症状体征和实验室检查诊断 TA – GVHD。输入未经 γ 射线照射的血液制剂 2 ~ 50 天内，出现发热、皮疹以及胃肠道、肝和骨髓功能障碍为主要表现的患者均应考虑 TA –

GVHD。TA－GVHD 还应结合皮疹部位病理活组织检查、染色体检查以及献血者 T 淋巴细胞植活的证据等辅助检查进行确诊。

TA－GVHD 易漏诊，其原因包括：①缺乏对 TA－GVHD 的认知；②TA－GVHD 起病突然，发展迅速，病情严重，往往未做出临床诊断患者已死亡；③TA－GVHD 临床表现缺乏与输血相关的特异性。

（四）治疗与预防

TA－GVHD 缺乏特异性治疗方法，其治疗原则包括：①静脉滴注大剂量糖皮质激素；②静脉滴注抗淋巴细胞或抗胸腺细胞球蛋白；③应用抗 T 细胞单克隆抗体；④应用其他免疫抑制剂。这些治疗可单独或联合使用，但是 TA－GVHD 的疗效欠佳，死亡率较高。

由于 TA－GVHD 发病急，漏诊误诊率高，疗效差，病死率 >90%，因此预防尤为重要，其措施如下。①严格掌握输血适应证，避免不必要输血，提倡自体输血，避免亲属间输血。②血液制剂辐照（最佳方法）：高危人群输血前应用 γ 射线辐照血液制剂，使淋巴细胞丧失增殖能力，除新鲜冰冻血浆和冷沉淀凝血因子外，临床输注的其他血液成分均可经辐照处理；目前美国 FDA 指南建议血液制剂中心辐照剂量为 25Gy，血液制剂其他任何点的最低剂量为 15Gy。③一些国家采用被批准用于血小板的病原体去除技术（PRT）可能替代血小板辐照，以预防 TA－GVHD。

十二、铁超负荷

铁超负荷（iron overload）是由于长期多次输血使受血者体内铁超负荷，且存积于机体实质细胞中，导致心、肝和内分泌腺等器官组织损害和皮肤色素沉着等表现。

（一）临床特点

长期反复输血特别是血红蛋白病、慢性再生障碍性贫血等患者输注 ≥20U 红细胞后，可导致铁超负荷。这些过剩的铁以含铁血黄素的形式沉积在网状内皮细胞和其他组织细胞中，导致心、肝和内分泌腺等器官组织损害，可表现为肝功能损害、糖尿病、心律不齐、心功能不全、性功能减退、心肌炎、下丘脑性腺激素分泌不足、甲状腺功能亢进、关节痛、关节变形以及皮肤色素沉着等。严重者可能死于肝功能衰竭或心脏毒性。

（二）诊断与治疗

根据患者的病史、输血史、临床症状体征和实验室检查结果进行诊断。必要时可行皮肤活检及肝组织活检协助诊断。铁超负荷的治疗原则就是去除体内多余的铁，皮下注射铁螯合剂去铁胺是目前较为有效的办法。

十三、同种免疫

反复输血的患者，可能产生针对红细胞、白细胞、血小板、血浆蛋白等的同种免疫（alloimmunization）抗体。红细胞同种免疫抗体可能引起迟发性血清学输血反应（delayed serologic transfusion reaction，DSTR）、DHTR 甚至 AHTR、HDFN；白细胞抗体可能引起粒细胞输注无效、血小板输注无效、FNHTR，影响移植器官的存活；HPA 同种抗体如抗－HPA－1a 可能引起 PTR、PTP、胎儿新生儿同种免疫性血小板减少症等。

DSTR 与 DHTR 发生机制相似，但比 DHTR 更为常见，患者血样中可检测到新出现的、有临床意义的红细胞同种抗体；实验室检查可发现直接抗球蛋白试验阳性和（或）意外抗体筛查阳性，但无溶血相关临床症状和实验室证据；识别和管理输血后的血清学变化，对于防止迟发性免疫反应和并发症至关重要。

十四、输血相关免疫调节

输血相关免疫调节（transfusion‐related immunomodulation，TRIM）是指同种异体血液作为一种免疫原性和反应原性物质，在临床输血治疗中会伴随产生一系列涉及免疫调节的副反应，如术后感染率上升、恶性肿瘤复发率增加等；是输血后受血者出现的免疫学实验室改变及其可能的临床影响。同种异体输血在受血者体内既可引起免疫应答，又可诱导免疫耐受。广义的TRIM包括输血后出现的一系列免疫抑制或促炎效应，但有些异体输血造成的受血者免疫系统变化如FNHTR、ATR、AHTR、DHTR、TRALI、TA‐GVHD等，并不属于TRIM范畴。狭义的TRIM是指输入红细胞制剂后，红细胞及其保存过程中的损伤产物对受血者免疫功能的影响。

目前TRIM的发生机制尚不明确，可能与输注血液中的白细胞及其产生的可溶性分子，红细胞冷藏过程中释放的钾、血红蛋白和铁等代谢产物以及凋亡红细胞，血小板保存期间积累的细胞碎片、血小板衍生因子，生物活性脂质和细胞外囊泡等相关。

研究报道TRIM相关的临床效应包括：提高肾脏移植物的存活率，增加恶性肿瘤切除后复发和术后细菌感染的风险，增加输血后短期（3个月内）死亡率，CMV再激活感染等。

预防TRIM不良作用可采用血液制剂去除白细胞、血液辐照处理和其他控制失血、减少输血的措施。在进行输血决策时，医师应以患者为中心，加强患者血液管理（patient blood management，PBM），实施限制性输血策略（restrictive transfusion strategy），对患者进行全面的风险和效果评估，综合考虑TRIM对患者病情的可能影响，以尽量减少TRIM不良作用的发生。

十五、其他输血反应

1. 输血相关呼吸困难（transfusion‐associated dyspnea，TAD）　是指输血结束后24小时内发生的呼吸窘迫，不符合TRALI、TACO或ATR的诊断依据，且不能用受血者潜在或已有疾病解释。TAD的处理措施包括停止输血、对症治疗等。

2. 急性疼痛输血反应（acute pain transfusion reaction，APTR）　是指在输血开始后短时间内突然发生的躯干和四肢近端剧烈疼痛，输血终止后短时间内即可缓解。

PPT

第二节　输血传播疾病

输血传播疾病（transfusion‐transmitted disease）又称输血传播感染（transfusion‐transmitted infection，TTI），是指病原体通过输血过程从献血者体内进入到受血者体内并引起相应的感染或疾病，是输血的感染性并发症；输血前无相应病原体感染病史，无临床症状，血清标志物检测阴性；但输血后出现相应病原体感染症状，且从受血者体内分离出的病原体与献血者体内的病原体具有高度的同源性。目前，世界各国对献血者血液标本进行严格筛查，TTI的风险已大大降低，远远低于各种类型输血反应的发生风险；但是由于存在窗口期、病毒变异、试剂灵敏度等原因，TTI不可能完全避免。窗口期（window period）是指从感染病原体开始，直至用某种检测方法能够检测到该病原体感染性标志物存在为止的这一段时间。不同的检测方法有不同的检测窗口期。

病原体引起TTI需满足以下条件：①感染者血液中存在病原体时为无症状期；②病原体可以在血液采集、制备和储存等环节存活下来；③可通过静脉途径感染；④有易感人群；⑤至少有一些受血者感染并发展成疾病。可通过输血传播的病原体包括病毒、寄生虫、螺旋体、细菌、朊粒（prion）等（表14-7）。

表14-7　输血传播部分病原体及其所致疾病

类型	病原微生物	英文/缩写	所致的输血传播性疾病
病毒	甲型肝炎病毒	HAV	甲型肝炎
	乙型肝炎病毒	HBV	乙型肝炎
	丙型肝炎病毒	HCV	丙型肝炎
	丁型肝炎病毒	HDV	丁型肝炎
	戊型肝炎病毒	HEV	戊型肝炎
	人类免疫缺陷病毒1型/2型	HIV-1/2	艾滋病
	人类T淋巴细胞病毒Ⅰ/Ⅱ型	HTLV-Ⅰ/Ⅱ	成人T细胞白血病/淋巴瘤、热带痉挛性下肢瘫（TSP）、HTLV相关脊髓病（HAM）
	西尼罗病毒	WNV	脑炎、脊髓炎
	巨细胞病毒	CMV	巨细胞病毒感染
	Epstein-Barr病毒	EBV	传染性单核细胞增多症、EBV感染
	细小病毒B19	B19V	再障贫血危象、传染性红斑、胎儿肝病
寄生虫	疟原虫	*Plasmodium*	疟疾
	弓形虫	*Toxoplasma*	弓形虫病
	巴贝虫	babesia	巴贝虫病
	克氏锥虫	*Trypanosoma cruzi*	Chagas病
其他病原体	梅毒螺旋体	*Treponema pallidum*	梅毒
	朊粒	prion	新变异型克-雅病（vCJD）

输血传播的病原体往往不易发现，其原因包括：①多数因输血感染疾病是无临床症状的；②若出现症状，通常无特异性，如发热、流感类症状；③潜伏期可能较长，可达数月甚至数年，不容易早期发现；④患者原发疾病可掩盖输血感染的证据；⑤输血与传播疾病的直接关系需要充足的证据来证明，而往往混杂因素较多，并不能得到确切结论。

近年来全世界TTI的危险性已大大降低，主要由于：①严格挑选合适的献血人员；②筛查方法灵敏度大大提高；③病毒灭活技术的应用等。但是仍存在TTI的残余风险度，其主要原因包括感染者窗口期献血、病毒变异后不能被当前的实验方法所检测到、免疫静默感染者献血、实验室人工操作错误等。残余风险度（residual risk）是指在采取干预措施（包括安全献血者挑选、严格感染性指标的筛查、提倡临床合理用血以及实施病原体灭活等）后的全血及血液成分仍然残留的TTI的可能性。TTI的残余风险度取决于窗口期的长短和献血者中的感染率。由于血液筛查方法的灵敏度不同以及各种经输血传播病原体在不同国家感染率存在差异，因此残余风险度在不同的国家不尽相同。

一、输血传播病原体的筛查方法

主要是血清学筛查和核酸扩增技术（nucleic acid amplification testing，NAT）。献血者筛查和检测技术的进步使近年来输血传播疾病的风险显著减少。

1. 血清学筛查　检测的是病原体的抗原和（或）抗体，所用方法主要包括酶联免疫吸附分析（ELISA）和化学发光法等。由于窗口期、病毒滴度、病毒变异等因素均可导致血清学筛查漏检。

核酸是病原体感染最直接的指标，在特异性抗体产生之前就出现在外周血中，因此检测核酸可有效缩短病原体血清学筛查的窗口期。

2. 核酸扩增检测技术（NAT） 是一系列直接检测病原体核酸技术的总称，主要原理是借助于实时荧光 PCR、转录介导扩增（transcription - mediated amplification，TMA）等技术在体外将靶核酸成百万倍放大，从而判断标本中是否存在相应的病原体核酸，是迄今为止检测病原体的最灵敏方法。因此，许多国家已常规将 NAT 用于献血者筛查以保障血液安全。NAT 可用于筛查献血者 HCV、HIV、HBV、WNV、HEV、B19V 等病毒核酸。

NAT 检测模式包括血浆池（minipool NAT，MP - NAT）和单一人份筛查（individual - donor NAT，ID - NAT）。核酸检测的灵敏度取决于血浆池大小和所用 NAT 方法的灵敏度。血浆池的规模 6 ~ 16 人份不等，样本数越多，NAT 检测的灵敏度越低。

NAT 的质量控制需注意：①抗凝剂的选择，应用 ACD 或 EDTA - K_2 抗凝，禁用肝素；②标本运输过程对核酸稳定性的影响；③避免交叉污染导致的假阳性；④内参的选择，这是对标本中可能存在的抑制/干扰物的质控措施，是对核酸提取和扩增有效性的质控；⑤NAT 不能检出所有的血清学筛查阴性的感染。

每一个国家都需要根据各自的病原体感染流行率、不同的血清学/NAT 筛查方法检出的传染性血液量、检测方法的成本 - 效益分析等方面来发展各自的血液筛查策略，以保障血液安全。

二、输血传播的病原体

可通过输血传播的病原体包括病毒、寄生虫、细菌、螺旋体、朊粒等。

（一）病毒

可通过输血传播的病毒包括 HAV、HBV、HCV、HDV、HEV、HIV、HTLV - Ⅰ/Ⅱ 型、CMV、EBV、细小病毒 B19、西尼罗病毒等。

1. 人类免疫缺陷病毒（human immunodeficiency virus，HIV） 是一种有包膜的 RNA 病毒，属逆转录病毒属，主要有 HIV - 1 和 HIV - 2 两种。世界各地获得性免疫缺陷综合征（acquired immunodeficiency syndrome，AIDS）多由 HIV - 1 型所致，HIV - 2 型则主要在西非流行。HIV 主要存在于血液中，在唾液、汗、尿、乳汁、脑脊液、淋巴结、骨髓中也有发现。1982 年发现第 1 例经输血传播 HIV，1985 年国外开始检测血液和血液制剂中 HIV。输血是 HIV 传播的主要途径之一，输入被 HIV 污染的血液而感染的可能性超过 90%。全世界有 5% ~ 10% 的 HIV 感染者是经输血传播。

急性 HIV 感染的潜伏期平均为 21 天，一般 5 ~ 70 天不等。目前应用 NAT 可在 HIV 感染后 9 天可检测到 HIV - RNA，感染后 2 周血清学筛查可检出 HIV 抗原和（或）抗体。大多数 HIV 感染是无症状的。急性感染期症状较轻，表现为短期发热、全身不适、皮疹和淋巴结肿大等。通常恢复后无症状持续多年，直到艾滋病症出现。诊断 HIV 感染主要是检测血浆中的 HIV 抗体和（或）HIV - RNA。经输血感染 HIV 的患者，50% 左右在 7 年内发展成 AIDS，比其他途径感染 HIV 者发展成 AIDS 的周期要短。

常用于筛查献血者 HIV 的指标有 p24 抗原、HIV 抗体以及 HIV - RNA。MP - NAT 检测 HIV - RNA，窗口期为 9.1 天。目前输血传播 HIV 的风险约为 1∶150 万。输血传播 HIV 的残余风险度 90% 以上来自于窗口期感染者献血。NAT 筛查并不能检出低水平的 HIV 病毒血症，不能单独用于献血者筛查。另外，采用献血征询问卷的方式，也可暂时排除高危献血者，最大限度地减少处于窗口期的献血者，有助于保证血液安全。

2. 乙型肝炎病毒（hepatitis B virus，HBV） 是一种有脂质包膜的 DNA 病毒，主要通过性接触、输血和母婴垂直等途径传播。自 1966 年发现 HBV，当前全世界有 3.5 ~ 4.0 亿人是感染 HBV 的患者或携带者，其中我国约有 1.4 亿人，是 HBV 的高发区。国际上常用于筛查献血者 HBV 的指标有 HBsAg、anti – HBc 和 HBV – DNA。

（1）HBsAg　是 HBV 感染的主要标志之一，HBV 感染后 50～60 天，HBsAg 检测即阳性。HBsAg 广泛应用于献血者筛查，化学发光法检测 HBsAg 的窗口期为 30～38 天。但是在病毒变异、HBsAg 含量低于检测下限、慢性 HBV 感染等因素影响下，可出现 HBsAg 阴性而 HBV – DNA 阳性。

（2）anti – HBc　一些国家如美国、法国等同时应用 HBsAg 和 anti – HBc 进行血液筛查。anti – HBc 不仅存在于急性 HBV 感染的恢复期，还存在于慢性 HBV 携带者。输注 HBsAg 阴性而 anti – HBc 阳性的血液仍可感染 HBV，发生率为 2.1%～8.6%，提示该血液中含有低载量 HBV。但是，anti – HBc 作为血液筛查指标也存在一定缺陷：①缺乏特异性，anti – HBc 假阳性率在健康、无症状人群中较高；②anti – HBc 不能检出血清转化前的窗口期感染者；③在 anti – HBc 阳性率 >5%～10% 的地区，将丢失许多健康合格的献血者。

（3）HBV – DNA　应用 16 人份血浆池的 MP – NAT 检测 HBV – DNA，可将窗口期缩短至 18.5～26.5 天。

（4）隐匿性 HBV 感染　除了窗口期感染者外，输血传播 HBV 残余风险度的另一重要来源就是隐匿性 HBV 感染（occult HBV infection，OBI）的慢性携带者。OBI 是指感染 HBV 以后，血清中不能检出 HBsAg，但能检出 HBV – DNA 的感染状态；血清中 anti – HBc 和（或）anti – HBs 可检测为阳性，也可检测为阴性，但肝组织中能检出 HBV 复制指标。在 HBV 感染高发区，OBI 携带者中最常见的血清学标志物是 anti – HBc（+），其 HBsAg 含量太低而不能被当前实验方法检测到；HBV – DNA（+）存在于 4%～25% 的 HBsAg（–）、anti – HBc（+）的人群。而在低发区，只有 ≤5% 的 HBsAg（–）、anti – HBc（+）的血液中存在 HBV – DNA。anti – HBc 筛查可排除献血者中大部分 OBI，仅剩余只有 HBV – DNA（+）的小部分 OBI。OBI 患者病毒载量较低，通常 <500IU/ml。许多 anti – HBc 和（或）anti – HBs 阳性的献血者可能存在低水平 HBV – DNA，其血液对于正常受血者尤其是以前经乙肝疫苗接种者可能不存在传染性，但是可导致儿童或免疫抑制个体如器官移植或造血干细胞移植患者感染 HBV。

3. 丙型肝炎病毒（hepatitis C virus，HCV）　是一种有包膜的单链 RNA 病毒，有 6 种基因型，还有多种亚型。全世界 HCV 感染人群约有 1.7 亿，其中 75% HCV 感染转为慢性，发展成有症状的肝病需要 10 年以上，可引起慢性肝炎、肝硬化和肝细胞癌。随着直接抗病毒药物的应用，HCV 治愈率接近 100%，因此早期及时发现 HCV 感染至关重要。HCV 可通过性接触、母婴垂直、输血、静脉用药等途径传播。慢性 HCV 中大约有 10% 由输血感染。历史上的输血后肝炎（posttransfusion hepatitis，PTH）大多数由 HCV 所致。输血传播性丙型肝炎患者早期通常没有明显症状，也不出现黄疸；潜伏期平均 7～8 周，80% 患者在输血后 5～12 周发病。

目前常用于筛查献血者 HCV 的标志物包括抗 – HCV 和 HCV – RNA。从 HCV 感染到 MP – NAT 检出 HCV – RNA，平均窗口期约为 7.4 天，而抗 – HCV 检出则比 HCV – RNA 晚 1.5～2 个月。应用 NAT 检测我国血清学筛查阴性献血者的样本，发现 HCV – RNA 阳性率为 3.4∶10 万。NAT 筛查献血者 HCV – RNA 显著降低残余风险度，但是，不论 MP – NAT 还是 ID – NAT 可能都难以检出极低载量的 HCV 携带者。

4. 甲型肝炎病毒（hepatitis A virus，HAV）　是一种小的无包膜的单链 RNA 病毒，血浆蛋白制品生产过程应用的可溶性消毒剂不能灭活 HAV，故发生过与输入 FⅧ浓缩剂有关的感染。潜伏期为 10～50 天，大多急性发病，表现为厌食、轻度发热、疲劳、呕吐、不同程度的转氨酶升高和黄疸等，呈典型肝病表现，死亡率通常低于 1%。实验室检查包括 HAV 的 IgG 和 IgM 抗体、HAV – RNA。HAV 主要经粪 – 口途径传播，感染初期症状出现前有 7～14 天的病毒血症，此时血液具有传染性。输血传播

HAV 少见，并未要求筛查所有献血者，但是制备血浆蛋白制品的混合原料血浆可能需要检测 HAV - RNA。

5. 丁型肝炎病毒（hepatitis D virus，HDV）　是一种有缺陷的 RNA 病毒，只感染 HBV 感染者，并使慢性乙型肝炎的病情加重，显著增加严重慢性肝病风险。HBV 与 HDV 同时感染，可导致严重肝炎和肝衰竭。由于 HDV 复制依赖 HBV，所以使用敏感的 HBV 筛查方法，就可把 HDV 感染的献血者剔除。

6. 戊型肝炎病毒（hepatitis E virus，HEV）　是最近全球关注的输血传播病原体。HEV 是一种小的无包膜的单链 RNA 病毒，至少有 4 种基因型，即 HEV1、HEV2、HEV3 和 HEV4。HEV 主要经粪 - 口途径传播，大多为水源性传播，也有食源性传播。HEV 的发病率尚无确切数据，但高发地区为 20%~40%。感染潜伏期通常为 3~8 周，通常为自限性，但在免疫功能低下或有慢性肝病的患者体内可引起暴发性肝炎。国际上已经报道 30 多例输血传播 HEV，多为 HEV3 型。研究发现，在 HEV 流行地区的血清阳性率为 20%~40%，可能与所用检测方法性能和饮食习惯差异有关；随着年龄增加，HEV 感染率增加。输血传染性取决于血浆中是否存在 HEV - RNA，献血者 HEV - RNA 检出率为 1/10000~1/1000。由于 HEV 无包膜，现用的病毒去除技术（PRT）对其无效。在某些国家已采用 NAT 筛查献血者 HEV - RNA。

7. 巨细胞病毒（cytomegalovirus，CMV）　是人类疱疹病毒属中的一种有包膜的双链 DNA 病毒。CMV 主要传播途径包括性接触、器官移植、母婴垂直和输血等。正常人群中抗 - CMV 阳性率高达 40%~90%，阳性率随年龄和地域变化，CMV 抗体存在意味着 CMV 存在，但往往是潜伏的形式，一般无临床症状。CMV 在体内分布广泛，唾液、尿液、精液、子宫颈分泌物、乳汁、血液及内脏器官均可存在 CMV。对于免疫功能低下的早产儿及造血干细胞移植、器官移植、恶性肿瘤、AIDS 等患者，输注 CMV 抗体阳性的血液，可能引起 CMV 感染，出现发热、肺炎、肠炎、心肌炎、脑膜炎、肝炎、脉络膜炎等，并可增加细菌和真菌感染的机会，严重者可导致死亡。临床研究发现：输注去除白细胞的血液降低输血传播 CMV 风险，与输注 CMV 血清学阴性血液一样有效。预防输血传播 CMV 的措施包括：①输注 CMV 抗体阴性献血者的血液；②输注去除白细胞的血液；③输注储存时间 >7 天的血液；④静脉注射 CMV 免疫球蛋白等。

8. 人类 T 淋巴细胞病毒（human T - lymphotropic virus，HTLV）　是一种有包膜的 RNA 病毒，有 HTLV - Ⅰ 和 HTLV - Ⅱ 两种。HTLV 主要传播途径包括性接触、母婴垂直和输血等。HTLV 感染率差异很大，在日本、加勒比海和非洲等地 HTLV - Ⅰ 感染率较高，美洲土著 HTLV - Ⅱ 感染率较高。我国 HTLV 感染率低，HTLV - Ⅰ/Ⅱ抗体阳性率约为 0.3%。大多数 HTLV 携带者无症状。HTLV - Ⅰ 在体内主要感染 $CD4^+T$ 细胞，血液、乳汁及精液均含有 HTLV - Ⅰ。HTLV - Ⅰ 感染者有很小的概率可发展为成人 T 细胞白血病/淋巴瘤或进行性强直性下肢轻瘫。一些国家筛查献血者 HTLV - Ⅰ/Ⅱ抗体。预防输血传播 HTLV 的措施包括：①输注去除白细胞的血液制剂；②输注贮存时间 ≥14 天的血液制剂；③在 HTLV - Ⅰ/Ⅱ流行区可考虑对献血者进行 HTLV - Ⅰ/Ⅱ抗体筛查。

9. EB 病毒（Epstein - Barr virus，EBV）　是已知可经输血传播的病毒之一，与传染性单核细胞增多症、鼻咽癌、Burkitt's 淋巴瘤等有关。EBV 原发感染后建立终身潜伏感染。95% 以上的成人可携带 EBV。免疫功能低下患者输血感染 EBV 可导致淋巴组织增生性疾病。

10. 西尼罗病毒（West Nile virus，WNV）　是一种有包膜的单股正链 RNA 病毒，属于黄病毒科。WNV 是一种虫媒病毒，蚊子是其主要传播媒介，鸟类是其天然宿主，偶尔感染人和其他动物。2002 年 WNV 在美国引起爆发流行，在非洲、中东和西欧等地也有发生。美国 WNV 感染主要发生于 4~10 月。WNV 感染潜伏期为 2~14 天，早期病毒血症为 7~10 天，此时血液具有传染性。低水平 WNV 病毒血症可持续一段时间，血液中 WNV 载量相对于其他经血液传播的病毒低。约 80% WNV 感染者是无症状的，约20%发展成西尼罗热，大约1/150 WNV感染者发展成脑膜炎、脑炎等西尼罗脑病，甚至死亡。感染WNV的移植患者发生西尼罗脑病的危险性较普通人群高40倍。

除携带WNV的蚊子叮咬人体外，还有其他方式包括输血（红细胞、血浆、血小板）、器官移植、哺乳、胎盘以及职业暴露等传播WNV。在感染流行期间输血相关WNV传播的风险为（2.12~4.76）/10000。美国2002年报道有23例经输血感染WNV，在WNV活动高峰地区献血者中WNV病毒血症发生率约为1.5‰。研究表明WNV可存在于任何血液成分，在2~6℃储存42天的红细胞中仍保持传染性。美国从2003年7月开始应用MP-NAT筛查献血者中WNV-RNA。许多MP-NAT假阴性是由于献血者体内WNV载量低，应用MP-NAT检测不出，但是可能被更敏感的ID-NAT检出。因此美国FDA和AABB都建议在WNV高发区应用ID-NAT筛查献血者WNV-RNA。部分欧洲国家也开始筛查WNV-RNA。

11. 细小病毒B19（human B19 parvovirus，B19V） 是一种无包膜的单链DNA病毒，属细小病毒科，只对人有致病性。成人血清阳性率约为50%，发病率可达1.5%。献血者中B19V病毒血症的发生率是变化的，有偶发性的高峰，但平均为1∶5000。B19V可通过包括呼吸道、胎盘、血液和血液制剂、器官移植等多种途径传播。已有输血传播B19V感染引起骨髓移植后慢性贫血和地中海贫血的报道。B19V还可通过输注血浆蛋白制品如凝血因子浓缩剂、免疫球蛋白和白蛋白等传播，已有输注血浆蛋白制品感染B19V而发病的报道。

大多数人感染B19V导致轻度自限性发热。儿童感染B19V可导致传染性红斑，成人感染B19V偶可引起关节病，B19V在某些血液系统疾病和免疫受损患者可导致再生障碍性贫血危象，孕妇感染B19V可能导致胎儿水肿。B19V感染早期就可出现高滴度病毒血症，高达10^{12}copies/ml，此时无症状，高病毒血症持续5~10天，直到表达特异性抗体从而中和病毒、控制感染。然而，在急性感染后，PCR所检测到的低水平B19V-DNA可持续数月。研究表明，B19V-DNA<10^{4}copies/ml的血浆经病毒灭活处理后在志愿者体内没有出现血清转换（seroconversion）。

血浆蛋白制品中B19V的安全性取决于NAT筛查以及灭活或剔除B19V的工艺处理能力。高滴度B19V对大多数物理-化学病毒灭活方法有抵抗。美国FDA、欧洲EMEA建议原料血浆池中B19V-DNA的量应小于10^{4}copies/ml。为降低输血传播B19V的危险性，可对混合血浆进行NAT检测，将含高滴度B19V的血浆筛查出来，而含低滴度B19V的血浆经病毒灭活工艺处理就足以防止其传播。2002年荷兰已开始应用NAT检测原料血浆池B19V-DNA。一些国家如德国和日本筛查献血者B19V-DNA。

12. 寨卡病毒（Zika virus，ZIKV） 属于黄病毒科黄病毒属，由伊蚊作为传播媒介，可通过蚊虫、输血和性接触传播。大多数ZIKV感染者是无症状的，但ZIKV可导致孕妇流产、胎儿先天性ZIKV相关综合征（包括小头症）、成人格林巴利综合征和神经系统并发症。目前已发现4例疑似输血传播ZIKV感染病例。从患者血液中检出ZIKV-RNA可诊断ZIKV感染。2015年和2016年美洲发生蚊媒ZIKV大爆发，由于存在输血传播的风险，2016年美国FDA将ZIKV列为献血者常规筛查项目。自2017年以来未发生输血传播ZIKV的确诊病例，美国FDA于2021年不再要求对献血者筛查ZIKV。

13. 登革病毒（dengue virus） 属于黄病毒科黄病毒属，系单股正链RNA病毒，主要通过埃及伊蚊和白纹伊蚊作为媒介进行传播，也可通过输血传播。大多数登革病毒感染者没有症状，少部分病情严重者，可能发生登革出血热或登革休克综合征。因缺乏对输血传播登革热病毒的系统监测，目前经输血传播感染的报告例数很少。

（二）寄生虫

可通过输血传播的寄生虫包括疟原虫、弓形虫、巴贝虫、克氏锥虫等。

1. 疟原虫 疟疾（malaria）由疟原虫（*Plasmodium*）感染引起，以反复发作的间歇性寒战、高热、随后出汗热退为特点，可引起脾肿大、贫血等表现。可感染人类的疟原虫包括间日疟原虫、卵形疟原虫、三日疟原虫和恶性疟原虫，其传播媒介为雌性按蚊，经叮咬人体传播，少数病例可因输入带有疟原虫的血液或经母婴传播后发病。疟原虫进入人体后在肝细胞内寄生、繁殖（红细胞外期），成熟后侵入红细胞繁殖（红细胞内期）。疟原虫在室温或4℃贮存的血液中至少存活1周，血液贮存2周再输注，输血传播疟疾就很少发生。但是，疟原虫也可在含甘油的冷冻保存剂中存活。任何含红细胞的血液成分均可能传播疟疾。献血人群中疟原虫隐性携带率在不同国家、不同地区存在很大差异。疟原虫在血液循环中可能长期处于无症状期，但此时可经输血传播。

输血传播疟疾是指因输注含疟原虫滋养体、裂殖体或裂殖子的血液而引起受血者感染。输血后发病的时间与输入含有裂殖子的血量和疟原虫种类不同而异。国内主要为间日疟，潜伏期多为7~10天，其临床表现与蚊传疟疾相同，表现为周期性发热、寒战、头痛、关节痛、脾肿大和溶血性贫血等。实验室检查包括血涂片、血清学检测、疟原虫DNA检测等。由于无肝内繁殖阶段，不产生迟发型裂殖体，输血传播疟疾无复发。疟原虫阳性献血者通常有到疟疾流行地区旅行史，可通过对献血者到疟疾流行地区旅游和症状的问卷调查来筛查。输血传播疟疾很少发生。

预防输血传播疟疾的措施包括：①凡到过疟疾流行区的人，未服过抗疟疾药物，至少1年后方可献血；我国规定3年内患过疟疾的人不得献血；②疟原虫在保存血液中14天就失去活性，血液储存2周后输注一般很少发生输血传播疟疾。

2. 弓形虫 弓形虫病（toxoplasmosis）是由弓形虫引起的人畜共患性原虫病。弓形虫是细胞内寄生的原虫，可侵犯除红细胞以外的各种组织细胞。人、哺乳类、鸟类、爬行类动物均为中间宿主，猫科动物为终末宿主。弓形虫病可经消化道、胎盘以及密切接触传播，输入含弓形虫的血液也可引起感染。

3. 巴贝虫 巴贝虫病（babesiosis）是由寄生于红细胞内的巴贝虫（babesia）引起的。巴贝虫经蜱虫传播，主要感染哺乳动物，人类是偶然宿主。巴贝虫感染通常是无临床症状的，可以携带数月到数年而不发病，但在某些个体如免疫功能受损、老年人以及无脾患者感染巴贝虫可能导致严重后果，急性发病时颇似疟疾，具有间歇热、脾肿大、黄疸及溶血等特征，可能致命。巴贝虫可在冷藏的红细胞和（22±2）℃保存的血小板中存活。国外因输血传播巴贝虫病（transfusion - transmitted babesiosis，TTB）的病例日渐增多。发生TTB的血液成分多为红细胞，血涂片发现红细胞内巴贝虫即可确诊。2019年，美国FDA要求在患病率高的地区应用NAT检测巴贝虫核酸。

4. 克氏锥虫 Chagas病由克氏锥虫（*Trypanosoma cruzi*）引起。急性期可出现发热、全身淋巴结肿大、心脏增大等表现，慢性期可出现心肌炎、心脏增大、食管或结肠扩张等表现。克氏锥虫流行于墨西哥、美洲中部和南部，由猎蝽虫作为传播媒介，绝大多数感染者是无症状的慢性感染，但是血液具有传染性。与其他病原体不同，克氏锥虫能耐受冻融循环，因此可能通过血浆制剂传播。在某些地区已有输注来源于慢性感染者的血液成分而感染的报道。已确诊多例经输血感染Chagas病，并且提示与血小板输注相关。2007年美国FDA批准检测献血者克氏锥虫抗体。

（三）其他输血传播的病原体

其他输血传播的病原体包括梅毒螺旋体、朊粒、基孔肯雅病毒（chikungunya virus）、嗜吞噬细胞无形体（*Anaplasma phagocytophilum*）等。

1. 梅毒螺旋体 梅毒（syphilis）由梅毒螺旋体（*Treponema pallidum*，TP）引起，通常除侵犯皮肤黏膜外，还可累及内脏器官而出现相应临床表现。梅毒螺旋体，因其透明不易着色又称为苍白螺旋体，其传播途径包括性接触、母婴垂直和输血等。梅毒螺旋体对热和干燥很敏感，体外不易生存，48℃半小时可失去感染力；对寒冷有较强的抵抗力，0℃环境可存活48小时，－78℃其致病力可保存数年，4℃保存5~6天失去活性。目前我国献血者中梅毒感染者有增多趋势。输血感染梅毒大多由于输注含有梅毒螺旋体的新鲜血液所致。预防输血传播梅毒的措施包括：①献血者常规进行梅毒血清学筛查；②不输新鲜血、输注保存血等。

2. 朊粒 新变异型克－雅病（variant Creutzfeldt－Jakob disease，vCJD）是由朊粒（prion）感染引起人畜共患的中枢神经系统退化性病变。朊粒曾称朊病毒，其本质是一种不含核酸、有感染性的蛋白质。vCJD于1996年发现，常感染年轻人，出现精神症状。目前认为vCJD的发生与食用患有牛海绵状脑病（bovine spongiform encephalopathy，BSE）的牛肉有关。已有4例输血传播vCJD的报道。通过献血前问卷调查了解其暴露风险和家族史以排除有风险的献血者。

三、输血传播疾病的预防与控制策略

TTI的预防与控制策略包括：①挑选安全的献血者，加强对无偿献血知识的宣传和教育；②严格筛查血液；③加强对血液采集、制备、保存、运输、输注全过程中的质量控制；④加强对血液制剂的病毒灭活；⑤输注去除白细胞、贮存时间≥14天的血液成分可在一定程度上降低TTI的风险；⑥临床输血应严格掌握输血指征，避免不必要输血，积极开展科学合理用血、成分输血、自体输血，加强患者血液管理，恰当实施限制性输血策略等。

答案解析

? 思考题

[思考题1]

案例：患者，男，72岁，因急性消化道出血，Hb 36g/L，申请输血。在完善输血相容性检测时，发现ABO血型正、反定型不一致，直接抗球蛋白试验阳性（3＋）。追问病史，患者从10天前开始，在外院陆续输注红细胞12U，Hb从51g/L先升高至66g/L又降低至36g/L。总胆红素38.5μmol/L，直接胆红素19.9μmol/L，乳酸脱氢酶433U/L，肾小滤过率9.32ml/min。

问题：

（1）该患者可能发生了哪种输血反应？

（2）为明确诊断，应进一步了解哪些病史？补充哪些实验室检查？

（3）有哪些措施可以预防这种输血反应的发生？

[思考题2]

案例：患者，女，51岁，确诊骨髓异常增生综合征（MDS），因Hb 58g/L申请输血。患者血型表型为A型RhD（＋）、Ccee，血清中检出抗－E，输注了主次侧均相合的1.5U A型RhD（＋）、Ccee的红细胞后复查Hb为68g/L。1个月后，患者因Hb 59g/L再次申请输血，其标本与表型为A型RhD（＋）、Ccee的献血者红细胞交叉配血主侧相合、次侧不合。患者直接抗球蛋白试验阳性（2＋），放散液中检出抗－E。追问病史，发现患者于第二次住院前在外院查意外抗体筛查阴性，输注过2U红细胞。

问题：

（1）该患者发生了哪种输血反应？

（2）发生这种输血反应的原因是什么？

[思考题3]

案例：患者，男，46岁，确诊为原发性肝癌，既往无输血史及过敏史。输注200ml冰冻血浆后，

躯干及上肢出现散在风团样皮疹，不红，伴瘙痒，没有发热，也没有胸闷、呼吸困难。给予静脉推注
5mg 地塞米松，肌内注射 50mg 盐酸异丙嗪后皮疹逐渐消退，约 2 小时后症状完全缓解。

　　问题：

　　（1）该患者发生了哪种输血反应？

　　（2）若在输血过程中发生了这种输血反应，如何处置？

　　（3）为避免这种输血反应的发生，输血前应预防性用药吗？

（王　琳）

书网融合……

重点小结　　　　　题库　　　　微课/视频 1　　　微课/视频 2　　　微课/视频 3　　　微课/视频 4

第十五章 临床输血管理

学习目标

1. 通过本章学习，掌握临床输血管理的依据、临床用血管理的过程和内容、医疗机构用血管理委员会的职能和作用、医院输血管理细则的内容和意义；熟悉输血科或血库的功能和工作范围；了解临床血液管理和血液预警的内容。

2. 增加学习者树立科学输血的管理意识，提高其临床输血的管理能力。

3. 树立学习者的临床输血安全意识，充分利用好血液这种稀缺人类资源造福人类健康。

血液安全是永恒的主题，有效的临床输血管理是确保血液安全的重要环节。临床输血管理通过依托国家现行的法律法规，以关注患者转归为目的，以节约人类稀缺资源、保证临床安全有效输血为原则，充分利用各种成熟血液保护技术，通过多学科协作实现临床用血全过程的质量管理。

第一节 临床用血管理

PPT

临床输血管理是保证临床输血安全的重要一环，主要包括输血前评估、输血指征控制、输血申请、输血前血液相容性检测、血液贮存与发放、输注过程的监护及输血后疗效评价等重要环节。

一、管理依据

从 20 世纪 90 年代开始逐步建立了以《中华人民共和国献血法》为代表的一系列法律、法规体系，目前我国的临床输血相关法律法规主要包括《医疗机构临床用血管理办法》和《临床输血技术规范》等。

（一）《医疗机构临床用血管理办法》

《医疗机构临床用血管理办法》主要内容包含六章四十一条，于 2012 年 8 月 1 日起开始实施，根据 2019 年 2 月 28 日《国家卫生健康委关于修改〈职业健康检查管理办法〉等 4 件部门规章的决定》（国家卫生健康委员会令第 2 号）修订。该管理办法的主旨是树立血液是人类稀缺资源和临床需安全有效输血的理念；建立安全有效的用血保障体系；健全临床用血质量监控和改进机制。围绕以上主旨，该管理办法主要针对临床用血管理中存在的问题，以加强管理组织建设和明确职能为基础，以健全管理制度为切入点，围绕"科学、合理利用血液资源，确保临床用血安全、有效"的目标，构建临床用血质量管理体系，加强对临床用血全过程的管理。

该管理办法为了建立安全有效输血的保障体系，首先强调组织机构的建设，在国家、省级卫生行政部门及医疗机构健全临床用血的管理组织，明确其管理职责，特别是在医疗机构，在管理办法正文中将医疗机构用血管理委员会和输血科或血库的建立要求及职责给予明确界定；其次，强调临床用血全过程管理的制度建设，明确要求建立相关管理制度并监督落实。为保证管理制度及管理职能的有效实施，利用持续改进的管理手段建立用血管理的监督保障机制，在法律责任和罚责中给予充分的体现和要求，确保管理办法的实施效果。

（二）《临床输血技术规范》

为了规范和指导医疗机构科学合理用血，根据《中华人民共和国献血法》和《医疗机构临床用血管理办法（试行）》，制定了《临床输血技术规范》，并于 2000 年 10 月 1 日起实施，其主要内容共七章三十八条，涵盖从医生提出输血申请直到输血完毕全过程的一系列规范化要求，主要包括输血申请、受血者血样采集与送检、交叉配血、血液出入库、发血和输血等过程管理，以保证《中华人民共和国献血法》和《医疗机构临床用血管理办法（试行）》的实施。

文件同时有九个附件，分别为：成分输血指南、自身输血指南、手术及创伤输血指南、内科输血指南以及术中控制性低血压技术等实行规范化要求，并制定相应操作指南、输血申请单、输血治疗知情同意书、发血单和取血单的基本要求。

二、临床输血管理组织结构及功能

（一）医院用血管理委员会或临床用血管理工作组及其职能

1. 组织管理　委员会由主管院长、医务处、输血科（血库）、麻醉科及相关科室的主任或专家组成，负责指导、管理和监督临床科学合理用血，每年应召开一次以上的工作会议，若遇特殊情况，可由主任委员或副主任委员召集临时会议，常设机构在医务部门。

2. 委员会职能

（1）认真履行临床用血管理相关法律、法规、规章、技术规范和标准，制（修）订本机构临床用血管理的规章制度并监督实施。医疗机构应根据相关规定，结合自身实际情况，制定本医疗机构涵盖临床用血全过程的管理制度。管理制度内容至少包括临床用血原则、输血指征、用血申请、知情同意、血液入库、发血、取血、输血相容性检测、配合性输血、急救输血、大量输血、输血记录、输血不良事件监测、用血评估等相关管理要求或原则。

（2）评估确定临床用血的重点科室、关键环节和流程。委员会需评估确定本医疗机构临床用血的重点科室，评估依据的要素包括用血管理存在的问题、工作重点、工作目标、行政管理要求等。

（3）定期监测、分析和评估临床用血情况，开展临床用血质量评价工作，提高临床合理用血水平。医疗机构需建立临床用血质量评价制度，定期监测、分析和评估临床用血情况，开展临床用血质量评价工作，从而提高临床合理用血水平。评估的内容主要如下：评估目前医院各科室的用血模式，针对血液的来源、数量、质量进行血液保障安全性评估，探讨减少异体输血机会的方案，评估现有输血指征控制标准，评估术前贫血管理的有效方法，评估自体输血的应用标准，分析医院及重点科室年度用血情况，评估控制目标和管理措施的效果。

（4）分析临床用血不良事件，提出处理和改进措施。临床用血不良事件是指医疗机构中与临床用血相关的任何未预期或不适的症状、体征、疾病或可能导致身体伤害的事件，主要包括：输血差错、各种输血不良反应、输血传播疾病、超申请量输血、过度输血以及其他可能导致严重后果的输血相关事件，目的是通过持续改进降低输血风险。

（5）指导并推动临床开展自体输血等血液保护及输血新技术。血液保护是指在围手术期的各个不同阶段采取不同的技术或联合使用多种技术进行血液质和量的保护，减少失血，做到少输异体血，甚至不输异体血。具体包括：样本采集控制（医源性贫血控制）、术前预储式自体输血技术、术前通过药物治疗（如促红细胞生成素和铁剂的应用）纠正贫血、术中等容（高容量）血液稀释、术中（术后）自体血的回输技术、血液代用品的使用、合理把握输血指征、成分输血技术、控制性低血压技术、体温保护技术、术中体位的调整、术中止血技术（微创、激光、超声刀等）、止血药物的合理使用等。

（6）临床用血管理委员会或临床用血管理工作组还应当承担医疗机构交办的有关临床用血的其他任务。

（二）输血科或血库的设置

医疗机构应根据其临床输血业务需求设置输血科或血库。三级综合医院、三级肿瘤医院、三级心血管病医院、三级血液病医院等用血量较大的各级各类医院应设置输血科，三级中西医结合医院、三级儿童医院、三级传染病医院、二级肿瘤医院、二级综合医院等医院设置血库，用血量较小的医院可与检验科合并设置。

（三）输血科或血库的任务

输血科或血库在医院用血管理委员会的管理架构内，在医院行政部门的指导和授权下，实施具体的用血管理工作。其工作的内容决定临床安全有效输血的水平。同时工作内涵也同样对学科的发展有深远意义。

1. 建立临床用血质量管理体系，推动临床合理用血 该项工作是输血科或血库工作的重中之重，是科室工作的核心，是保证临床安全有效输血的基础。质量管理体系应涵盖输血相关实验室及临床用血两个方面。

在 GB/T19000—2008《质量管理体系基础和术语》中，质量管理体系的定义是在质量方面指挥和控制组织的管理体系。临床用血质量管理体系的定义即为指挥和控制输血科或血库建立临床用血质量方针和质量目标并实现这些质量目标的体系。质量管理体系构成包括：组织结构、程序、过程、资源和质量管理体系文件。组织结构包括技术管理组织结构和质量管理组织结构。

2. 负责制订临床用血储备计划，根据血站供血的预警信息和医院的血液库存情况协调临床用血 血液储备是输血科或血库的基本功能之一，是保证正常医疗秩序和安全的重要环节，用血管理委员会依据本医疗机构的医疗实际制定的血液储备指导原则是输血科或血库制定血液库存的重要依据。血液库存的设定可以依据医院三日用血量的平均数或高发急救用血的最大量等相关技术指数，并参考供血机构与医院的距离等因素综合制定。

在供血紧张常态化的状况下，保障医疗安全成为用血安全的第一要务，在保证正常的医疗秩序和安全的情况下，如何调配有限的血液资源成为血液储备的核心。输血科或血库应在用血管理委员会的指导下设置适宜本医疗机构急救和诊疗安全的库存模式，确立急救库存及安全库存的储血数量和种类，并建立库存分级管理及权限分配，特别是在供血紧张的情况下配合血站的供血预警建立安全协调的供血模式，确定医疗机构内的库存预警及响应机制。

3. 负责血液预订、入库、储存、发放工作 输血科或血库应当根据本院临床用血需求和计划，向血站上报用血计划，进行预订；需特殊或稀有血型血液时，应提前预约、确认取血时间。血液入库前要认真验收、核对，并完成入库登记；血液应分类储存，按照血液失效的先后次序排放，维持保存温度，严格按照各类血液及成分储存期限保存、严格执行报废的报批手续。输血科或血库接受临床医师的输血申请单，取血者和发血者当面核对无误后进行血液发放工作。

4. 负责输血相关免疫血液学检测 输血科或血库应负责进行输血相关免疫血液学检测（红细胞、血小板和白细胞血型血清学检测）的质量管理。

5. 参与推动自体输血等血液保护及输血新技术 输血科或血库工作人员应当与麻醉科等临床医师合作，推动多种血液保护及输血新技术的开展，包括各种减少出血的措施（控制性降压、血液稀释、抬高手术部位、维持正常体温、止血药的应用、微创技术、外科止血技术的改进）、自体血输血（术前储备自体血、术中/术后自体血回输）以及术前纠正贫血及凝血功能障碍等。

6. 参与特殊输血治疗病例的会诊，为临床合理用血提供咨询 输血治疗会诊是临床安全有效输的重要环节，但目前输血相关的会诊需要规范和加强建设，特别是输血医师的培养，不仅是输血工作的需要，也是输血医学学科发展的需要。注重输血医师的指导和会诊，确保输血安全有效。输血医学涉及面广，是基础医学和多学科交叉的领域。合格的输血医师应该是复合型人才，是集临床医学、输血医学、输血实验室、血液管理、科研为一体的人才，比临床专科医师或实验室技师标准要求更高。

7. 参与临床输血不良事件的调查 输血不良事件包括输血管理中发现的不符合相关规定，可能引发输血安全的隐患或已导致发生输血安全的相关管理问题及严重输血不良反应。输血科或血库工作人员应熟悉临床用血不良反应的类型、临床表现及应对措施。发生临床用血不良事件，应按程序立即处理，及时进行研究处理并做好相应记录，并应定期汇总报告相关职能部门。对临床用血不良事件要定期进行讨论，分析发生的原因，研究和总结防范措施和处理方法。

8. 根据临床治疗需要，参与开展血液治疗相关技术 血液治疗相关技术包括血细胞分离、血液成分去除及置换等技术，根据临床治疗的需要，输血科或血库工作人员需要与临床医师合作，参与或主动开展相应的血液治疗技术等工作。

三、血液库存管理

血液库存在医疗机构绝不是一种被动的单纯仓储作用的管理模式，忽视对输血科血液库存问题的研究和管理不仅会影响医疗机构的血液保障安全，同时还会对血站血源的动员招募计划、应急状态下的血液供应及库存设置产生连锁反应。

（一）优化血液库存要素

血液库存管理不仅仅是对血液的出入库和贮存温度的监控，更重要的是实现对血液库存数量的优化和血液短贮存天数用出率的提高。其重要的统计评价指标为血液入库频率及短贮存天数用出率，入库频率越低和短贮存天数用出的比率越高说明库存管理优化调控能力越好。库存优化的要素包括：安全储血量、用血调控、择期用血评估、输血相容性检测项目组合等。

1. 安全储血量 是指库存各型血液的最低贮存量，该数量应能满足医疗机构向血站发出抢救用血申请后，至血站送血到达或取回血液，并完成血液相容性检测的时间段内抢救时对血液的需求。安全储血量一般不少于3天常规医疗用血量。

2. 用血调控 根据申请用血的方式、数量和病种对血液贮存时间要求，调配相应血液，使血液能在要求的时限内及时发出。原则是在保证治疗效果的前提下，按采血日期先进先出。

3. 择期用血评估 主要针对手术用血，是通过申请用血的各病种的实际用血统计情况对医生申请用血的数量及对血液贮存时间的要求进行分析测算，来确定由血站调配血液的数量，调控库存数量的评估手段。原则是按该病种既往用血数据统计的平均数和手术执行者的用血指征控制水平综合测算，再将全部备血总计后增加一个风险基数，确定为增加库存的血液数量和种类。

4. 相容性检测项目组合 主要决定于是否开展意外抗体筛查。如对受血者和献血者均开展抗体筛查，则对受血者抗体筛检阴性者的择期手术用血，库存血液不再固定分配至申请备血的每个申请单进行提前交叉配血，而是在临床发出用血要求时，临时选取库存较长的血液进行交叉配血后优先发出，以确保在库血液短贮存天数用出率的提高。

（二）血液预订、入库、贮存

血液预订、入库、贮存管理的内容至少包括以下4点。

1. 血液的预订 根据择期用血量、安全库存量和实际库存量进行比较确定补库血液的品种和数量，电话或通过网络向血站预订血液，同时确定取（送）血时间。

2. 全血、血液成分入库前的核对验收

3. 血液入库的登记 血液核对后，需将血液的相关信息进行入库登记。

4. 血液贮存 按 A、B、O、AB 血型将全血、血液成分分别贮存于有明显标识的血库专用冰箱不同层内或不同专用冰箱内。

（三）血液贮存的温度监控

贮血冰箱应均有温度控制（或自动控制）记录和报警装置，其温度监控主要分为两大类：一是冰箱自备的温度显示和温度记录纸；二是单独安装的数字化温度冷链管理系统。

（四）发血

发血管理的内容包括如下。

1. 输血记录单（发血单） 根据交叉配血结果，确定血液是相合或不相合、相容或不相容。填写输血记录单后核对发血。相合则可随时发血，相容则应根据临床患者输血治疗的迫切程度和国家规范规定及本医疗机构临床用血管理规定架构下决定是否相容性发血，此属应急用血管理范畴。

2. 发血前核对 接到取血单后，按照输血记录单上献血者相关信息从贮血冰箱中取出相对应的血液成分。取出前首先通过血浆与红细胞分界来认真观察献血者血液有无溶血现象，确认无误后取出血液，检查是否存在凝血块或有肉眼可见的细菌污染表现；检查血袋有无渗漏；认真核对血袋标识是否清晰，与输血记录单（发血单）是否完全对应。再次核对与受血者血型及与既往血型（电脑里存档）是否一致。取血者和发血者当面核对无误后，发放血液。取血者将血液与输血记录单（发血单）一起放入专用运送箱内，运回临床科室。

（五）血液库存统计

建立并实施血液库存统计程序，内容包括：血液库存、患者用血、血液入库、血液出库的详细信息。通过库存统计确定血液的分配、与血站预订血液的种类和数量。使用计算机管理后可通过库存管理统计完成相关的查询功能，如患者用血量、病种用血量、病房用血量等。

按天、月、年的时间间隔，对血液及成分的出入库及库存进行用血统计和核对，并按以上分类进行汇总。

四、用血过程管理

（一）管理基本要求

建立覆盖用血全过程的输血管理程序，确保临床安全有效输血。

（二）管理主要内容

1. 输血治疗决策 临床医生在决策为患者选择输注异体血治疗时，除结合临床指征外还应综合考虑以下几个方面的因素：临床整体治疗进程的时限；异体输血是否是对该患者最合适的治疗方法；输血是否为唯一可选择的决定；是否有其他有效方法替代异体输血；输血治疗的缺陷和血液成分的潜在危害；血液成分的质量和安全性；输血的风险能否被避免或减少到最小；血液成分的剂量；标示的是何种成分；应该如何管理和监控血液成分；在临床可接受的时限内纠正血液学的不足有无特效疗法；患者是否应完全知晓医疗决定，潜在的益处和风险，患者是否拒绝输血等。

2. 输血知情告知 建立并实施输血告知程序，签署《输血治疗知情同意书》。至少包括：输血目的、输血方式的选择、输血品种、输血的风险、患者或受委托人是否同意等。无自主意识患者且无家属签字的紧急输血，以患者治疗利益最大原则决定输血方案，报医疗机构医务部门或主管领导批准后实施，备案并记入病历。在临床情况不确定时，以不输血为首选原则。签署《输血治疗知情同意书》是输血治疗过程中重要的医疗环节，一方面证明受血者或被授权人了解输血相关的风险，是对患者在医疗行为中个性化权利的尊重，是对患者自主权和自我决定权的保护；另一方面是医生履行对患者进行输血治疗的告知义务，对医疗机构和医护人员可起到减少纠纷、规避风险的作用。

3. 输血申请　《临床输血申请单》应由中级以上专业技术职务任职资格的医师提出申请，上级医师核准签发后，连同受血者血标本于预定输血日期前送交输血科（血库）备血。申请单内容至少包括：受血者姓名、性别、年龄、ID/病案号、科别、病区、床号、临床诊断、输血目的、既往输血史、妊娠史、受血者属地、预定输血成分、预定输血量、预定输血日期、受血者血型、血红蛋白、HCT、PLT、ALT、HBsAg、Anti－HCV、Anti－HIV1/2、梅毒、申请医师签字、上级医师审核签字、申请日期等。

4. 输血申请单的审核　输血科应对输血申请单进行审核，内容包括：受血者个人信息，血型，临床诊断，输血指征、目的等。如果发现属于不合理输血或有其他疑问时，应及时与临床联系。

5. 血液成分的选择　根据临床输血目的，确定最适当的血液成分用于最需要的患者，同时根据病种选择相应库存时间的血液，对库存时间无要求的病种输血时，按采血日期采用先进先出的原则，避免血液过期而浪费血液。

6. 发血与取血　建立并实施发血与取血程序。取血人持取血单到输血科（血库）取血，发血人将核对完毕的输血记录单和相应血液成分移交给取血人，取血人认真核对相关内容全部无误后，双方在输血记录单（发血单）上签字。取血和发血的双方必须同时核对的主要信息包括：交叉配血报告单；受血者科别、姓名、住院号、血型、血液成分、有无凝集反应；核对血袋标签，包括献血者血型、有效期、血袋编码；检查血袋有无破损渗漏、血袋内血液有无溶血及凝块。

7. 临床核对与输血

（1）取血回病房后应当立即把血液送到输血护士手中，并做好交接手续。取回的血应尽快输用，不得自行贮血。

（2）输血前由两名医护人员核对输血记录单及血袋标签各项内容，检查血袋有无破损渗漏，血液颜色是否正常，准确无误方可输血。

（3）输用前将血袋内的成分轻轻混匀，避免剧烈震荡。血液内不得加入任何药物，如需稀释只能用静脉注射用0.9%氯化钠溶液。

（4）开始输血时，由两名医护人员携带病历共同到患者床旁核对，确认与输血记录单相符，再次核对血液后，用符合标准的输血器进行输血。输血前应记录患者的生命体征。

（5）输血过程应先慢后快，再根据病情和年龄选择适宜的输注速度，并严密观察受血者有无输血不良反应，如出现异常情况应及时处理。

（6）输血完毕，对有输血反应的患者，医护人员应逐项填写输血反应回报单，并立即送达输血科（血库）进行相关检测验证。医护人员将输血记录单贴在病历中保存。

8. 输血病程记录　输血完成后，主管医生应对输血相关情况在病历中进行详细记录。包括输血时间、输注血液的血型、成分种类、血量、输注过程是否顺利、是否有输血反应等。病程记录中应对输血疗效进行描述。护理记录中负责护士应对血液输注进行记录和签字。

9. 输血指征控制及效果评价　输血指征控制是通过对申请单的审核、输血前相关检测项目及对输注后输血效果指标的监测，对临床输血是否合理和患者输注效果的管理过程，目的是节约血液资源，控制输血风险。包括：输血决策条件分析、输血前相关指标检测、全血及成分血的适应证符合率、血液输注效果评价、单病种用血分析、临床专业科室用血分析等相关控制管理指标。

第二节　患者血液管理

患者血液管理是一种以患者为中心，多学科、多形式、有计划的诊疗方法，是针对患者治疗的准则，减少或避免异体输血，进而达到改善患者预后的目的。这种血液管理方式通过整合现有的技术和方法，减少或完全不输异体血，是以患者转归为中心，对患者实施多学科、多模式和有计划的血液保护措施。血液管理需要全面理解血液和输血，除了掌握各种输血相关技术实际应用之外，还兼顾哲学、生物学、生理学和伦理学等方面的内容。

随着人们对输血风险防范的加强及安全有效输血认识的提高，无血手术、无血医院等管理项目开始出现，这些均是不同侧重面的血液管理项目，国外学者整合所有相关要素提出了血液管理的项目管理概念。血液管理是将合理的输血实践和血液保护工作整合在一起，通过避免不必要的失血或提高患者的血红蛋白水平以及改善患者贫血和凝血障碍来改善预后，目的是让患者经受最小的风险和得到最大的利益。

血液管理与血液保护的差别在于：①它的基本精神是以患者为中心，以改善患者转归为目的；②尽可能做到无血医疗；③强调多学科联合，即麻醉科、外科、ICU、输血科和内科共同致力于血液保护，其中不仅是主治医师，还应包括住院医师和护士等各层次人员；④它强调领导的组织、协调与监督，加大输血指南的执行力和输血风险管控；⑤强调多模式的血液保护及干预，不断研究和推广减少失血的新技术。

血液管理需要有组织地开展工作，设立输血管理项目最主要的是取得医疗机构领导的重视和支持，依托医院用血管理委员会、医务部门和输血科开展工作。其灵魂和核心是与医疗机构内各部门之间进行沟通协调的部门或专门人员，在国内目前状况下，最适合的人选为输血科的输血医师。用血管理组织负责制定本医院的输血指征、输血相关的制度和规定、临床各科室实施血液管理具体措施；组织相关医护人员的输血知识培训，更新临床医生的输血观念；建立临床用血评价考核体系；定期检查、评估现有血液管理措施执行情况，并提出改进措施，始终保持管理措施有效运行。

血液管理组织成员应包括医院领导、管理人员、各学科专家、医师、护士、输血科及其他人员。血液管理组织应由专人负责。多部门的有效协作是血液管理成功实施的关键，共同参与，最终达到减少失血、减少输血、降低并发症、改善患者预后的目的。血液管理的主要技术包括以下内容。

1. 造血的干预　生血药物治疗进行性贫血及生长因子对不同血液成分的调节对血液管理至关重要，准确合理地使用此类药物可减少患者输血的风险。主要包括：红细胞生成素、红细胞生成刺激蛋白、合成代谢类固醇、催乳素、铁剂、铜剂、叶酸、维生素 B_{12}、造血细胞生长因子等。

2. 液体疗法　维持正常的循环血量对生命而言至关重要，及时补充所需液体及电解质是挽救患者生命时首选的疗法。血管内液体除了能够扩充血容量外还具有运输、代谢、与机体内水电解质保持平衡、影响循环、凝集及血液流变学等作用。主要包括血浆代用品、晶体液、胶体液的容量治疗。

3. 止血　是减少患者失血的最直接、最有效的技术之一，主要包括药物性止血和物理性止血。药物性止血包括全身性止血药物和局部止血剂。

4. 患者术前评估　以尽量避免异体输血为目的，对患者进行病史了解、检查、血容量及允许失血量计算、制定血液保护治疗计划及患者教育等一系列活动。

5. 医源性失血控制　是指将因医疗干预而失血、少量多次医源性失血累积导致患者贫血降到最低的方法，包括样本采集控制、卧床患者失血控制、患者应激性失血控制、介入诊断导致失血的预防、药物治疗造成失血的预防及失血时间的控制等管理方法。

6. 围手术期血液保护 是术前、术中、术后以减少出血、降低输血的一系列技术和管理措施。包括术前血液保护措施、术中药物血液保护方法、术中血液制品应用的管理、指征控制、术中血液回收及术后管理等。

7. 输血指征控制及用血评价 是指以降低输血量为目的的对不同输血患者制定相应指 征控制标准及建立患者用血后效果的评价指标的管理措施。

第三节 血液预警

PPT

血液预警可分为血液预警系统和血液库存预警系统。

一、血液预警系统

血液预警系统,更确切地可称为血液不良反应监测系统,是近年来在一些比较发达的国家和地区出现的为保障血液安全而建立的信息反馈系统。是由全行业相关人员通过共同认可的程序,可用来完成对临床输血的指导及输血不良反应的报告、追踪、鉴定与处理的血液管理与监控系统。

医疗机构通过建立血液预警系统,可加强和规范血液调控,合理利用血液这一稀缺资源,通过监控临床输血反应,对输血不良反应进行数据收集、储存、分析与处理,从血液的采集到受血者追踪的整个过程进行有效的监督和预警,以降低输血不良反应的发生率,提高社会公众对血液安全的信任度,从而体现政府对公共卫生事业的支持效果。通过监测、收集和分析输血反应信息,了解输血反应发生的频率和范围,提高对治疗结果的全面了解,有助于促进血站对血液质量保证的持续改进,尽最大努力提高输血的安全性和公众信任度。

为了促进血液安全,血液预警系统还发挥以下的作用:向有关部门提供来源可靠的发生输血不良反应的情况,为预防再次出现不良反应而提出纠正措施,用已发生的不良反应实例来警示医疗和输血服务机构。

由于输血不良反应可以由采供血过程中的任何一个环节的失误而引发,因此血液预警系统不仅仅需要注重受血者发生的不良反应,其预警范围还应包括全部的采供血过程,即从选择献血者开始一直到为患者输血的整个过程。

1. 血液监测网络的建立 血液监测工作应由相应的国家级主管部门负责,血液监测的网络系统应能将主管部门与医院和输血服务机构各自有关的工作具体地联系起来。

2. 血液信息溯源 血液信息要求能够追踪溯源,确定发放的每一袋血液用于哪一位患者;反过来获得授权还能够确定用于患者的血液分别来自哪一位献血者。通过回顾分析表明,如果仅知道分发成分血给患者是不能做好追踪工作的。临床在进行输血治疗后,应该向输血服务机构积极反馈完整和可靠的信息,从而准确反映患者输血的结果。溯源的资料还可以包括急性不良反应及转归的相关信息。

3. 输血服务机构之间的合作 输血服务机构间紧密合作是做好对输血不良反应的报告和分析的必然之路。其基础工作是确保对任何输血不良反应做完整的调查。在输血服务机构参与调查的人员可以是负责提供血液成分的医生,或专门负责血液预警工作的医生;在医疗机构参与的人员可以是患者的主管医生,或负责实验室调查的医生,或专门负责血液预警工作的医生。需要特别强调的是,报告不良反应案例的责任不是指对患者治疗的责任。

4. 报告内容及规范要求 血液预警网络的报告内容必须包含:输血后患者的信息、血液成分信

235

息、不良反应严重程度的分级及不良反应的原因等。不同医疗机构出具的报告应采用相同方式，即不仅报告要使用统一格式，而且对报告人要进行相应内容的培训，以保证所有参与者都以相同规范来报告所遇到的案例。专门负责血液预警工作的医生应负责血液预警的报告。此外，为了在实际工作中做到报告规范，在建立网络之初就需要有完善的培训策略。

5. 资料统计分析　所有的报告都应在汇入血液预警资料库之前进行认真的分析，这些资料可供不同的层次使用：如供采供血机构使用；供地区范围使用；供国家层面或国际上使用。无论血液预警网络有多大，每个参与机构都应不断地积累自己的资料。

6. 实施血液预警的相关原则　①保密原则：数据采集是匿名方式，只对输血链成员按各自的权限开放和共享。②免责原则：输血事件相关信息的收集和处理是为了更好地改进工作、保证血液质量和安全，而不是为了处罚相关单位或个人。③义务原则：须主动上报职责范围内所发生的输血反应和不良事件，否则将追究故意瞒报和漏报的行为。

二、血液库存预警　📱 微课/视频

血液库存预警是为保障临床安全及时用血而建立的库存血液数量调控的动态预警机制，可以有效提高血液应急保障能力，积极防范和及时处置各种风险因素，迅速、高效、有序、安全地满足临床日常用血及突发急救用血的需求。根据采供血状况，如血液库存水平、临床订血的满足率及连续几天采血量的升降变化情况，确定预警的级别及启动时限，通过不同职能部门对用血医疗机构启动或关闭分级告警，用血医疗机构根据预警级别在临床采取不同调控措施进行响应，以保证正常医疗秩序和医疗安全。血液库存预警方案应涵盖组织机构及职责、预警监测指标、预警级别及管理、应急响应分级与管理等相关内容。

?**思考题**

答案解析

案例：某医院为一名贫血患者进行了红细胞悬液输注，在输注过程中，患者突然出现了发热、寒战、呼吸困难等急性输血反应的症状。输血前的交叉配合试验结果显示相容，红细胞悬液的血型与患者血型相符，输血操作过程也遵循了标准操作规程（SOP）。输注过程中，操作人员未发现红细胞悬液中有任何异常迹象。

问题：

（1）患者在红细胞输注过程中出现急性输血反应的最可能原因是什么？

（2）急性输血反应发生后，输血科应采取哪些紧急处理措施？

（3）医院应如何评估此次输血事件，以防止类似情况再次发生？

（张海方）

书网融合……

重点小结

题库

微课/视频

第十六章　无偿献血和血液采集

📝 **学习目标**

1. 通过本章学习，掌握献血前告知及健康征询主要内容，献血前健康检查的项目，献血后注意事项，献血不良反应分类及处理；熟悉献血者招募人群、招募的渠道与效果评价，献血者保留的影响因素及各种关爱措施，血液采集流程；了解我国献血模式发展的几个阶段及采供血机构分类，献血者招募的类型，血液采集前的准备。

2. 具备开展献血前健康征询、健康检查、血液的采集操作以及处理献血不良反应的能力。

3. 树立安全献血意识，宣传无偿献血是一种无私奉献、救死扶伤的崇高行为，无偿献血者应得到社会的尊重与爱戴。

献血（blood donation）是指个人为临床治疗需要给予全血或血液成分的过程。1998年10月1日起我国开始实施《中华人民共和国献血法》（以下简称《献血法》），明确我国实行无偿献血制度，为无偿献血事业的发展指明了方向。地方各级采供血机构负责组织献血工作，目标是为临床提供安全、有效和充足的血液。要实现这一目标面临着许多挑战，采供血机构应以"低危人群"为招募对象，持续开展无偿献血的宣传教育活动，提高公民安全献血意识，规范并严格执行献血者的筛选程序，以保障临床用血的需要和安全。

第一节　我国献血模式的发展及采供血机构的设置

PPT

我国献血模式经历了有偿献血、义务献血和无偿献血三个阶段，对医疗用血安全和献血者健康产生了不同的影响。血液目前尚不能人工合成，主要靠采供血机构负责血液采集、检测、加工等，并向临床或血液制品生产单位供血。

一、我国献血模式发展的几个阶段

（一）有偿献血阶段

新中国成立初期，我国的血液由医院自行采集直接用于临床。为了满足日益增长的临床用血需求，20世纪50年代末开始，各地纷纷筹建血站，采供血工作逐步转变为由血站统一采集供应的模式。此阶段血源均来自有偿献血者。

这种方式在一定时期内保障了临床用血，但同时也催生了职业献血者，为了获得报酬隐瞒自身健康状况、危险接触史和不良行为等，甚至弄虚作假、冒名顶替频繁献血，给自身健康带来危害，引起经血传播疾病如乙肝等的蔓延。更可怕的是由此形成了黑色"卖血"链条，"血头"通过非法组织他人卖血，从中牟取暴利，既给用血者带来了用血安全隐患，又加剧了血液供需矛盾，影响社会稳定和道德风气。

（二）义务献血阶段

1978年11月24日，国务院批转卫生部《关于加强输血工作的请示报告》，明确规定我国实行公民义务献血制度，以期改变以有偿献血为主的模式。义务献血是指通过政府献血领导小组或献血委员会向机关、企事业单位分配献血指标，下达献血任务，献血后给予献血者一定营养补助费的献血制度。

在当时，义务献血制度是保证医疗、急救用血的基本措施，是输血工作的重要改革。该规定明确了参加义务献血是救死扶伤、实行革命人道主义的具体体现，除了对献血者给予精神鼓励和表彰外，还按规定发放营养补助费，由各单位按计划组织参加献血。

但是，义务献血模式带有一定的指令性，本质上仍是有偿献血模式，其本意是避免血液交易和临床用血短缺，但是执行过程中出现了高补贴、长休假的不正常现象，并逐渐蔓延升级，义务献血的弊端逐步显现。

（三）无偿献血阶段

我国无偿献血阶段从 1998 年正式开始。自愿无偿献血（non – remunerated voluntary blood donor）是指公民在无报酬的情况下，自愿捐献自身血液的行为，也被称为利他性献血（altruistic blood donation）。从 1984 年义务献血阶段起，政府已经大力倡导无偿献血，新的献血观念开始树立。1995 年深圳市率先通过地方立法确立了无偿献血制度。1998 年 10 月 1 日《献血法》正式实施，以法律的形式确立了无偿献血制度，提倡 18 周岁至 55 周岁的健康公民自愿献血，鼓励国家公务员、现役军人和高等院校在校学生率先献血，为树立社会新风作表率。

实现无偿献血制度需要一定的过程。《献血法》实施初期，由于缺乏社会大众的主动性和积极性，采血量得不到保证，无偿献血是依赖于政府指令的计划，还不是真正意义上的自愿无偿献血。随着社会的进步以及献血招募、宣传手段的不断丰富，无偿献血才逐渐成为一种公益行为被大众接受。自愿无偿献血是血液安全和充足的基石，献血者完全出于利他主义的动机，无任何利益、外界压力驱动，也更容易转变为定期献血者。

二、我国采供血机构分类和职能

（一）分类

采供血机构分为血站和单采血浆站。

1. 血站　是不以营利为目的的公益性卫生机构，主要职责是招募献血者以及采集、制备、检测、贮存和向临床发放血液。《血站管理办法》中规定，血站分为一般血站和特殊血站。一般血站包括血液中心、中心血站和中心血库。特殊血站包括脐带血造血干细胞库和国家卫生健康委根据医学发展需要批准、设置的其他类型血库。

2. 单采血浆站　主要职责是招募单采血浆献血者以及采集、检测、贮存用于生产血液制品的原料血浆。《单采血浆站管理办法》中规定，单采血浆站应当设置在县（旗）及县级市，不得与一般血站设置在同一县级行政区域内。有地方病或者经血传播的传染病流行、高发的地区不得规划设置单采血浆站。上一年度和本年度自愿无偿献血未能满足临床用血的市级行政区域内不得新建单采血浆站。

（二）一般血站

按照《血站管理办法》和《血站设置规划指导原则》的要求，一般血站由省、自治区、直辖市人民政府卫生行政部门按照科学发展、服务可及、安全有效的原则批准设置。总体目标是构建横向到边、纵向到底、覆盖城乡的血站服务体系，确保血站服务体系与当地社会经济发展相适应，与医疗服务体系发展相一致，与医疗保障体系发展相协调，满足群众日益增长的临床用血需求。一般血站可以分为血液中心、中心血站和中心血库。

1. 血液中心　每个省级行政区域只设一个血液中心，一般设在直辖市或省会城市，应当具有较高综合质量评价的技术能力，主要职责如下。

（1）按照省级人民政府卫生行政部门的要求，在规定范围内开展无偿献血者的招募、血液的采集与制备、临床用血供应以及医疗用血的业务指导等工作。

（2）承担所在省、自治区、直辖市血站的质量控制与评价。

（3）承担所在省、自治区、直辖市血站的业务培训与技术指导。

（4）承担所在省、自治区、直辖市血液的集中化检测任务。

（5）开展血液相关的科研工作。

（6）承担卫生行政部门交办的任务。

2. 中心血站　应当设置在设区的市，同一行政区域内不得重复设置血液中心和中心血站，主要职责如下。

（1）按照省级人民政府卫生行政部门的要求，在规定范围内开展无偿献血者的招募、血液的采集与制备、临床用血供应以及医疗用血的业务指导等工作。

（2）承担供血区域范围内血液储存的质量控制。

（3）对所在行政区域内的中心血库进行质量控制。

（4）承担卫生行政部门交办的任务。

3. 中心血库　应当设置在中心血站服务覆盖不到的县级综合医院内。其主要职责是：按照省级人民政府卫生行政部门的要求，在规定范围内开展无偿献血者的招募、血液的采集与制备、临床用血供应以及医疗用血业务指导等工作。

第二节　献血者招募和保留

PPT

低危献血者是保障血液安全的第一道防线，身体健康、具有健康生活方式的定期献血者捐献的血液被认为是安全的血液。因此，低危献血者的招募与保留对于保障血液安全和满足临床供应显得尤为重要。

一、无偿献血者招募的类型

无偿献血者的招募是指引导健康公民向社会自愿、无偿提供血液的行为。多年来，我国的献血者招募工作经历了个体有偿供血、义务献血和无偿献血三个发展阶段，献血者的招募类型也随着献血的历史阶段不同而有所不同。经过多年摸索和实践，我国逐步形成具有中国特色并被国际认可的"中国无偿献血招募模式"——个体无偿献血与团体无偿献血相结合的献血招募模式。

（一）**个体无偿献血**

个体无偿献血的招募主要是针对在街头固定献血点、流动献血车参加无偿献血的人群进行的招募。1998年《献血法》颁布实施后，我国各地投入专项资金购置流动献血车和建设固定献血点，完善献血网点的布局，方便个体无偿献血者主动到献血点参加无偿献血。因此，个体无偿献血的招募具有一定的不确定性及被动性。献血点的地理位置、人流量、交通便利程度等因素直接影响招募献血者的人数及血液的采集量，同时天气、温度、疫情等因素也明显影响血液采集量。

（二）**团体无偿献血**

团体无偿献血招募是指借助于国家机关、军队、高校、社会团体、企事业单位、居民委员会、村民委员会等组织平台，通过无偿献血的宣传和招募，让国家机关公务人员、企事业单位职工、社区居民、高校师生、军人等在完全自愿、没有任何经济利益驱使和胁迫的情况下捐献自己的血液。团体无偿献血的招募可以弥补个人无偿献血招募的不足，具有一定的抗风险能力，同时也能短时间内采集一定数量的血液，满足常规用血和血液应急的需求，有较强的可控性。

（三）互助献血

互助献血是我国《献血法》第十五条提出的特殊献血形式，是动员家庭成员、亲友等为患者捐献血液的形式。互助献血作为无偿献血的一种应急补充手段，最初是为了填补临床用血缺口问题而提出的，在我国很长一段时间里，它也作为一种献血形式与无偿献血并存。但因其受家庭或自身压力被迫献血，可能出现隐瞒不适宜献血或寻找有偿献血者顶替等情况，会引发不同程度的血液安全、非法血液买卖等问题，因此互助献血自 2018 年 4 月起在我国被全面取消。

二、献血者招募的人群

（一）低危献血者

低危献血者是指传播输血传染病危险性低的献血者。献血者筛查的根本目标就是要挑选出低危或接近低危的献血者，以保障血源安全。评估项目包括危险因素接触史、健康状况、药物、疫苗、血液及生物制品使用情况等。

（二）献血者招募人群的分类

献血者招募人群可分为初次献血者（first–time donor）、定期献血者（regular donor）、流失献血者和延期献血者（donor deferral）。

1. 初次献血者　是指第一次参加无偿献血的献血者。献血者的初次献血体验对于献血者的保留尤为重要，因此需要工作人员给予更多的耐心与关爱，消除其首次献血的紧张感及献血疑惑。

2. 定期献血者　是指既往至少献过 3 次血、且近 12 个月内至少献血 1 次的献血者。定期献血者是低危献血者群体，是国际上普遍公认的安全血液来源。因为定期献血者有过多次献血经历，每次献血都相当于接受了一次血液检测，对可能危及血液安全的行为较为了解并会主动避免，其血液具有较高的安全性。

3. 流失献血者　是指既往有过献血经历，但由于各种原因而不再献血或不在原血站献血的无偿献血者。献血者流失的原因较多，主要包括：①血液检测不合格，永久或暂时不宜献血；②有不愉快的献血体验或献血不良反应，不愿再次献血；③交通不便利或已离开原来献血的城市；④间隔期满后忘记献血；⑤公益信任危机的影响，不愿再次献血等。招募实践中，应根据献血者流失的原因采取不同的应对措施。

4. 延期献血者　是指不符合献血要求暂时不宜献血的献血者。延期献血者中，某些献血者不需要采取特殊措施只需延期原因消失后就可以再次献血（如间隔期未到等）；而某些献血者需要经过一定的医学程序后才能判断是否能够再次献血（如丙氨酸氨基转移酶检测不符合要求等）。因此，延期献血者暂缓献血的期限视具体情况而有所不同，可在延期过后主动与其联系。

三、招募的渠道与效果评价

（一）招募的渠道

1. 活动招募　结合每年重大节日，如春节、"6·14"世界献血者日、国庆节等开展献血主题招募活动；定期举办献血者联谊会、定期献血者活动等，保持长期有效的联络。

2. 媒体宣传 通过制作宣传视频、邀请名人明星、报道献血事例、表彰献血先进典型等宣传方式，利用报刊、电视、网站、微信公众号等媒体平台宣传无偿献血，动员更多人参与无偿献血。

3. 团体招募 除了对个人招募外，还可以到高校、政府机关、企事业单位、社区居委等，开展社区宣传招募。

4. 同伴招募 例如无偿献血志愿服务队的志愿者，同时以献血者和志愿者的身份进行宣传动员，以自身献血经历感染周边人从而发挥榜样作用达到招募效果。

（二）招募效果评价

评估献血者动员、招募、保留工作的效果如何，可以参考以下指标：①无偿献血总人次是否增加；②首次献血者比例是否有变化；③定期献血者比例是否上升；④流失献血者比例是否下降；⑤献血者传染性指标阳性率是否降低；⑥血液紧缺的次数或天数是否减少。

四、献血者保留

献血者保留（donor retention）是采供血机构通过精湛的技术、优质的服务和良好的品牌形象而使献血者愿意再次参加献血的一项系统工程，是提升血液安全、稳定供应能力的有效途径。由于定期献血者长期坚持献血，了解安全献血知识，定期血液检测，其献血合格率较高，输血传播疾病风险低，因此开展献血者保留，一是可以保障血液安全，二是有利于招募工作的开展，降低献血招募与管理成本，三是能在血液短缺时迅速响应，短时间内提高血液库存，满足临床用血需求。

（一）献血者保留的影响因素

1. 采供血机构的服务质量 献血者在献血过程中接触最多的是血站的医护人员，最直接的服务体验也来源于医护人员。医护人员在献血过程中承担着宣传、讲解员的角色，在献血过程中为献血者提供耐心、优质的服务，有利于缓解献血者的紧张感及献血疑虑；在献血后提供回访、检验结果反馈等服务，有利于增强献血者的参与感，进一步做好献血者保留工作。

2. 献血者的献血经历 献血流程、等待时间、献血环境、工作人员的技术与态度等都是影响献血者保留的因素。一次不愉快的献血体验或献血不良反应都会导致献血者流失，甚至会影响其身边的人也不愿参加无偿献血。反之，良好的献血体验可能使其转变为定期献血者。

3. 血站的公益形象 献血者对采供血机构的公益性尤为重视，社会舆情、负面消息等都会引起献血者的误解与顾虑，从而导致献血者流失。因此血站应维护好无偿献血的公益形象，加强正面宣传力度，及时澄清不实或误导性报道，消除公众误解与疑虑。

4. 对无偿献血相关知识的了解 献血者无偿献血相关知识欠缺，容易造成对献血的误解和质疑，影响潜在献血者的献血意向及行为，也会降低定期献血者的献血热情。因此，我们应加强无偿献血科普知识宣传教育，普及无偿献血无损健康的常识，利用新媒体传播或者血站开放日等方式让社会公众了解采供血过程，打消公众疑虑，让更多人自愿加入到献血队伍来，并转变为定期无偿献血者。

（二）献血者的关爱措施

1. 提供献血全过程的优质服务 全程优质的献血服务对献血者保留起到关键作用。重视献血者的献血体验，充分考虑献血者对献血地点、献血环境、流程设计的人性化需求；通过宣传加强公众对献血器材安全性、服务人员专业性的认知，满足其对安全的需求；建立严格的信息保密制度，对献血者个人信息、检验报告等资料严格保密，确保献血者个人隐私安全；畅通献血后的咨询、反馈服务，及时解决献血者疑问，为献血者提供优质的全过程服务。

2. 感谢献血者 无偿献血是一项高尚的行为，应大力弘扬献血光荣的社会正气。国家和各地政府每2年对全国以及当地的优秀无偿献血者和先进单位予以表彰。每年6月14日为世界献血者日，各地血站都会开展献血者活动向献血者们表示感谢。另外，通过搭建稀有血型献血者联谊平台、组建无偿献血志愿服务队等组织，增强献血者的归属感、荣誉感和忠诚度。

3. 完善献血者的激励机制 为提高公民的献血积极性，营造良好的社会氛围，各地不断完善献血优待政策。例如部分地市规定，在献血工作中有突出贡献的献血者或者志愿者享受"三免政策"（免公共交通费、免公园门票费、免非营利性医疗机构门诊诊查费），提升了无偿献血者和志愿者们的积极性，保障和促进无偿献血工作持续健康发展。

知识拓展

无偿献血表彰奖励制度

为了表彰和激励在无偿献血事业中作出突出贡献的个人、集体和单位，我国建立了完善的表彰奖励制度，并定期组织国家级、省级和地市级无偿献血表彰奖励活动。《全国无偿献血表彰奖励办法》最初于1999年颁布，前后进行了三次修订，以适应无偿献血事业的发展和变化。该奖励办法以精神奖励为主，肯定和弘扬无偿献血者的奉献精神，提高无偿献血者的荣誉感和获得感，鼓励更多社会公众关心、参与无偿献血。国家级表彰活动每2年举行一次，表彰奖项包括"无偿献血奉献奖""无偿献血促进奖""无偿献血志愿服务奖""无偿献血先进省（市）奖""无偿献血先进部队奖"和"无偿捐献造血干细胞奖"。在全国无偿献血表彰奖励办法的基础上，各省市也会根据自身实际情况制定相应的表彰奖励办法，以进一步激励无偿献血者和社会公众的参与。

---

4. 保障献血者的权益 为了更好地保障献血者权益，各地方性法规中均有无偿献血者及其直系亲属优先用血及减免临床用血费用的相关规定。为了解决血费报销难的问题，多地还出台政策简化临床用血费用报销流程，有些地区甚至已实现出院时直接减免，为献血者提供更加便捷的服务，鼓励更多群众积极参与无偿献血。

第三节　献血者的筛查 微课/视频

PPT

献血者的筛查开始于献血前，是献血的首要程序，主要目的是确定潜在献血者是否适合献血，以便保护献血者避免健康损害，同时避免用血者受到经血传播疾病等威胁。血液采集前应征得献血者的知情同意（donor informed consent），并对其进行必要的健康征询、一般检查和血液检测等。筛查的每一环节都至关重要，可以从源头上保障血液安全。

一、献血者的知情同意

（一）知情同意的意义

《献血者健康检查要求》（GB18467—2011）规定血站工作人员应在献血前对献血者履行书面告知义务，并让献血者签名表示知情同意。履行告知义务，帮助献血者认清献血的动机和安全献血的重要性，确保献血者充分理解安全的血液可以拯救他人的生命，不安全的血液会危害用血者的身体健康和生命安全，高危行为可能导致血液具有传染性等血液安全信息，并确保献血者获得和理解献血后回告的途径和意义。知情同意不仅是保障献血者的知情权，同时也是确保血液安全的重要环节，是献血者安全教育的重要手段。

（二）献血前告知的主要内容

1. 献血动机　无偿献血是出于利他主义的动机，没有任何利益驱动，目的是帮助需要输血的患者，不要为检测疾病而参加献血。

2. 安全献血者的重要性　不安全的血液会危害患者的生命与健康，具有高危行为的献血者不应献血，如静脉药瘾史、男男性行为或患有经血传播疾病（艾滋病、丙型肝炎、乙型肝炎、梅毒等）风险等。

3. 具有高危行为者故意献血的责任　高危行为者故意献血，造成传染病传播、流行的，依法承担民事责任；构成犯罪的，依法追究刑事责任。

4. 实名制献血　献血前应出示真实有效的身份证件，如身份证、军官证、士兵证、护照、港澳通行证、台胞证以及驾驶证等，血站工作人员应进行核对并登记。冒用他人身份献血的，应按照相关法律规定承担责任。

5. 献血者献血后回告　献血者如果认为已捐献的血液可能存在安全隐患，应尽快回告血站，血站应当提供联系电话。

6. 献血反应　绝大多数情况下献血是安全的，但个别偶尔可能出现如头晕、出冷汗、穿刺部位青紫、血肿或疼痛等不适，极个别可能出现较为严重的献血反应，如晕厥。医务人员会对献血反应及时进行处理。

7. 健康征询与检查　血站必须对献血者进行健康征询和健康检查，献血者应该如实填写健康状况征询表。

8. 血液检测　血站对捐献的血液按照国家规定进行检测，检测合格的血液将用于临床。血液检测结果不合格仅表明捐献的血液不符合国家血液标准的要求，不作为感染或疾病的诊断依据。

9. 疫情报告　根据《中华人民共和国传染病防治法》等相关规定，血站将向当地疾病预防控制中心报告艾滋病病毒感染等检测阳性的结果及其个人资料。血站对献血者的个人信息承担保密责任。

10. 献血量和献血间隔

（1）**献血量**　全血献血者每次可献全血 200～400ml。单采血小板献血者每次可献 1～2 个治疗单位，或者 1 个治疗单位及不超过 200ml 血浆。全年血小板和血浆采集总量不超过 10L。

（2）**献血间隔**　全血献血间隔不少于 6 个月。单采血小板献血间隔不少于 2 周，不大于 24 次/年。单采血小板后与全血献血间隔不少于 4 周，全血献血后与单采血小板献血间隔不少于 3 个月。

二、健康征询

（一）健康征询的重要性

做好献血前的健康征询工作，是筑牢血液安全第一道防线。健康征询是献血者筛查的一个重要组成部分，是献血前的自我排除机制。通过向献血者了解是否存在威胁献血者健康和用血者用血安全的危险因素，包括献血史、疾病史、免疫接种史、高危行为、疫区旅行史等内容，对献血者的健康状况做出初步评估，回答献血者的问题，消除疑虑，给献血者提供一个自检不合格主动退出献血或延期献血的机会。健康征询结束后，献血者在健康状况征询表上签名，表明献血者已如实回答献血前健康征询问题，自主、自由地决定是否献血。

（二）健康征询的主要内容

1. 献血史和输血史　是否献过血或血液成分、献血次数、与前一次献血间隔的时间、是否有过献血不良反应等；是否输过全血、血液成分或血液制品等。1年内输过全血或血液成分者暂不能献血。

2. 妇女月经期、妊娠和分娩情况 对女性潜在献血者要询问月经期、妊娠和分娩情况。妇女月经期及月经期前后3天暂不献血，妊娠期、流产后未满6个月，分娩及哺乳期未满1年者均不宜献血。

3. 疾病史 根据献血者的疾病史，确定献血者是否永久不宜献血或者暂时不宜献血。

（1）**永久不宜献血** 指因健康问题永久不宜献血，即使疾病得到控制或缓解，仍不建议献血的情况。如各种恶性肿瘤、血友病及其他出血性疾病、传染性疾病的患者及感染者等，还有反复发作的过敏性疾病者，如经常性荨麻疹、支气管哮喘、药物过敏等均不宜献血。

（2）**暂时不宜献血** 指在某一时间段内，由于个人健康状况、近期行为等因素，不符合献血安全标准，需等待疾病治愈或在疾病因素解除后方可献血的情况。如上呼吸道、胃肠道、泌尿道的急性感染，小手术如拔牙，一般手术如扁桃体切除术，单纯性荨麻疹急性发作期等。对于单采血小板的潜在献血者，要特别注意询问近期是否服过阿司匹林或阿司匹林类药物，因为此类药物可影响血小板功能，使采集的血小板达不到理想的治疗效果。

4. 免疫接种史 根据预防接种不同疫苗及是否存在传染源暴露，规定了不同的暂缓献血时限。无暴露史的免疫接种，献血延迟期一般较短，如甲肝灭活疫苗、重组乙肝疫苗等，观察24小时无不良反应者即可献血。有传染源暴露史的免疫接种，献血延迟期比无暴露史的长，如被犬类咬伤后注射狂犬疫苗，最后一次免疫接种1年后才可以献血。

5. 高危行为 卖淫、注射毒品及有多个性伙伴等属于高危行为，征询这部分内容十分关键，应选择私密性较好的空间进行征询，注意态度和蔼，讲究方式方法，如献血者有上述行为，应做好献血者个人信息保密工作。

6. 疫区旅行史 曾经在疫区旅行或居住过，存在传染疾病的风险，一定时期内不能献血。不同疫区暂缓献血的时限不一样。

三、健康检查

为确保献血者的身体健康以及用血者的用血安全，献血者每次献血前均须进行健康检查。根据我国颁布的《献血者健康检查要求》（GB18467—2011），献血者健康检查的项目包括体重、血压、脉搏、体温、一般健康状况以及献血前血液检测等。对于捐献全血的献血者，献血前血液检测除了血型、血红蛋白等的测定，很多血站为减少血液报废，在献血前还会增加乙肝表面抗原和转氨酶等项目的快速筛查。

（一）献血前一般检查要求

1. 年龄 国家提倡献血年龄为18～55周岁；既往无献血反应、符合健康检查要求的多次献血者主动要求再次献血的，年龄可延长至60周岁。

2. 体重 男≥50kg，女≥45kg。

3. 血压 12.0kPa（90mmHg）≤收缩压<18.7kPa（140mmHg）；8.0kPa（60mmHg）≤舒张压<12.0kPa（90mmHg）；脉压差≥30mmHg/4.0kPa。

4. 脉搏 60～100次/分，高度耐力的运动员≥50次/分，节律整齐。

5. 体温 正常。

6. 一般健康状况

（1）皮肤、巩膜无黄染；皮肤无创面感染，无大面积皮肤病。

（2）四肢无重度及以上残疾，无严重功能障碍及关节无红肿。

（3）双臂静脉穿刺部位无皮肤损伤，无静脉注射药物痕迹。

（二）献血前的血液检测

经过献血前征询、献血者一般检查符合无偿献血要求的献血者，还需经过献血前血液检测，合格后方可献血。

1. 血型检测　ABO 血型（正定型）。

2. 血红蛋白（Hb）测定　男≥120g/L，女≥115g/L；如采用硫酸铜法：男≥1.0520，女≥1.0510。

3. 单采血小板献血者　除满足血红蛋白测定要求外，还应同时满足：①血细胞比容（HCT）≥0.36；②采前血小板计数（PLT）≥150×10^9/L 且 <450×10^9/L；③预测采后血小板数（PLT）≥100×10^9/L。

四、健康检查结论

工作人员将献血者健康征询、一般检查以及献血前血液检测的结果进行分析和评价，做出献血者是否符合献血条件的判断并在"献血前检查记录表"上签名。健康检查结论有以下三种。

1. 可以献血　各项检查均符合献血者健康检查的要求。

2. 暂缓献血　献血者存在暂时不宜献血的情况，待情形消除后，经健康检查合格仍可以献血。

3. 不宜献血　献血者存在可能影响本人的身体健康或其血液可能危害用血者安全的情况，将永久不能献血。血站应做好解释工作，在采供血信息系统中对该献血者进行献血屏蔽，并记录屏蔽献血的原因。

第四节　血液采集

PPT

经过潜在献血者的动员、招募及献血前知情同意、健康征询和健康检查环节，筛选出符合《献血者健康检查要求》（GB18467—2011）的献血者，进入血液采集环节。血液采集过程中对献血者进行及时、正确的护理，不仅是对献血者精神上的安慰和体贴，也可避免或减少不良反应的发生。

一、血液采集技术

（一）血液采集前准备

1. 献血场所准备　献血场所（blood donation premises）是为献血者提供健康检查和血液采集等献血服务的场所。献血场所包括固定献血场所、移动献血场所和临时献血场所三种类型。固定献血场所是血站住所内的献血场所和血站住所以外的固定献血屋；移动献血场所是能提供献血者健康检查和血液采集等献血服务，并且可根据工作需要进行移动的专用车辆或献血屋；临时献血场所是在血站住所以外临时设立的为献血者提供献血服务的场所。献血场所的选址、布局、人员、设施参照国家卫生行业标准《献血场所配置标准》（WS/T 401—2023），应远离污染源和易燃易爆物品的生产和储存区，选择交通便利、人流量大和方便献血者的地点，并应按工作流程合理布局，设置健康检查区、血液采集区、献血者休息区、血液存放区和物料存放区等区域。

2. 采血人员准备　根据《血站技术操作规程（2019版）》，血液采集人员的准备包括心理调适、技术准备、着装与配饰以及感染控制方面。血液采集人员是为献血者提供献血服务的直接接触者，直接影响献血者的献血体验，对献血者的保留有重要影响。采血人员工作期间应着工作制服，不佩戴戒指等影响操作的饰物,保持手卫生;调整好自己的情绪,对献血者做到温和细致,结合献血前健康检查,综合分析献血者献血适宜性与评估献血者选择的献血量,确保献血过程安全、愉快;重视与献血者的沟通,告知其献血流程及注意事项,尤其是进行每一项涉及献血者的操作之前,应当与献血者沟通并取得配合。同时,采供血机构应加强对血液采集人员专业技术相关培训,掌握采血技术操作规程,严格遵守无菌原则,规范操作。

3. 献血者准备 献血者献血前的准备对于顺利采血、降低献血不良反应的发生和保障血液安全十分重要。献血前,献血者可通过献血宣传教育材料提前了解献血知识,消除顾虑;前一天晚上保证充足睡眠,不宜喝酒及剧烈运动、高强度工作;献血当天清淡饮食,不吃高脂、油腻食品;献血者须携带有效身份证件前往献血。

4. 设备和物料准备 为保障采集血液所需的设备、物料准备齐全,可建立采血器材清单,列出所需全部器材,采血人员根据预计采血量按采血器材清单进行准备,并核查采血器材的种类和数量。

(1) 血液采集相关设备 包括采血椅、热合机、血压计、听诊器、体重秤、体温计等。可根据工作需要配备生化分析仪、血液分析仪、血小板振荡保存箱、血液冷藏箱、血细胞分离机、离心机、电子采血秤、移液器和身份证识读器等。

(2) 血液采集物料 包括献血者服务所需物料,如饮品、食品、献血宣传品及献血纪念品等;环境和手卫生消毒所需物料,如医用消毒剂、医用手套及其他个人防护用品等;献血者健康检查及血液采集所需物料,如标本管、血红蛋白检测试剂、血常规检测试剂、全血采集血袋、血细胞分离机专用耗材、止血带、胶布和口罩等;献血不良反应应急处理所需物料,如医用绷带、饮用水、葡萄糖口服液和葡萄糖酸钙口服液等;职业暴露应急处理所需物料,如0.9%氯化钠溶液、医用消毒剂等。

所有设备应定期维护、校准,使用前检查使用状态,以确保设备符合预期使用要求;物料使用前确认数量是否满足需要,且应检查有效期、外观质量和品名等,对不合格物料应进行标识、隔离,防止误用。

(二) 血液采集流程

1. 静脉穿刺 静脉穿刺前,应核对献血者身份、献血量,确认献血者献血适宜性的评估结果。

(1) 选择穿刺部位和静脉 穿刺部位应选择无损伤、炎症、皮疹、皮癣、瘢痕的皮肤区域;穿刺静脉应选择上肢肘部清晰可见、粗大、充盈饱满、弹性好、不易滑动的静脉,常选肘正中静脉、头静脉、前臂正中静脉、贵要静脉等。

(2) 穿刺部位的消毒 穿刺操作前工作人员应进行手消毒或更换无菌手套,用无菌棉或医用棉签蘸取适量消毒液,以穿刺点为中心,自内向外螺旋式旋转涂拭穿刺部位,消毒次数不少于2遍,消毒面积不小于6cm×8cm,作用时间不少于1分钟,消毒后的皮肤不应触碰,且不在已消毒的皮肤附近讲话。

(3) 静脉穿刺 待消毒剂自然干后可进行静脉穿刺,穿刺前需再次检查确保采血称已调至相应采血量,血袋包装袋开封前无漏气,开封后逐一检查主血袋和各联袋确保无异常。穿刺时,手持针柄,取下护针帽,在预先选定的穿刺点进行穿刺,刺入静脉腔后再前行0.5~1.0cm,固定针头位置,若穿刺不成功,需征得献血者同意后在另一侧手臂,换新的符合质量要求的采血针重新按要求操作。

2. 全血的采集

(1) 穿刺成功后,固定针头位置,用敷料保护穿刺点,献血时同步留取血液检测标本。

(2) 维持静脉穿刺点与血袋的落差,保持血流通畅,血液开始流入采血袋后,即将其与抗凝剂轻匀混合。

(3) 嘱献血者交替做握拳和松拳动作,以促进静脉回流,血流不畅时,及时调整针头位置,同时应注意观察血袋重量是否递增，防止采血中断。

（4）献血过程中，应加强与献血者交流，注意观察献血者面色、表情、穿刺部位有无异常等，及时发现并处理献血不良反应。

（5）应当对采血时间进行控制。当200ml全血采集时间 > 5 分钟，或400ml全血采集时间 > 10 分钟时，应给予特殊标识，所采集的全血不可用于制备血小板。当200ml全血采集时间 > 7 分钟，或400ml全血采集时间 > 13 分钟时，应给予特殊标识，所采集的全血不可用于制备新鲜冰冻血浆。

（6）采血量达到要求时，嘱献血者松拳，松开止血带，合闭止流夹，可用创可贴/消毒棉球/敷料轻按静脉穿刺点，拨出针头后指导献血者加重按压穿刺点 10 ~ 15 分钟。采血完成后填写"采血记录表"。

3. 单采血小板的采集

（1）穿刺成功后使最先流出的血液流入留样袋，一般为 15 ~ 20ml，用作血液检测标本。

（2）严格按照血细胞分离机的操作要求进行操作，采集过程中做好采血量、血液成分分离处理血量、0.9%氯化钠溶液及抗凝剂用量等相关数据的记录。

（3）应加强与献血者的沟通，采集过程中尽量详细告知采集流程，并在进行每一项主要操作之前，与献血者沟通并取得配合。

（4）注意观察献血者面容、表情，及时发现并处理献血不良反应。为缓解抗凝剂给献血者带来口唇周围麻木等不适，可在静脉穿刺前给予献血者口服钙剂补钙。

（5）采集达到要求时，根据血细胞分离机提示完成相应操作结束采集，用敷料轻按静脉穿刺点，拨出针头后指导献血者加重按压穿刺点 10 ~ 15 分钟。采血完成后填写"采血记录表"。

（三）献血后注意事项告知

献血后应告知献血者注意事项，并制作相应宣传须知进行发放。献血后注意事项如下。

（1）献血后指导献血者伸直前臂，按压穿刺点 10 ~ 15 分钟，穿刺点敷料应保留至少 4 小时；叮嘱献血者在休息区休息 15 分钟以上，无不适才可离开，如针眼处有青紫现象，应给予相应指导，必要时安排医务人员后续跟踪处理。

（2）献血后 24 小时内不剧烈运动、高空作业和过度疲劳；献血当日多饮水，不饮酒，保证充足睡眠等。

（3）献血后明显感觉不适或异常，宜尽快联系血站，血站应向每位献血者提供联系电话。

（4）保密性弃血。无论何种原因的献血，献血者在献血后如认为自己的血液存在安全风险，可告知血站将血液报废，非必要说明报废原因。如献血者告知保密性弃血原因，血站应对献血者做暂缓献血或永久屏蔽的记录；如不告知为何种原因的，考虑到血液安全，应做永久屏蔽记录。

（四）血液采集后的保存

全血采集后，根据其制备用途，尽快在规定的温度下保存。用于制备浓缩血小板的全血在 20 ~ 24℃的条件下保存，其他制备用途的全血在 2 ~ 6℃温度下保存。

单采血小板采集后，应当放置在 20 ~ 24℃的条件下振荡保存。

（五）献血后的血液检测项目

（1）ABO 血型正、反定型和 RhD 血型定型。

（2）丙氨酸氨基转移酶（ALT）检测。

（3）乙型肝炎病毒（HBV）感染标志物检测。

（4）丙型肝炎病毒（HCV）感染标志物检测。

（5）人类免疫缺陷病毒（HIV）感染标志物检测。

（6）梅毒螺旋体感染标志物检测。

血液检测是保障血液安全极其重要的手段，但由于窗口期感染及其他原因导致的检测误差（如病毒变异、隐匿性感染等），目前还无法通过血液检测来完全杜绝因输血而感染疾病，检测后仍存在感染风险。

为进一步提高血液检测能力，最大限度的缩短"窗口期"，我国血站从 2015 年起，已经实现核酸检测全覆盖，对献血者血液进行 HBV、HCV 和 HIV 核酸检测。除此之外，加强对无偿献血的宣传教育，提高公众对献血安全的认识，鼓励健康人群参与无偿献血，形成良好的社会氛围也是保障血液安全的重要策略之一，应积极推动成分用血、自体输血等方式，进一步提高输血安全性。

二、献血不良反应及处理

献血不良反应（blood donation adverse reaction）又称献血相关并发症（complication related to blood donation），极少数献血者在献血过程中或者献血后出现穿刺部位局部出血、疼痛、过敏或者全身性血管迷走神经反应。大多数献血不良反应症状较轻，基本上无需治疗即可自行恢复。

（一）献血不良反应的诱发因素

1. 精神因素　是引起献血不良反应的主要因素。特别是初次献血者，因对献血知识、献血流程等不了解，在心理上对献血产生恐惧与紧张情绪；有些也可能因为看到他人发生献血不良反应而产生"心因性效应"，发生晕厥等症状。精神因素引起的献血不良反应往往在采血过程中或刚献完血发生，多次献血者发生率较低。

2. 献血环境因素　一是声音嘈杂、空气不流通、气温较高或较低、献血等候时间过长均可使献血者心情烦躁，增加献血不良反应发生的概率；二是献血空间有限，献血者多采取坐位献血，血液蓄积于下肢，回心血量减少，导致心排血量减少，进而影响脑部供血引起献血反应，而且献血后迅速变换体位，亦容易造成脑供血不足而引起献血反应。

3. 工作人员因素　工作人员语言生硬、不热情等服务态度相关因素和穿刺技术不够熟练、穿刺疼痛、采血时间过长等技术相关因素均可能刺激献血者产生一定程度的情绪反应和生理变化。

4. 个人因素　过度疲劳、身体不适、空腹献血等因素也可能导致发生献血不良反应。人体过度疲劳或身体不适的时候会比较敏感且脆弱，此时献血会产生负面影响；人体处于空腹或饥饿状态下献血，容易出现头晕、脸色苍白、大汗、恶心、呕吐甚至昏厥等一过性低血糖反应。

（二）献血不良反应的分类

献血不良反应按症状范围分为局部表现和全身表现；根据程度分为轻度、中度和重度；依照发生的时间也可分为即发性反应和迟发性反应。

1. 以局部表现为主的不良反应　主要表现为血肿、疼痛、出血、局部炎症等症状。

（1）血肿（瘀斑）　是最常见的局部不良反应，因穿刺时位置不当、献血者自身凝血功能障碍或对穿刺部位压迫止血不当等导致血液从血管穿刺处流出并在皮下软组织中淤积所致，主要表现有皮肤瘀斑、肿胀等。

（2）疼痛　因血肿压迫、进针或拔针引起神经刺激、神经损伤、肌腱损伤等，导致局部疼痛。

（3）出血　献血后因按压部位不正确、按压时间不够长、手臂用力提重物等导致穿刺点重新出血。

（4）炎症　由于消毒不规范等原因引起局部感染、静脉炎等，主要表现为穿刺点附近发红、肿胀、灼热、疼痛，严重时累及整个手臂，也可伴有畏寒、发热等全身症状。

（5）过敏　采血部位皮肤对采血前后使用的医用耗材产生过敏反应，如酒精、碘过敏等，主要表现为穿刺点附近出现皮疹、肿胀和瘙痒等。

（6）枸橼酸盐反应　单采血小板最常见的不良反应，由于枸橼酸盐抗凝剂回输到献血者体内，与循环血液中的钙离子结合，使得血钙下降，引起口唇、口周发麻以及面部麻木等局部症状，严重者可出现头晕、抽搐、颤抖、恶心、呕吐等全身症状。因回输体内的枸橼酸盐剂量低于中毒剂量，不良反应多为局部症状，即便出现全身症状也较轻。

2. 以全身表现为主的不良反应（血管迷走神经反应）　多数症状轻微，少数比较严重。

（1）轻度反应　主要表现为面色苍白、出冷汗、紧张焦虑、眩晕、恶心、心跳加快等，神志尚清楚。

（2）中度反应　是献血者在轻度症状的基础上出现晕厥、短暂无知觉、心率减慢、浅表呼吸、血压降低等。

（3）重度反应　较为罕见，献血者出现惊厥、抽搐、心动过缓等，更甚者有意识丧失、大小便失禁等。

（三）献血不良反应的预防与处理

降低献血不良反应的发生，关键在于预防。一是要加强无偿献血宣传，提升公众对献血相关科普知识的知晓率；二是严格按照《献血者健康检查要求》（GB18467—2011）做好献血前告知与献血前健康征询，严格筛选符合条件的献血者，并做好解释与心理疏导工作，尽量缓解献血者紧张情绪；三是加强对工作人员的培训，掌握处理献血不良反应的知识和技能，增强其服务意识，为献血者提供一个轻松安全的献血环境。一旦发生献血不良反应，应积极对症处理，做好献血不良反应记录，为今后是否适合献血提供参考。常见的献血不良反应处理方式如下。

1. 局部不良反应

（1）血肿、出血　采血过程中如出现血肿应立即拔出针头，停止采血。用无菌棉球压迫穿刺点，持续15分钟以上。误穿动脉应加压止血。如出现红肿应24小时内冷敷穿刺点周围，24小时后热敷，一般淤青1~2周就会消退和恢复。

（2）局部炎症和疼痛　早期可采用热敷或根据不同症状采取相应治疗。

（3）枸橼酸盐反应　单采血小板开始前10分钟宜口服10%葡萄糖酸钙10~20ml预防枸橼酸盐反应，采集过程中一旦发生相应症状，应立即再次口服适量10%葡萄糖酸钙，同时适当降低血液回流速度。

2. 全身不良反应

（1）轻度反应　立即停止采血，献血者平卧，取头低脚高位以增加脑部血液供应，环境保持安静通风，引导献血者深呼吸，补充糖水并充分休息后症状一般可缓解。过程中与献血者保持沟通，做好解释工作与心理疏导，献血者恢复后才能离开。

（2）中度反应　在轻度不良反应处理的基础上，头部偏向一侧防止呕吐误吸，定期观察献血者的面色并监测其脉搏和血压，晕厥时可用手指掐人中穴，必要时低流量吸氧。

（3）重度反应　出现惊厥、抽搐症状，让献血者身体偏向一侧，手指掐人中穴止痉，低流量吸氧，必要时作医疗急救并立即转送医院。

三、献血后生理恢复

研究显示，献血后的血液生理恢复不仅与献血者个体差异、性别、献血量、献血种类有关，还与献血后饮食、劳动强度等有一定关系。但健康献血者按规定献血并不会影响身体健康，反而可以促进血液新陈代谢。

1. 血容量的恢复 一次献血 200～400ml，占总血量的 5～10%，1～2 小时即可恢复血容量。

2. 红细胞和血红蛋白的恢复 献 200ml 全血，红细胞和血红蛋白恢复至献血前水平需要 7～10 天，通常男性较女性恢复快。

3. 白细胞、血小板的恢复 白细胞和血小板寿命短，更新快，不管是献全血还是单采成分血，采血后 72 小时便可恢复原水平。

4. 血液动力学的变化 献血后机体血液搏出量下降，外周阻力增加，以调节生理平衡，研究显示，献血 4 天后可恢复至原水平。

5. 血液流变学的变化 献血后血液黏度、血细胞比容均较献血前下降，有利于血液的流动和氧气的运输。

答案解析

思考题

情景描述：无偿献血作为一种公益行为，广受人们的赞誉和支持。我国的无偿献血人次和献血量已经连续 20 多年保持增长状态。在 2022 年的世界献血者日上，国家卫健委发布了一组数据，2021 年全国无偿献血总量为 2855 万单位，与 2012 年相比涨幅达 40%，献血人次由 2012 年的 1225.6 万增长至 2021 年的 1674.5 万，涨幅达 37%，2021 年全年血液采集量同比 2020 年增长 8%，创造了血液采集年增长率历史新高。血液作为一种重要的医疗物资，尚不能人工合成，只能靠公民的自愿捐献。

问题：

（1）采供血机构如何分类？

（2）我国对每次献血量和献血间隔如何规定？

（3）初次献血者转化为定期献血者的影响因素有哪些？

（钟慧斌）

书网融合……

重点小结

题库

微课/视频

第十七章 血液成分的制备和储存

📝 学习目标

1. 通过本章学习，掌握血液成分的种类、制备原理、特点及储存要求；熟悉血液成分的质量标准；了解血液成分的制备方法。

2. 具有初步制备血液成分及判断血液成分适用范围的能力。

3. 树立关爱患者、珍视生命的服务理念，坚持高效合理利用血液资源的原则，注重发挥宝贵血液资源的最大效用。

血液是人体的重要组成部分，在人体的生存与发展过程中发挥重要的生理作用。血液作为运输载体参与人体内营养物质和能量的交换，承担重要的免疫防御、凝血止血功能，并为机体提供相对稳定的内环境。输血是将来自于无偿献血者的血液或血液成分输注给患者的一种治疗手段，具有非常重要的治疗功效，在临床患者救治过程中起到不可替代的作用。血液上述功能的发挥主要通过其组成成分实现。

第一节 概 述

PPT

血液由血浆和悬浮于其中的血细胞组成。通常意义的血液是指全血，是采用特定的方法将献血者体内一定量外周静脉血采集至血袋内，与一定量的血液保养液混合而成。因此，除保养液外，全血包含血液的全部成分。早期传统的输血主要是输注全血。随着医学研究的发展和实践经验的积累，人们逐渐认识到输注全血的缺点，比如在治疗血小板减少或凝血因子缺乏引起的出血、粒细胞缺乏引起的感染等疾病的过程中，输注全血难以达到预期的治疗效果；全血输注可能发生循环超负荷反应；全血中白细胞是部分经血液传播疾病的病毒传播媒介物；全血中高浓度的钠、钾、氨等可能增加患者的代谢负担；全血中的白细胞和血小板可以诱导受血者产生同种免疫反应等。

第二次世界大战期间，因为全血保存期短，全血被分离为血浆和红细胞。血浆有良好的抗休克作用，因此在伤员抢救过程中被广泛应用。1959 年，Gibson 首次正式提出成分输血的概念，成分输血逐步得到广泛应用，开辟了临床输血的新时代。成分输血（blood component transfusion）是将人体血液中的各种有效成分，如红细胞、血小板和血浆等，用先进的技术加以分离、提纯，制成高浓度、高纯度、低容量的各种成分制剂，根据病情需要，按缺什么补什么的原则输注。成分输血已成为衡量一个国家或地区医疗技术水平的重要标志，它不仅可以一血多用，节约血液资源，而且针对性强、疗效好、不良反应小，同时还便于储存和运输。

全血内各血液成分的含量与储存条件、储存时间、抗凝剂和保养液种类、献血者个体差异等因素有关。全血的抗凝剂和保养液主要有以下几种：①柠檬酸钠保存液，由柠檬酸钠与葡萄糖组成，柠檬酸钠与血液中的钙作用可形成可溶性的螯合物，葡萄糖的主要功能是氧化供能；②柠檬酸 – 柠檬酸钠 – 葡萄糖保存液（acid – citrate – dextrose，ACD），由柠檬酸、柠檬酸钠、葡萄糖组成，柠檬酸可延缓红细胞脆性的增加，该保养液可储存全血 21 天；③柠檬酸 – 柠檬酸钠 – 磷酸二氢钠 – 葡萄糖保存液（citrate – phosphate – dextrose，CPD），在 ACD 保存液中加入磷酸盐，使其 pH 提高，减慢 2,3 – 二磷酸甘油酸下降速度，该保养液可储存全血21天，红细胞体内存活率达80%以上；④柠檬酸盐－磷酸盐－葡萄糖－腺嘌呤保存液（citrate－phosphate－dextrose－adenine，CPDA），在CPD保存液中加入腺嘌呤，促进三磷酸腺苷（adenosine triphosphate，ATP）的生物合成，有利于红细胞活性的维持，该保养液可使全血储存35天。各种血液保养液配方见表17－1。

表17－1　各种血液保养液配方

保养液	枸橼酸钠· 2H₂O（g/L）	枸橼酸 ·H₂O（g/L）	无水葡萄糖 （g/L）	磷酸二氢钠 （g/L）	腺嘌呤 （g/dl）	保养液（ml） ：血液（ml）	储存天数 （天）
ACD－A	22.0	8.0	24.5	—	—	1.5：10	21
ACD－B	13.2	4.8	14.7	—	—	2.5：10	21
CPD	26.3	3.27	25.5	2.22	—	1.4：10	21
CP2D	26.3	3.27	51.1	2.22	—	1.4：10	21
CPDA－1	26.3	3.27	31.8	2.22	0.275	1.4：10	35
CPDA－2	26.3	3.27	44.6	2.22	0.550	1.4：10	42

全血的储存温度为2～6℃。该温度是红细胞的最佳储存温度，但并非血小板、凝血因子、粒细胞等的最适储存温度，故储存期内的全血中部分血液成分会失去活性和功能：血小板在24小时时至少有50%丧失功能，48小时更为显著，72小时后虽形态正常但已失去止血功能；凝血因子Ⅴ和Ⅷ不稳定，活性随储存时间的延长而减低，因子Ⅷ储存24小时后活性可丧失50%，因子Ⅴ储存3～5天活性丧失可达50%；白细胞平均寿命约为5天，其中粒细胞失活最早，淋巴细胞最后失活。因此，全血储存5天后，其有效成分主要是红细胞、血浆蛋白和部分稳定的凝血因子。

血液成分制备（blood component preparation）是全血经过去除白细胞、离心、分离等过程及以成分血作为起始血液制备其他血液制剂的过程。血液成分制备要在规定的时间和温度范围内，将全血用物理方法分离成体积小、纯度高、临床疗效好、不良反应少的单一血液成分。血液成分制备的方法主要有两种：一种为手工制备，另一种是使用血细胞分离机采集制备。血液成分制备的环境分为密闭系统和开放系统两种。密闭系统是一次性血袋系统，其内容物在分离、分装等处置过程中与系统外部环境完全隔离，数个密闭系统经无菌熔接合成新的系统，该新的系统仍为密闭系统。开放系统是密闭系统在血液分离等处置过程中被开放、暴露于局部100级洁净度的环境后再行密闭的一次性血袋系统。

血液成分制备最常用的技术是离心，制备原理是根据血液中不同成分的比重不同而将其分离。血液成分的相对密度分别为：血小板1.030～1.060，淋巴细胞1.050～1.078，粒细胞1.080～1.095，红细胞1.090～1.111，血浆1.025～1.030。根据分离的不同成分选择不同的离心力。相对离心力与转速的换算公式为：$RCF = 1.118 \times 10^{-5} \times R \times N^2$，其中RCF表示相对离心力，以重力加速度g的倍数表示；R表示离心机转轴中心点与离心杯中心点的距离，单位为厘米（cm）；N表示转速，单位为r/min。不同血液成分制备选择的离心力须经过验证确认方可使用。

为保证血液质量，我国制定了卫生行业标准《血液储存标准》，要求血液和血液成分应储存于专用血液储存设备中，并明确规定不同血液制剂的储存条件及储存期。同时发布实施的卫生行业标准《血液运输标准》对血液制剂运输方式、设备、温度及质量监控等进行详细规定。

第二节　红细胞的制备和储存

PPT

红细胞是血液的主要成分之一，其主要的生理功能是运输氧和二氧化碳。红细胞制剂的种类很多，应用较广。常用的红细胞制剂主要有浓缩红细胞、去白细胞浓缩红细胞、悬浮红细胞、去白细胞悬浮红细胞、洗涤红细胞、冰冻红细胞、冰冻解冻去甘油红细胞等。我国将从200ml全血分离制备的红细胞制剂定义为1单位。

一、浓缩红细胞

浓缩红细胞指采用特定的方法将采集到多联塑料血袋内的全血中大部分血浆分离出后剩余部分所制成的红细胞成分血。浓缩红细胞可以在全血有效储存期内任何时间分离制备而成。

（一）制备方法

1. 手工法

（1）将装有全血的多联血袋在2～6℃低温离心机内离心，沉淀红细胞，使血液分层。

（2）轻轻取出离心后的全血，在低温操作台上用分浆夹或血液成分分离机将大部分血浆分入空的转移袋内。

（3）用热合机热合、切断塑料袋间的连接管，制备成浓缩红细胞。

2. 机采法 浓缩红细胞的采集还可以使用血细胞分离机进行，采集时依据仪器的操作说明进行操作即可。血细胞分离机的使用方法将在本章第三节以单采血小板的制备为例进行说明。

（二）特点及储存

浓缩红细胞含有全血中全部红细胞、白细胞、大部分血小板和部分血浆，具有补充红细胞的作用。浓缩红细胞可最小限度扩充血容量，减轻受血者循环负荷，并减少血液添加剂对患者的影响。浓缩红细胞适用于存在循环超负荷高危因素的患者，如充血性心力衰竭患者及婴幼儿患者等。由于浓缩红细胞含有一定量的白细胞，输注的患者有可能发生非溶血性发热反应（febrile non-hemolytic transfusion reaction，FNHTR）。浓缩红细胞的储存温度为2～6℃，储存期与起始制备全血相同。含ACD-B、CPD血液保养液的全血制备的浓缩红细胞储存期为自采集之日起21天，含CPDA-1血液保养液全血制备的储存期为自采集之日起35天。当密闭系统变为开放系统，储存期为24小时，且不超过原保存期。浓缩红细胞的运输温度应维持在2～10℃。

（三）质量标准

浓缩红细胞质量标准见表17-2。

表17-2 浓缩红细胞质量标准

质量控制项目	要求
外观	肉眼观察应无色泽异常、溶血、凝块、气泡等情况；血袋完好，并保留注满全血经热合的导管至少35cm
容量	来源于200ml全血：(120±12)ml
	来源于300ml全血：(180±18)ml
	来源于400ml全血：(240±24)ml
血细胞比容	0.65～0.80
血红蛋白含量	来源于200ml全血：含量≥20g
	来源于300ml全血：含量≥30g
	来源于400ml全血：含量≥40g
储存期末溶血率	<红细胞总量的0.8%
无菌试验	无细菌生长

二、悬浮红细胞 📱 微课/视频1

悬浮红细胞是采用特定的方法将采集到多联塑料血袋内的全血中大部分血浆分离出后，向剩余物中加入红细胞添加液制成的红细胞成分血。

（一）制备方法

（1）将装有全血的多联血袋在 2~6℃ 低温离心机内离心，沉淀红细胞，使血液分层。

（2）将离心后的血袋轻轻取出并悬挂于分离支架上或放入分浆夹内，将血浆及白膜层转移至空的转移袋内。

（3）将红细胞添加液袋内的添加液加入到主袋红细胞内，充分混合即为悬浮红细胞。

（4）用热合机热合、切断塑料袋间的连接管，封闭红细胞悬液袋上的所有管道，制成悬浮红细胞制剂。

（二）特点及储存

悬浮红细胞含有全血中全部的红细胞、一定量白细胞、血小板、少量血浆和保养液，适用于大多数需要补充红细胞、提高血液携氧能力的患者，是目前临床应用最为广泛的红细胞制剂。悬浮红细胞的血细胞适中，输注过程较为流畅。悬浮红细胞的储存温度为 2~6℃。红细胞添加液为甘露醇腺嘌呤磷酸二氢钠（mannitol adenine sodium dihydrogen phosphate，MAP）的悬浮红细胞储存期为自采集之日起35 天，添加液为 0.9% 氯化钠溶液时储存期为 24 小时。悬浮红细胞的运输温度应维持在 2~10℃。

（三）质量标准

悬浮红细胞质量标准见表 17-3。

表 17-3　悬浮红细胞质量标准

质量控制项目	要求
外观	肉眼观察应无色泽异常、溶血、凝块、气泡等情况；血袋完好，并保留注满全血经热合的导管至少 35cm
容量	标示量（ml）±10%
血细胞比容	0.50~0.65
血红蛋白含量	来源于 200ml 全血：含量≥20g
	来源于 300ml 全血：含量≥30g
	来源于 400ml 全血：含量≥40g
储存期末溶血率	<红细胞总量的 0.8%
无菌试验	无细菌生长

三、去白细胞红细胞

去白细胞红细胞的制备技术主要为过滤，即根据血液成分颗粒大小不同，将特定血液成分去除的过程。过滤法一般通过过滤器实现，去除白细胞效果好，易于操作，适宜规模化开展。去白细胞红细胞分为去白细胞浓缩红细胞和去白细胞悬浮红细胞两种。去白细胞浓缩/悬浮红细胞是指使用白细胞过滤器清除浓缩/悬浮红细胞中几乎所有的白细胞，并使残留在浓缩/悬浮红细胞中的白细胞数量低于一定数值的红细胞成分血；或使用带有白细胞过滤器的多联塑料血袋采集全血，并通过白细胞过滤器清除全血中几乎所有的白细胞，以该去白细胞全血为起始血液制备的浓缩/悬浮红细胞成分血。

（一）制备方法

1. 以全血为起始血液制备

（1）用含有过滤器的一次性去白细胞多联塑料血袋采集献血者全血。

（2）轻轻混匀全血袋后悬挂血袋，打开主袋与白细胞滤器连通夹，使全血在重力作用下通过白细胞滤器流入到去白细胞储血袋内。

（3）用热合机热合、切断白细胞滤器与去白细胞储血袋间的连接管，制备成去白细胞全血。

（4）根据需要，用去白细胞全血制备去白细胞浓缩红细胞或去白细胞悬浮红细胞。方法参照浓缩红细胞或悬浮红细胞制备过程。

2. 以浓缩红细胞或悬浮红细胞为起始血液制备

（1）检查白细胞滤器外观，关闭旁路夹及血袋夹。

（2）轻轻混匀血袋后悬挂血袋，按无菌操作要求将浓缩红细胞或悬浮红细胞与白细胞滤器连通。

（3）打开血袋夹，使血液在重力作用下通过白细胞滤器流入到下端血袋内。

（4）用热合机热合、切断血袋导管，制备成去白细胞浓缩红细胞或去白细胞悬浮红细胞。

3. 注意事项

（1）制备操作按照白细胞过滤器说明书的要求进行。

（2）白细胞过滤应在采血后48小时内完成，或在白细胞过滤器要求时限内完成。

（3）如需在室温进行过滤，室温应控制在 $18 \sim 25℃$，并尽快放回既定保存温度（$2 \sim 6℃$）的环境中，从取出到放回的时间应小于3小时。

（4）过滤过程中不得挤压血袋。

（二）特点及储存

输血、妊娠或移植等可使患者体内产生白细胞抗体。这些抗体大部分属于人类白细胞抗原（human leucocyte antigen，HLA）系统的同种抗体，当再次输入含有白细胞的血液成分时，可能发生非溶血性发热反应等输血反应。一般认为400ml全血制备的去白细胞红细胞，白细胞残余量小于 5×10^8 个可避免因白细胞抗体所致的FNHTR，残余量小于 5×10^6 个可预防HLA抗体所致的同种免疫和与白细胞携带病毒相关疾病的传播。去白细胞红细胞制剂可减少因输入白细胞导致的输血反应的发生。去白细胞红细胞的储存温度为 $2 \sim 6℃$。去白细胞浓缩红细胞储存期同浓缩红细胞，去白细胞悬浮红细胞储存期同悬浮红细胞。去白细胞红细胞运输温度应维持在 $2 \sim 10℃$。

（三）质量标准

去白细胞浓缩红细胞质量标准见表17-4，去白细胞悬浮红细胞质量标准见表17-5。

表17-4 去白细胞浓缩红细胞质量标准

质量控制项目	要求
外观	肉眼观察应无色泽异常、溶血、凝块、气泡等情况；血袋完好，并保留注满全血经热合的导管至少35cm
容量	来源于200ml全血：100±10ml
	来源于300ml全血：150±15ml
	来源于400ml全血：200±20ml
血红蛋白含量	来源于200ml全血：含量≥18g
	来源于300ml全血：含量≥27g
	来源于400ml全血：含量≥36g

续表

质量控制项目	要求
血细胞比容	0.60～0.75
白细胞残留量	来源于200ml全血：残余白细胞≤2.5×10⁶个
	来源于300ml全血：残余白细胞≤3.8×10⁶个
	来源于400ml全血：残余白细胞≤5.0×10⁶个
储存期末溶血率	<红细胞总量的0.8%
无菌试验	无细菌生长

表 17-5　去白细胞悬浮红细胞质量标准

质量控制项目	要求
外观	肉眼观察应无色泽异常、溶血、凝块、气泡等情况；血袋完好，并保留注满全血经热合的导管至少35cm
容量	标示量（ml）±10%
血红蛋白含量	来源于200ml全血：含量≥18g
	来源于300ml全血：含量≥27g
	来源于400ml全血：含量≥36g
血细胞比容	0.45～0.60
白细胞残留量	来源于200ml全血：残余白细胞≤2.5×10⁶个
	来源于300ml全血：残余白细胞≤3.8×10⁶个
	来源于400ml全血：残余白细胞≤5.0×10⁶个
储存期末溶血率	<红细胞总量的0.8%
无菌试验	无细菌生长

四、洗涤红细胞 ⓔ 微课/视频2

洗涤红细胞是采用特定的方法将储存期内的全血、悬浮红细胞用大量等渗溶液洗涤，去除几乎所有血浆成分和部分非红细胞成分，并将红细胞悬浮在氯化钠注射液或红细胞添加液中所制成的红细胞成分血。制备洗涤红细胞时一般使用0.9%氯化钠溶液或红细胞添加剂反复洗涤，不仅能降低白细胞和血小板，还能使血浆蛋白的含量减低。

（一）制备方法

1. 四联袋洗涤法　四联洗涤袋为4个容积为300ml（或350ml）的单袋，用塑料管道相连的密闭系统。每袋内有100～150ml注射用0.9%氯化钠溶液，各袋之间用导管夹夹住，彼此不相通。

（1）使用无菌接驳机将待洗涤的红细胞袋和洗涤溶液联袋无菌接驳连通。

（2）将洗涤溶液移至红细胞袋内，每单位红细胞中加入的液体量为100～150ml，夹紧导管，混匀。

（3）按照制备洗涤红细胞的离心程序进行离心操作。

（4）离心后将血袋取出，避免振荡，垂直放入分浆夹中，把上清液和白膜层转移至空袋内，夹紧导管，热合、切断相连接的导管，弃去废液袋。

（5）重复以上步骤，洗涤3次。

（6）每单位红细胞中加入约50ml红细胞添加液或适量0.9%氯化钠溶液，混匀，热合，制备成洗涤红细胞。

2. 开放式洗涤法 若无封闭盐水袋装置，可以用普通医用 0.9% 氯化钠溶液，在百级超净台内连接洗涤。

（1）在超净台上按无菌操作要求将 0.9% 氯化钠溶液加入待洗涤的红细胞袋内，混匀，离心。

（2）在超净台上将离心后的上清液及白膜层转移至废液袋中。再加 0.9% 氯化钠溶液至红细胞袋内，混匀，离心。

（3）重复步骤（2）反复洗涤 3~6 次。最后一次分出上清液和白膜层后，加入红细胞量一半的 0.9% 氯化钠溶液，配制成约为 70% 比积的红细胞悬液，封闭管口，制备成洗涤红细胞。

3. 机器洗涤法 采供血机构目前普遍使用自动细胞洗涤机洗涤红细胞。自动细胞洗涤机采用封闭系统，洗涤时间短，洗涤效果好，且安全性高。选择适用于自动细胞洗涤机所规定的储存期内的红细胞制剂，按照自动细胞洗涤机操作说明书进行制备。

（二）特点及储存

一般认为，洗涤红细胞终产品中红细胞回收率≥70%，白细胞清除率≥80%，血浆清除率≥98%。因此，洗涤红细胞可降低过敏、非溶血性发热反应等输血反应的发生，适用于对血浆成分过敏的患者、IgA 缺乏的患者、高钾血症及肝肾功能障碍的患者等。洗涤红细胞的储存温度为 2~6℃。添加液为 0.9% 氯化钠溶液的洗涤红细胞储存期为 24 小时。在密闭系统中洗涤且最后以红细胞添加液混悬，洗涤红细胞储存期与洗涤前的红细胞悬液相同。洗涤红细胞运输温度应维持在 2~10℃。

（三）质量标准

洗涤红细胞质量标准见表 17-6。

表 17-6 洗涤红细胞质量标准

质量控制项目	要求
外观	肉眼观察应无色泽异常、溶血、凝块、气泡等情况；血袋完好，并保留注满洗涤红细胞或全血经热合的导管至少 20cm
容量	200ml 全血或悬浮红细胞制备的洗涤红细胞容量为：125±12.5ml
	300ml 全血或悬浮红细胞制备的洗涤红细胞容量为：188±18.8ml
	400ml 全血或悬浮红细胞制备的洗涤红细胞容量为：250±25ml
血红蛋白含量	来源于 200ml 全血：含量≥18g
	来源于 300ml 全血：含量≥27g
	来源于 400ml 全血：含量≥36g
上清蛋白质含量	来源于 200ml 全血：含量<0.5g
	来源于 300ml 全血：含量<0.75g
	来源于 400ml 全血：含量<1.0g
溶血率	<红细胞总量的 0.8%
无菌试验	无细菌生长

五、冰冻红细胞和冰冻解冻去甘油红细胞

冰冻红细胞是采用特定的方法将自采集日期 6 天内的全血或悬浮红细胞中的红细胞分离出，并将一定浓度和容量的甘油与其混合后，使用速冻设备进行速冻或直接置于 -65℃ 以下的条件下储存的红细胞成分血。冰冻红细胞是长期保存红细胞的一种理想方法。红细胞代谢速度取决于保存温度，若把

保存温度降至红细胞代谢几乎停止时，红细胞代谢消耗少，可达到延长红细胞保存期的目的。但是血液在零度以下会结冰，在细胞内形成冰晶，细胞内结构遭到破坏，细胞外液渗透压升高，使细胞脱水，最终导致细胞解体死亡。所以，为保护红细胞，在冰冻的过程中必须加入防冻剂。

根据防冻剂是否穿透细胞膜，可将防冻剂分为两种。第一种是细胞内防冻剂，如甘油和二甲基亚砜。它们能自由通过细胞膜，具有较高的溶解度和较低的细胞毒性。细胞内防冻剂能与水形成氢键，具有较高的溶解热，可降低溶液的冰点，增加不冻水量。第二种是细胞外防冻剂，如羟乙基淀粉和乳糖。细胞外防冻剂保护作用与小分子类似，除不能穿透细胞膜外，亦能使溶液的冰点降低，增加不冻水量，影响冰晶的形成。冰冻红细胞常用的防冻剂为甘油。甘油可降低细胞在冷冻过程中的电解质浓度，防止细胞膜脂蛋白复合物的变性及类脂质的丢失，从而避免溶血的发生。同时，甘油的存在可避免红细胞冷冻时冰晶对细胞膜及细胞结构的机械损伤。

冰冻解冻去甘油红细胞是采用特定的方法将冰冻红细胞融解后，清除几乎所有的甘油，并将红细胞悬浮于一定量的氯化钠注射液中的红细胞成分血。冰冻红细胞应通过解冻去甘油的过程制备成冰冻解冻去甘油红细胞后方可输注。

（一）制备方法

常用的冰冻红细胞制备方法有两种，即高浓度甘油慢冻法和低浓度甘油超速冷冻法。两种方法均以全血或红细胞制剂为起始血液进行制备。高浓度甘油慢冻法的甘油终浓度为40%，红细胞冰冻及储存温度为−65℃以下。低浓度甘油超速冷冻法的甘油终浓度为20%，红细胞冰冻及储存温度为−120℃以下。目前采供血机构多采用商品化的复方甘油溶液制备冰冻红细胞。200ml全血分离的红细胞添加复方甘油溶液160ml，400ml全血分离的红细胞添加320ml。

高浓度甘油慢冻法制备的冰冻红细胞输注前去除甘油的方法有盐水洗涤法和糖浆洗涤法两种。低浓度甘油超速冷冻法制备的冰冻红细胞取出后立即在45℃水浴中振荡快速解冻，利用细胞洗涤机或标准离心机分次洗涤。

具体的制备方法简述如下。

1. 红细胞甘油化

（1）取拟冰冻保存的全血或悬浮红细胞，离心去除上清液，用无菌接驳技术将红细胞转移至容量适当的、适宜于冰冻保存的转移袋内。

（2）在无菌条件下，缓慢滴加复方甘油溶液至红细胞袋内，边加边振荡，使其充分混匀。

（3）在室温中静置平衡30分钟，放入速冻机速冻，含20%甘油的冰冻红细胞在−120℃以下储存，含40%甘油的冰冻红细胞在−65℃以下储存。

2. 冰冻红细胞的解冻

（1）从低温冷冻保存箱中取出冰冻红细胞，立即放入37~40℃恒温水浴箱中，轻轻振动使其快速融化，直至冰冻红细胞完全解冻。

（2）将专用洗涤盐液袋与解冻红细胞袋无菌接驳，采取渗透压梯度递减方法洗涤。

（3）在无菌条件下，缓慢滴加9%氯化钠溶液至红细胞袋内，边加边振荡，使其充分混匀，离心。

（4）取出离心后的血袋，避免振荡，垂直放入分浆夹中，把上清液转移至空袋内。

（5）在无菌条件下，缓慢滴加适量0.9%氯化钠溶液至红细胞袋内，边加边振荡，使其充分混匀，离心。

（6）取出离心后的血袋，避免振荡，垂直放入分浆夹中，把上清液转移至空袋内。

（7）重复步骤（5）和（6），洗涤3次，最后一次的洗涤上清液应无明显溶血迹象。

3. 使用自动化设备制备冰冻红细胞和冰冻解冻去甘油红细胞时，按照设备使用说明书进行操作。

（二）特点及储存

冰冻红细胞保存期长，冰冻解冻去甘油红细胞在解冻、洗涤过程去除了绝大多数白细胞及血浆。因此，冰冻红细胞和冰冻解冻去甘油红细胞适用于稀有血型患者及有特殊情况患者的自体红细胞保存与使用等。含20%甘油的冰冻红细胞在 -120℃ 以下储存，含40%甘油的冰冻红细胞在 -65℃ 以下储存。冰冻红细胞的储存期为自采血之日起10年。冰冻解冻去甘油红细胞的储存温度为 2 ~ 6℃。添加液为0.9%氯化钠溶液的冰冻解冻去甘油红细胞储存期为24小时。冰冻解冻去甘油红细胞在储存期内宜尽早使用。冰冻红细胞的运输温度应维持在 -65℃ 或以下，冰冻解冻去甘油红细胞运输温度应维持在 2 ~ 10℃。

（三）质量标准

冰冻解冻去甘油红细胞质量标准见表 17 - 7。

表 17 - 7　冰冻解冻去甘油红细胞质量标准

质量控制项目	要求
外观	肉眼观察应无色泽异常、溶血、凝块、气泡等情况；血袋完好，并保留注满解冻去甘油红细胞经热合的导管至少20cm
容量	来源于200ml全血：200 ± 20ml
	来源于300ml全血：300 ± 30ml
	来源于400ml全血：400 ± 40ml
血红蛋白含量	来源于200ml全血：含量≥16g
	来源于300ml全血：含量≥24g
	来源于400ml全血：含量≥32g
游离血红蛋白含量	≤1g/L
白细胞残留量	来源于200ml全血：含量≤2×10^7个
	来源于300ml全血：含量≤3×10^7个
	来源于400ml全血：含量≤4×10^7个
甘油残留量	≤10g/L
无菌试验	无细菌生长

六、辐照红细胞

辐照红细胞是使用一定剂量的 X 线或 γ 射线对红细胞制剂进行照射，使红细胞制剂中的 T 淋巴细胞失去活性所制成的红细胞成分血。在正常情况下，受血者机体会把输入的供血者白细胞视为异物加以排斥，使供血者的淋巴细胞在受血者体内不能生存或繁殖、分化。当受血者先天性或继发性免疫功能低下或受损时，或输入与患者 HLA 单倍型相同的患者亲属的血液时，受血者不能识别或没有能力排斥供血者淋巴细胞，使供血者淋巴细胞在受血者体内得以生存。由于供、受者之间的免疫遗传学背景存在差异，供血者的淋巴细胞受到受血者组织抗原的刺激而增殖分化，并把受血者的某些组织当作异体组织来识别，进而发生复杂的免疫反应，使受血者组织受到损害，产生一系列临床病理综合征，引起输血相关移植物抗宿主病（TA - GVHD）。辐照红细胞制剂中的 T 淋巴细胞失活，可有效防止 TA - GVHD 的发生。

辐照红细胞使用的照射射线一般是 X 线或 γ 射线。放射性同位素衰变过程中产生的射线常以电子粒子或次级电子的形式产生电离辐射作用，可快速、敏捷地穿透有核细胞，直接损伤细胞核内的 DNA

或间接依靠产生的离子或自由基起到生物损伤作用。低剂量的放射线可引起单股 DNA 损伤，高剂量的放射线可使 DNA 发生不可逆损伤并干涉 DNA 的修复过程，使淋巴细胞丧失有丝分裂的活性或停止增殖。射线的辐射作用只发生在辐照的瞬间，在辐照完成后，这种杀伤作用就随之消失。因此辐照后的血液并没有放射活性，对受血者无任何放射损伤。

（一）制备方法

采用血液辐照仪进行辐照红细胞的制备。制备的操作方法依照血液辐照仪使用说明书执行。常规的操作流程如下。

（1）打开血液辐照仪电源，仪器运行初始化程序。

（2）将待辐照的红细胞放入仪器专用罐内，盖好盖子，放入血液辐照仪。

（3）根据仪器使用说明书要求进行辐照，辐照后的红细胞制剂即为辐照红细胞。

（二）特点及储存

辐照射线的种类及最佳剂量选择应保证既能灭活淋巴细胞，又能保持其他细胞的正常功能和活力。目前认为采用 25~30Gy 的放射线辐照红细胞可有效预防 TA – GVHD 的发生。辐照最低剂量为 25Gy，被辐照血液任何位置的辐照剂量不宜超过 50Gy。红细胞制剂辐照后储存期为 14 天，且不超过原储存期。辐照红细胞的储存和运输要求与其起始血液相同。

（三）质量标准

辐照红细胞质量标准参照其起始血液。

> **知识拓展**

血液代用品 📱 微课/视频3

血液代用品主要包括血浆代用品、红细胞代用品和血小板代用品。血浆代用品主要用于纠正或预防血浆或全血容量缺乏引起的循环功能障碍。它的特点包括理化性质稳定，可迅速补充血容量、改善微循环，易于代谢和排出等。血浆代用品主要有晶体溶液和胶体溶液。红细胞代用品主要是代替红细胞给缺氧机体组织器官供氧并调节胶体渗透压，应具有稳定的携氧和供氧能力、半衰期长、无肾毒性、低免疫排斥性、可被机体代谢清除、易于贮存等特点。红细胞代用品主要包括氟碳化物、血红蛋白类携氧载体和人工红细胞三类。血小板代用品目前仍处于实验研究阶段，研究主要集中在膜类血小板代用品、胶原纤维类血小板代用品和血小板样代用品方面。

第三节 血小板的制备和储存

PPT

血小板是血液有形成分中相对密度最小的一种血细胞，其平均相对密度约为 1.040。血小板具有很好的聚集及黏附功能，在机体凝血和止血过程、维持毛细血管壁的完整性等方面发挥重要作用。常用的血小板制剂主要有浓缩血小板、单采血小板和去白细胞单采血小板等。血小板制剂的制备方法有三种：第一种是从全血中手工分离血小板的手工浓缩血小板制备法，第二种是采用血液成分分离机在全血中分离血小板的全血成分分离机浓缩血小板制备法，第三种是采用血细胞分离机从单一献血者采集血小板的单采血小板制备法。我国规定 1 个治疗量的血小板制剂血小板含量 $\geq 2.5 \times 10^{11}$ 个。

一、浓缩血小板

浓缩血小板是指采集后置于室温保存和运输的全血于采集后 6 小时内，或采集后置于 20 ~ 24℃保存和运输的全血 24 小时内，在室温条件下将血小板分离出，并悬浮于一定量血浆内的成分血。制备浓缩血小板的常用方法有三种。第一种方法是从新鲜全血中手工分离富血小板血浆（platelet – rich plasma，PRP），再进一步分离制备浓缩血小板，即 PRP 法。第二种方法是从白膜层中分离制备浓缩血小板，即白膜法。第三种方法是采用全血细胞分离机从新鲜全血中分离浓缩血小板，即机分法。浓缩血小板的制备对起始全血的采集有一定要求，当 200ml 全血采集时间 > 5 分钟或 400ml 全血采集时间 > 10 分钟时，所采集的全血不可用于制备血小板。

（一）制备方法

1. PRP 法

（1）符合浓缩血小板制备要求的全血，在 20 ~ 24℃条件下离心，使红细胞下沉，血小板保留在血浆中形成 PRP 层。

（2）将上层 PRP 转移至空袋内。

（3）将富含血小板血浆袋在 20 ~ 24℃条件下离心，上清为血浆，血小板下沉于底部。

（4）留取适量血浆（40 ~ 60ml），将其余血浆转移至另一空袋内。留取血浆与沉淀的血小板即为浓缩血小板。

（5）将浓缩血小板袋在室温静置 1 ~ 2 小时，待血小板自然解聚后，轻轻混匀血袋，在 20 ~ 24℃的环境下振荡保存。

2. 白膜法

（1）符合浓缩血小板制备要求的全血，在 20 ~ 24℃条件下离心。

（2）离心后将大部分血浆转移至一个空袋内，将适量血浆及白膜层转移至另一个空袋内。

（3）将装有适量血浆及白膜层的血袋在 20 ~ 24℃条件下离心。

（4）离心后将上层悬液转移至空袋，即制成浓缩血小板。

3. 机分法　不同的全血成分分离机操作方法不同。现将全血成分分离机制备浓缩血小板过程简述如下。

（1）将符合浓缩血小板制备要求的全血放入离心杯，平衡后在 20 ~ 24℃条件下离心。

（2）启动全血成分分离机血小板分离程序，按照操作说明进行。

（3）离心好的血袋置于血袋悬挂架上，按操作程序制备浓缩血小板。

（二）特点及储存

浓缩血小板适用于血小板减少或血小板功能异常的患者，输注目的是促进止血和预防出血。不同方法制备浓缩血小板的血小板回收率略有差异。白膜法的血小板回收率较低，但白细胞混入量较少；PRP 法的血小板回收率较高，但白细胞混入量较多；机分法的血小板回收率较高，效果较好。

浓缩血小板的储存温度为 20 ~ 24℃，并持续轻缓振摇，储存时不能叠放。一般使用血小板振荡保存箱储存血小板，振荡频率为 60 次/分，振幅 5cm。浓缩血小板的储存期因其保存袋不同而异，储存于普通血袋时储存期为 24 小时，储存于血小板专用血袋时储存期为采集时间起 5 天。当储存条件由密闭系统变为开放系统时，浓缩血小板储存期为 6 小时，且不超过原储存期。当无专用血小板保存设备进行持续轻缓振摇时，储存期为 24 小时，且不超过原储存期。浓缩血小板的运输温度应尽可能维持在 20 ~ 24℃。

为达到治疗目的，提高输血疗效，常将多个浓缩血小板汇集后给一个患者输注，由此产生混合浓缩血小板。混合浓缩血小板是采用特定的方法将 2 袋或 2 袋以上的浓缩血小板合并在同一血袋内的成分血。当数个浓缩血小板汇集形成混合浓缩血小板时，须保持可追溯性。开放系统汇集后储存期为 6 小时，密闭系统汇集后储存期为 24 小时，且不超过原储存期。密闭系统汇集后储存于血小板专用袋时储存期为采集时间起 5 天，或按照血小板专用袋说明书执行，且不超过原储存期。

（三）质量标准

浓缩血小板质量标准见表 17 - 8，混合浓缩血小板质量标准见表 17 - 9。

表 17 - 8　浓缩血小板质量标准

质量控制项目	要求
外观	肉眼观察应呈黄色云雾状液体，无色泽异常、蛋白析出、气泡及重度乳糜等情况；血袋完好，并保留注满血小板经热合的导管至少 15cm
容量	来源于 200ml 全血：容量为 25 ~ 38ml
	来源于 300ml 全血：容量为 38 ~ 57ml
	来源于 400ml 全血：容量为 50 ~ 76ml
储存期末 pH	6.4 ~ 7.4
血小板含量	来源于 200ml 全血：含量 $\geq 2.0 \times 10^{10}$ 个
	来源于 300ml 全血：含量 $\geq 3.0 \times 10^{10}$ 个
	来源于 400ml 全血：含量 $\geq 4.0 \times 10^{10}$ 个
红细胞混入量	来源于 200ml 全血：混入量 $\leq 1.0 \times 10^{9}$ 个
	来源于 300ml 全血：混入量 $\leq 1.5 \times 10^{9}$ 个
	来源于 400ml 全血：混入量 $\leq 2.0 \times 10^{9}$ 个
无菌试验	无细菌生长

表 17 - 9　混合浓缩血小板质量标准

质量控制项目	要求
外观	肉眼观察应呈黄色云雾状液体，无色泽异常、蛋白析出、气泡及重度乳糜等情况；血袋完好，并保留注满血小板经热合的导管至少 15cm
容量	标示量（ml）±10%
储存期末 pH	6.4 ~ 7.4
血小板含量	$\geq 2.0 \times 10^{10}$ 个 × 混合单位数
红细胞混入量	$\leq 1.0 \times 10^{9}$ 个 × 混合单位数
无菌试验	无细菌生长

二、单采血小板 🅴 微课/视频 4

单采血小板是使用血细胞分离机在全封闭的条件下自动将符合要求的献血者血液中的血小板分离并悬浮于一定量血浆内的单采成分血，又被称作机采血小板。血细胞分离机利用血液成分比重不同，通过离心，将血小板分离出来，并将其他血液成分回输给献血者。

（一）制备方法

不同的血细胞分离机操作方法不同，现将血细胞分离机制备单采血小板过程简述如下。

（1）开启血细胞分离机并进行自检。

（2）根据血细胞分离机屏幕提示完成耗材安装，采集前管路安装按照说明书进行操作。

（3）根据血细胞分离机提示，录入献血者体重、血小板计数等相关信息，并进行单采血小板参数设置。

（4）静脉穿刺，将血细胞分离机置于采集模式。

（5）按照血细胞分离机的操作要求进行采集。

（6）采集完成后，取出采集的血小板，轻轻摇动 3～5 分钟，使血小板解聚并混匀，即为单采血小板。

（二）特点及储存

单采血小板是从单个献血者循环血液中采集，具有纯度高、体积小、白细胞污染率低及红细胞含量少等特点，并且一次可从单个献血者体内采集 1～2 个治疗量的血小板。与混合浓缩血小板相比，单采血小板可降低输血传播疾病、同种免疫反应、非溶血性发热反应等输血反应的发生率，输注疗效优于浓缩血小板。单采血小板的储存温度为 20～24℃，并持续轻缓振摇，储存时不能叠放。储存于普通血袋时储存期为 24 小时，储存于血小板专用血袋时储存期为采集时间起 5 天。当储存条件由密闭系统变为开放系统时，储存期为 6 小时，且不超过原储存期。当无专用血小板保存设备进行持续轻缓振摇时，储存期为 24 小时，且不超过原储存期。单采血小板的运输温度应尽可能维持在 20～24℃。

（三）质量标准

单采血小板质量标准见表 17-10。

表 17-10 单采血小板质量标准

质量控制项目	要求
外观	肉眼观察应呈黄色云雾状液体，无色泽异常、蛋白析出、气泡及重度乳糜等情况；血袋完好，并保留注满血小板经热合的导管至少 15cm
容量	储存期为 24 小时的单采血小板容量：125～200ml 储存期为 5 天的单采血小板容量：250～300ml
储存期末 pH	6.4～7.4
血小板含量	≥2.5×10^{11}个/袋
白细胞混入量	≤5.0×10^{8}个/袋
红细胞混入量	≤8.0×10^{9}个/袋
无菌试验	无细菌生长

三、去白细胞单采血小板

去白细胞单采血小板是使用血细胞分离机在全封闭的条件下自动将符合要求的献血者血液中的血小板分离并去除白细胞后悬浮于一定量血浆内的单采成分血。去白细胞单采血小板制备方法有两种，一种是手工法制备，另一种是用血细胞分离机制备，即机分法。

（一）制备方法

1. 手工法 制备去白细胞单采血小板是以单采血小板为起始血液，在无菌条件下将单采血小板与白细胞滤器连通、制备。具体方法与以红细胞制剂为起始血液制备去白细胞红细胞的方法相同。

2. 机分法 是使用血细胞分离机制备去白细胞单采血小板的方法。制备流程与制备单采血小板大体一致。不同之处在于使用的采血管道有所区别。制备去白细胞单采血小板的血小板收集管路上连接有过滤白细胞的圆锥状滤器，同时机器的离心盘上有相应的支架固定。在采集血小板的过程中当白细胞经过滤器时，由于体积和比重比血小板大而不能通过，以此达到去除白细胞的效果。

（二）特点及储存

血小板制剂中含有白细胞，且大部分属于淋巴细胞。反复多次输注血小板的患者容易产生 HLA 抗体，引发免疫性血小板输注无效，部分患者输注血小板后还会出现发热等其他输血反应。去白细胞单采血小板制剂可减少因输入白细胞引起的血小板输注无效及其他输血反应的发生。去白细胞单采血小板的储存及运输要求同单采血小板。

（三）质量标准

去白细胞单采血小板质量标准见表 17 – 11。

表 17 – 11　去白细胞单采血小板质量标准

质量控制项目	要求
外观	肉眼观察应呈黄色云雾状液体，无色泽异常、蛋白析出、气泡及重度乳糜等情况；血袋完好，并保留注满血小板经热合的导管至少 15cm
容量	储存期为 24 小时的单采血小板容量：125～200ml
	储存期为 5 天的单采血小板容量：250～300ml
储存期末 pH	6.4～7.4
血小板含量	$\geqslant 2.5 \times 10^{11}$ 个/袋
白细胞残留量	$\leqslant 5.0 \times 10^{6}$ 个/袋
红细胞混入量	$\leqslant 8.0 \times 10^{9}$ 个/袋
无菌试验	无细菌生长

四、辐照血小板

辐照血小板同辐照红细胞一样，属于辐照血液范畴。辐照对血小板功能的影响很小。与辐照前相比，辐照后的血小板计数、pH、聚集功能、ATP 释放功能、低渗休克反应等指标均无明显差异。辐照血小板中 T 淋巴细胞失去活性，可有效防止 TA – GVHD 的发生。辐照血小板的辐照射线、辐照剂量、制备过程等要求参照辐照红细胞。辐照血小板的储存和运输要求参照其起始血液。

PPT

第四节　血浆的制备和储存

血浆是指抗凝全血经离心去除细胞有形成分后的淡黄色液体，主要由白蛋白、免疫球蛋白和各种凝血因子等组成。血浆可以全血为起始血液分离制备，也可采用血细胞分离机进行单采制备。目前常用的血浆制剂包括新鲜冰冻血浆、病毒灭活新鲜冰冻血浆、冰冻血浆、病毒灭活冰冻血浆、单采新鲜冰冻血浆。

一、新鲜冰冻血浆　微课/视频 5

新鲜冰冻血浆是指采集后储存于冷藏环境中的全血，最好在 6 小时（保养液为 ACD）或 8 小时（保养液为 CPD 或 CPDA – 1）内，但不超过 18 小时，将血浆分离出并速冻呈固态的成分血。此外，当 200ml 全血采集时间 > 7 分钟或 400ml 全血采集时间 > 13 分钟时，所采集的全血不可用于制备新鲜冰冻血浆。

1. 制备方法

（1）将符合新鲜冰冻血浆制备要求的全血在 2 ~ 6℃低温离心机内离心，使血液分层，上层为血浆，下层为血细胞有形成分。

（2）轻轻取出离心后的全血，在低温操作台上用分浆夹或血液成分分离机将血浆分入空的转移袋内。

（3）目视观察血浆中的红细胞混入量，如混入量多，应进行第 2 次离心；如混入量少，即可热合、切断血浆袋。

（4）将血浆快速冷冻并储存，即为新鲜冰冻血浆。快速冷冻要求血浆制备后 1 小时内其核心温度降到 –30℃及以下。

2. 特点及储存　新鲜冰冻血浆包含全部凝血因子，包括不稳定的凝血因子 V 和因子Ⅷ，故适用于凝血因子缺乏引起的出血或出血倾向的治疗。新鲜冰冻血浆的储存温度 ≤ –18℃，储存期自血液采集之日起 1 年。解冻后的新鲜冰冻血浆在 2 ~ 6℃储存，并应在 24 小时内输注；在应对紧急大量输血的情况下，解冻后 2 ~ 6℃最多储存 5 天，且不超过原储存期；不得反复冻融。新鲜冰冻血浆运输应维持其在冰冻状态。

3. 质量标准　新鲜冰冻血浆质量标准见表 17 – 12。

二、冰冻血浆

冰冻血浆是指采用特定的方法在全血的有效期内，将血浆分离出并冰冻呈固态的成分血，或从新鲜冰冻血浆中分离出冷沉淀凝血因子后将剩余部分冰冻呈固态的成分血。

1. 制备方法　冰冻血浆的制备方法有三种。第一种方法是由采集后不满足制备新鲜冰冻血浆条件的全血分离出并冰冻呈固态制备而成，具体制备流程同新鲜冰冻血浆制备流程。第二种方法是新鲜冰冻血浆保存 1 年后，由于凝血因子活性降低，改为冰冻血浆。第三种方法是由新鲜冰冻血浆分离出冷沉淀凝血因子后将剩余部分冰冻呈固态制备而成。第三种方法制备的血浆所含凝血因子少，在我国也被列入冰冻血浆范畴，使用时应注意对应的临床适应证。

2. 特点与储存　冻血浆除含正常的血浆蛋白成分外，仅含有稳定的凝血因子，缺少不稳定凝血因子 V 和因子Ⅷ，故常用于补充稳定的凝血因子。冰冻血浆的储存温度 ≤ –18℃，储存期自血液采集之日起 4 年。解冻后的冰冻血浆在 2 ~ 6℃储存，并应在 24 小时内输注。冰冻血浆运输应维持其在冰冻状态。

3. 质量标准　冰冻血浆质量标准见表 17 – 12。

三、单采新鲜冰冻血浆

单采新鲜冰冻血浆是指使用血细胞分离机在全封闭的条件下自动将符合要求的献血者血液中的血浆分离出并在 6 小时内速冻呈固态的单采成分血。

1. 制备方法　单采新鲜冰冻血浆利用血细胞分离机采集血浆，采集原理和方法类似单采血小板，具体操作按照血细胞分离机说明书进行。单采血浆在 6 小时内速冻并储存，制成单采新鲜冰冻血浆。

2. 特点及储存　单采新鲜冰冻血浆的储存及运输参考新鲜冰冻血浆。

3. 质量标准　单采新鲜冰冻血浆质量标准见表 17 – 12。

表 17 – 12　新鲜冰冻血浆、冰冻血浆、单采新鲜冰冻血浆质量标准

质量控制项目	新鲜冰冻血浆	冰冻血浆	单采新鲜冰冻血浆
外观	融化后肉眼观察应呈黄色澄清液体，无色泽异常、蛋白析出、气泡及重度乳糜等情况；血袋完好，并保留注满血浆经热合的导管至少10cm		
容量	标示量（ml）±10%		
血浆蛋白含量	≥50g/L		
Ⅷ因子含量	≥0.7IU/ml	/	≥0.7IU/ml
无菌试验	无细菌生长		

四、病毒灭活新鲜冰冻血浆和病毒灭活血浆

病毒灭活血浆分为病毒灭活新鲜冰冻血浆和病毒灭活冰冻血浆，是采用亚甲蓝病毒灭活等技术对速冻前的新鲜冰冻血浆或冰冻血浆进行病毒灭活并冰冻呈固态的成分血。病毒灭活方法有三种：亚甲蓝光化学法、核黄素光化学法、补骨脂素（S-59）光化学法。其中，亚甲蓝光化学法在国内使用较为广泛。

（一）制备方法

1. 亚甲蓝光化学法

（1）根据操作说明书设置医用病毒灭活光照箱的参数。

（2）根据血浆的规格选择相应亚甲蓝病毒灭活器材。

（3）用无菌接驳设备或在A级洁净工作台内按无菌操作技术将血浆袋与亚甲蓝病毒灭活器材连接。

（4）将血袋悬挂于支架上，打开导管夹，使血浆经"亚甲蓝添加元件"流入光照袋。

（5）在医用血浆病毒灭活光照柜中进行光照。

（6）光照处理后的血浆经病毒灭活装置配套用输血过滤器过滤，滤除亚甲蓝和绝大部分白细胞，即得病毒灭活血浆。

2. 核黄素光化学法　制备病毒灭活血浆步骤同亚甲蓝光化学法基本一致，区别如下。

（1）亚甲蓝光化学法步骤（4）中的"亚甲蓝添加元件"由"核黄素添加元件"替代。

（2）在病原体灭活光照箱中照射后无需过滤即得病毒灭活血浆。

3. 补骨脂素（S-59）光化学法　制备病毒灭活血浆步骤同亚甲蓝光化学法基本一致，区别如下。

（1）亚甲蓝光化学法步骤（4）中的"亚甲蓝添加元件"由"补骨脂素添加元件"替代。

（2）在病原体灭活光照箱中照射后无需过滤，但需要通过吸收装置去除残留补骨脂素及其降解产物方可制得病毒灭活血浆。

（二）特点及储存

病毒灭活血浆可降低经输血传播疾病的风险，但在制备过程中可能会损失部分凝血因子。病毒灭活新鲜冰冻血浆的储存及运输参照新鲜冰冻血浆，病毒灭活冰冻血浆的储存及运输参照冰冻血浆。

（三）质量标准

病毒灭活新鲜冰冻血浆和病毒灭活冰冻血浆质量标准见表17-13。

表 17 – 13　病毒灭活新鲜冰冻血浆、病毒灭活冰冻血浆质量标准

质量控制项目	病毒灭活新鲜冰冻血浆	病毒灭活冰冻血浆
外观	融化后肉眼观察应呈黄色或淡绿色澄清液体，无色泽异常、蛋白析出、气泡及重度乳糜等情况；血袋完好，并保留注满血浆经热合的导管至少 10cm	
容量	标示量（ml）±10%	
血浆蛋白含量	≥50g/L	
Ⅷ因子含量	≥0.5IU/ml	/
亚甲蓝残留量	≤0.30μmol/L	
无菌试验	无细菌生长	

第五节　冷沉淀凝血因子的制备和储存 微课/视频 6

PPT

冷沉淀凝血因子是采用特定的方法将储存期内的新鲜冰冻血浆在 1~6℃融化后，分离出大部分的血浆，并将剩余的冷不溶解物质在 1 小时内速冻呈固态的成分血。

一、制备方法

用于制备冷沉淀凝血因子的起始血液为新鲜冰冻血浆。

（一）离心法

（1）取出待制备的新鲜冰冻血浆，置 2~6℃冰箱中过夜融化或在 1~6℃水浴装置中融化。

（2）当血浆基本融化时，在 2~6℃的环境下离心。

（3）将大部分上层血浆转移至空袋，制成去冷沉淀的冰冻血浆。留下 40~50ml 血浆与沉淀物混合，制成冷沉淀凝血因子。冷沉淀凝血因子宜在制备后 1 小时内完成速冻。

（二）虹吸法

（1）将新鲜冰冻血浆袋置于 1~6℃水浴装置中，另一空袋悬于水浴箱外，位置低于血浆袋，两袋之间形成一定的高度落差。

（2）血浆融化后，随时被虹吸至空袋中，当融化至剩下 40~50ml 血浆与沉淀物时，闭合导管，阻断虹吸。转移至空袋的血浆，制成去冷沉淀的冰冻血浆。将剩余血浆与沉淀物混合，制成冷沉淀凝血因子。冷沉淀凝血因子宜在制备后 1 小时内完成速冻。

二、特点与储存

冷沉淀凝血因子主要含有凝血因子Ⅷ、纤维蛋白原、血管性血友病因子（von Willebrand factor, vWF）以及纤维连接蛋白等成分。主要适用于纤维蛋白原缺乏引起的出血，也可用于无特异性浓缩制剂时的Ⅷ因子缺乏症、ⅩⅢ因子缺乏症、血管性血友病、纤维蛋白异常，以及大量输血、弥散性血管内凝血（disseminated intravascular coagulation, DIC）、其他治疗方法无效的尿毒症出血。冷沉淀凝血因子的储存温度≤-18℃，储存期自血液采集之日起 1 年。解冻后 20~24℃储存，应 6 小时内输注。冷沉淀凝血因子运输应维持其在冰冻状态。

三、质量标准

冷沉淀凝血因子质量标准见表17-14。

表17-14 冷沉淀凝血因子质量标准

质量控制项目	要求
外观	肉眼观察融化后的冷沉淀凝血因子，应呈黄色澄清液体，无色泽异常、蛋白析出、气泡及重度乳糜等情况；血袋完好，并保留注满血浆经热合的导管至少10cm
容量	标示量（ml）±10%
纤维蛋白原含量	来源于200ml全血：≥75mg
	来源于300ml全血：≥113mg
	来源于400ml全血：≥150mg
Ⅷ因子含量	来源于200ml全血：≥40IU
	来源于300ml全血：≥60IU
	来源于400ml全血：≥80IU
无菌试验	无细菌生长

答案解析

❓思考题

情境描述：一名献血者本着帮助患者、无私奉献的想法再次来到血站献血。通过健康检查、评估、血液初筛等流程后，该献血者成功捐献400ml血液，血液采集时间持续11分钟。3天后该献血者接到血站反馈信息，告知其捐献血液已成功用于临床。

问题：

（1）该献血者捐献的血液可以用来制备哪些血液成分？

（2）根据临床需要，血站需对该献血者捐献血液的红细胞制剂进行洗涤，洗涤红细胞的特点及其储存、运输要求有哪些？

（3）由该献血者捐献的血液制备的冷沉淀凝血因子包含哪些成分？可以用于哪些患者的输血治疗？

（何成涛）

书网融合……

重点小结

题库

微课/视频1

微课/视频2

微课/视频3

微课/视频4

微课/视频5

微课/视频6

第十八章　白细胞去除技术

✎ 学习目标

1. 通过本章学习，掌握白细胞去除输血的临床意义；熟悉白细胞去除技术方法；了解白细胞去除的影响因素及效果评价。

2. 树立白细胞去除的临床安全意识和操作的标准化观念。

随着输血医学的发展，临床输血技术已成为某些特定疾病和紧急情况下不可或缺的重要治疗手段。白细胞制剂（主要是粒细胞制剂）在临床的应用如对白细胞极度低下的严重感染且抗生素治疗无效者、粒细胞缺乏且无法在洁净层流条件保护的患者等具有一定的意义。然而，应用于临床治疗的血液制剂中所含有的非治疗性成分白细胞等在输血过程中可能会引发一系列不良反应和并发症，白细胞去除可以显著减少输血引起的非溶血性发热反应（febrile – non – hemolytic transfusion reaction，FNHTR）、输血相关移植物抗宿主病（transfusion – associated graft – versus – host disease，TA – GVHD）和病毒传播、输血相关急性肺损伤（transfusion – related acute lung injury，TRALI）等不良反应。同时，研究报道，白细胞去除还可以延长血液的保存期，提高红细胞和血小板的质量和功能。随着输血技术的不断发展，白细胞去除（leukocyte – reduced）的各种技术也日趋完善，去白细胞输血已经被国内外输血领域广泛采用，逐渐成为一种常规的输血方法。2012 年 7 月 1 日实施的《全血及成分血质量要求》（GB 18469—2012）规定了各种血液白细胞含量，为避免临床输血反应提供了有力保障（表 18 – 11）。

表 18 – 1　血液中的白细胞数量

血液及其成分种类	量（ml）	平均白细胞含量（个）
去白全血	200	$\leqslant 2.5 \times 10^6$
去白细胞悬浮红细胞	200	$\leqslant 2.5 \times 10^6$
去白细胞浓缩红细胞	200	$\leqslant 2.5 \times 10^6$
冰冻解冻去甘油红细胞	200	$\leqslant 2.0 \times 10^7$
去白细胞单采血小板	250 ~ 300	$\leqslant 5.0 \times 10^6$
单采血小板	250 ~ 300	$\leqslant 5.0 \times 10^8$

第一节　白细胞去除的方法 🅔 微课/视频

PPT

存在于全血及血液成分制剂中的白细胞，可采用多种方法去除，主要方法有：离心去白膜法、连续流动洗涤法、冰冻 – 融化甘油化的红细胞悬液、过滤法、免疫吸附法等，其中以过滤法去除效果最为理想、可靠，因此，其应用最为广泛。

一、离心去白膜法

通过离心力将血液中不同密度的血液成分分层，从而使白细胞分离出来。此方法可去除 65% ~

88% 的白细胞，可降低 FNHTR 的发生率，但不足以预防 HLA 同种免疫的发生，而且红细胞和血小板有一定损失，回收率为 83%~92%，此法已趋向被淘汰。

二、连续流动洗涤法

连续流动洗涤法是利用离心力和密度差异将白细胞从血液中分离出来。在离心过程中，较重的红细胞沉降在离心管底部，而较轻的白细胞和血小板则位于上层。通过反复用 0.9% 氯化钠溶液将红细胞洗涤离心 3~6 次，可清除绝大部分白细胞，每单位白细胞数 $<2.5\times10^7$，优于离心去白膜法，但红细胞回收率仅 70%~80%。

三、冰冻去甘油法

冰冻去甘油法主要是将加有甘油的血液放入低温冷冻器中，通常在 −85~−65℃ 之间冷冻数小时，直到完全冷冻。主要用于稀有血型者的血液或自身血液的长期冰冻保存，在复苏去甘油洗涤过程中可去除绝大部分残留的白细胞（$<10^7$/单位红细胞制剂），减少白细胞产生的输血不良反应，同时洗涤几乎可除尽血浆蛋白，可预防血浆蛋白过敏反应或部分由血浆蛋白介导的发热反应。

四、过滤法

过滤法是指采用白细胞专用滤器的方法过滤去除血液制剂中的白细胞，其原理为通过机械的阻滞作用以及依赖白细胞的黏附特性使血液通过特殊材料制成的滤膜后将白细胞黏附在其上。白细胞过滤器大多数是以尼龙纤维、棉花纤维、醋酸纤维、聚酯纤维、玻璃纤维、聚乙烯醇多孔板等为滤芯原料。根据材料电荷不同，白细胞过滤器可分为阳离子型、阴离子型和中性离子型等三种类型。优质的白细胞过滤器可以使每单位血液中残留白细胞数 $<10^6$ 个，红细胞回收率 $>90\%$，血小板回收率 $\geqslant85\%$（血小板型白细胞滤器）。由于输入的白细胞数 $\geqslant5\times10^6$ 个时才可引起临床输血白细胞抗体的产生，因此血液制剂经白细胞过滤器处理后可使白细胞抗体产生的概率大大降低。

20 世纪 70 年代，国外生产出专用于滤除血液白细胞的过滤器，白细胞滤除率可达 90%；20 世纪 80 年代产品白细胞滤除率可达 99% 以上；20 世纪 90 年代则推出了以多种新材料如超细玻璃纤维膜、聚酯及聚氨基甲酸乙酯等复合材料制成的白细胞过滤器，对白细胞滤除效果更佳。现在，国内已经广泛开始使用国产的白细胞过滤器，其白细胞滤除效果可达 99.99%。

五、免疫吸附去除法

基于白细胞表面所含有的抗原，应用其对应的特异性抗体，借助相关材料如磁珠、纤维柱、纤维膜等，将血液制剂中的白细胞去除，其优点是去除率极高，缺点是成本太高。骨髓移植时常应用免疫磁珠吸附法去除相关白细胞。

第二节　白细胞去除输血的临床意义

PPT

临床输注含有白细胞的血液可产生白细胞抗体，引起一系列输血不良反应，如非溶血性发热反应（FNHTR）、HLA 同种异体免疫反应、血小板输注无效、输血相关急性肺损伤（TRALI）等。在储存过程中，白细胞可发生聚集、崩解等，从而在输注时发生肺栓塞、血管内反应等。同时白细胞还是一些嗜白细胞病毒如巨细胞病毒（CMV）、人类 T 淋巴细胞病毒 I 型（HTLV－I）等的宿主细胞，因此，去除白细胞对输血安全具有重要作用。

一、降低非溶血性发热反应的发生率

非溶血性发热反应（FNHTR）是最常见的输血反应，发生率约为 0.5%，多次输血或有妊娠史妇女更易发生。主要临床表现为在输血中或输血后 1~2 小时内患者出现体温升高、消化道反应、皮肤红疹、寒战等反应，严重时还会发生呼吸窘迫综合征。目前认为 FNHTR 的发生机制与输血过程中释放的细胞因子有关。白细胞在存储和输注过程中可能会受到激活，释放促炎细胞因子如白细胞介素－1β（IL－1β）、肿瘤坏死因子－α（TNF－α）和白细胞介素－6（IL－6）等，这些细胞因子可能导致发热和其他症状。国外调查结果认为，一次输入血液制剂中的白细胞含量少于 5×10^8，就能有效地防止非溶血性发热反应的发生。

二、降低输血相关移植物抗宿主病的发生率

输血相关移植物抗宿主病（TA－GVHD）是一种少见但预后非常差的输血并发症，目前缺乏有效的治疗手段，其病死率高达 90% 以上，其发病机制是因受血者免疫功能低下，输入的血液制剂中含有的大量具有免疫活性的 T 淋巴细胞未被受血者识别清除，导致其植入并扩增，进而攻击宿主细胞。1955 年首次由日本学者 Shimoda 报道，主要表现为高热、全身皮疹、腹泻、肝功能损害等症状，TA－GVHD 的发病率为 0.01%~0.10%，因无特效治疗患者可于 30 天内死亡。一般认为血液制剂中残留的白细胞数低于 10^7，发生 TA－GVHD 的风险大为降低。

三、防止输血相关病毒的传播

有些病毒如巨细胞病毒（cytomegalovirus，CMV）、人类 T 淋巴细胞病毒 I 型（human T－lymphotropic virus I，HTLV－I）、人类免疫缺陷病毒（human immunodeficiency virus，HIV）以及克雅氏病（creutzfeldt－jakob disease，CJD）病原体朊病毒（prion）等，传播与免疫系统中的某些白细胞密切相关，特别是单核细胞、淋巴细胞和巨噬细胞等，因此去除白细胞则可以降低这些病毒通经血传播。我国 CMV 抗体阳性率达 83%，CMV 在器官和骨髓移植、反复输血以及免疫功能低下的患者感染最为严重，并有潜伏、复发和致癌的倾向。HTLV－I 主要流行于日本、非洲和加勒比海沿海地区，输血感染率可达 60%，我国在福建等省份已有报道。日本、美国等国家早已将 HTLV－I 列入对献血者血液的必检项目，我国输血专家亦建议在高流行区开展献血者 HTLV－I 筛查。全球每年新增的 HIV 携带者中，5%~10% 有经输血或血液制品感染史，HIV 会附着在 CD4＋T 细胞上，使得病毒进入 CD4＋T 细胞复制和传播的病毒，我国有关法律也规定各类供血机构必须对供血者 HIV 进行检测。CJD 是一种死亡率极高的疾病，主要流行于英国，据报道英国可能有 8 万名献血者携带朊病毒，难以保证输血安全，英国政府已于 1998 年决定所有临床应用的血液制剂都必须去除白细胞，尽可能防止 CJD 经血传播。

四、预防 HLA 同种异体免疫反应和血小板输注无效

引起血小板输注无效的主要原因之一为同种异体免疫反应，其中 80% 以上是由 HLA 抗体所致。国外研究认为，一次输入白细胞总数不超过 5×10^7，即可延缓 HLA 同种免疫反应出现的时间，也就是去除了血小板制剂中 99% 以上的白细胞，可明显降低血小板输注无效的发生率。美国血库协会（AABB）的血液质量标准指出：预防同种异体免疫反应，输注的血液或血液成分中所残留的白细胞总数应少于

5×10^6个，我国《全血及成分血质量要求》（GB 18469—2012）规定去白细胞单采血小板的白细胞残留量$\leqslant 5.0 \times 10^6$个/袋。

五、降低术后感染、肿瘤转移复发及输血相关免疫调节

输血有促进肿瘤生长、转移、复发及手术后感染增加的危险。大多数学者认为这与输血相关免疫调节（transfusion – related immunomodulation，TRIM）有关，其机制涉及多种免疫细胞和分子信号通路。主要的机制如下。

（一）天然免疫功能下降

血液是一种含有多种物质的混合物，输注异体血可诱发 NK 细胞活性降低，使受血者天然免疫功能下降。大量红细胞输注及铁负荷增加可使受血者网状内皮系统负荷过重等非特异性免疫功能下降。

（二）抗原特异免疫反应抑制

异体血液中可溶性 MHC – Ⅰ类抗原分子与受者抑制性 T 细胞（suppressor T cells，Ts）细胞抗原分子结合，阻止细胞毒性 T 细胞（cytotoxic T cells，Tc）的细胞毒作用，诱发独特型抗体产生，降低 T 细胞功能。

有证据表明去白细胞输血与普通输血相比可明显降低术后感染、肿瘤转移复发及调节输血相关免疫。

六、减少输血相关急性肺损伤的发生

输血相关急性肺损伤（TRALI）是在输血（血液制品）开始到输血后 6 小时内出现呼吸困难、氧合指数$\leqslant 300$ 或室内环境下 $SpO_2 < 90\%$，影像学显示双肺水肿或者双肺水肿病灶较输血前加重，影像学显示两肺与肺水肿一致的斑片状密度增高影的一种输血反应，TRALI 是导致输血相关死亡的主要原因之一，因死亡率高（5%～10%）越来越受到关注。目前认为 TRALI 的发生可能与输血产生的白细胞抗体有关，去除白细胞输血则可减少其发生率。TRALI 是发生于输血期间或输血后的并发症，其发病机制尚未完全阐明，目前认为主要可能有以下两种学说。

（一）白细胞抗体学说

白细胞抗体学说认为，主要是供血者抗体（很少是因为受血者抗体）导致了针对白细胞抗体的免疫反应，抗原抗体反应激活肺中的补体，导致效应细胞即中性粒细胞向肺组织的募集、活化，释放活性物质，最终导致了肺毛细血管内皮损伤、毛细血管渗漏、肺组织损伤。但是有 15% 的 TRALI 病例并不能在供血者和受血者中检查到抗体，说明抗粒细胞抗体和抗 HLA – Ⅰ型、HLA – Ⅱ型抗体并不是发生 TRALI 的前提条件。

（二）二次打击学说

二次打击（tow – event model）学说的内容：首先是患者存在危险因素包括长期慢性酗酒、休克、肝脏手术创伤或严重感染等形成第一次打击，启动肺内皮细胞，引起细胞因子释放，内皮细胞表面的黏附分子表达增加，从而使中性粒细胞黏附于肺内皮细胞；然后第二次打击为输入抗白细胞抗体血液或其他因素激活了受血者的免疫系统。对此学说目前仍存在很大争议，因为有部分患者并没有存在所谓的首次打击也一样发生了 TRALI。

PPT

第三节　白细胞去除的影响因素

影响白细胞去除效果的因素很多，了解这些因素对于提高白细胞去除的效率和效果至关重要。首先与去除方法最密切，其次与材料、血液成分等相关因素有关。以下是影响白细胞去除的主要因素。

一、去除方法和技术

白细胞去除的方法和技术不同，其影响因素也不相同。离心法的主要因素为离心参数，其中离心速度、时间和温度等参数影响离心分离的效果。优化这些参数可以提高白细胞去除率。过滤法的过滤器设计，比如高效过滤器的孔径、材料和结构设计直接影响白细胞去除的效率和效果。高质量的过滤器可以提高白细胞去除率并减少红细胞和血小板的损失。

二、操作条件

操作条件对白细胞去除的影响至关重要。离心速度和时间决定了白细胞与其他血液成分的分离效率，过高或过低的离心速度可能导致分离效果不佳。洗涤液的种类和注入速度也会影响白细胞的去除率，适当的洗涤液流速和体积有助于最大化去除白细胞。此外，温度控制在合适范围内可以保持血液成分的稳定性，避免血液成分损伤。因此，精确控制操作条件可以显著提高白细胞去除的效果。

三、血液成分和性质

不同类型的血液成分（如全血、红细胞悬液、血小板）对白细胞去除的要求和方法可能有所不同。红细胞和血小板中的白细胞去除效率可能会有所差异。另外，血液中白细胞的初始浓度会影响去除效果。高白细胞计数的样本可能需要更高效的去除方法或更长的处理时间。

四、设备和仪器

离心机、过滤器等设备的性能和维护状况直接影响白细胞去除的效果。高性能和维护良好的设备可以提高去除效率和稳定性。另外，操作人员的技术水平和经验影响白细胞去除过程的准确性和重复性。专业的培训和熟练的操作可以提高去除效果。

五、样本处理

样本的稀释程度影响细胞间的相互作用和分离效果。适当的稀释可以提高白细胞去除效率。样本的保存条件和处理方式影响白细胞去除的效果。新鲜和妥善保存的样本可以提高去除效果，减少细胞损伤。

白细胞去除的效果受到血液成分和性质、去除方法和技术、操作条件、设备和仪器以及样本处理等多种因素的影响。通过优化这些因素，可以显著提高白细胞去除的效率和效果，从而提高输血和血液管理的质量和安全性。随着技术的发展和研究的深入，白细胞去除技术将不断得到改进和完善，应用范围也将进一步扩大。

PPT

第四节　白细胞去除的效果评价

评价白细胞去除效果对于确保输血的安全性和有效性至关重要。以下是几种常用的白细胞去除效果评价方法。

一、白细胞计数

白细胞计数是评价白细胞去除效果的最直接和常用的方法。通过计数去除前后血液样本中的白细胞数量，可以直接反映去除的效率。常用的计数方法包括显微镜计数、流式细胞术和全自动血液分析仪。不同的输血指南和标准对白细胞去除后的白细胞残留量有不同的要求。

二、去除效率计算

去除效率（leukoreduction efficiency，LRE）是指去除过程中实际去除的白细胞数量与原始样本中白细胞总数的比值，通常用百分比表示。公式：LRE（%）= ［（初始白细胞计数 − 去除后白细胞计数）/初始白细胞计数］× 100%。去除效率越高，说明白细胞去除效果越好。美国 AABB 建议白细胞去除后的血液制品白细胞计数应低于 5×10^6 个/单位，LRE 需要达到至少 99.5%，欧洲标准要求白细胞去除后的血液制品白细胞计数应低于 1×10^6 个/单位，LRE 高于 99.9%，在临床实际操作中，血液中心和输血服务机构会根据具体的临床需求和患者的特殊情况，进一步优化白细胞去除工艺，确保白细胞去除效率达到或超过上述标准。

三、红细胞和血小板损失评估

在评价白细胞去除效果时，还需要考虑对其他血液成分（如红细胞和血小板）的影响。评估去除过程中红细胞和血小板的损失情况，确保其数量和功能不受显著影响。

四、临床效果评价

临床效果评价主要通过观察接受去除白细胞处理血液的患者的临床反应和预后情况来进行。观察输血后患者是否出现非溶血性发热反应（FNHTR）、输血相关急性肺损伤（TRALI）等不良反应。评估患者输血后的感染发生率和免疫抑制情况，尤其是免疫功能低下的患者。

选择适合的去除白细胞方法是减少不良反应或有效血液成分损伤的首要条件和措施，但无论任何方法去除白细胞，均可导致血液成分的损失或带来不良反应。如临床应用白细胞滤器不可避免地要带来一些不良反应，例如对血小板的激活作用，对血液中氧化、呼吸爆发等一些生化过程的激发作用以及红细胞的回收率和细胞的损伤等。目前，白细胞滤器对白细胞的清除率已经很高，开发新一代白细胞去除技术的研究方向已经从提高对白细胞的清除率逐渐转向降低不良反应以及增加个性化治疗功能。

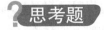

答案解析

案例：患者，女，65 岁，孕 3 产 2。

主诉：慢性肾功能衰竭。

现病史：患者为慢性肾功能衰竭，长期接受血液透析治疗。红细胞计数 2.5×10^{12}/L，血红蛋白 70g/L，血小板计数 50×10^9/L，肌酐 650μmol/L，尿素氮 25mmol/L，肝功能正常。影像学检查：腹部超声提示双肾萎缩；免疫学检查：HLA 抗体阳性。

既往史：有高血压病史，控制较好。无糖尿病、冠心病、肝病等重大疾病史。无药物过敏史，但有多次输血史，每次输血后都会出现轻微的发热反应和皮疹，疑为输血相关免疫反应。

问题：

（1）考虑到患者有多次输血史和孕产史，且之前输血有轻微的发热反应，医生建议使用去白细胞的血液制品。请问去白细胞的血液制品有哪些主要类型？

（2）患者输血后发生的不良反应，可能是哪一型不良反应，其发生机制是什么？

（3）为了防止上述输血反应的发生，应对输注的血液进行什么处理，常用的处理方法有哪些？

（祝丽丽）

书网融合……

重点小结　　　　　题库　　　　　微课/视频

第十九章　血液辐照技术

20 世纪 70 年代，国外已经开始使用放射线对血液进行照射，改变血液的某些功能。我国在 1999 年由北京市血液中心率先开展血液辐照的研究，并于 1999 年 12 月底正式向临床提供辐照血液，这是广大患者特别是特殊需要用血患者的福音。

随着血液辐照设备的普及，目前采供血机构或医疗机构逐渐使用血液辐照设备对血液进行辐照处理。输血相关性移植物抗宿主病是一种罕见且严重的输血不良反应，主要临床表现为发热、全血细胞减少、皮疹、消化道症状、肝损伤等。血液辐照技术可广泛应用于造血干细胞移植、器官移植、大剂量化疗、放疗、先天性或获得性免疫功能障碍以及亲属间输血等情况的患者，以预防 TA – GVHD 的发生。同时，血液辐照技术同样应用于预防血液制剂输注可能引发的病毒等经血传播的感染。一般认为按患者的体重计算，需输入 $1 \times 10^7/kg$ 以上的淋巴细胞才可能引起 TA – GVHD；但亦有报道发现在免疫缺陷的儿童输入 $1 \times 10^4/kg$ 的淋巴细胞即发生了 TA – GVHD。因此，减少活性淋巴细胞的输入是预防 TA – GVHD 的主要办法之一。使用最先进的白细胞去除技术可去除 99% 的白细胞，但并不能完全将活性白细胞减少到足以杜绝 TA – GVHD 发生的程度。利用某些剂量的放射线（γ 射线或 X 线）辐照处理，可使淋巴细胞内的 DNA 损伤而使其失活，从而抑制其在受血者体内存活、种植、分裂和增殖。因此，对可能发生 TA – GVHD 的患者来说，所有可能含有活性淋巴细胞的血液制剂都应该进行辐照处理，包括全血和血液成分。对某些特定受血者，使用白细胞去除技术制备的红细胞制剂也应经过辐照处理。

第一节　血液辐照的作用机制 🔲微课/视频

PPT

一、放射源

用于血液辐照的射线一般有 γ 射线和 X 线。γ 射线的放射源一般是铯（^{137}Cs）和钴（^{60}Co），同样可以使用直线加速器进行照射处理。两种射线辐射物理性能和损伤淋巴细胞的方式相似，对红细胞和血小板功能的影响也相似，γ 射线和 X 线均可安全地应用于采供血机构和医疗机构。由于 γ 射线具有持续的放射性、穿透性强和辐射防护难度大等特点，因此基于对放射防护安全性的考虑，目前 X 线血液辐照设备有逐渐取代同位素放射源的趋势。

▶ **知识拓展**

X 线辐照仪——开启辐照安全新篇章

γ 射线和 X 线辐照后的血液中其淋巴细胞功能、游离血红蛋白浓度及细胞外钾离子水平相似。但谈到血液辐照仪，大家考虑更多的可能就是它的辐射安全性。随着血液辐照技术的发展，相比于 γ 射线，目前很多 X 线辐照仪已无需附加的屏蔽，且外界的剂量接近环境本体，具有穿透性低、容易防护的特点，它的安全性更高。由于不存在同位素半衰期的问题，X 线的辐照剂量也比 γ 射线更稳定。且它没有永久辐射源，所以无需担心核辐射污染的问题。由于 X 线血液辐照仪的这些优势，它正逐渐取代同位素放射源。

二、辐照血液预防 TA – GVHD 的机制

由于异体血液中含有大量的淋巴细胞及 NK 细胞等免疫活性细胞，当受者输入含有供者免疫活性淋巴细胞（主要是 T 淋巴细胞）的全血或成分血后，不被受者免疫系统识别和排斥，供者淋巴细胞在受者体内植活，增殖并攻击受者的组织器官及造血系统导致 TA – GVHD 的发生。

放射性同位素衰变过程中会产生射线，以电子粒子或次级电子形式所致的电离辐射作用，具有快速地穿透有核细胞、直接损伤细胞核 DNA 或间接依靠产生离子或自由基的生物损伤作用杀伤或灭活淋巴细胞。低剂量的放射性可导致单股 DNA 损伤甚至断裂，高剂量时可使细胞核 DNA 产生不可逆的损伤并干涉其正常修复过程，造成淋巴细胞丧失有丝分裂的活性和停止增殖。辐射作用只发生于辐照的瞬间，在辐照完成后这种杀伤作用就不存在了，辐照后的血液及其成分并没有放射活性，因此对受血者无任何放射杀伤作用。血液经辐照处理后对红细胞、血小板在体内的正常存活影响不大，对粒细胞功能的影响不明显。

第二节　辐照剂量选择和质量保证

PPT

一、辐照剂量的选择

血液制剂的辐照剂量以其对被辐照物质的吸收剂量（absorbed dose）来计算，吸收剂量是指被放射线照射的物体从射线中吸收的能量。吸收剂量主要取决于照射剂量，一般吸收剂量以戈瑞（Gy）或拉德（rad）为单位，1Gy 等于 100rad。血液制剂的最佳辐照剂量是在不损伤有效血液成分的前提下能安全抑制淋巴细胞的有丝分裂能力。辐照对淋巴细胞功能的影响呈剂量依赖性，目前发现在 25Gy 和 30Gy 时检测不到 T 淋巴细胞的增殖。各国推荐的辐照剂量略有不同，在美国血袋中心部位的辐射剂量 ≥25Gy 且 <50Gy，血液成分任何部位的最小辐照剂量必须 ≥15Gy；欧洲标准要求的辐照剂量为血液成分任何部位的辐照剂量必须 ≥25Gy 且 <50Gy；中国 2019 版《血站技术操作规程》中规定血液辐照最低剂量为 25Gy，血液任何位点的辐照剂量不宜超过 50Gy。2023 版《辐照血液临床应用中国专家共识》推荐血液辐照最低剂量为 25Gy，血液任何位点的辐照剂量不宜超过 50Gy。

二、辐照的质量保证

辐照血液制剂的照射效果与照射质量控制密切相关。血液辐照仪发出的实际照射剂量对血液各部分吸收的均一性、重复性直接影响 T 淋巴细胞的灭活程度，因此为确保辐照血液产品的质量，血液辐照设备必须定期按要求进行监测、校准和质量控制，包括剂量校正和放射分布校正。此外辐照血液产品应粘贴血液辐照指示卡，通过指示卡颜色变化可区分辐照与未辐照血液并确认辐照剂量。

应该对辐照仪进行常规的检测与监测，对辐照敏感的胶片或监测剂量的检测条带可用于辐照仪的质量控制。美国 FDA 法规要求，^{137}Cs 放射源应当每年确定 1 次，^{60}Co 放射源应每半年确认 1 次。X 线辐

照仪的放射剂量测定应遵循设备生产公司的推荐进行监测。当辐照仪经过大型维修和移位后应进行确认。如 γ 辐照仪的操作转盘、定时器、放射源衰减引起的照射时间延长等情况也应定期监测。

为了预防放射性的漏出，辐照仪周围用铅等物质作为屏蔽，每年应定期检测评价其屏蔽效果。

第三节　辐照血液的保存

PPT

2019 版《血站技术操作规程》规定全血和红细胞应在采集后 14 天内辐照，辐照后可再储存 14 天且不超过原保存期。AABB 规定红细胞在保存期内均可辐照，且辐照后保存不超过 28 天或同辐照前的原保存期，但应以较短者为准。辐照后的红细胞最好尽快输注，输注后体内 24 小时恢复率应 >75%；血小板在保存期内均可辐照，保存期限同未辐照血小板。放射线辐照对血小板功能影响较小，小于 50Gy 以下辐照剂量对血小板功能不产生有临床意义的影响。

由于辐照红细胞在储存期内钾离子、游离血红蛋白浓度、乳酸和乳酸脱氢酶水平逐渐增加，这可能对某些患者构成一定的风险。例如，在新生儿和快速输血的儿童，高钾可能引起心脏并发症。因此，对于新生儿和需要快速输血的儿童，推荐使用保存时间短或辐照后经过洗涤的红细胞。

？思考题

答案解析

案例：患者，男，73 岁。

主诉：因"诊断急性髓系白血病 5 个月，突发全身斑丘疹 4 天"于 2022 年 7 月 25 日入院，血型 B 型 Rh（D）阳性。查体：T 37 ℃，P 76 次/分，R 19 次/分，BP 110/80mmHg。贫血貌，全身皮肤多发紫红色斑丘疹、水疱，突出于皮肤表面，颈背部、双侧上肢远端、足底部皮肤斑丘疹密集，部分融合成片，伴局部皮肤增厚、瘙痒、少量脱屑。血常规：WBC 144.8×10^9/L，Hb 78g/L，PLT 18×10^9/L。血生化：丙氨酸氨基转移酶（ALT）34IU/L，天冬氨酸氨基转移酶（AST）33IU/L，谷氨酰转移酶（GGT）165.5IU/L，乳酸脱氢酶（LDH）493IU/L，总胆红素（T-BIL）56.3μmol/L。

既往史：截至 7 月 1 日，患者累计输注 B 型 Rh（D）阳性红细胞 24 U 和血小板 14 个治疗量。输血前均应用地塞米松或盐酸异丙嗪预处理，未出现输血相关不良反应。7 月 11 日患者于常驻地输注 B 型 Rh（D）阳性红细胞 2 U，输血相关处理不详，当时无寒战、发热等不良反应。7 月 20 日出现发热，全身斑丘疹，伴有恶心呕吐，呕吐物为胃内容物，7 月 25 日于我院治疗。

问题：

（1）该病例出现的输血不良反应是什么？

（2）预防此类输血不良反应应注意采用什么技术对输注的红细胞和血小板进行处理？

（3）结合第（2）问的血液成分制作技术对预防此类输血不良反应的作用机制是什么？

（孙晓烨）

书网融合……

重点小结

题库

微课/视频

第二十章　病原体灭活技术

1. 通过本章学习，掌握血液成分病原体灭活技术的常用方法；熟悉血液成分病原体灭活的验证；了解血液成分病原体灭活的必要性。

2. 具有分析和解决问题的能力，具有探究学习、科学创新的能力。

3. 树立服务意识，培养严谨求实的科学态度，维护患者的健康利益。

病原体灭活（pathogen inactivation，PI）是指采用物理、化学、生物学等方法去除或杀灭血液制剂中的病原体，从而阻止或减少经输血性传播疾病的可能。在输血医学中，确保血液输注的安全性至关重要。而病毒、细菌及寄生虫等经血液传播的病原体对输血安全造成了潜在威胁。随着血液管理制度的日渐完善、血液筛查技术的发展、血液筛查方式的改良和输血检验技术水平的不断精进，血液输注的安全性得到了很大提升，但经输血传播的血源性病原体仍难以完全检出。任何检测方法均存在"窗口期"，任何国家都不可能对所有血源性传播的病原体进行检测；此外，还有一些新发现或衍生的病原体可能存在于献血者体内，这些均对输血安全性带来了巨大的挑战。因此，对血液中病原体进行灭活处理可能是一种更为周全有效的方法。在血液中的病原体尚未被检出之前，通过病原体灭活技术可有效去除这些病原体，防止其通过输血传播，有力保障了临床用血安全性。目前，已有多种方法可用于血液制剂的病原体灭活，例如光化学法、靶向核酸化学法、去污剂法、THERAFLEX UV、S－303 法、PEN 110 法等。多数病原体灭活方法已成功应用于血浆，而针对红细胞制剂和血小板的若干病原体灭活方法大多仍处于临床试验阶段。欧洲已有血小板的核黄素/紫外光照射灭活法用于临床，而在我国常使用亚甲蓝光照法进行血浆中病毒的灭活。此外，飞秒激光、低温等离子技术及高静水压技术等新技术也逐步用于病原体灭活的研究。

第一节　血液成分病原体灭活的必要性

PPT

血液制剂的安全性是输血医学安全的重要组成部分。自 1982 年首次发现 HIV 可经输血传播以来，输血传播性疾病成为一个被广泛关注的输血安全议题。在过去几十年的时间里，世界各国的输血安全水平都有很大提升，对于献血者的筛查、血液检测方法的发展及对血液供应链严密管控，显著降低了输血传播性疾病的发生率。但是，由于检测窗口期以及新病原体的不断出现，通过血液检测预防输血传播性疾病仍存在一定的缺陷。目前，保障输血安全有对献血员进行严格的筛选以及对血液病原体筛查的双重防护措施；对于输血相关的血源性感染疾病的预防主要是对献血者血液中可能包含的病原体进行血清学和核酸检测，主要包括 HIV1/2、乙型肝炎病毒（hepatitis B virus，HBV）、丙型肝炎病毒（hepatitis virus C，HCV）和梅毒螺旋体（Treponema pallidum，TP）检测。此外，还有些不作为常规检测的病原体，如人类嗜 T 细胞病毒 1 型（human T－cell lymphotropic virus－1，HTLV－1）、戊型肝炎病毒（hepatitis E virus，HEV）、庚型肝炎病毒（hepatitis G virus，HGV）及细菌等病原微生物。虽然病原体检测水平的不断提升大大降低了输血传播性疾病的传播，但是仍有多种因素可能造成病原体漏检或无法检出，造成血液病原体残余，其主要原因如下。

一、窗口期

窗口期是指病原体感染后直到出现可检出病原体标志物前的时期。处于窗口期的感染者血液中已存在病原体，具有传染性，但常规血液病原体标志物检测阴性，这样的血液虽然检测结果合格，但如果输给受血者则可能导致相关病原体感染。HIV、HCV 等病毒均存在窗口期。例如，HIV 的平均窗口期约为 6 周，有些患者可长达 3 个月。在此期间，已产生抗 HIV 抗体，但常规血清学检测无法测出。随着分子生物学检验技术的发展，通过检测 HIV 核酸（HIV RNA），可在血清学指标变化前发现 HIV 感染，但核酸检测仍存在 11 天的窗口期，窗口期和之后的感染期均可能传播 HIV 病毒，且窗口期的感染隐匿最强。随着检验医学的不断发展，病毒的"窗口期"已经大大缩短，但即便使用目前灵敏度最高、最先进的核酸检验方法也不可能完全消除"窗口期"，仍不能完全保证输血安全。

二、试剂特异性和灵敏度

目前，基于抗原抗体免疫反应的血清学检测和基于核酸检测的分子生物学检验是输血前病原体检测的常规方法，相对于血清学检测，核酸检测具备更高的特异性，但仍因较难获取病原体特异性序列信息、特异性引物的设计要求较高等因素，易造成检测结果的假阳性。目前，检验试剂不可能检出所有的抗原、抗体等。部分标志物阳性的病原体标本，如果病原体在血液中的含量低，当试剂灵敏度不够时可能得到假阴性结果。即便是世界公认的优质试剂，其灵敏度也不可能达到 100%，即仍会存在由于试剂灵敏度限制造成的漏检。例如，在对血液成分进行 HBV 检测时，高敏 HBV DNA 检测能够更灵敏捕捉到低浓度的 HBV 病毒，确诊血液中是否存在 HBV 病毒感染，更大程度地避免假阴性结果。高敏 DNA 检测是一种灵敏性很高的核酸检测方法，且特异性强，但仍有 20IU/ml 的检测下限，低于 20IU/ml 的 HBV 仍不能被检出。

三、已知病原体尚未完全实施常规检测

已发现大约有 400 余种病原体可经血液及血液制剂传播，但由于检测技术的原因，尚没有适合大规模常规检测的试剂和检测方案，或人群阳性率低，尚未实施常规筛查。目前，常规血液筛查的病原体不过 10 种。国内对献血者仅检测 HBV、HCV、HIV、TP 的血清标志物，而国外（如美国等发达国家）还检测 HTLV、寨卡病毒、巨细胞病毒（CMV）、锥虫（Chagas）等。除了国内外常规检测的输血相关病原体，常见的可经输血传播的病毒还有：HGV、TT 病毒、SEN 病毒、人疱疹病毒（human herpes virus，HHV）8 和 6、朊病毒、西尼罗病毒、Epstein–Barr 病毒、细小病毒 B19 等；CMV 感染对新生儿和器官移植影响较大，而细小病毒 B19 通常存在于被污染的凝血因子制品中。HTLV 在我国福建沿海具有较高的阳性率（9.45%），由于人口流动原因，国内部分血站已开展 HTLV 检测。寨卡病毒主要在热带及亚热带流行，2016 年我国发现首例输入性病例，之后在北京等地区陆续发现输入性个案。我国为寨卡病毒非流行区域，但在寨卡病毒疫情期间，需要完善相关献血者健康征询。常见的血液传播性原虫有：疟原虫、杜氏利什曼原虫、田鼠巴贝虫等；此外还包括许多细菌、螺旋体和弓形体等。输血后发生细菌感染的概率很低，但室温保存的血小板污染细菌的概率较高。

四、新出现的病原体和未知病原体

目前，输血前检查只能对已知的且有标准检测方法的病原体进行检测。而从卫生经济学的角度考

虑，对输血相关病原体的筛查也不可能无限制地扩大。尽管临床病毒学的研究越来越深入，但每隔一段时间，总有新的威胁人类健康的病毒出现，如输血传播病毒（transfusion transmitted virus，TTV），可引起输血相关性肝炎。而从 HIV 感染者体内分离出来的 SEN 病毒，也与输血密切相关，研究表明有输血史的患者 SEN 感染率为 30%，远高于非输血人群；同时，SEN 也会引发输血相关性肝炎。此外，献血者的血液中还可能存在未知的病原体，也无法对其进行有效筛查。

五、人为因素

采供血机构每天需要检测大量血液标本，在标本采集、运输、贮存、编号及登记发放过程虽已达到自动化水平，仍存在人工操作，难免出现人为差错。即使自动化检测仪器和电脑管理，也不能完全避免人为差错。

鉴于以上原因，对于血液成分的病原体检测会存在漏检、假阳性、假阴性的结果。从受血者的角度出发，提高血液输注安全，尽量避免输血传播疾病的发生，理想策略就是实施血液制剂的病原体灭活；该技术通过广谱消灭血液制剂中的病原体，可有效预防病原体的血源性传播，弥补病原体检测技术的不足，进一步提高血液的安全性并有效防止或降低多种血源性疾病经输血传播的风险。

第二节　血液成分病原体灭活的方法

PPT

病原体灭活的要求是能有效去除和杀灭病原体，同时最大限度地保持有效血液成分的活性和治疗作用。目前公认的病原体灭活方法包括以下特点：①可应用于不同血液制剂；②可被生产企业商品化；③有大量临床前和临床研究资料；④方法适用性强。不同的血液成分可使用不同的病原体灭活方法，见表 20 - 1。

表 20 - 1　常用的血液成分病原体灭活方法

血液成分与制品种类	病原体灭活方法
白蛋白	低温乙醇法 巴斯德消毒法 层析法 紫外线照射法
免疫球蛋白类（IVIG、HBIG 等）	热力法 放射线照射法 有机溶剂/清洁剂法（SD 法） 紫外线照射法 低 pH - 胃蛋白酶法
血浆	有机溶剂/清洁剂法（SD 法） 亚甲蓝（MB）/光照法 补骨脂（S - 59）/紫外线照射法 核黄素/紫外线或可见光 巴斯德消毒法 压力循环法
血小板	补骨脂（S - 59）/紫外线照射法 核黄素/光照射法 部花菁 540 法 GV（Gilvocarcin V） THERAFLEX UV

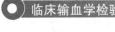

续表

血液成分与制品种类	病原体灭活方法
红细胞	酞菁类化合物法 部花菁 540 法 亚甲蓝法 卟啉衍生物法 金丝桃蒽酮法 S - 303 PEN110

一、物理方法

（一）加热

最早研究和使用的病原体灭活方法是加热法，包括干热法和湿热法（巴斯德消毒法），其机制是：①通过热量传递抑制蛋白质类酶的活性；②损伤细菌胞膜和胞壁；③使核酸变性、磷酸二酯键断裂、脱嘌呤；④使病毒外膜蛋白和衣壳蛋白变性，使病毒包膜上的糖蛋白棘突发生改变，从而阻止病毒吸附于宿主细胞；⑤破坏病毒复制时所需的酶类，使病毒不能复制。病原体加热灭活的关键是选择适宜的温度和时间，使病毒的破坏率远大于蛋白的破坏率。目前采用的都是高温（60℃、80℃等）和长时间加热。巴斯德消毒法适用于液态的血液或血液制剂，而干热灭菌法通常用于血液制剂的冻干品。现已证明，60～80℃加热 72 小时仍不能彻底灭活 HBV、HCV、HIV，而 80℃加热 72 小时则可将之彻底灭活。另有报道将凝血因子冻干品加热至 100℃的病原体灭活方法。加热法主要用于白蛋白、Ⅷ、Ⅸ因子复合物等血浆蛋白的病原体灭活。

（二）层析法

利用各种组分与固定相亲和力或互相作用方面的差别实现各组分的分离，可应用于 FⅧ、FⅨ 等凝血因子的制备，但去除不彻底。

（三）膜过滤法

纳米膜过滤技术主要利用病毒颗粒与蛋白分子大小差异，通过直径小于病毒而大于血液中的有效成分（蛋白分子）的均匀纳米级的滤膜（如树脂膜）将病毒去除。该法主要用于注射免疫球蛋白制品的过滤和（或）其他方法如有机溶剂/清洁剂法、加热法等合用进一步提高血液成分的安全性，一般不单独使用。

（四）压力循环法

压力循环法又称流体力学高压法，是 2000 年美国报道的血浆病原体灭活的新技术。灭活的可能机制为在低温和循环压力下，病毒内多种蛋白质亚单位及蛋白 – 核酸复合物发生解离，造成病毒的死亡。压力循环技术是在 0℃、高压的条件下，增加循环次数达到杀灭病毒的效果。该技术已成功用于食品消毒，对血浆病原体灭活还处于试验阶段。

（五）放射线法

大量实验证实 γ 射线对各种微生物均有杀灭作用，包括有包膜和无包膜的病毒及所有存在基因的病原体。常用的 γ 射线放射源有两种，即 ^{60}Co 和 ^{137}Cs。放射线照射灭活病原体的机制主要是基于 γ 射线的电离作用，包括直接作用和间接作用：①直接作用的机制为离子射线主要是光子存储能量到"靶结构"上，这些能量的转移导致分子的外部电子从分子上移位而破坏共价键；②间接作用的机制为射线作用于水分子、氧分子或其他分子，形成高活性的自由基和活性氧，使病原体核酸断裂。该法可应用于处理凝血因子Ⅷ、单克隆抗体、蛋白制品如白蛋白、α1 - 蛋白酶抑制剂等，目前主要用于血液蛋白制品的病毒灭活。20 ~ 50Gy 剂量的 γ 射线几乎能灭活所有病毒，但是剂量越大，对血液蛋白制品的损伤也越大，如何平衡灭活病毒的效果和蛋白活性的保留是应用放射线法进行病毒灭活的关键。

（六）THERAFLEX UV 法

法国 Macopharma 公司开发的 THERAFLEX UV 技术是一项病原体物理灭活的新技术。该技术通过 254nm 的短波紫外线 C（UVC）直接作用于核酸，诱导形成嘧啶二聚体，进而阻止病原体转录。生物 DNA 修复可以抵消这种有害影响，但若病毒、细菌核酸损伤的程度超过了其修复能力，则病毒、细菌就会死亡或相应病毒无法在宿主细胞中复制。而宿主细胞通常具有完备的损伤修复系统，能够及时修复错误的嘧啶二聚体，因此本方法对于血液细胞是安全的。THERAFLEX UV 技术对细胞内外的经输血传播病原体作用广泛，如日本脑炎病毒、HEV 等。THERAFLEX UV 目前主要用于血小板中病原体的灭活。该技术简单便捷且不添加任何化学物质，易于在血库程序中实现。同时，由于无需添加任何光敏物质，没有反应副产物的不利影响。在Ⅰ期临床试验中没有观察到输血不良反应。目前，该技术正在进行Ⅲ期临床试验。

二、化学方法

（一）臭氧

臭氧具有很强的氧化性，对细菌、病毒和寄生虫等均有很强的灭活作用。其杀菌能力是氯气的 600 倍，乙醇的 1000 倍，紫外线的 3000 倍。臭氧可使氧化酶类氧化分解，对脂质包膜和无脂质包膜的病毒均有效，但该法正处于研究阶段。

（二）β - 丙内酯

β - 丙内酯又名 β - 丙酰内酯，为四元环内酯类有机化合物，是一种高效光谱杀菌剂，用于血浆和疫苗的杀菌。β - 丙内酯能直接作用于核酸，且对血浆蛋白和红细胞的损害作用较小。β - 丙内酯在血浆中仅需 2 小时即可完全水解为无毒性的脂肪代谢产物 β - 羟基丙酸，对人体无害；但该法有致癌风险，在血浆病原体灭活中的应用并不广泛，现主要用于各种疫苗的病毒灭活。

（三）有机溶剂/清洁剂法

大多数病毒有一层脂质包膜，对病毒有一定保护作用。有机溶剂可以溶解脂质包膜，从而使病毒灭活。清洁剂可与有机溶剂协同作用，清洁剂结合到脂质包膜上，在有机溶剂协助下使脂质包膜破裂、解体，从而达到灭活脂质包膜病毒的目的。应用有机溶剂/清洁剂法（solvent/detergent，S/D）能对血浆中带有包膜的病毒进行灭活，而对无包膜病毒无效。1985 年首次批准 S/D 灭活技术应用于凝血因子浓缩物的病毒灭活，并由此成为全世界最广泛使用的血浆蛋白制品的病毒灭活方法。通过输血传播的主要病毒如 HIV、HBV 和 HCV，均为脂质包膜病毒，均可经 S/D 处理而被有效灭活；然而对非包膜病毒尤其是甲型肝炎病毒（HAV）和微小病毒 B19 则无作用；另外，与克雅病相关的朊病毒也不能被 S/D 处理所灭活。

（四）低 pH 加蛋白酶法

病毒由核酸和蛋白质衣壳构成，衣壳蛋白对病毒具有保护作用，其表面抗原决定病毒感染的特异性，使病毒可结合宿主细胞表面受体而发生病毒侵染行为。低 pH（pH 4.0）条件下，病毒表面抗原的电荷发生改变，其蛋白结构发生不可逆转变，从而使病毒丧失与细胞受体结合的能力，不能侵染细胞。而蛋白酶可破坏病毒衣壳蛋白，进而干扰病毒与宿主细胞的结合。故低 pH 叠加蛋白酶的作用，可对病毒进行灭活。该法主要应用于静脉注射免疫球蛋白（IVIG）的病原体灭活，是制备静注免疫球蛋白制品的主要病原体灭活方法之一。

（五）低 pH 加辛酸盐法

辛酸又叫亚羊酯酸，是一种饱和脂肪酸，存在于蔬菜和动物脂肪中。辛酸盐是一种脂肪酸盐，其用于白蛋白制品的稳定剂已有 50 余年的历史，且人体对辛酸盐的耐受性和安全性良好。辛酸盐还可用做某些血浆蛋白的沉淀剂。在低 pH 条件下，辛酸盐呈现最大的非离子化形式，非离子化辛酸盐具有亲脂性，能进入脂质包膜病毒，破坏磷脂结构或嵌入磷脂膜的蛋白质，从而破坏脂质包膜病毒的完整性，使之丧失复制能力，从而达到最佳的灭活病毒效果。该法可用于血浆、白蛋白、静脉注射用免疫球蛋白（IVIG）等的病原体灭活，而且速度快。但对于非脂质包膜病毒无效，同时可致部分 IgG 形成多聚体。

（六）核黄素/光照射法

核黄素又名维生素 B_2（riboflavin），是人体必需的水溶性维生素之一。核黄素是一种多环结构的芳香族化合物，分别由 1 个核醇、异咯嗪环和糖基侧链组成，具有可逆的氧化还原特性。核醇结构可以与 DNA 或 RNA 核酸链相结合，在紫外光（波长 221nm、267nm 和 371nm）、可见光（450nm 波长处）的照射下吸收光子的能量，通过反应中产生的电子转移和氧化作用引发病原体核酸链结构发生改变，使核酸链上的鸟嘌呤残基断裂，阻止其复制和转录，进而达到灭活病原体的效果。核黄素可以穿过细胞膜，故对包膜病毒、非包膜病毒、细胞内病毒及细菌等均能有效灭活。其灭活血小板中病毒效果见表 20－2，对血小板的作用不影响血小板输注的临床疗效。经核黄素/光照射法处理后的血浆凝血因子活性有所下降，但仍处于正常范围内，可以为临床所接受。

表 20－2　核黄素加 450nm 波长可见光灭活血小板中病毒效果

病毒	灭活后降低的病毒滴度（log）
伪狂犬病毒	6.2
猪细小病毒	≥8.0
牛腹泻病毒（BVDV）	5.75
细胞内 HIV	6.46

核黄素/光照射法是较有前途的血液病原体灭活新方法，可灭活包括血浆和血小板中的多种输血传播病毒、致病菌和寄生虫；由于各种血液成分对核黄素的用量和光照强度均有不同，除血小板制剂外，血浆和红细胞成分也可用核黄素加光照处理以灭活多种病原体。有公司为灭活血小板和血浆中病原体将核黄素/紫外线进行结合，其可对许多病原体具有不同程度的灭活作用，尤其对脂质包膜病毒最有效。该方法用于红细胞制品的病原体灭活尚在开发中。

（七）补骨脂/紫外线照射法

补骨脂是一种低分子量的呋喃类香豆素，具高度水溶性，可以通过细菌壁、质膜或病毒脂质包膜，且可以嵌入到 DNA 或 RNA 双螺旋结构中。在没有紫外光的情况下，补骨脂能反向插入到 DNA 或 RNA 的螺旋区域；而在紫外光（UVA）的激发下，补骨脂与 DNA 或 RNA 中的嘧啶相互作用形成共价化合物单体，然后再与核苷酸发生交联，最终使病原体的基因组无法复制，达到灭活效果。补骨脂/紫外线照射法对包膜病毒和一些非包膜病毒（如轮状病毒、嵌杯样病毒、蓝舌病毒）都具有灭活作用，可用于血浆、血小板和红细胞中病毒、细菌等病原微生物及白细胞的灭活。由于血红蛋白与补骨脂具有相同的光吸收范围，血红蛋白的存在影响补骨脂的病毒灭活效果，因此该法用于红细胞制剂的病毒灭活效果不佳。

补骨脂/紫外线照射法可灭活血小板浓缩液中的多种细菌，包括化脓性链球菌、金黄色葡萄球菌等，可预防血小板输注相关的菌血症。同时，补骨脂/紫外线照射也可灭活血浆和血小板中多种病毒和寄生虫，如疟原虫、黄热病病毒（yellow fever virus，YFV）等。氨甲基-三甲基补骨脂素（S-59）是补骨脂的一种衍生物，能穿透质膜，相较于补骨脂，S-59拥有破坏更多种类病原体核酸的优势。美国某家公司将补骨脂衍生物（S-59）与紫外线 UVA 结合，开发了血液制剂的一种处理系统，该系统可有效利用补骨脂/紫外线对血小板和血浆中的病原体进行灭活。S-59/UVA 不能用于红细胞制品的灭活，因为血红蛋白会吸收 UVA，进而影响 S-59 的活化。该系统还能够灭活残留白细胞，故可以预防输血相关的移植物抗宿主病（TA-GVHD）。但是，使用该系统病原体灭活后会有部分 S-59 残留，可能成为过敏原，需用特殊仪器去除。

（八）亚甲蓝/光照法（吩噻嗪类染料法） 微课/视频

亚甲蓝（methylene blue，MB）又称美蓝，分子量为319185。最大吸收峰为670nm，属噻嗪类光敏剂。亚甲蓝/光照法被认为是一种安全、有效、实用的单袋血浆病原体灭活方法。MB 对病毒核酸和脂质包膜具有亲和力，它可以直接插入核酸分子内部，或结合在核酸双螺旋表面，在可见光（光诱导）氧化损伤的作用下，使病毒的磷酸二酯键断裂，包膜破损，从而使病毒完全失去穿透、复制及感染能力。

亚甲蓝/光照法可以杀灭大多数脂质包膜病毒，包括 HIV、HBV、HCV、YFV 和寨卡病毒（ZIKV）；但是对非脂质包膜病毒，如 HAV、B19 等杀灭效果不理想。

亚甲蓝/光照法在欧洲用于新鲜冰冻血浆的病毒灭活已有 15 年以上的历史。将储存于冷藏环境中的全血按要求分离出新鲜血浆，在速冻前采用 MB 病毒灭活技术，进行病毒灭活并速冻呈固态，即为病毒灭活新鲜冰冻血浆。病毒灭活血浆常因有部分 MB 残留而略成淡蓝色。一些特定的凝血因子如 FⅧ和纤维蛋白原对 MB 非常敏感，经 MB 处理后其功能与未处理过的血浆相比活性下降30%~40%。在我国，商品化的亚甲蓝/光照法血浆病毒灭活器材已广泛得到应用，对提高我国输血安全水平具有促进作用。目前已有病毒灭活光照箱和 MB 光化学法病毒灭活血浆袋，可对血浆进行常规病毒灭活和 MB 滤过。

亚甲蓝/光照法也可用于红细胞制剂的病毒灭活，但由于 MB 具有一定疏水性，不能透过质膜，故无法灭活胞内病毒。与 MC540 和补骨脂法不同的是，MB 的病毒灭活能力不受血红蛋白的影响，但 MB 法只能灭活红细胞制剂的胞外病毒而不能灭活胞内病毒。另外，MB 法灭活时对红细胞有损伤，可导致红细胞溶血率和离子通透性的增加，加入谷胱甘肽对这种情况有所改善。MB 的衍生物 1,9-二甲基亚甲蓝的疏水性更强，有利于其透过细胞膜，不仅能杀灭红细胞样品细胞外的病毒，还能杀灭细胞内病毒，并对红细胞的存储特性无显著改变，是目前病毒灭活光化学法中具有发展潜力的一种光敏染料。

（九）血卟啉衍生物法

卟啉类光敏剂如血卟啉衍生物、双血卟啉乙醚等活性成分为双卟啉醚，与病毒包膜中的脂蛋白和糖脂具有亲和力，经光学作用后，病毒包膜的完整性遭到破坏。可用于全血中的病原体灭活，但对细胞膜可能有损伤。

（十）酞菁类化合物法

酞菁类化合物法作为光敏剂的特点是需要长波红光（630nm 或 670nm）照射，可杀灭脂质包膜病毒。近来发现酞菁硅（Pc5）杀病毒效果更优，还可处理血细胞比容达35%的制品。加入自由基（如脂溶性维生素 E）清除剂可减少对红细胞膜的损伤，不足之处在于光照剂量大和透射能力差故而要求红细胞液层薄，不适于常规应用。

（十一）部花菁 540

部花菁（merocyanine，MC）结合 540nm 可见光照射可以用于红细胞制剂的病原体灭活，主要是通过光激活作用产生活性氧而对病毒包膜起破坏作用，只对包膜病毒有效。与补骨脂相似，部花菁 540（MC540）与血红蛋白的光吸收在同一范围，所以在血红蛋白存在的情况下，MC540 灭活病毒的能力会下降。MC540 对病毒包膜的亲和力大于红细胞膜，因而在杀灭病毒时对红细胞损伤较小。

（十二）金丝桃蒽酮法

金丝桃蒽酮依靠氧的存在起作用，在无光照时也具有病原体灭活作用；而光照可以增加其作用，机制是通过产生活性氧杀灭病毒，可用于红细胞的病原体灭活。

三、靶向核酸化学灭活方法

（一）S–303

补骨脂衍生物 S–303（锚定连接效应子）由锚定子、效应子和锚状分子三部分连接在一起。锚状分子两端是其活性基团（β2 丙氨酸羧基），当 pH 发生改变时被激活并与核酸牢固结合，在效应子作用下核酸发生广泛交联，抑制病原体的转录和复制，从而灭活病原体，可用于红细胞中的病原体灭活。S–303 系统是利用一系列互相连接的容器制成一种封闭系统，可对容器中的病原体进行灭活处理。红细胞在室温下孵育 8 小时，在这个过程中病原体完全被灭活，同时 S–303 降解为无活性的带负电荷的复合物 S–300 分子。该技术可灭活高滴度的 HIV、HBV、疱疹性口炎病毒、单纯疱疹病毒、革兰阴性以及革兰阳性细菌等。

在第一代 S–303 病毒灭活系统中，经病毒灭活处理的红细胞输注给患者后，少数患者出现了抗 S–303 红细胞抗体。第二代 S–303 灭活系统加入了谷胱甘肽，解决了 S–303 红细胞抗体形成问题。S–303/GSH 系统已被证明可对红细胞中的多种病原体进行有效灭活，包括恶性疟原虫、登革病毒（dengue virus，DENV）、基孔肯雅病毒（chikungunya virus，CHIKV）、ZIKV 等。第二代 S–303 红细胞保存期为 35 天，通过对其反应副产物进行遗传毒性和致癌潜力的评估，未显示遗传毒性和致癌性，已进入Ⅲ期临床疗效研究。

（二）PEN110

乙撑亚胺衍生物（PEN110）是用于血液病毒灭活的一种分子量小、水溶性好的阳离子化合物，能顺利扩散通过细胞膜，其烷基链上的阳离子容易与核酸上游离的磷酸盐残基及活性中心的鸟苷 N7 共价结合，形成氮杂环丙烷（氮丙啶）结构。该结构可以阻碍 DNA 的继续合成，自身稳定性差，可能通过酶促作用而脱落，出现链的断裂，由此使正常 DNA 模板损伤，不能正常复制，病毒因而被灭活，可用于红细胞悬液中的病原体灭活。

使用 PEN110 可以灭活红细胞中的恶性疟原虫、HIV–1、CMV、产气荚膜梭菌、西尼罗病毒等多种病原体。但是，PEN110 有轻微的毒性。与 S–303 类似的是，PEN110 的Ⅲ期临床试验中发现受血者体内产生了 PEN110 红细胞抗体，由于目前尚未找到好的解决方案，该技术的研发已暂停。

四、生物学方法

抗体中和法即利用特异性抗体与血浆或其成分中游离病毒的蛋白抗原相结合，中和及去除病毒。该方法具有不影响血液成分的功能、不形成新的抗原、血液稳定剂不影响其作用、消毒后不必去除人为的抗体、费用较低等优势，但作用单一，对细胞内的病毒效果尚不确定。

　　总之，每一种病原体灭活和去除方法都有其适用范围、优势和局限性，故提倡应采取不同灭活方法的联合使用，如光敏剂和紫外光或可见光、有机溶剂/清洁剂和免疫层析联用处理红细胞、血小板或血浆等。

知识拓展

低温等离子技术

　　近年来，低温等离子技术成为病原体灭活研究热点。该技术不仅可灭活病原体，还对细胞生长有促进作用。物质有三种状态：液态、气态和固态，等离子是第四种状态，即从固体转换为气体的"电离"状态。冷等离子体在 30~60℃ 中产生，接近室温，在发挥杀菌作用同时，可将其对生物组织的破坏降至最低。低温等离子通过产生多种活性物质，协同发挥病原体灭活作用。该技术具有耗时短、成本低、灭活过程无化学残留等优势，目前已用于食品病原体灭活、水体灭菌和医疗器械的消毒。由于该技术无毒无害、有效便捷且能促进细胞生长，可用于血液制剂病原体的灭活。但目前缺乏相关实验数据证明该技术对血液中的有效成分是否有破坏作用，仍需要进一步的研究。

第三节　血液成分病原体灭活的验证

PPT

　　由于血液病原体灭活的效果受许多因素的影响，因此必须对其进行验证。验证的目的是证实病原体灭活方法能有效地灭活/去除所有可能污染血液成分的病原体。

一、病原体灭活的标准和验证病毒的选择

　　国家药品监督管理局于 2002 年制定的《血液制品去除/灭活病毒技术方法及验证指导原则》（以下简称《验证指导原则》）指出，对于具体的灭活方法要求病毒降低量应 ≥4logs，其去除/灭活病毒才是有效的；如因检测方法造成病毒降低量 <4logs 时，应盲传三代，如无病毒检出，方可认为是有效的灭活病毒方法。血液病原体灭活效果的评价除考虑病毒去除/灭活时量的变化外，同时也要研究病原体灭活的动力学。因为病原体灭活通常不是简单的一级反应，往往是起始反应速率快，其后变慢。如果病毒残留量很快降到最低检出限度值，说明此方法灭活病毒效果很好；如果病原体灭活速率缓慢，在灭活结束时才达到最低检出限度值，则表示该方法可能无效，或者残留的指示病毒对该灭活方法有抵抗力，该病原体灭活方法无效。《验证指导原则》指出：指示病毒应选择经血液传播的相关病毒（如 HIV）；不能用相关病毒的，要选择与其理化性质尽可能相似的指示病毒；指示病毒滴度应尽可能高（病毒滴度应 $\geq 10^6/ml$）。经血液传播疾病的相关病毒及验证可选用的指示病毒见表 20-3。

表 20-3　血液传播疾病的相关病毒及验证可选用的指示病毒

病毒	基因组	脂质包膜	大小（nm）	指示病毒
HIV	RNA	有	80~100	HIV
HBV	DNA	有	45	鸭乙型肝炎病毒、伪狂犬病毒
HCV	RNA	有	40~60	牛腹泻病毒、Sindbis 病毒
HAV	RNA	无	27	HAV、脊髓灰质炎病毒、脑心肌（EMB）炎病毒
B19	DNA	无	20	犬细小病毒、猪细小病毒
SARS	RNA	无	80~120	猫冠状病毒（BCV）禽传染性支气管炎病毒（IBV）

二、验证方法

（一）细胞培养

细胞培养技术自建立以来，一直作为病毒学研究的手段，如病毒的增殖、定量，研究病毒与宿主细胞的相互关系，病毒的诊断与治疗，用于检测病毒与防治病毒的生物制品的开发与生产，尤其是在病原体灭活技术的研究方面有广泛的应用价值，被认为是目前检测病毒感染性存在与否的最可靠方法。

（二）鸡胚培养

鸡胚培养技术已被广泛应用于病毒学研究，许多动物病毒、人类病毒能在鸡胚上增殖。鸡胚培养不仅可用于病毒分离鉴定、疫苗生产、抗原制备、病毒性质及抗病毒药物的研究，还可用于病原体灭活方法的研究，是一些国家官方批准的病原体灭活试验方法。

（三）动物试验

动物试验是最早用于病毒学研究的实验技术，尽管组织培养技术的进展替代了大部分的动物试验，但动物试验仍然是科学研究的有用工具。

（四）免疫学和分子生物学方法

在现代免疫学中，酶联免疫吸附试验（ELISA）是目前应用最广泛的病毒抗原、抗体检测技术；化学发光技术近来受到重视，得以广泛应用；在分子生物学技术中，多聚酶链反应（PCR）技术的高度敏感性和特异性使病毒性疾病的检测技术有了质的飞跃，尤其是该技术特别适用于难以分离培养和其他方法不易检测的病毒检测。

随着新的病原体不断在献血人群中被发现，血液病原体灭活技术将面临新的挑战。目前没有一种病原体灭活技术可以对所有类型的病毒进行灭活而不影响血液及其成分的质量。病原体灭活应根据成分血的具体要求选用恰当的广谱、高效、安全的灭活方法，主张联合使用两种以上原理不同的去除和（或）灭活病原体的方法，严格质量管理和灭活方法的确认，以最大限度地提高临床输血的安全性。

答案解析

？思考题

案例：某献血者，男，35 岁，于 2018 年 8 月 28 日献血，献血者的红细胞、新鲜冰冻血浆及血小板被分别制备。9 月 2 日，献血者发热，其捐献红细胞及血浆仍在库，血小板已于 8 月 31 日输注给一名免疫缺陷男性患者。根据血库建议，红细胞被立刻销毁。血液警示机构及时提示了受血者的主治医师。9 月 7 日，从冷冻血浆中鉴定出了 HAV RNA。而在同年 6 月 23 日，该献血者所献血浆样本中 HAV RNA 阴性。10 月 25 日，受血者因黄疸住院。除 8 月 31 日接收输血之外，无其他感染 HAV 危险因素，受者 HAV IgG 及 IgM 阳性，该受者 HAV RNA 持续阳性，直至 2019 年 1 月 17 日。

问题：

（1）该病例由于献血者 HAV 感染导致了输血传播疾病，为何此献血者血液在输注前未检测出 HAV？

（2）同年 6 月 23 日，该献血者所献血浆样本中 HAV RNA 阴性，是否能够说明当时该献血者并未感染 HAV？

（3）HAV是一种非包膜单链RNA病毒，我国血站普遍采用的血浆病毒灭活技术是什么？这种方法能否防止HAV经输血传播？

（张　磊）

书网融合……

重点小结

题库

微课/视频

第二十一章 血液制剂的质量控制

✎ 学习目标

1. 通过本章学习，掌握采供血工作流程中人、机、料、法、环等在血液制剂质量控制中的关键控制点；熟悉血液制剂质量控制中抽检项目的质量标准及频次；了解血液制剂质量控制中的抽检方法和质控指标。

2. 具有一定的血液制剂质量控制及管理能力，能正确确定各环节关键控制点。

3. 树立认真严谨、一丝不苟的理念，坚持对每份血液制剂、每位患者负责的原则，发扬救死扶伤的人道主义精神。

血液制剂是将一定量符合要求的献血者的血液或血液成分与一定量保养液混合在一起形成的均一制品。血液制剂包括全血和血液成分制剂。全血是采用特定的方法将符合要求的献血者体内一定量外周静脉血采集至塑料血袋内，并与一定量的保养液混合而成的血液制剂。血液成分也称成分血，是在一定的条件下，采用特定的方法将全血中一种或多种血液成分分离出而制成的血液制剂与单采成分血的统称。因此，全血是制备各种血液成分的原料。血液制剂的质量控制既包括全血的质量控制，也包括各种血液成分的质量控制。

第一节 概 述

PPT

目前，除自体血液制剂外，其他血液制剂的采集、制备、检测等活动均由血站开展。血站开展采供血活动，须遵守相关的法律法规，如《中华人民共和国献血法》《血站管理办法》《血站质量管理规范》《血站技术操作规程》等。血液制剂的质量控制是在遵循各项法律法规的前提下，为达到质量要求所采取的作业技术和活动，是一种重要的质量管理活动，其管理体系包括组织机构、人员、仪器设备、物料、方法、设施环境、信息、文件记录、监控与改进等内容，管理要素几乎涉及血液采集、成分制备、检测、隔离与放行、储存、发放与运输等采供血工作全流程。

一、组织与人员

为满足血液制剂的质量要求，血站须建立与相关业务相适应的组织结构，功能设置应能满足血液采集、成分制备、血液检测、储存与发放等需求。各项业务应设置合理的岗位，人员数量的配备应与工作需要相适宜。人员的专业知识、技术能力及工作经验应能满足岗位要求。人员需定期接受培训并通过考核，确保业务能力得到持续保持。

二、仪器设备

血站业务涉及多种仪器设备。仪器设备不仅配置要能满足业务工作需要，还须确保能够正常运行。因此，仪器设备的选择、安装、确认、运行、维护等过程均与血液制剂质量密切相关。首先，须建立并实施仪器设备的管理制度，包括仪器设备的确认、运行、维护和监控等内容，确保仪器设备符合业务使用要求。其次，应按照相关要求，对计量器具进行定期检定或校准。此外，还需制定关键仪器设备故障应急预案，确保紧急或突发情况下，业务工作及血液质量不受影响。

三、物料

应建立并实施试剂耗材等物料管理制度，确保使用物料不影响血液制剂质量。物料应符合国家相关标准，关键物料的生产商和供应商应具有国家规定的资质。使用前须对关键物料进行质量抽检和验收确认，抽检和确认合格的物料才能投入使用。对合格、待检、不合格物料应分区存放并进行明显标识。物料的存放遵循先进先出的原则。对温度、湿度等条件有特殊要求的物料，按规定条件储存，并对储存条件实施有效监控。

四、方法

血液制剂制备的不同业务流程包含不同的方法和程序。应针对业务流程制定相应的工作程序和各方法执行的标准操作规程，确保各方法和程序的合理有效运行。方法和程序经审核确认后方可运行。审核确认内容包括：血液成分制备相对离心力、加速和减速、离心时间和温度，血液检测方法精密性、灵敏度、特异性，制备和检测过程稳定性等。

五、设施环境

作业场所须整洁、卫生、安全，总体布局合理。应按照工作流程单独设置各业务作业区，并能满足相应的功能需求，如血液采集、成分制备、血液检测、血液储存等功能。各区域不相互干扰和重叠交叉，人流和物流相对分开，污染区与非污染区分开。根据业务需要配备相应设施，比如应急供电、消防、污水处理、血液辐照等设施，且配备设施应符合国家相关规定。

六、其他

管理信息系统、文件记录、过程监控与改进等内容在血液制剂的制备及质量控制中同样发挥重要作用。高效稳定、功能完备、安全可靠的信息系统能够保证业务流程的有效运行。翔实完整的运行记录能有效保障血液制剂的溯源性。过程监控与改进能够保证质量体系的有效运行和持续改进，从而进一步保障血液制剂质量满足要求。

第二节　血液采集质量控制

PPT

血液采集包括全血、单采血小板和单采粒细胞等血液成分的采集。血液采集工作涉及献血者健康检查、采血、留样、标识及血液暂存等环节，从源头决定血液制剂的质量。

一、献血者健康检查

献血者健康检查是对自愿献血的人员进行的相关检查。通过对检查结果的综合分析，选择适合献血的人员进行血液采集，以此保证献血者的健康和捐献血液的质量。献血者健康检查参照国家标准《献血者健康检查要求》执行，主要包括献血前征询、一般检查和健康评估。

（一）献血前征询

与血液制剂质量相关的献血前征询工作主要围绕献血者信息核对、健康征询以及既往献血史询问和查询等。信息核对包括献血者身份和年龄等信息的核对确认。信息核对无误可确保献血者实名献血，避免因隐瞒高危行为等事实而带来的血液安全隐患。对献血者详细的健康征询可有效减少传染性疾病、寄生虫病、地方病等对血液安全的影响。对于有献血史的献血者而言，献血史的询问和查询可以帮助工作人员明确献血者是否已满献血间隔期、是否处于暂时或永久屏蔽状态，确保采集的血液符合要求。

（二）一般检查

对献血者进行的一般检查包括体重、血压、脉搏等项目。此外，在献血前还需采集献血者血液标本进行血红蛋白的检测，也可根据各地实际情况开展 ABO 血型、丙氨酸氨基转移酶等项目的检测。对单采血小板献血者，还应检测其血小板计数、红细胞比容等项目。

（三）健康评估

对照《献血者健康检查要求》，对献血者征询、一般检查及血液标本检测结果进行分析评估。符合献血条件的献血者可以献血，不符合条件的献血者根据评估结果对其进行暂时或永久屏蔽。对献血者的健康评估在筛选符合健康要求的献血者、保障献血者健康和安全的同时，也对采集的全血或成分血的质量保证起到重要的作用。

二、采血

采血流程的每个环节都直接影响着全血或单采成分血的质量，是血液制剂质量控制的重要内容之一。

（一）采血前准备

1. 工作人员　根据工作任务和计划预估献血人数，并配备充足合理的采血工作人员。工作人员资质必须符合要求，须取得医师或护士相应的执业资格和技术职称，考核合格并经授权后方可上岗。工作人员需熟悉工作流程及各项操作规程，并掌握采血过程的关键控制点，确保采血工作的顺利开展。

2. 仪器设备　配置须能满足血液采集工作需要，且按照仪器设备管理制度执行，确保其能正常运行。关键设备使用人员应经培训合格后方可上岗。建立采血器材卡片，列出采血需要的全部器材。对照卡片逐一准备和核对器材的种类和数量。采血前完成采血秤、热合机、血细胞分离机等设备的开机、自检和调设工作。

3. 关键物料　识别消毒剂、血袋、单采耗材、留样试管等关键物料对血液质量影响的风险点并制定应对措施。每年对关键物料生产商和供应商进行一次评审。建立关键物料质量抽检程序，内容包括抽检方式、抽检频率及质量标准等。抽检合格的物料方能投入使用。使用前应该对关键物料进行检查，使用过程中进行监控，如血袋是否有破损、渗漏、污染，抗凝剂和保养液是否变色，试管是否破裂、试管帽是否松动、抗凝剂及分离胶是否有异常等。

（二）血液采集

采血时应再次核对献血者身份、献血量，确保从符合健康检查要求的献血者中采集血液。采血人员须保持手卫生。采血人员、环境、过程的感染控制均按照国家有关规定执行，避免外源性细菌等污染影响血液制剂质量。穿刺部位的选择、消毒和静脉穿刺按要求执行，以确保血流通畅且不被污染。全血采集应将血液与抗凝剂充分混匀，并控制血液采集时间，确保采集的全血符合要求，进而保证全血制剂或血液成分制剂的质量。

三、血液检测标本留样

血液检测标本的质量直接影响检测结果的准确性和可靠性，关系到血液安全，与血液制剂质量紧密相关。检测结果直接决定血液能否放行，故检测标本留样应在献血时同步进行，不得在健康检查时提前留取。制定并执行检测标本的留样操作规程，保证检测标本的数量、种类、标本量、留样顺序及留样后保存符合要求，保证标本的质量满足检测需要，保持检测前过程的稳定性，从而确保血液制剂的安全性。检测标本留样的质量可通过标本容量不足率、标本溶血率、质量不合格标本率等相关指标进行监控。

四、血袋及血液标本标识

血袋及血液标本标识的质控关键点应能确保标识的唯一性、贴签的连续性和标识的一致性。首先，一次只能对来源于同一献血者的血袋、标本管和献血记录进行标识，且用唯一性条形码进行标识，避免交叉贴签错误。其次，对采血袋和标本管的标识应连续完成，不应中断。再次，来源于同一献血者的血袋、标本管和献血记录上标识的献血条形码应一致，贴签后应仔细核查确认。建立并实施独立缜密的贴签流程，可有效避免标识差错对血液制剂质量影响的潜在风险。

PPT

第三节 血液成分制备质量控制

血液成分制备是指全血经过去除白细胞、离心、分离等程序，提取其中一种或几种血液成分的过程，以及以成分血作为起始血液制备其他血液制剂的过程。血液成分制备是保证血液安全和满足临床输血需要的重要过程。

一、工作人员

预估全血采集量及成分制备量，并配备充足合理的工作人员。工作人员资质必须符合要求，考核合格并经授权后方可上岗。工作人员需熟悉血液成分分类、特点、制备要点及工作流程，确保具备完成血液成分制备工作的能力。开展血液辐照的工作人员应接受核辐射的安全与防护相关培训及考核，定期进行个人剂量检测和职业健康检查并建立个人剂量档案和职业健康监护档案。

二、仪器设备

血液成分制备专用设备包括离心机、血浆速冻机、血液辐照仪、血液分离机、无菌接驳机等。所有仪器设备的配置和性能均直接影响血液制剂的质量。第一，仪器设备的数量及功能应能满足血液成分制备工作要求。第二，建立和实施设备的确认、维护、校准等管理制度，确保其满足使用要求。大型或关键设备在其投入使用前或大型维护后重新投入使用前，必须对其技术参数进行确认，如离心机离心力、离心温度、离心时间以及血浆速冻机的冻结温度、冻结时间等。第三，大型和关键设备使用人员应经培训合格后方可上岗。第四，制定关键设备应急预案，并定期演练。第五，如使用血液辐照仪，在其投入使用前应按照相关规定获取许可证。血液成分制备亦可配备全自动血液成分分离仪等自动化设备，实现制备过程的自动化与标准化操作，更好地保障血液制剂制备过程的质量。

三、关键物料

血液成分制备的关键物料包括不同浓度的氯化钠溶液、红细胞保养液、一次性塑料血袋转移空袋、病毒灭活耗材、无菌接驳片等。每年至少对物料的生产商和供应商资质进行一次评审。经确认和质量抽检合格的物料方可投入使用。关键物料使用前检查、使用过程监控及物料保存等须按照规定执行。如涉及危险品使用，须制定并实施危险品管理制度，避免因危险品使用、管理不当影响血液制备流程、血液制剂质量及危害工作人员安全和环境安全。

血液成分制备的起始血液可视作一种特殊物料。起始血液包括全血和经制备分离的成分血。起始血液的容量、外观、质量应满足后续成分制备的需要，储存和运输应符合国家有关规定。如对起始血液采集、储存等有特殊要求，应严格按要求执行。例如，用于制备新鲜冰冻血浆的起始血液，如保养液为ACD，在采集后6小时内完成血浆分离并速冻，如保养液为CPD或CPDA-1，在采集后8小时内完成分离并速冻，从血液采集到完成血浆分离最长时限不超过18小时。

四、环境与场所

环境与场所是血液成分制备的重要条件和关键控制点。除布局合理、功能齐备、互不干扰、定期消毒等基本要求外，血液成分制备环境场所须满足不同血液制剂的制备及环境卫生洁净要求，以保证血液制剂不受污染。应尽可能以密闭系统制备血液成分，制备区环境卫生要求按照相关消毒卫生标准规定执行。在开放系统制备血液成分时，制备室环境微生物监测的动态标准应达到《药品生产质量管理规范》C级洁净区的要求，操作台局部应达到《药品生产质量管理规范》A级洁净区的要求。制备工作场所应限制未经授权人员进入。辐照血液成分制备场所应设置安全联锁装置和辐射安全警示标识，并按放射源等级建立血液辐照安全与防护管理制度，配备辐射环境监测设备和个人防护用品。

五、制备方法

血液成分的制备方法分为离心、分离、去除白细胞、洗涤、冰冻、病毒灭活、辐照等。不同的血液成分依据制备需要及流程选择相应的制备方法。须对选择的方法进行确认，确认内容包括关键参数、制备系统、制备程序等。不同的血液成分制备关键点亦有差别，如制备血小板、粒细胞的离心温度为20~24℃，制备需要冷藏的血液成分时应尽可能缩短室温下的制备时间，制备完成的血小板应及时放入血小板振荡箱等。此外，目视检查是血液成分制备过程中重要的质量控制措施之一。在血液制备的各个环节应对每袋血液进行目视检查，发现异常应及时处理，确保血液制剂质量符合要求。

六、其他

血液成分制备涉及的其他质量控制环节包括标识、过程控制和质量控制、清洁消毒等。首先，使用联袋制备时，应保证原袋和转移袋标识的一致性，如需连接新的血袋，应核对确认连接的新血袋与原袋条码的一致性。其次，除前述各质控关键点外，需对制备过程进行有效管理并进行详实记录，制备过程各记录应可追溯到起始血液、制备人员、制备方法、制备环境、使用设备和物料等。再次，制备环境中的空气、地面、操作台及净化工作间等专用设备的清洁消毒要求不尽相同，须严格按照对应要求执行，确保制备出合格的血液成分制剂。

PPT

第四节　血液检测质量控制

　　血液检测是指血站对献血者血液标本按规定的项目进行检测的过程。血站开展的检测项目包括ABO和RhD血型、丙氨酸氨基转移酶（ALT）、乙型肝炎病毒（HBV）感染标志物、丙型肝炎病毒（HCV）感染标志物、人类免疫缺陷病毒（HIV）感染标志物、梅毒螺旋体感染标志物以及国家和省级卫生健康行政部门规定的地方性、时限性输血相关传染病标志物。HIV、HBV、HCV感染标志物的检测，应至少采用血清学检测技术和核酸扩增检测技术各进行1次；梅毒螺旋体感染标志物则采用2个不同生产厂家的血清学检测试剂进行检测。血液检测是血液制剂质量控制的重要环节之一，是保证血液制剂质量及临床用血安全的重要过程。除本章第一节概述中提及的法律法规外，血液检测工作还须遵守《血站实验室质量管理规范》。

一、工作人员

　　血液检测业务岗位设置及人员配备应能满足血液标本接收、处理、检测及报告发出整个过程及其支持保障工作的需要。检测人员应具备医学检验专业知识和技能，经专业技术培训和考核，由血站法定代表人核准授权后上岗。除上述要求外，HIV检测、核酸检测、压力容器操作人员岗须经过相应岗位专业培训并取得相关证书后方可上岗。

二、仪器设备

　　建立和实施仪器设备的确认、使用、维护、检定或校准、持续监控程序，确保仪器设备符合预期使用要求。关键设备，如全自动加样系统、酶联免疫分析系统、生化分析仪、血型分析仪、核酸检测系统等，需对其分析灵敏度、重复性等性能进行验证。同一个检测项目，如需多台设备进行检测，应定期对设备之间的性能和差异进行比较。须对设备的运行参数进行确认并定期检查，设置参数访问权限，防止参数被任意篡改。检测过程中如自动化检测设备出现故障，需由自动化改为手工操作时，应注意自动化设备操作和手工操作的衔接及其对结果的影响。

三、关键物料

　　血液检测应选择经国家药品监督管理部门批准用于血源筛查的体外诊断试剂或经国家药品监督管理部门批准的体外诊断试剂。建立并执行血液检测试剂的评价、选择和确认程序。血站实验室可自行开展试剂评价，也可利用国家或省级专业机构的评价数据。应注意试剂在保存和使用过程中可能出现的性能衰减，如试剂盒对照品或室内质控品的检测结果呈现连续走低趋势，应分析原因并及时纠正。如试剂耗材非设备厂家配套，应对试剂耗材进行确认，以保证试验结果的有效性。按要求使用及储存易燃、易爆、腐蚀、有毒等试剂耗材。

四、设施与环境

　　实验室设施和环境应符合《实验室生物安全通用要求》和《病原微生物实验室生物安全通用准则》的要求，并通过Ⅱ级生物安全实验室认证或备案。血清学和血型检测实验室可设置标本接收、处理和储存区，试剂耗材储存区，检测区，报告区，各区应相对独立。核酸检测实验室可设置试剂耗材储存与准备区、标本处理与制备区、核酸扩增与检测区，各区应完全独立。核酸检测实验室还须控制空气流向，并确保扩增后区域保持负压状态，其他区域保持正压或常压状态，防止扩增产物进入扩增前的区域导致污染。

五、检测方法

按照《血站技术操作规程》的要求选择各项目检测方法，如血清学检测方法包括酶联免疫吸附分析（ELISA）和化学发光免疫分析试验（chemiluminescence immunoassay，CLIA），核酸扩增检测方法包括转录介导的核酸扩增检测技术（transcription mediated amplification，TMA）和实时荧光聚合酶链反应（real – time polymerase chain reaction，RT – PCR）等。首次使用的检测方法或现有检测方法首次检测某个项目时，应对检测方法的相关性能进行确认，如 ABO 血型和 RhD 血型检测方法的正确度，ALT 检测方法的正确度、精密度、可报告范围，输血相关传染病标志物检测方法的重复性、灵敏度、特异性等。定期对检测方法进行重复性检测，以确认方法的稳定性和准确性。

六、其他

（一）检测前过程质量控制

血站实验室与血液标本采集和送检部门、血液集中化检测的委托方和受托方共同制定标本采集和送检等管理程序，确保标本质量符合检测要求。管理程序除对标本管的选择、标本的采集和标识、标本的运输和交接、标本接收后的处理与保存等常规内容进行描述外，还应对特殊情况进行详细规定，比如不能在规定时限内完成检测的标本的处理、标本发生溢漏的处理、应拒收标本的情形以及重新留取标本的程序等。

（二）检测中过程质量控制

制定并严格执行每项检测全过程的标准操作规程。确定检测过程质量的关键控制点，除反映人、机、料、法、环等符合性的控制点外，还应包括试验有效性、结果判读准确性、血液检测最终结论的可靠性等内容的质量控制点。此外，检测中过程质量控制措施还包括以下内容。

1. 室内质量控制　是实验室为控制检验数据的精密度所采取的管理或技术活动。室内质量控制的结果可反映试验的有效性、稳定性及系统的趋势变化。实验室应制定系统的室内质量控制程序，明确室内质量控制数据分析方法、质控规则、失控的判定标准及失控的原因分析、处理措施。室内质量控制所用质控品应由第三方提供，质控品所含目标检测物的浓度及其他主要特性应满足试验要求。在相同的条件下对血液标本和质控品同时进行检测。每个检测系统的每批次检测至少应进行 1 次室内质量控制。

2. 室间质量评价　是指多家实验室分析同一样本或参考样本盘，并由外部独立机构收集和反馈实验室上报的结果，以此评价实验室的操作过程。室间质量评价活动是实验室质量管理的重要方面，它可以衡量实验室的检测能力以及对检测质量进行持续监控的能力。实验室应选择参加国家卫生健康委员会指定的血站参比实验室组织的室间质量评价活动，参加频率每年不少于 2 次。实验室应对室间质量评价标本交接、检测、结果上报等过程进行详细记录，并对反馈的评价结果进行分析，以此评估实验室检测结果的可靠性，确保实验室检测能力得到持续监控、不断改进。

3. 检测能力持续监控　除上述的室内质量控制和室间质量评价外，实验室还可以选择实时反映检测能力的指标进行持续监控，比如试验对照检测值、血清学检测初复试反应率和两者的比例以及核酸检测初筛阳性率、鉴别阳性率、拆分阳性率等。

（三）检测后过程质量控制

实验室最终签发的检测结果是血液放行与否的依据，是血液制剂质量控制的重要环节之一。因此，检测报告的签发需认真严谨，不能出现任何差错。实验室应建立和实施检测报告签发管理程序，规定报告的签发人员、签发人员资质要求和职责、报告的方式和内容、报告的审核要点、报告签发步骤等内容。此外，实验室还应建立和实施报告收回和重新签发的管理程序，如在报告签发后发现检测结果或报告签发过程有误，应及时收回报告，并实施补救措施。

第五节　血液储存、发放与运输

PPT

血液储存是保证血液制剂保持最佳活性及功能并降低细菌污染风险的重要措施。血液制剂运输的目标是能够在运输过程中建议的最长时间和临界温度下保持血液制剂性能的完整性。因此，血液储存、发放和运输是采供血过程管理中的关键环节，在保证血液制剂质量的过程中发挥重要作用。除本章第一节概述中提及的法律法规外，血液储存、发放与运输工作开展的依据还包括《血液储存标准》和《血液运输标准》等卫生行业标准。

一、设备管理

（一）血液储存设备

按照血液制剂储存要求配备对应的储存设备。储存设备应能满足血液储存需要（如最大储存量可高于年供血量的5%），具有可视温度显示及温度超限声、光报警装置和电源故障报警装置。应采用经过校准的温度检测装置对血液储存设备进行24小时连续温度监测，如人工巡视监控状态，应至少每4小时监测记录温度1次；如采用自动温度监测管理系统，应每日至少人工记录温度2次，且2次记录时间间隔8小时以上。制定血液储存设备的清洁、消毒和质量控制程序，定期进行清洁、消毒，并按要求对储存温度及温度失控、电源故障报警系统进行质量检查。

（二）血液运输设备

血液运输方式有多种，可借助飞机、火车、汽车或其他交通工具进行运输，采用的运输设备主要是温控车辆和血液运输箱。温控车辆须是用于血液运输的专用车辆，车厢内各温度测量点的平均温度最大值与最小值的差值≤2℃，车厢内的显示平均温度与实际平均温度允许误差应在±1℃以内。血液运输箱可通过蓄电池或蓄冷剂进行控温，其保温性能在投入使用前须进行确认。各运输设备的具体性能按照相关规定执行。制定血液运输设备的清洁、消毒和质量控制程序，定期进行清洁、消毒，并按要求对温度、内壁致病微生物进行质量监测。

二、环境设施

血液储存区域应设置物理隔离的合格血液储存区、待检测血液隔离储存区和报废血液隔离储存区，并有明显标识。血液储存区应有双路供电或应急发电设备。不同血液制剂按照品种、储存要求及血型分类存放。血液储存、发放及运输场所工艺卫生应遵循国家或地方相关要求。

三、血液隔离

血液隔离是将待检、质检、报废、不合格等血液与合格血液区分，并储存于特定区域，置以清晰的提示标识（计算机信息和实物），杜绝实物与实物之间、实物与信息之间、信息与信息之间的混淆。进出血液隔离区域的血液应做好交接和记录。进入隔离区的血液制剂按照待加工、待检、不合格及待定血液进行分区存放，并用不同颜色标签进行标识。

四、血液放行

血液放行是将处于隔离或中间状态的全血及血液制剂移出至可发放状态的过程。血液放行人员须经过培训并考核合格，经过授权方能上岗。在质量管理体系文件中建立血液批放行程序，明确规定"批次"概念，便于以此为依据确定同一批次血液的数量、品种及检测结果等。血液放行过程中，放行人员应确认每批次血液中的不合格血液、待检测血液和合格血液已被识别、数量正确并被明确标识。合格血液制剂的标识应为印有唯一条形码的合格标签，通过唯一条形码可以追溯血液制剂从采集到发放使用的全过程。已经放行的血液制剂如需再制备、分装等，应重新粘贴具有唯一性条形码的合格血液标签。血液的放行应确保血液制剂的冷链保护，尽可能减少在非冷链保护环境中停留的时间。质量管理人员负责对血液放行进行监控。

五、血液发放和运输

除特殊用血需求外，血液的发放一般遵循"先进先出"的原则。血液发放时，应通过信息系统完成血液出库。出库后发血人员应再次核对血液制剂的品种、规格、数量和血型。发血人员还须对血液制剂进行目视检查，检查内容包括血袋标签、血液颜色，有无溶血、脂肪血、凝块、絮状物、气泡、血袋渗漏、血袋破损等，确保血液制剂符合发放要求。血液运输的系统须经过验证方可使用。不同储存条件的血液、发往不同目的地的血液均应分别装箱并附装箱清单，对血液运输过程中的温度变化进行持续监控，确保血液制剂的质量符合要求。

> **知识拓展**
>
> #### 血液制剂质量控制智能化 微课/视频
>
> 血站开展的采供血工作已基本实现信息化管理。除此之外，部分流程还实现了自动化、智能化，如智能采血系统、成分制备和血液检测流水线系统等。
>
> 未来血液制剂质控发展可围绕血液制剂的采集制备和临床输注两个重要领域，进一步实现智能化，更好地推动精准输血的发展。智能化可从以下方面实现：①完善信息化；②云平台、云计算，通过互联网进行资源传输、数据处理；③移动化，通过掌上终端等平台实现管理移动化；④物联网，运用射频识别技术、GPS等信息传感器，采集、交换、共享信息；⑤网络分析，辅助各项网络相关功能的更好实现；⑥人工智能，实现血管到血管全过程的智能化；⑦数字赋能，利用数字技术和工具推动工作创新，提升工作效能。

PPT

第六节　血液制剂质量控制

血液制剂质量是指全血或血液成分制剂满足临床输血需要的特性总和。血液制剂质量控制是通过观察、抽检、数据分析等措施，确保血液制剂达到各项质量要求所采取的作业技术和活动。具体的质量控制活动涉及抽样和测试。如果质量控制测试数据不在预期范围内，提示可能存在影响血液制剂质量的问题；如果质量控制数据呈现趋势性变化，则可能预示将要出现影响质量的问题。以下列举部分质量抽检内容和质控指标。

一、质量抽检

血液制剂质量控制具体措施包括对关键仪器设备、关键物料、环境卫生以及血液制剂性能等的质量抽检。其中，关键仪器设备、关键物料、环境卫生的质量抽检及其指标参照国家及地方的有关规定，血液制剂性能的质量抽检及其指标应符合国家有关全血及成分血的质量要求。质量抽检指标的检测可委托具备检测能力的检测机构进行，也可以自行检测。

（一）手卫生

定期监测采血及成分制备人员的个人卫生，确保其符合相关规定，以保证血液制剂质量。手卫生监测可参考相关消毒卫生标准（如国家标准《医院消毒卫生标准》）。手卫生监测采样应在采取手卫生后、接触献血者从事采血或接触血袋从事成分制备活动前进行，检测方法可参考相关规定采用棉拭子擦拭培养，卫生要求应为采血人员手表面的菌落总数≤10CFU/cm^2，监测频率为每人每月1次。

（二）采血秤

1. 混匀器摇动频率　采用秒表进行监测。开启采血秤混匀器后，使用秒表计时，记录混匀器1分钟的摇动循环次数。质量标准为30~32次/分或参照采血秤说明书。监测频率需根据采血秤的使用频率确定，至少每半年1次。

2. 称量准确度　采用标准砝码进行监测。开启采血秤，将标准砝码置于采血秤上，记录采血秤显示的数值。标准砝码的选择参照常规血液采集的重量。质量标准为标示量±2%。监测频率需根据采血秤的使用频率确定，至少每半年1次。

3. 报警功能　采用标准砝码进行监测。设定好预期采血量，将模拟血袋重量的标准砝码置于采血秤上，监测报警系统是否发出警报。质量标准为采血袋中采血量到规定量时指示灯应闪光/蜂鸣器应发音报警。监测频率需根据采血秤的使用频率确定，至少每半年1次。

（三）成分制备大容量离心机

1. 离心温度　采用经计量部门标定的温差电偶温度计对离心机的离心温度进行监测。在离心机工作间隙，将温度计探头放入离心机离心腔内并盖好离心机盖。10分钟后记录离心机显示温度与温差电偶温度计显示温度的差值。质量标准为规定温度±1℃。监测频率为每年1~2次。

2. 离心时间　使用秒表对离心机的离心时间进行监测。同时启动秒表与离心机时间控制表，离心机时间控制表从开始计时到计时停止秒表所用的时间即为时间控制表按规定时间计时所用的实际时间，记录秒表所用的时间。质量标准为规定时间±20秒。监测频率为每年1~2次。

3. 离心转速　打开离心机前面板，在连接离心转头轴上贴一张反光标签。把转速控制调到规定转速值，然后启动离心机，待转速稳定后用转速仪的光束照明反光标签，观察转速仪显示屏上的转速值。亦可采用其他适宜的方法进行监测。为保证检测人员的安全，监测时距转速仪的测量距离不得小于20cm。质量标准为规定转速±50r/min。监测频率为每年1~2次。

（四）血液储存设备

1. 储存温度　采用经计量部门标定的精确度为0.1℃的温度计对血液储存设备的温度进行监测。具体布点方式应当符合国家有关血液冷藏箱的要求。质量标准详见表21-1。监测频率为每月至少1次。

表 21-1 血液储存设备温度质量标准

设备种类	温度（℃）
储血冷藏箱（库）	2~6
血小板恒温振荡保存箱（室）	20~24
低温冰箱（库）	≤-18
速冻冰箱	≤-50
超低温冰箱	≤-65

2. 温度失控报警系统 将血液储存设备的温度报警范围分别调至低于和高于设备温度，监测报警系统是否发出警报。亦可采用其他适宜的方法进行监测。质量标准为当血液储存设备的温度超出质量标准范围时，报警系统应立即以声/光方式发出警报。如未安装集中温度监控系统，监测频率为每月至少1次；如安装集中温度监控系统且24小时有专人监控，监测频率为每季度至少1次。

3. 电源故障报警系统 切断血液储存设备的电源或开启报警测试按钮，模拟电源故障，监测报警系统是否发出警报，亦可采用其他适宜的方法进行监测。质量标准为电源发生故障时，报警系统应立即以声/光方式发出警报。如未安装集中温度监控系统，监测频率为每月至少1次；如安装集中温度监控系统且24小时有专人监控，监测频率为每年至少1次。

（五）一次性使用塑料血袋

采用目视法，在光线明亮处，对血袋的产品标识、外观及标签等内容进行监测；采用挤压方式对血袋的系统密闭性进行监测。质量标准：①血袋标识包括名称、型式代号、血袋公称容量和国家标准编号；②血袋外表面应平整，在温度不超过40℃的贮存期内血袋不应粘连，血袋应无色或微黄色，无明显杂质、斑点、气泡，血袋热合线应透明、均匀，采血管和转移管内外应无裂纹、气泡、扭结或其他缺陷，血袋中抗凝剂保存液及添加液应无色或微黄色、无浑浊、无杂质、无沉淀；③标签应字迹清楚，项目齐全；④有出厂检验报告；⑤其他性能均符合国家标准。监控频率为每批至少随机抽检5袋（套）。

（六）一次性使用去白细胞滤器

采用目视法，在光线明亮处，对去白细胞滤器外观及包装等内容进行监测。质量标准：①去白细胞滤器外壳应光洁，无明显机械杂质、异物，焊接面应均匀、无气泡，软管应柔软、透明、光洁，无明显机械杂质、异物、扭结；②每个单包装应有产品名称和规格、批号和失效日期、适用去白细胞的血液制剂种类标记、制造商名称和地址等；③有出厂检验报告；④其他性能均符合国家标准。监控频率为每批至少随机抽检5套。

（七）成品血液制剂

对成品血液制剂进行抽样监测。应尽可能采用密闭系统进行取样。如须采用开放系统取样，应严格无菌操作。不同血液制剂的质控抽检项目详见表21-2，对应质量标准参见《全血及成分血质量要求》。抽样数量及监控频率：全血抽样量为每月供应量的1%或至少4袋，血液成分制剂抽样量为每月制备量的1%或至少4袋，如某血液成分制剂每月制备量少于4袋，则根据统计过程抽样原则自行制定抽样频次。

二、质控指标

除上述质量抽检涉及的质控指标外，各血站可根据自身采供血工作开展情况及质量管理体系要求，制定能监控采供血全流程的其他质控指标及标准，进一步确保血液制剂的质量符合要求。

（一）采血静脉穿刺一针成功率

采血静脉穿刺一针成功率反映血液制剂采集源头的质量，避免不足量、凝块血对血液制剂质量的影响，同时防止血液采集时间超过一定范围而影响后续制备的血液制剂（如血小板、新鲜冰冻血浆）质量。可通过每月、每季度或每年采血穿刺一针人数占每月、每季度或每年采血总人数比例计算。

（二）血液制剂非正常报废率

血液制剂非正常报废率反映未按规定程序采集、制备、检测、储存、发放、运输等导致的血液制剂报废情况，间接反映采供血工作中可能影响血液制剂质量的潜在风险。可通过每月、每季度或每年血液制剂非正常报废袋数占每月、每季度或每年血液制剂总袋数比例计算。亦可具体监控采供血工作中单个环节的血液制剂非正常报废率，如因采血原因导致的血液制剂非正常报废率、因成分制备原因导致的血液制剂非正常报废率、血液制剂储存性非正常报废率等。

（三）血液检测结果批内、批间变异系数

血液检测结果批内、批间变异系数（coefficient of variation，CV）反映血液检测结果离散程度即精密度的指标，间接反映检测结果的准确性、可靠性及血液制剂安全性。适用于 ALT 及输血相关传染病标志物等项目检测结果的监测。计算公式为：

$$CV = （标准偏差/平均值）\times 100\% 。$$

（四）室间质评通过率

室间质评通过率反映实验室的检测能力以及对检测质量进行持续监控的能力。可通过参加室间质评活动通过项次占参加室间质评活动总项次的比例计算。可监测采供血机构检测项目总的室间质评通过率，亦可单独针对某项检测的室间质评通过率进行监测。

（五）血袋破损率

血袋破损率反映血液制剂在成分制备、储存、发放、运输等各环节的血袋破损情况，从而反映各环节的质量保证情况。可通过血液制剂血袋破损袋数占血液制剂总袋数的比例计算。可监测采供血流程总的血袋破损率，亦可单独监测某个环节的血袋破损率。

（六）贴签错误发生率

贴签错误发生率反映血液采集、制备、隔离、放行等环节贴签过程错误的发生情况，监控贴签错误对血液制剂质量的影响。可通过贴签错误发生数占贴签总数的比例计算。可监测采供血流程总的贴签错误率，亦可单独监测某个环节的贴签错误率。

血液制剂质量控制的目的是确保人员、仪器设备、关键物料、方法、环境设施等在采供血工作流程中符合相关规定要求，保证血液制剂能满足临床输血需求。制定血液制剂质量控制程序，按要求开展相应的质量控制活动，监测质量控制指标，一方面可确保采供血工作各环节过程的稳定性，另一方面有助于发现可能存在影响血液制剂质量的潜在风险。质量控制监测结果如不符合要求，应开展调查，分析原因并采取纠正措施；如发现存在影响血液制剂质量的潜在风险，应分析原因并采取预防措施。

表 21 - 2　血液制剂质量控制抽检项目

血液品种	外观	标签	容量*	无菌试验	Hb*	游离Hb*	血细胞比容*	保存期末溶血率*	白细胞残留量*	红细胞混入量*	血小板含量*	血浆蛋白含量*	上清液蛋白含量*	pH*	Ⅷ因子含量*	纤维蛋白原含量*	甘油残留量*	中性粒细胞计数*	亚甲蓝残留量
全血	√	√	√	√	√			√											
去白细胞全血	√	√	√	√	√			√	√										
浓缩红细胞	√	√	√	√	√		√	√											
去白细胞浓缩红细胞	√	√	√	√	√		√	√	√										
悬浮红细胞	√	√	√	√	√		√	√											
去白细胞悬浮红细胞	√	√	√	√	√		√	√	√										
洗涤红细胞（保存期同悬浮红细胞）	√	√	√	√	√			√					√						
洗涤红细胞（保存期为24小时）	√	√	√	√	√			√					√						
冰冻解冻去甘油红细胞	√	√	√	√	√	√			√								√		
浓缩血小板/混合浓缩血小板	√	√	√	√						√	√			√					
单采血小板	√	√	√	√					√	√	√			√					
去白细胞单采血小板	√	√	√	√					√	√	√			√					
新鲜冰冻血浆	√	√	√	√								√			√				
病毒灭活新鲜冰冻血浆（亚甲蓝光化学法）	√	√	√	√								√			√				√

续表

血液品种	外观	标签	容量*	无菌试验	Hb*	游离Hb*	血细胞比容*	保存期末溶血率*	白细胞残留量*	红细胞混入量*	血小板含量*	血浆蛋白含量*	上清液蛋白含量*	pH*	Ⅷ因子含量*	纤维蛋白原含量*	甘油残留量*	中性粒细胞计数*	亚甲蓝残留量
冰冻血浆	√	√	√	√								√							
病毒灭活冰冻血浆（亚甲蓝光化学法）	√	√	√	√								√							√
单采新鲜冰冻血浆	√	√	√	√								√			√				
冷沉淀凝血因子	√	√													√	√			
单采粒细胞	√	√	√	√					√									√	

辐照血液：血液制剂质量控制抽检项目与原血液制剂相同。

注："√"为适用项目；"＊"为适用于"75%的抽检结果落在质量控制指标范围内，可认为血液制剂采集和制备过程受控"的项目。

答案解析

？思考题

情景描述：某血站质量管理部门在日常质量巡查过程中，对一袋悬浮红细胞进行质控检查。除对该血液成分制剂进行相关质控抽检项目的检测外，质管部门工作人员还对与其质量相关的其他环节进行巡查抽检。

问题：

（1）在血液采集环节，质管部门工作人员应着重针对哪些内容进行巡查抽检？

（2）制备该血液成分制剂使用离心机的关键技术参数包括哪些？

（3）用于检测该血液制剂起始血液留样标本的检测方法，首次使用前需进行确认的性能包括哪些？

（何成涛）

书网融合……

重点小结

题库

微课/视频

参考文献

［1］龚道元，孙晓春，曾涛．临床输血检验技术［M］．2 版．北京：人民卫生出版社，2020.

［2］RICK KAPUR. Matching epitopes in platelet refractoriness［J］. Blood，2021，137（3）：283 - 284.

［3］JUDITH C，SIMON J，LAURA A，et al. An epitope - based approach of HLA - matched platelets for transfusion：a noninferiority crossover randomized trial［J］. Blood，2021，137（3）：310 - 322.

［4］郑文芝，袁中海．临床输血医学检验技术［M］．武汉：华中科技大学出版社，2021.

［5］张晨光，卢金海．输血医学概论［M］．北京：科学出版社，2018.

［6］胡丽华．临床输血学检验技术［M］．6 版．北京：人民卫生出版社，2015.

［7］胡丽华．临床输血学检验［M］．4 版．北京：中国医药科技出版社，2019.

［8］中华人民共和国国家卫生健康委员会．自身免疫性溶血性贫血诊疗指南（2022 年版）［J］．全科医学临床与教育，2022，20（5）：388 - 390.

［9］赵树铭，李忠俊，夏荣．实用临床输血学［M］．2 版．北京：人民卫生出版社，2022.

［10］CONNELLY - SMITH L，ALQUIST C R，AQUI N A，et al. Guidelines on the Use of Therapeutic Apheresis in Clinical Practice - Evidence - Based Approach from the Writing Committee of the American Society for Apheresis：The Ninth Special Issue［J］. J Clin Apher，2023，38（2）：77.

［11］于天为，于连玲，于洋，等．治疗性单采过程管理与质量控制专家共识［J］．临床输血与检验，2023，25（1）：1.

［12］CARL H JUNE，MICHEL SADELAIN. Chimeric Antigen Receptor Therapy［J］. N Engl J Med，2018，379（1）：64.

［13］EL - KADIRY A E，RAFEI M，SHAMMAA R. Cell Therapy：Types，Regulation，and Clinical Benefits［J］. Front Med，2021，8：756029.

［14］CLAUDIA S COHN，MEGHAN DELANEY，SUSANT JOHNSON，et al. Technical Manual［M］. 21th ed. Bethesda：American Association of Blood Banks（AABB），2023.

［15］RICHARD A MCPHERSON，MATTHEW R PINCUS. Henry 临床实验诊断学［M］王琳，主译．23 版．北京：人民卫生出版社，2020.

［16］辐照血液临床应用中国专家共识编写组．辐照血液临床应用中国专家共识［J］．中国输血杂志．2023，36（9）：757 - 766.

［17］FUNG M K. Technical Manual［M］. 18th ed. Bethesda：American Association of Blood Banks（AABB）. 2018：155 - 156.